SV

Viktor von Weizsäcker
Gesammelte Schriften

Herausgegeben von
Peter Achilles
Dieter Janz
Martin Schrenk (†)
Carl Friedrich von Weizsäcker

Viktor von Weizsäcker

10

Pathosophie

Bearbeitet von
Walter Schindler
Dieter Janz
Peter Achilles

Suhrkamp Verlag

Foto: Viktor von Weizsäcker, um 1954

Bibliografische Information Der Deutschen Bibliothek
Die Deutsche Bibliothek verzeichnet diese Publikation in der
Deutschen Nationalbibliografie
http://dnb.ddb.de

Satz: TypoForum GmbH, Seelbach
Druck: Nomos Verlagsgesellschaft, Baden-Baden
Printed in Germany
Erste Auflage 2005
ISBN 3-518-57801-4 Gewebe
ISBN 3-518-57799-9 kart.

1 2 3 4 5 6 – 10 09 08 07 06 05

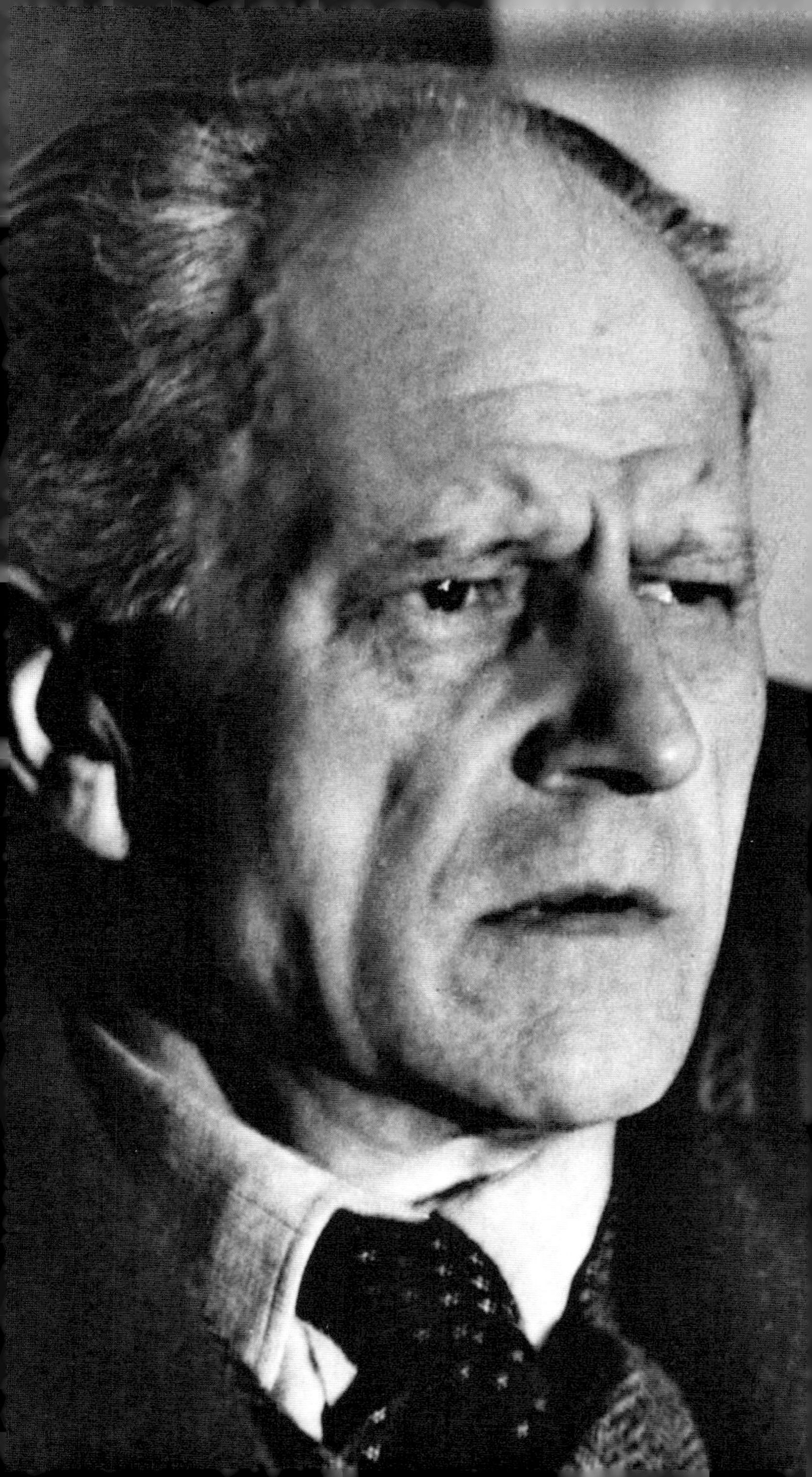

Inhalt

Erster Teil. Ontisches und Pathisches

Zweiter Teil. Entwurf einer Allgemeinen Krankheitslehre

Vierter Teil. Versuch einer Enzyklopädie

Anhang

Erster Teil
Ontisches und Pathisches

Einleitung I

Das Unternehmen dieses Buches braucht nicht besonders begründet zu werden, denn eine Begründung ist nicht möglich. Es gibt Dinge, die ihr Daseinsrecht nicht von anderen Dingen ableiten können, sondern deren Dasein unmittelbar aus einem Recht, da zu sein, hervorgeht. Zu diesen Dingen gehört auch ein Buch wie dieses, und man müßte ihm also, um es abzulehnen, sein Recht bestreiten, nicht nur einzelne Inhalte kritisieren.

Das Dasein eines Menschen gilt hier als quaestio juris, nicht als quaestio facti. Ich bestreite nicht, daß es auch Tatsächliches an einem Menschen festzustellen gibt, zum Beispiel die Augenfarbe oder die Körperlänge. Aber das Menschliche daran ist nur von bestimmten Wünschen aus zu beurteilen. Ich sage nicht, daß diese Wünsche »im Grunde« immer dieselben sind oder – idealistisch – sein sollten. Ein Bonmot sagt: »jeder spinnt anders«. Aber man kann nicht sagen, wer oder was ein Mensch, die Menschen oder der Mensch *ist*; man kann immer ⟨*nur*⟩ sagen, was er sein sollte.

Eine andere Art dies auszudrücken ist die, daß ein Mensch ein Ding mit einem Subjekt ist. Die Subjektivität ist es, welche objektive Aussagen verhindert oder wenigstens so relativiert, daß kein Ende abzusehen ist. Jemand kann natürlich behaupten, daß jemand faul ist. Aber wie will er die Anstrengung ermessen, die jener machte, um seine Faulheit zu überwinden? Immer muß man zugeben, daß die Faulheit eben auch in der Faulheit sich zu überwinden besteht. Man kann die Faulheit nur an einer Faulheit messen, aber es gibt keinen Meterstab dafür, und die Sache liegt anders als bei der Körperlänge, weil es kein Einheitsmaß der Faulheit gibt.

Ein Mensch behauptet also ein Daseinsrecht; er ist nur zu beurteilen von Wünschen aus, wie er sein sollte, und seine Subjektivität ist unergründlich. Trotzdem sage ich nicht, daß man ihn nicht erforschen könne, daß es da nichts zu lernen gäbe, daß Forschung und Lehre nicht vorbedacht, vorbereitet und auf die richtige Bahn gebracht werden könnten. Eine Lehre vom Menschen, eine Anthropologie, und auch eine medizinische, muß sogar sehr sorgfältig überlegt werden, ehe man sie unternimmt. Dabei spielen vorhergehende Erfahrungen mit Menschen eine große Rolle. – Was mir dabei den größten Eindruck macht, ist das, daß trotz ihrer anatomischen Ähnlichkeit verschiedene Menschen so ungeheuer verschieden sind.

Ebenso verschieden, wie Schöne und Abscheuliche, Türken und Engländer, Brave und Schufte, Großindustrielle und Professoren, Männer und Weiber verschieden sind. Noch viel verschiedener also, als Ziegen und Hunde oder Bären und Ochsen anatomisch und physiologisch verschieden sind.

Da nun zwischen der Verschiedenheit der Menschen und dem Unfrieden der Menschen eine nahe Beziehung zu vermuten ist, so, als ob Unfriede, Streit, Kampf, Krieg und Tötung aus der Verschiedenheit irgendwie hervorgingen, so ist ein Interesse am Wesen dieser Verschiedenheit unvermeidlich. Ich halte das für ein aktuelles Thema, denn die gegenwärtige Epoche ist sich dieses Zusammenhanges halb bewußt, ohne sich über ihn ganz klar zu sein. Zum Beispiel fehlt uns gänzlich das Vertrauen, es genüge, die Verschiedenheit der Menschen wissenschaftlich genau und richtig zu beschreiben. Denn wir wünschen außer der Beschreibung eine Anweisung, wie man sie und ihre Gefahren überwinden könne. Der praktische Zug, der so in die wissenschaftliche Arbeit kommt, ist aber nicht einheitlich. In der Medizin hat er ein anderes Gesicht als in der Politik, Wirtschaft, Rechtskunde oder dem Militär. Die Beschränkung einer Anthropologie auf ein Gebiet, hier das medizinische, kann nur den Wert haben, daß der Autor hier, im Besitz zulänglicher Sachkenntnisse, seine Beispiele wählt; aber nicht den, daß er gerade und nur von hier aus das Wesen des Menschen versteht, denn dieses entfaltet sich nur, wenn keine einschränkende Voreingenommenheit ihn geradezu verhindert, die rechtliche, politische, ethische oder militärische Bedingtheit auch wahrzunehmen. Mit anderen Worten: auch eine medizinische Anthropologie muß diese rechtlichen, politischen oder ethischen Seiten des Menschlichen in sich aufnehmen und, mindestens vorbereitend, so gut wie möglich klarstellen, will sie das Medizinische am Menschen menschlich darstellen. Mag man auch zuerst erschrecken vor diesem Umfang der Aufgabe; es könnte sein, daß nach ihrer Lösung das übrige Geschäft nicht nur zutreffendere Ergebnisse, sondern auch kürzere und einfachere Wege gehen kann, indem wesentlich und unwesentlich dann erst trennbar werden. Zum Beispiel könnte es sein, daß von den körperlichen Erscheinungen der Krankheit nur diejenigen wichtig sind, welche eine eigenartige Wirkung auf das Menschliche des Menschen haben, während die Ursache eines irreparablen Verlustes an Zellen und Geweben ziemlich nebensächlich ist. Man merkt schon, daß die

Überschätzung des Begriffes der Ursache auf solche Weise korrigiert würde.
Diese Medizinische Anthropologie hat also ihren Schwerpunkt in einer Anthropologie, während das Medizinische die äußere Form, die Beispiele, die Mittel der Darstellung abgibt. Die Einführung des Subjektes in die Pathologie und Medizin besagt, daß jeder Mensch auch hier als ein moralisches Wesen gelten muß; und wenn wir uns nach Vorgängern oder Vorbildern umsehen, dann tauchen alle die Namen und Werke auf, die ein Bild des Menschen darzustellen versucht haben. Aus den letzten Jahrhunderten also sind zum Beispiel GRACIAN, MONTAIGNE, BACON, PASCAL wichtiger als SYDENHAM, HALLER, VIRCHOW oder KOCH. Die Gruppe der Moralisten aber und die der medizinischen Forscher stehen doch nicht nur nebeneinander, sondern sie sollen aufeinander bezogen werden. Eine Art der Beziehung ist schon die Kritik, und diese ist wechselseitig. Es kann von der Moral aus kritisiert werden, daß die Naturwissenschaft den Menschen a-moralisch vorstellt; aber auch von der Naturwissenschaft aus, wenn die Moral den Menschen wie als ob er kein Naturwesen wäre, behandelt: die Moral wird jetzt biologisch oder physikalisch kritisiert.
Der Ausdruck »Moral« ist hier nur in Ermangelung eines besseren gebraucht worden. Aber es kommt in dieser Einleitung auf keine terminologische Frage an. Gemeint ist, daß keine Sache und kein Ding, sondern etwas Menschliches, das Menschliche im Menschen, zur Sprache kommen soll. Statt des griechischen Wortes anthropologisch könnte man auch das lateinische human brauchen. Ich habe in jedem Falle damit reichliche Anknüpfungen und Stützen in der geschichtlichen Überlieferung. Aber bevor hier eine Wahl versucht wird, soll ein Punkt, der gleich wichtig ist, berührt werden: die gegenwärtige Situation. Unser Unternehmen muß auch als aktuelles vorgenommen werden. Was wir zu überlegen haben, soll sowohl in der Folge der Geschichte einen Sinn, wie in deren Gegenwart und Zukunft einen Wert zu erringen suchen. Beides fordert sich sogar gegenseitig. Man kann die Geschichte nicht bewerten und deren jetzt geschehenden Teil entwerten. Ich glaube nun, daß der Gegensatz von unfriedlichem Geschehen und Sehnsucht nach Frieden die Aktualität ausdrückt, in der wir uns befinden. Wenn dieses Thema auch den Beifall meiner Leser findet, und wenn es zentral ist, dann wird unser Unternehmen sich im Einklang mit der Epoche befinden, in der wir zu leben haben.*

Einleitung II

Die Vorstellung, daß die Mehrzahl von uns Menschen die längste Zeit ihres Lebens gesund sei und daß wir nur da und dort und dann und wann krank würden – diese Vorstellung ist leider ganz unzutreffend. Sie ist ebenso falsch, wie es wäre zu glauben, daß der Hauptteil des gesellschaftlichen und des politischen Lebens sich moralisch und juristisch einwandfrei abspiele und nur hin und wieder ein Unrecht geschehe, das dann, wieder in der Mehrzahl der Fälle, bemerkt, aufgegriffen und geahndet würde. Auch dies ist aber ein falsches Bild; die Summe des fortwährend erzeugten Unrechtes ist ganz ungeheuer, und das Meiste davon bleibt unkorrigiert und straflos; auch nimmt diese Summe fortgesetzt zu, weil ein ungesühntes Unrecht durch zeitliche Entfernung nicht weniger Unrecht wird (»Verjährung« ist ein praktisches Verhalten, kein natürlicher Vorgang). Ebenso ist der Grundzug des sogenannten normalen Lebens, daß es, sieht man sich's nur genau an, eben nicht wirklich gesund verläuft und nur aus bestimmten Rücksichten so genannt wird. Welcher Körper wäre makellos gebildet? Welche Konstitution gegen Keime der zahlreichen Infektionen so immun, wie es doch nachweislich möglich ist? Welche Familie ist frei von erblichen Schäden? Welche Biographie ungestört durch greifbare Erkrankung? Welches Seelenleben frei von Neurose oder pathologischen Zuständen oder Zügen?

Man kann natürlich mit der in der Schule üblichen Pedanterie einwenden, der Begriff der Krankheit müsse zuerst einmal definiert werden. Aber jede solche Definition wäre ja eine noch viel größere Willkür als der freie, jedoch vom Takt geleitete Sprachgebrauch. Zum Beispiel kann man eine statistische Ausmittelung verlangen, was noch normal ist, was nicht. Aber wer sagt uns, ob eine Glatze oder ein schlechter Schlaf überhaupt und in jedem Falle beachtet werden sollen? Krank – das ist einer von den Begriffen, die gar nicht definierbar sind; durch welche vielmehr gewisse Definitionen erst möglich werden. Hier ist es ähnlich wie mit den Worten Leben, Schönheit, die auch ihren Sinn eigentlich erst durch Äquivokation, durch ein fortgesetztes Überschreiten der eigenen Bedeutungszone erhalten. – Überhaupt ist es nicht wahr, daß nur das, was man beweisen kann, gewiß ist. Es gibt Erkenntnisse, die man aussprechen muß und die durch ein Beweisverfahren nur an Evidenz abnehmen: Axiome, Grundlagen, einmalige Wahrnehmungen, Erfahrungen – das sind Beispiele für Gewißheiten, die nicht abgeleitet werden können, aus denen sich aber etwas ableiten läßt.

Krank oder krankhaft ist also der vielleicht größere Teil unseres Lebens und jedenfalls ein viel größerer Teil als das, was davon bemerkt und anerkannt wird. Es ist ja nur unsere abgestumpfte Empfindlichkeit, die uns übersehen läßt, daß ein fetter Bauch, ein schlechter Zahn, eine gelangweilte oder unzufriedene Stimmung bereits zu den Abweichungen gehören, die nur dem Grade, nicht der Art nach von den größeren Krankheiten sich unterscheiden. Auch ist es bei den meisten Menschen so, daß ihr Instinkt fürs Krankhafte mißleitet ist. Der Hypochonder übertreibt, er ist über das Wesen und die Ursache seiner Leiden falsch beraten. Aber er hat doch recht damit, daß er sich kritisiert. Wenn unser Schönheitsgefühl, unser moralischer Instinkt so scharf wären, wie sie sein müßten, dann erst würden wir die fremden und eigenen Mängel so bemerken, wie es nötig wäre. Denn was krank ist, das ist auch unschön und ist auch nicht recht. Und umgekehrt: Wir haben viele Möglichkeiten, das Häßliche und das Unrechte als pathologisch zu verstehen. Es gibt keine Vorschrift, wo wir damit unbedingt haltmachen müssen. Wenn ich keinen Mißbrauch damit treibe, so steht es mir frei, jede Lüge, jeden Mord als ein psychopathologisches Phänomen aufzufassen, und es sind sittlich hochstehende Vorschläge daraus hervorgegangen.

Man versteht das kranke Wesen am besten, wenn man sich das ganze Leben als einen unablässigen Krieg mit der Krankheit vorstellt. Gesunde Zeiten sind Fortsetzungen dieses Krieges mit anderen Mitteln. Wer ein Sinnesorgan besäße, welches eigens fürs Krankhafte da wäre und welches so stets bereit und hell wie das Auge wäre, der begriffe diese beständige Entstehung des Gesunden aus der Abwehr des Kranken am leichtesten. Wer sich für völlig gesund hält, der ist nur blind für das Pathologische. Und man kann das Kranke nicht aus dem Gesunden ableiten, sondern muß versuchen, die Entstehung des Gesunden aus dem Kranken zu begleiten. Man sieht, das ist eine optimistische Vorstellung, denn sie führt vom Schlechten zum Guten hin, nicht umgekehrt. Freilich, man muß mit dem Schlechten anfangen, und das will fast niemand.

Aber die Hauptschwierigkeit liegt doch darin, sich belehren zu lassen. Die Forschung tritt der Natur oft, ohne es zu wissen, so entgegen, als ob sie, die Forschung, die Natur erklären müßte; sie spricht dann von einem Gegenstand, der dann Widerstand leistet. Aber die

Natur erklärt sich selbst, wenn man es ihr erlaubt. Man muß nicht sie belehren, sondern sich von ihr belehren lassen. Wie aber? Ich versuche seit langer Zeit bei jeder Widerwärtigkeit aus dem Leibe zu verstehen, was damit gemeint sein kann. Eine üble Stimmung, ein apathischer Zustand, eine schlaflose Stunde haben doch zu bedeuten, daß mein Körper sich meinen Wünschen widersetzt, daß er mich zu einem anderen Wunsch oder zu einem anderen Weg überzeugen möchte. Ich soll anscheinend meine Gedanken ändern, oder meine Handlungen durch andere ersetzen. Dann freilich weiß ich oft nicht, ob der Körper recht hat, denn er könnte sich irren oder durch mich selbst verwirrt worden sein. Diesen Streit muß man aushalten; oft muß man eine Krise abwarten und überstehen; dann geht es eine zeitlang wieder leichter.
Ein großes Hindernis dabei sind eingewurzelte Gewohnheiten; es sind Gewohnheiten des Denkens und Vorstellens, ja, sogar Gefühlsgewohnheiten. Aber die Gefühle trügen doch noch am wenigsten, da unechte Gefühle viel leichter sich als falsche fühlen, während bei Vorstellungen und Gedanken der Irrtum ein vollständiger sein kann. Da gilt es dann, weiter den Ansturm der Fakultäten auszuhalten. Eine Fakultät sagt »ich bin die Philosophie«, eine andere »ich bin die Theologie«. Auch die Physik, die Physiologie, die Psychologie sprechen in dieser Ich-Form, als ob es so etwas in der Natur gäbe, während es sich doch nur um Institutionen, Betriebsgemeinschaften, Übereinkünfte über eine Methode handelt. Das alles sind spezifische Gewohnheiten, die man vielleicht gerade jetzt einmal aufgeben muß, auf die Gefahr hin, isoliert dazustehen, ohne Hilfe und Anerkennung.
Unter Widerwärtigkeiten aus dem Leibe verstehe ich zunächst solche Empfindungen oder Erfahrungen wie Schmerz, Schwäche, Schwindel, Übelkeit. Aber der Begriff des Leibes darf hier nicht zu enge gefaßt werden. Auch Angst, Gespanntheit, Stimmungen kommen angeflogen, für uns *wie* aus dem Leibe – das genügt für die Charakterisierung, daß sie aus dem Leibe stammten. Es gibt dann aber Erscheinungen, die nicht nur als Widerwärtigkeiten kommen, sondern auch willkommen sind; sie gehören trotzdem auch hierher, nämlich Schlaf, Atmung, Hunger, Durst, Geschlechtsdrang, Aufnehmen der Nahrung und Abgeben des Kots und Urins, Schwitzen, Trunkenheit, Träumen, Trauer. Bei ihnen allen gibt es eine Lustform und eine Unlustform, und trotzdem kommen sie auf wie aus dem Leibe, von ungefähr. Und die Unlustform ist es, durch welche ⟨*wir*⟩

sie den Widerwärtigkeiten zuzählen. Unsere Aufzählung ist selbstverständlich noch unvollständig. Die Hauptsache ist, daß wir durch sie auf jene ganz bestimmte, hier gemeinte Art belehrt werden können, welche nun noch näher zu erörtern ist. Wir werden nämlich belehrt, wenn wir sie fragen, was sie eigentlich bedeuten. (Wir vermeiden also noch auf lange hinaus die aggressive Frage: wie sie zu erklären seien.)

Es ist klar, daß die Frage nach der Bedeutung eine intellektuelle Frage ist, die man intelligent beantworten muß. Es ist ein Beweis von Unerzogenheit oder Oberflächlichkeit, wenn man sagt, daß dazu Intuition genüge. Denken ist nötig. Jemand, ich glaube JANET, hat gesagt, daß alle Gedanken nur verhinderte Handlungen sind. Es sei; aber wenn das zutrifft, dann ist es ein Beweis mehr, daß man, um die Handlungen des Leibes zu verstehen, denken muß. Da gibt es also hier gar keinen Gegensatz zur Physiologie und Anatomie; nur machen diese beiden Wissenschaften eine Ausklammerung: Sie lassen die Nuance des »Widerwärtigen« weg und stellen sich kalt und gefühllos gegen diese Färbung. Fast möchte ich sagen, sie stellen sich stoisch, heidnisch-philosophisch gegen diese Affekte, als fürchteten sie sich vor dem, was man dann im 18. Jahrhundert die »Empfindsamkeit« genannt hat. Die Erkenntnis, die wir hier suchen, sträubt sich möglichst wenig gegen eine denkende Erfahrung der Empfindungen, der Gefühle; sie will etwas aus den leidenden Zuständen lernen, welche uns der Leib beschert.

Um darin voranzukommen, müssen wir aber äußerst genau und sorgfältig verfahren. Wir dürfen uns nicht beeilen, uns keine voreiligen Abkürzungen und Verallgemeinerungen leisten, die eigentlich Vergröberungen und Verrohungen bedeuten würden. Etwas derartiges wäre zum Beispiel, daß wir die Logik, die Mathematik, die rationale Klarheit als die Bedingung jeder möglichen Erfahrung voraussetzen – ein Irrtum, der KANT unterlaufen ist. Auch das Logische entsteht erst mit und in der Erfahrung der Leidenszustände. – Auf der anderen Seite soll der Zustand des Leidens nicht nur Unlust bedeuten. Auch dies wäre eine Einengung. Nur ein Finsterling, ein Pessimist würde die Freude, das Glück, die Lust und die Wollust ausschließen. Die Quellen unserer Erfahrung entspringen im Dunkel und der Qual des Erdinnern, aber auch auf den Höhen der Gebirge und aus dem Glanz der Seen. Leidend nennen wir nur den Zustand des Menschen im Verhältnis zur Natur, ja, zu sich selbst. Nur weil wir erfahren haben, daß die schmerzenden und quälenden

Formen des Leidens über die Wahrheit weniger zu täuschen vermögen als die freundlicheren und friedlicheren Zustände, müssen sie als die belehrenderen gelten. Denn erlitten und empfangen werden die einen wie die anderen, und beide können wir nicht machen. Das ist der springende Punkt.

Ein Schmerz nun oder eine Angst drängt uns zu einer Denkarbeit. Die Widerwärtigkeit macht uns zum Problematiker. Das ist fast eine Art von Urphänomen. Wie ist das möglich? Die genaue und sorgfältige Beobachtung, nicht eine erklärende Theorie kann einigen Aufschluß geben. Da sieht man dann Überraschung, aber auch den Eindruck der Bestätigung, der Notwendigkeit; man sieht Verständnis, aber auch Zweifel; man sieht sogleich auch Flucht, Abwehr oder Angriff. In jedem Falle: Anfang einer ganz neuen Reihe von Ereignissen, Empfindungen, Gedanken und Vorsätzen. Der Schmerz also, ebenso auch die Angst, die dann den Gang zum Arzte einleiten, sind Ausgangspunkt eines ganzen Bündels von neuen Entfaltungen, die kein Mensch sofort als gestaltete Einheit darzustellen vermöchte.

Schmerz und Angst sind nur zwei besonders häufige Anlässe für den Gang zum Arzt. Es gibt noch eine Menge anderer Anlässe, und sehr oft ist auch diese Motivation weniger naiv und der Hergang ein mehr indirekter. Es kommt hinzu, daß Schmerz und Angst kein Beweis für Krankheit sind; sie können Folge von Krankheit sein – wenigstens ist das die allgemeine Meinung; auch der Normale könne beides bekommen; es könne sogar ein Beweis von Normalsein sein, daß man Schmerz oder Angst unter bestimmten Bedingungen bekommt; überdies könnte es notwendig sein, verschiedene Arten von Schmerz und von Angst auseinanderzuhalten. Man sieht, wir sind bereits mitten in der Denkarbeit, die wir vorausgesagt haben; wir sind der Problematiker geworden, der der Kranke nach unserer Behauptung werden soll.

An dieser Denkarbeit beteiligt sich alsbald der Arzt, die Medizin, die Wissenschaft. Und, sagen wir es nur gleich, in der Hauptsache ist die Denkarbeit vergeblich. Es handelt sich um eine Art des Denkens, die an sich nicht wirksam ist. Dieses theoretische Denken nützt bei der Krankheit nur, wenn es praktisch angewendet wird. Es ist kein an sich heilkräftiges Denken, so wie wir es uns etwa bei Zaubersprüchen oder bei suggestiven, hypnotischen Beeinflussungen vorstellen oder wie man es bei der Unterweisung durch den Brahminen oder den Starosten sich vorstellt. Denn das wissenschaftliche Denken ist objektiv und stellt die Sache nur so dar, wie sie, unbeeinflußt gedacht, ist. Unsere Denkarbeit ist also noch nicht die Krankheitsarbeit, die der Patient leisten muß, und sie kann nur indirekt etwas beitragen.

Die Medizin unserer Zeit ist nach der herrschenden Auffassung angewandte Wissenschaft. Man müßte sich genauer ausdrücken und sagen: Anwendung einer Wissenschaft. Kann man aber eine objektive Wissenschaft überhaupt anwenden? Objektiv stellt die Wissenschaft die Dinge dann dar, wenn sie das darstellt, was vom Menschen unbeeinflußt vor sich geht und vorhanden ist. Diese Voraussetzung wird in dem Augenblick hinfällig, wo die Vorgänge, zum Beispiel in der Krankheit, beeinflußt werden, also auch als beeinflußbar durch den Arzt vorausgesetzt werden. Im Begriffe der angewandten Wissenschaft oder der Anwendung der Wissenschaft liegt also ein ungeklärter Widerspruch oder mindestens eine Schwierigkeit, wenn es sich um die objektive Wissenschaft handelt.

Dies sind aber nur erkenntnistheoretische, logische Schwierigkeiten. Für die praktische Medizin tritt ein viel ernsterer Fall ein, wenn sich Zweifel am Werte des wissenschaftlich geführten Handelns einstellen. Gegeben ist, daß durch Bekämpfung der Kindersterblichkeit, Chirurgie und Chemotherapie eine solche Herabsetzung der Mortalität und eine solche Verlängerung der mittleren Lebensdauer eintritt, daß Überbevölkerung, soziale Revolution und Krieg unmittelbar dadurch entstehen. Gegeben ist ferner, daß die ärztliche Handlung unter diesen Verhältnissen kein Erkenntnismittel besitzt, um zu entscheiden, ob das Leben, welches sie erhält oder verlängert, erhaltungs- und verlängerungswürdiger oder -unwürdiger ist als ein anderes. Wenn nun die Ärzte nicht wissen, ob sie Verbrecher und Schurken oder Helden und zum mindesten gesittete und vernünftige Leute retten, dann müssen sie wenigstens ein Vertrauen haben, daß von einer anderen Instanz aus die richtige Unterscheidung und Regulierung des Zusammenlebens der Menschen erfolgt. Sonst, ohne dieses Zutrauen, wäre der Mediziner nicht aktionsfähig. Denn wir halten als geklärt fest, daß die objektive Naturwissenschaft in sich keine derartige Instanz zur Unterscheidung eines Verbrechers von einem Helden besitzt.

Es ist eine faszinierende Meinung, daß ein solches Dilemma für die objektive Naturwissenschaft dadurch entstanden sei, daß sie den Gottesbegriff aus sich entfernt hat. Daß sie das getan hat, kann nicht bezweifelt werden. Die exakte Naturwissenschaft ist atheistisch. Bis etwa zum Westfälischen Frieden durfte man das nicht aussprechen.

Man war wissenschaftlich geworden, beeilte sich aber hinzuzufügen, daß man Theist sei. Dann kam eine Zeit, in der das nicht nötig war. Barrès sagte zum Beispiel: je suis athée, mais naturellement je suis catholique. Ebenso sagten bis vor kurzem die Ärzte: Ich bin wissenschaftlich, aber natürlich bin ich Nationalsozialist. In einem anderen Lande lautete die zweite Satzhälfte anders. Auch in unserem Lande sagt man jetzt anders. Der zweite Halbsatz soll auswechselbar sein. Rein grammatikalisch gesprochen, steckt in dem »aber natürlich bin ich« etwas viel Einfacheres, nämlich ein Relativsatz von der Form: Dies ist ein wissenschaftlicher Arzt, welcher Nationalsozialist ist. Oder noch kürzer ein einfaches Subjekt-Prädikat-Verhältnis: ein nationalsozialistischer Wissenschaftler. Bleiben wir bei diesem kürzesten Extrakt, weil die Sache am einfachsten wird. Simplex sigillum veri.

Nun kann man nicht zu jedem Subjekt jedes beliebige Prädikat hinzufügen. Es ist nicht möglich, von einem hölzernen Eisen zu sprechen. Aber es ist möglich, von einem heißen Eisen zu reden. Die Frage ist dann, ob ein nationalsozialistischer oder bolschewistischer oder demokratischer Arzt ein hölzernes oder ein heißes Eisen ist. Es ist offenkundig, daß hierüber keine Weltentscheidung vorliegt, die, so wie das Fallgesetz, »immer und überall« gilt. Man sagt sonderbarerweise, es gäbe verschiedene Weltanschauungen, aber wir wissen, daß es nur eine Welt geben kann und daß eine augenblickliche, sofortige Entscheidung nicht möglich ist. Der Einzelne entscheidet sich nur im Rahmen des geschichtlichen Prozesses. Unsere grammatikalische Vereinfachung kann also das Dilemma nicht lösen. Aber sie war auch unvollständig. Vom weltanschaulichen oder politischen Standpunkte aus konnte man auch umgekehrt verfahren und sagen: Jener Satz redet nicht vom nationalsozialistischen u.s.w. Arzt und Wissenschaftler, sondern vom wissenschaftlichen oder ärztlichen Nationalsozialisten. Man hätte eigentlich sagen müssen: Ich bin nationalsozialistisch, aber natürlich bin ich wissenschaftlicher Arzt. Oder: Ich bin Demokrat, aber natürlich bin ich ein wissenschaftlicher Arzt. Die Frage, ob derselbe Arzt in seinem einen Leben einmal das eine und dann das andere *sein* kann, ist nicht so wesentlich, da nicht nur er, sondern eine nichtidentische Macht entscheidet, ob er das *ist* und ob er das sein *darf*. Es muß uns hier etwas anderes interessieren. Wie, wenn nun jemand käme und sagte: Ich bin Demokrat, aber natürlich bin ich ein unwissenschaftlicher Arzt? (So, wie wenn Barrès geschrieben hätte: ich bin Katholik, aber natürlich bin ich Atheist?) Ich meine, diese Frage müßte denjenigen interessieren, der, um seinen Kopf nicht zu verlieren, sich gezwungen sieht, seine politische Weltanschauung zu wechseln oder wenigstens aufzugeben, der dadurch seine innere Sicherheit verliert, und, da seine Wissenschaftlichkeit mit seiner Weltanschauung eine unlösbare Einheit bildete, auch seine wissenschaftliche Sicherheit verliert. Da ihn nun weder seine Weltanschauung noch seine Wissenschaft mehr sichern können – und wir sprechen hier von seiner inneren, geistigen, charaktervollen Sicherheit, nicht von seinen Kalorien allein – so muß er neu anfangen, nicht nur ohne Weltanschauung, sondern auch ohne Wissenschaft. Denn man kann ihm nicht zumuten, in drei Tagen eine neue Weltanschauung oder gar eine neue Wissenschaft zu bilden. Unser Thema ist also jetzt der unwissenschaftliche Arzt oder vielmehr ärztliche Anfänger.

Ist es wirklich nötig, so weit zu gehen? Es ist eigentlich unnötig, weil wir ihn, den unwissenschaftlichen Arzt, längst haben. Die Frage ist nur, warum und mit welcher Rechtfertigung. Und da hat unsere spitzfindige grammatikalische Überlegung doch ein wesentliches Moment aufgedeckt: Die Zusammenhänge lassen sich nur verständlich darstellen, wenn der Faktor des Vertrauens in eine Sicherheit beachtet wird. Niemand kann mich hindern, von einem hölzernen Eisen im Ernste zu sprechen, aber ich laufe Gefahr, für geisteskrank oder wenigstens für dumm zu gelten, wenn ich den Widerspruch nicht zugebe oder nicht merke. Zu jener Zeit nun, als der Gottesbegriff aus der Wissenschaft entfernt wurde, und dies zuzugeben keine Gefahr mehr war, da ruhte die Sicherheit in der Wissenschaft und in der allgemeinen Anerkennung ihrer Autonomie. (Historisch freilich ein langer, komplizierter Entwicklungsweg.) Die Lage wird also in dem Augenblick wieder fatal, wo diese Sekurität in den Armen der autonomen Wissenschaft wieder dahinschmilzt. Sehr abkürzend kann man sagen, die Wissenschaft habe ihre Macht zu sichern vom Gottesbegriff übernommen, ja, habe sie nur dadurch bekommen können, daß dieser Gott, der bereits ein bloßer Begriff geworden war, vollends entfernt wurde. Aber wer kennte nicht die Schwierigkeit, zu diesem abgesetzten Gott zurückzukehren! Unser unwissenschaftlicher Anfänger kann daher nichts Besseres tun, als daß er seine Lage studiert. Ob er sich nun wie ein Lagergefangener oder wie ein in der Wüste Verirrter vorkommt – als ein freier Mensch kann er sich nicht betrachten. Der Befund ist auf alle Fälle der einer ganz übermächtig eingeengten Freiheit.

Irgendwelche Erinnerungen, irgendwelche Vergleiche spiegeln ihm freilich das Ideal einer größeren Freiheit vor. Aber diese Erinnerungen und Vergleiche stimmen ihn eher zornig als hoffnungsvoll. Zu übermächtig wirken die unmittelbaren, aber wiederholten Erfahrungen. Der Begriff der freien Wissenschaft ist an sich schon fragwürdig genug; aber nun geht der Zweifel noch eine ganze Bewußtseinsschicht tiefer, denn wenn selbst die Wissenschaft frei wäre, würde sie das Vertrauen in eine Sicherheit bieten? Philosophierend kann man es lernen und begreifen, daß jede echte Freiheit nichts anderes ist als eine Bindung an eine höhere, gesetzgebende Macht, an eine nicht nur oberflächliche, veränderliche, sondern tiefere, ewige Notwendigkeit. Aber diese philosophische Einsicht – bezieht sie sich denn auf die Wissenschaft? Was ist, wo ist Wissenschaft? Die Frage ist jetzt untrennbar von der des sichernden Vertrauens; da ein Mangel an Sicherheit Mangel an Vertrauen und ein Mangel an Vertrauen den Verlust der Freiheit nach sich zieht. Freiheit der Wissenschaft besteht nur dort, wo auch Gewissensfreiheit ist; sie wäre danach noch mehr ein ethisches als ein theoretisches Gut. Ist also Gewissensfreiheit ein mögliches Gut?

Dämonisierung der Natur

Von Zeit zu Zeit wird man daran erinnert, man sei nicht in der Lage, ungestört an der Förderung einer für gut und richtig erkannten Sache fortzuarbeiten. Es meldet sich ein ärgerlicher Widerspruch, ein unverkennbar feindseliger Angriff. Wenn ich etwa eine zeitlang psychotherapeutisch tätig war, dann kommt ein Kollege mit Autorität und teilt öffentlich mit, er habe noch nie einen Heilerfolg der Psychoanalyse gesehen. Oder es tritt ein Facharzt der Chirurgie mit einem Fall vor einen Kongreß, in dem ich eine Fehldiagnose gemacht habe, und nennt meinen Namen. Kein Zweifel, daß solche Handlungen von jener Regung begleitet sind, die man als Schadenfreude bezeichnet, aber mit der Besonderheit, daß diese Freude hier nicht dem geschädigten Patienten gilt, sondern dem, der ihn geschädigt hat, seinem früheren Arzte. Eigentlich ist die Schädigung dieses Arztes das, was Vergnügen macht – selbstverständlich im Dienste der Wahrheit.

Diesen etwas komplizierten Bau der Schadenfreude im Dienste der Wahrheit verfolge ich im Augenblick nicht. Auch werde ich der Versuchung widerstehen, eine Gegenrechnung vorzulegen, indem ich Mißerfolge, Schädigungen und Fehldiagnosen anderer Ärzte mitteile, somit das Vorbild jener Schadenfreude im Dienste der Wahrheit aufnehme und nachahme. Ich verfahre so nicht aus Edelmut, sondern weil mir ein Mißerfolg kostbarer vorkommt und dort nicht zuviel, sondern zu wenig ausgenutzt erscheint. Die Erfahrung lehrt ferner, daß Fortschritte aus Meinungskämpfen und Rechtsstreiten seltener entstehen als aus einem neuen Einfall, einer Entdeckung. Es ist dann, als ob auf einer Reise das Landschaftsbild sich veränderte: Auf dem Ozean werden Schwierigkeiten der Eisenbahn uninteressant und vergessen. Auch sind Argumente, ja Beweise bei einmal ausgebrochener Widersetzlichkeit von geringer Wirkung. Endlich sind aber die nicht von außen, sondern von innen kommenden Einwürfe offenbar willkommener: Das eigene Gewissen wird als vornehmerer Besucher empfangen wie der fremde Angriff, auch wenn dieser gleichfalls aus dem Gewissen käme.

Man kann jetzt noch einmal zweifeln, ob wir eigentlich ein gutes Recht haben, das eigene Gewissen über das fremde zu stellen. Diese Art von Vornehmheit ist vielleicht doch ein wenig asozial. Das eine wie das andere wäre etwas zu subjektiv beschränkt, und so entstehen ja auch Gesellschafts- und Staatsformen, die von der individuellen Beschränktheit befreien wollen. Wir sind hier auf der Suche nach einer objektiveren Instanz und wollen sie für unser Gebiet als den *therapeutischen Mißerfolg* bezeichnen. Der Erfolg und der Mißerfolg sollen lehren, welche medizinische Methode und Theorie die richtige ist. Damit habe ich den Absprung für die folgenden Mitteilungen erreicht, die freilich noch anderes und mehr im Sinne haben. Dabei gebührt dem Mißerfolg der Vorrang für die tiefere Erkenntnis, welche aber den Kranken einmal zunutze kommen wird. Das bürgerliche Zeitalter, dem man mit Unrecht alle Noblesse absprechen würde, hat der Sektion, der pathologischen Anatomie eine königliche Würde zuerkannt, den Mißerfolg also zu einer erhöhten Grundlage wie zu einer Art von Thron benutzt.

* * *

Es sind also mehrmals Erfahrungen von Mißerfolgen, welche im folgenden vorkommen, wobei dieser Begriff sehr weit gefaßt wird. Auch wo die Therapie zu spät kommt, wo noch niemand ein Heilmittel gefunden hat, soll von Mißerfolg die Rede sein. Eigentlich ist ja die Krankheit selbst bereits ein Mißerfolg der Natur und die ganze Pathologie eine Lehre von Mißerfolgen. Aber die Pathologie verschafft sich und der Natur ein Alibi, benimmt sich unpersönlich und objektiv, will mit der Unzulänglichkeit des forschenden Subjektes nichts zu schaffen haben und der Natur kein eigenes Subjekt zuerkennen. Mehrfach habe ich bekundet, daß ich dieses Verfahren nicht billige[1], aber an dieser Stelle nehme ich den Faden der einzelnen Beobachtung im Geflechte der Behandlung wieder auf. Der Absprung vom Mißerfolg bedeutet hier mehr eine Methode als ein Programm, jedenfalls keinen Versuch, einen Fehler mit denselben Mitteln zu verbessern, mit denen er gemacht wurde.
Die Krankheitsfälle, die ich hier verwende, sind so gewählt, daß in jedem sich Gelegenheit bietet, einen materiellen Organvorgang, etwas Somatisches also, zu studieren. Es soll kein Zweifel möglich sein, daß Körpervorgänge gemeint sind und an diesen nicht nur das, was psychisch bedingt aussieht und nur psychologisch verständlich würde. Wir möchten hier herausbekommen, was wir vom Körperlichen wissen können, wenn möglich, was er eigentlich war. Wäh-

1 Zuletzt: (1947) Der Begriff der Allgemeinen Medizin. (Bd. 7).

rend die Psychoanalyse das Somatische ausklammerte, soll hier nichts auszuklammern versucht werden; auch das Psychische nicht. Das legt auch die schwere Forderung auf unsere Schultern, uns so zu verhalten, als wüßten wir noch gar nicht, was ungefähr das Körperliche ist. Zugleich soll uns womöglich nichts von dem entgehen, was die Naturwissenschaft erkannt hat und neu beisteuert. Hier soll also eine erwartende, für Überraschung bereite, unwissende Haltung eingenommen werden; zugleich aber nicht künstlich und nicht gewaltsam das ferngehalten werden, was man schon kennt, weil man es gelernt hat und was nach Regeln oder Gesetzen erwartet werden kann. Die beiden so entgegengesetzten Verhaltensweisen sollen verbunden werden, und die verbindende Haltung kann man einheitlich als *Unbefangenheit* bezeichnen. Unbefangen gegen Überraschung und unbefangen gegen zu Erwartendes wäre also die wünschenswerte Stimmung, aus der wir uns durch nichts herausdrängen lassen möchten.

Die Tücke des Objekts

Jedes wissenschaftliche Zeitalter hat seine eigene Naivität, deren sich erst eine der folgenden Epochen bewußt wird. So scheint die moderne Biologie sich nie darüber gewundert zu haben, daß die Physiologie den Organismen ein verstandesmäßiges Verhalten ohne weiteres zutraut, ein leidenschaftliches, unlogisches oder unmoralisches Benehmen aber ausdrücklich ausschließt. Die Forderung dieser Wissenschaft, sie selbst müsse unter allen Umständen widerspruchsfrei, also logisch bleiben, muß sie ja von vornherein blind gegen ein Wesen machen, das sich etwa alogisch oder antilogisch verhielte. Naiverweise also sollen sich die Funktionen nach Verstandesregeln richten, nicht aber Gefühlsregungen oder anderen unverständigen oder unverständlichen Eingebungen folgen. Es ist das einer von den Fällen, in denen unser Geist seine Sicherungsposten ausgestellt hat, noch ehe das Gefecht beginnt. Die klassische Naturwissenschaft scheint geradezu mit dem Zweck erfunden zu sein, daß Leben in Werden und Wandel unverständlich bleiben müsse. Und eine Erkenntnistheorie fand sich willig, diesem Verfahren auch sein gutes Gewissen zu geben.
Denn daß Lebewesen sich unvernünftig, leidenschaftlich, moralisch und unmoralisch und auch widerlogisch betragen, bezweifelt nie-

mand; man müßte sich sehr Mühe geben, um zu beweisen, daß das anders sei, und ein Erfolg ist nicht wahrscheinlich. Wie aber soll man diese alltägliche Erfahrung mit dem wissenschaftlichen Bilde vereinbaren?

Es gibt andere Wege als den der Gegenüberstellung in Gedanken. Man kann zuschauen, was sich begibt, wenn ein Kranker, der Laie ist, und ein Arzt, der Wissenschaftler ist, einander begegnen. Man kann das Selbstgespräch des Kranken mit seiner Krankheit belauschen, und man kann als Arzt sich selbst beobachten. Endlich kann man die Vorkommnisse bei Krankheit mit anderen Fällen vergleichen, in denen wir mit unserem Körper irgendeine Auseinandersetzung haben, weil er nicht gehorcht, stört, versagt oder auch sich selbst übertrifft und uns zu Dank verpflichtet. In all diesen Fällen haben wir den Körper des Menschen zum Objekt gemacht, und diesen Fall können wir dann wieder vergleichen mit jenem, in dem wir irgendein Ding außer uns zum Objekt machen.

Die »Tücke des Objekts« ist eine Prägung, die Fr. Th. VISCHER, der schwäbische Philosoph und Ästhetiker, in seinem Roman »Auch Einer« (1879) populär gemacht hat. Der dort geschilderte Choleriker sucht wutentbrannt und vergeblich sein Kragenknöpfchen, bis er es schließlich unter der Höhlung, mit der sein Nachtleuchter versehen ist, entdeckt. Er selbst muß es dahin praktiziert haben, und VISCHER tat recht daran, darin ein zur Charakterisierung dieses Mannes taugliches, weil sinnvolles Merkmal psychischer Neigung zur Selbstquälerei zu wittern. Er ist ja derselbe, den auch eine Tierquälerei zum Rasen bringt. Er ahnte, was FREUD wußte, als er in der »Psychopathologie des Alltagslebens« (1904) die psychologische Deutung der Fehlleistungen auf breite Basis stellte und (Kap. VII) VISCHER nicht unerwähnt ließ. Aber mir scheint, als sei bei FREUD die Rolle des Objektes selbst wieder zu kurz gekommen. Hat es gar keinen Anteil?

Grade das ist es, was man als tückisch erfährt. »Muß denn dieser Mensch grade jetzt und grade hier auftauchen, wo er alle meine guten Absichten und wertvollen Pläne zunichte macht? Das ist schlaue List, das ist böse Absicht, das ist Malice!« Was wir so durch einen anderen Menschen *an uns selbst* erfahren, ist in nichts verschieden von dem, was wir an dem Stein erfahren, über den wir stolpern, an dem Regen, der uns die Landpartie verdirbt. Phänomenologisch gehört zur Tücke alles dies: die Überraschung, der Verdruß, Ärger und Zorn, die Vermutung feindlicher Absicht und die listige

Benutzung einer *objektiven Konstellation*. Das Tückische ist also eine bestimmte objektive Konstellation für mich. Diese Konstellation bekommt zunächst den Beiklang: »grade hier« und »grade jetzt«, d. h. objektiv für mich, perspektivisch auf mich zentriert. Wesentlich ist dabei die Verklebung und Verschränkung des Objektiven mit dem Subjektiven. Die Anordnung der Umstände ist objektiv, aber subjektiv ist doch der Standort, von dem aus sich die Perspektive des Grade-jetzt und des Grade-hier ergibt. Was Zufall für jeden anderen scheinen könnte, ist es für mich nicht. Es ist ein Zufall, der »kein Zufall« ist, daß so etwas gerade mir passiert. Zufall und Determination sind also gleichfalls verklebt und verschränkt. Es ist eben ein tückischer Zufall, also doch kein bloßer Zufall.

Diese phänomenologische Analyse behält nun etwas von Abstraktion und Unsinnlichkeit, die ihr leicht den Vorwurf einträgt, sie sei eine Art von gedanklicher Beschäftigung mit Gedanken. Und wenn *es eine* Tücke *des* Objektes gibt, dann gibt es auch *die* Tücke *eines* Objektes: Dieses Objekt ist dann wirklich tückisch, und das ist etwas, was uns die Phänomenologie nicht zeigt. Jetzt *müssen* wir wissen, welche Objekte tückisch sind, damit wir uns vorsehen können. Gibt es am Ende nur tückische Objekte? Ist dann die Objektivität selbst die Tücke?

Wenn ich eine Stechmücke töte, kann ich nicht wissen, was *zuerst* war: meine kalte Berechnung, daß ich nur dadurch weitere Stiche verhindere; oder mein Rachedurst, weil sie mich angreift. Beides spielt eine Rolle. – Wenn ich den Brief zerreiße, der eine Beleidigung enthält, dann kann ich wissen, daß Papier und Tinte unschuldig sind: Der Schreiber wird hier in effigie bestraft, der Brief war nur der Überbringer seiner Tücke. Wenn Krieger feindliche Städte verbrennen, kann ich nicht wissen, welchen Anteil daran strategische Notwendigkeiten, welchen der Haß auf den Feind hatten. Wenn aber Soldaten Kunstwerke zerschlagen, Plünderer ruinieren, was sie nicht mitschleifen können, dann wissen wir, daß keine Berechnung, sondern eine Wut sie geleitet oder ein Zerstörungsvergnügen sie begleitet hat. Sie verstehen das vielleicht selbst nicht, aber bei den Bilderstürmern der Reformationszeit wissen wir, daß der Zorn auf eine falsche Anbetung dahinter stand. Das vernichtete Objekt war im Bewußtsein der es liebenden Subjekte mehr als ein Objekt: Jene Anbetenden oder Liebenden hatten mit dem Objekt eine Personifizierung vorgenommen, es behandelt, als sei es mehr als Objekt. Sonst hätten sie es nicht angebetet oder geliebt. Menschen können jedenfalls jedes Objekt personifizieren, beseelen, mit du anreden: Sterne, Steine, Edelsteine, Leichen, Chemikalien u.s.w. Wenn Buben Wege oder Wände oder Bücher oder Türen beschmutzen, dann handeln sie richtig so, als wüßten sie, daß diese Objekte personifizierbar sind. Die animistische Natur von Völkern mit magischem, totemistischem Weltverhältnis zeigt dasselbe im größeren Maßstabe.

Die Beispiele bringen etwas, was die phänomenologische Analyse nicht enthielt: Indem ich die Mücke töte, handle ich nicht sinnlos, wie wenn ich den Brief zerreiße; wo aber ist die Grenze? Gerade daß die Grenze zwischen sinnloser Objektvernichtung und sinnvoller Feindvernichtung unklar, verschiebbar und nur subjektiv ist, gerade das zeigt, daß sie es auch objektiv ist! Es könnte so sein, daß bei höherer Einsicht alle tückische Feindseligkeit nur subjektiv ist; es könnte aber auch sein, daß bei tieferer Einsicht alle Objekte Feinde sind. Genau dies hatten wir vorhin schon einmal gefragt. Jetzt steht es bereits auf der Ebene des Möglichen.

Einen Schritt weiter gelangt man, wenn man sich dem konkreten Fall noch mehr nähert. Die Beispiele nehmen wir diesmal aus der medizinischen Klinik. Ich nehme vorweg, daß das Neue, was wir diesmal erlangen, sich auf die Mittel bezieht, deren die Tücke des Objektes sich bedient, also auf ihren Technizismus.

Der Herzklappenfehler, den man als Mitralstenose benennt, hat wie andere Klappenfehler die Wirkung, daß die Blutbeförderung im Kreislauf vermindert wird, wenn die Pumparbeit des Herzens nicht zusätzlich vermehrt wird. Die Mitralstenose bewirkt also einerseits eine Stromeinschränkung, eine Art teilweiser Unterbrechung wie ein Querdamm, andererseits eine Mehranstrengung des Pumpwerkes. Die Tücke dieses Objektes besteht darin, gerade dort einzugreifen, wo eine kleine Verengung den ganzen Blutstrom drosselt. Die Folgen sind unabsehbar. Es kann dahin kommen, daß der Kranke sich bei Bettruhe wohlfühlt, bei der geringsten vermehrten Bewegung aber atemlos wird und zu jeder Körperleistung unfähig bleibt.

Das Mittel zur Herbeiführung dieses Verhängnisses ist also einmal die Drosselung einer Massenbewegung, dann die Lokalisation an einer der dafür geeignetsten Stellen. Dies »Grade hier« der Lokalisation und das »Grade so« der Stromsperre sind untrennbar, und solche Vereinigung eines lokalisatorischen mit einem Unterbrechungsfaktor ist ein Beispiel für ein Prinzip von allgemeinster Anwendung.

Entzündungsherde bei Infektionen, Neubildung und Metastase bei bösartigen Geschwülsten, Embolien, Thrombosen, äußere Traumen haben immer, wenn sie an lebenswichtigen Zentren, entscheidenden, zusammenfassenden Durchgangspunkten oder an wichtigen Produktionsstellen von Hormonen angreifen, diesen verhängnisvollen sekundären Effekt, den der Ausdruck »grade hier« wiedergibt. Vorgegebene anatomische Verhältnisse und physiologische Zusammenhänge objektiver Art sind die Bedingung für diesen sekundären Effekt.

Ich höre nun sagen, gerade diese Beschreibung zeige ja, daß hier *objektive* Gegebenheiten *zufällige* Voraussetzungen des Unglücks seien, während zu einer Tücke doch ein subjektives Moment gehöre. Aber diese Klärung läßt uns im Stich, wenn ein Geiger eine Hand verliert, eine Waschfrau Krampfadern und Ulcus cruris an den Beinen bekommt, dann findet sich der Unglücksfaktor auf der Subjektseite, indem es der Beruf des Erkrankten ist, welcher sich so besonders unselig auswirkt. Auf der anderen Seite ist in den objektiven Verhältnissen zuweilen eine Verkettung zu sehen, die man als glücklich ansprechen kann. Man sieht öfter, daß eine diabetische Frau eine Besserung der Zuckerkrankheit bekommt, weil sie schwanger wird und der Foetus ihr mit der Insulinproduktion seines Pankreas zu Hilfe kommt. Ich sah kürzlich einen Kranken mit Mitralstenose, der dazu eine Aorteninsuffizienz bekam. Die beiden Klappenfehler begünstigen den Zustand, insofern die Mitralstenose jetzt der Überfüllung des linken Ventrikels durch Rückfluß aus der Aorta entgegenwirkt. Jetzt ist die Mitralstenose etwas wie ein Glück im Unglück. Weder die Abstufung des Ich-Beitrages beim Eintritt des Verhängnisses noch die Ortsbestimmung des Verhängnisses auf der Objektseite überhaupt läßt sich in solchen Fällen allgemeingültig feststellen. Ein für allemal ist das tückische Verhängnis ein Ereignis, in dem Subjekt und Objekt einander begegnen und demnach beide nötig sind.

Wir müssen also sagen, daß anatomische und physiologische Gegebenheit zwar Mittel sind, mit denen sich eine solche Tücke durchsetzt, aber auch vom Subjekt herkommende Gegebenheiten unerläßlich sind, mit denen ein Mensch in sein Unglück geht. Und ferner ist kein Kriterium vorhanden, mit dem man entscheiden kann, ob diese Handlanger des Unglücks auf der Subjekt- oder Objektseite die stärkeren waren. Sie sind füreinander Helfers-Helfer im Wortsinne; sie arbeiten einander in die Hände, und der Zufall ist dienstwillig, bei der Vereitelung der Absicht zu helfen; er ist ein perfider Helfer. – Ich weiß, daß die Schulung unseres Geistes in der Anwendung des Kausalprinzips und unsere Gewöhnung an die Objektivität so stark in uns geworden sind, daß wir Gedankengängen wie diesen nur mit Anstrengung folgen und schließlich doch zurückfallen in das Urteil: Tücke des Objektes, das sei eine Metapher, ein amüsantes Wortspiel, nichts wirklich Vorhandenes oder wenigstens etwas nur psychisch Vorhandenes. Darum sei auch hier ausdrücklich vermerkt, daß meine Darstellung nicht etwas Gleichnishaftes zeigt. Gemeint ist vielmehr allen Ernstes, daß es eine Tücke des sogenannten *Objektes* gibt und daß Unklarheit nur darüber bleibt, was das Objekt wirklich ist. Der folgende Abschnitt rückt diesem Problem zu Leibe.

Der Wahn der Materie

*

Wir würden von dem Vorhaben einer *allgemeinen* Krankheitslehre gerne abstehen oder sie wenigstens auf die Bedürfnisse der Ärzte einschränken, wenn wir gewiß wären, daß die meisten Menschen gesund und nur einige unglücklicherweise krank sind. Ist aber die Besorgnis einmal rege geworden, daß auch die, die sich für gesund halten, an einer Krankheit im weiteren Sinne teilnehmen; sind wir einmal im Zweifel, wer unter uns der Kränkere zu nennen sei: der Arzt oder der Patient genannte; haben wir einmal verstanden, daß hier ein Mehrheitsbeschluß, doch darum kein Weisheitsbeschluß im Spiele sein könnte; haben wir endlich begriffen, daß die unerkannte Krankheit der einen eines Tages zum offenen Schaden der anderen sich auswirken wird – dann werden wir nicht länger zögern dürfen, einen allgemeinen Krankheitsbegriff aufzusuchen, der alle diese Fälle umfaßt und deckt und alle diese Zweifel und Verhängnisse womöglich löst. Solche Erwägungen stellen sich ein, wenn wir an eine Untersuchung des Wahnes gehen. Denn der Wahn ist keineswegs nur die Domäne der Psychiater, und diese, wiewohl sie gerne vom Kriminalisten oder Politiker konsultiert werden, haben dem Wahn eine allzu enge und eine künstlich eingeengte Definition, zuweilen auch eine dürftige Erklärung gegeben.

Indes wird das Bedürfnis nach so umfassenden Erkenntnissen das Unterfangen noch nicht rechtfertigen, das, was sich als Erkenntnis

uns darstellen möchte, auch zu behaupten, auszusprechen und dem Leser, auch wenn er kritisch sein sollte, aufzubürden. Hier liegt ein Wagnis vor, das den Autor erschreckt, und seine Schüchternheit nimmt noch zu, wenn er sich der Stellen erinnert, in denen ein PLATON vom göttlichen Wahnsinn gesprochen hat. Der Wahn reicht bis in die Höhen des Übermenschlichen und bis in die Tiefen des Untermenschlichen, und wer sich ihm nähert, gerät zur Linken in die Region der erstarrenden Kälte, zur Rechten in die Berührung mit dem verzehrenden Feuer. Aus dieser Situation ist nur eine Art von Mut zu holen, wenn zu hoffen steht, es werde etwas für uns Wohltätiges und Nützliches, irgend etwas Hilfreiches sich zeigen; denn nur um etwas in irgendeinem Betracht Richtiges oder Zutreffendes zu sagen, würden wir diese Gefahr nicht auf uns nehmen.
Das Wahnhafte gehört zu jenen Erscheinungen, die uns nicht nur im fortissimo eines Massenmörders, Amokläufers, Geisteskranken oder Vergifteten begegnen; sondern das Wahnhafte erscheint auch in den mildesten Formen einer Verliebtheit, einer Phantasie, einer Einbildung, eines Traumes, die niemandem schaden. Es ist dann eine allerdings ziemlich grundsätzliche Frage, ob wir vom Groben zum Feinen schließen oder vom Feinen zum Groben unseren Weg bahnen sollen. Darüber kann nur der Erfolg der Methode entscheiden; wahrscheinlich sind beide Wege nötig. Es wird uns fürs erste mehr beruhigen, wenn sich zeigt, daß die, welche sich für normal halten, in Wirklichkeit ebenfalls von wahnhaften Bestandteilen durchsetzt sind, offenbar also mit dem Wahne einen modus vivendi gefunden haben, ohne es zu wissen.
Dies ist, bei genauerem Zusehen, in der Tat so. In einem Umfang und Maß, das freilich genau nicht bestimmbar ist, denken und handeln wir wie Leute, die sich in Sicherheit befinden. Das gilt für unseren Tod, für den Krieg, für alle nur vorstellbaren Katastrophen: Sie werden als irgendwann möglich, aber nicht als dann und wann gewiß behandelt; das heißt, der Mensch behandelt etwas, was später einmal wirkliche Katastrophe wird gewesen sein, vorher als hypothetisch und quasi unwirklich. Bekanntlich hängt dies mit der Stellung des Bewußtseins zur historischen Zeit zusammen und kann als Metaphysik der Zeit behandelt werden. Wir interessieren uns hier dafür, daß die Sekuritäten des menschlichen Daseins großenteils als-ob-Sekuritäten sind, d.h. wir leben so, als ob wir, weil wir Art und Zeit der künftigen Katastrophen nicht kennen, diese auch nicht in Rechnung zu stellen hätten. Der Wahn der Sekurität ist aber nicht

nur eine jederzeit zu beseitigende Illusion, also eigentlich nicht Wahn, sondern Irrtum oder Täuschung; er ist, eben weil er der Metaphysik der Zeit zufolge nicht enthüllt werden kann, notwendig unbelehrbarer Wahn. Nur eine Veränderung ist möglich: Ein Mensch kann, statt im Wahn der Sicherheiten zu leben, im Wahn der unmittelbarsten Bedrohung leben, ⟨*im*⟩ Unglückswahn (z. B. Verfolgungswahn, Verarmungs-, Verhungerns-Wahn, Luophobie u.s.w.). Damit ist der Inhalt der Sekurität in sein Gegenteil verkehrt, nicht aber der Wahncharakter aufgehoben. Unser Dasein in einer unvorhersagbaren historischen Zeit begründet also, *sofern* es unaufhebbar ungewiß ist, auch notwendigerweise den Wahn eines Als-ob, sei es der Sekurität, sei es der Bedrohung. Es ist übrigens dies das allgemeine Verhältnis der Naturwissenschaft zur Wirklichkeit, insofern sie Gesetze, nicht aber Geschichten erkennt. *Daß* die Ereignisse nach Gesetzen ablaufen, ist gewiß; *ob* sie aber eine gesetzmäßig darstellbare Form haben (z. B. übersehbar, wiederholt verlaufen), ist ungewiß (⟨*vgl.*⟩ Kant, Kritik der reinen Vernunft.: transzendentale Affinität, regulativer Gebrauch der Vernunftideen).

Insofern der Sekuritätswahn vorspiegelt, daß *kein* Unglück bevorstehe und insofern das Unglück des Unglückswahns eine Pessimumidee ist, kann man diesen mit der Temporalität des Daseins gegebenen, als erzwungenen Wahn, als eine Art des *negativen* Wahns nennen. Eine zweite Art von solchem negativen Wahn, die ebenfalls jedes menschliche Dasein durchsetzt, ist der Wahn der Unschuld. Es wäre noch nichts Aufregendes dabei, wenn jemand sich unschuldig am Wetter, am Lauf der Planeten und am Hergang chemischer Reaktionen fühlt. Stellt sich aber dann heraus, daß die Statistik eine Häufung der Verbrechen bei bestimmter Wetterlage und zu gewissen Jahreszeiten nachweist, daß ferner das Zustandekommen von solchen Untaten wie Mord etwas mit dem Verhalten einer Gesellschaft zu tun hat, von der ich ein Mitglied bin, dann rückt ein solches Ereignis meiner Verantwortung schon näher. Zwar habe ich das Wetter und die Jahreszeit nicht gemacht, aber mein Verhalten zu beiden, in beiden ist auch ein besonderes und meines. Jetzt erkenne ich, daß alles mit allem zusammenhängt, und wenn ich das Wetter auch nicht mache, so mache ich doch das mit, was das Wetter für die Gesellschaft, damit den Mörder bedeutet, und diese Bedeutung ist eine Realität, die man nicht nur meteorologisch und nicht nur psychologisch nehmen kann: Beides ist unerläßlich. Meine Unschuld am Wetter und am Mord ist bei dieser subtilen Überlegung nicht aufrechtzuerhalten, und doch wähne ich, an beiden unschuldig zu sein. Wir bezeichnen dies als Unschuldwahn, behaupten, er konstituiere das normale menschliche Dasein und gehöre ebenfalls zu den Arten des negativen Wahnes und zu den als-ob-Verhaltungsweisen.

Es ist nicht zu erwarten, daß der Wahn, der die normalen und zuträglichen Gefilde der angewandten Wissenschaft längst überrannt und überholt hat, von der wissenschaftlichen Vernunft wieder eingeholt und eingefangen werden kann. Rationalisten, welche eine verstandesmäßige Definition des Wahns geben wollen, machen sich lächerlich. Zwar haben auch einige Psychiater begriffen, daß der Wahn nicht als eine Art von Irrtum definiert werden kann; weil man nämlich dem Wahnkranken durch logischen Beweis, sinnlichen Augenschein, kurz, durch jede Art der objektiven Vorstellung niemals beikommt. Es ist bei ihm nicht die Anwendung der Objektivität gestört, sondern die Objektivität selbst außer Kraft gesetzt. Wenn deshalb BLEULER[1] sagt, das »psychologische Analogon« der Wahnidee sei der Glaube, so hat er dies anerkannt. Wenn er aber dann erklärt, »Wahnideen entstehen durch Affektwirkung auf Grund eines inneren Bedürfnisses«, so wird mit dieser Verschiebung auf den Bereich des Affektiven der Wahn samt dem Glauben im objektiv Psychischen neu angesiedelt, so, als ob man ihn dort nun doch einfangen könne und in die Gewalt bekäme. Eben in diesem Augenblick aber macht sich der Psychiater vor dem Wahnbesitzenden lächerlich, denn der weiß, daß er nicht wahnkrank ist, sondern das Wirkliche weiß. Insofern ist jetzt klar, daß die angebliche Verwandtschaft von Wahn und Glauben das Wesen des Wahns gerade vernichtet, wenn nämlich Glaube nur – Glaube, nicht Wissen ist. Die entscheidende Bestimmung lag also von Anfang bis Ende dort, wo ein Mensch sich einem anderen Menschen gegenüber findet, der das, was er für wirklich weiß, nicht für wirklich weiß und umgekehrt. Dieses Verhältnis nun zeigt uns, daß im Wahn von Beginn an ein zwischenmenschlicher Bezug, ein soziales Faktum vorliegt. Die Objektivierung des Wahns im affektiven Bedürfnis ist für den Wahnbesitzer genauso wahnhaft, wie der Geisteskranke für den Psychiater wahnkrank ist: Der Wahn ist stets nur aus Wahn und Gegenwahn konstituierbar.

Wir haben vorgegriffen, denn wir waren zunächst nach den feinen

1 E. Bleuler ([3]1920) Lehrbuch der Psychiatrie. S. 67.

und kleinen, den Alltag des Normalen durchsetzenden und durchsäuernden Wahnarten auf der Suche. Nächst dem Sekuritäts- und dem Unschuldwahn liegen dann die Arten, welche wir in der Sinneswahrnehmung und der Körperbewegung antreffen. Was wir davon im Traume erfahren, wird man ohne Widerspruch als Wahn akzeptieren. Daß aber die Sonne »untergeht«, daß die Flußufer am Schwimmer vorbeieilen, daß die parallelen Ränder der Autobahn sich in der Ferne schneiden, sind zwar nur Irrtümer und Täuschungen, aber sie werden wahrgenommen. Was die Sinne zeigen, ist nicht nur eine Verstandesirrung, sondern ein leibhaftes Wirkliches und als solches im Hier und Jetzt der Wahrnehmung auch ein Wahn. Im gleichen Falle befinden wir uns überall, wo die Bewegung meiner Hände, Beine u. s. f. zwar an den schweren Massen geschieht, ebenso aber auch von mir gemacht wird. Ich wähne also selbst zu sehen und selbst zu machen; aber das wissenschaftliche (und das unwissenschaftliche) Wissen hat auch einbezogen, daß nicht ich dies tat, sondern es auch geschah. Man kann hier noch die Frage verschieben, ob dieser kleine Wahn des Alltags ebenfalls zur negativen Art gehört und ob auch bei ihm der Gegenwahn konstituierend ist. Da ich diese Verhältnisse in meinem »Gestaltkreis«[2] breit besprochen habe, beschränke ich mich hier auf die allgemeine Bemerkung, daß der als Gestaltkreis dort bezeichnete Akt dies Wesentliche enthält: wahnhafter zu sein, insofern die Täuschung konstitutiv ist[3] und die Selbstbewegung mit der mechanischen unvereinbar ist[4]. Der Begriff des Drehtürprinzips[5] kommt dem Wahnprinzip am anschaulichsten nahe. Indem nämlich die dort sogenannten biologischen Akte eine zutreffende Beschreibung des menschlichen Daseins sind, sind sie ausnahmslos Arten des Wahns, wenn man will, Beispiele der wesentlich wahnhaften Existenz eines jeden Menschen.

So sieht es jetzt aus, als ob ungefähr nichts im menschlichen Dasein nicht wahnhaft geschehe. Der Wahn ist als ein Merkmal, vielleicht ein Oberbegriff des Daseins im Gestaltkreis erkannt. Sekurität, Unschuld, Sinneswahrnehmung und Bewegungsfreiheit sind vier Hauptfälle von kleinem Alltagswahn, gegenüber denen die dramatisch-erregenden Vorfälle der psychiatrischen oder kriminalisti-

2 ([4]1950, 1996) Der Gestaltkreis, Theorie der Einheit von Wahrnehmen und Bewegen. (Bd. 4).

3 l. c. S. 123, 233, 238, 309.

4 l. c. S. 101.

5 l. c. S. 125.

schen Erfahrung wieder zu schrumpfen scheinen, wenn man die Vogelperspektive der Wissenschaft einnimmt. Aber so leicht ist die Sache nicht zu machen. Denn die Vogelperspektive ist ein untauglicher Versuch, die Überrennung der Objektivität durch den Wahn rückgängig zu machen. Hat der Vogel, der Flieger mehr recht als die Ameise, der Fußwanderer? Und wenn das normale Alltagsleben wie eingebettet in Wahn, wie untergetaucht im Ozean des riesigen Als-ob ist – wie ich behaupte –, dann ist noch unentschieden, ob das alles nur zum negativen Wahn gehört, unentschieden auch, ob dazu ein Gegenwahn zu finden ist.

Zwei Vorwürfe des Lesers könnten mir schmeicheln oder auch mich ärgern wollen. Der eine lautet, was hier angedeutet wurde, sei Belletristik, der andere, es sei Philosophie. Von der Kunst erwarten die einen ein Vergnügen, die andern eine Erleuchtung. Die Kunst riskieren heute nur wenige ernstlich zu bekämpfen, wozu PLATONS Mut gehören würde. Von der Philosophie wagt man sich eher zu distanzieren; sie gilt einigen als unerreichbarer Spezialismus, anderen als Ausflucht, als Beliebigkeit oder als Veranlagung. Ich kann diesen Urteilen aber entrinnen, indem ich ein Gebiet betrete, das niemand so leicht abstellt oder ignoriert: eben das der Krankheit, die ja jeden befallen könnte. Die Menschen sind nicht vom Beliebigen und nicht von dem regiert, was sie als Freiheit wähnen, sondern von dem, was notwendig geworden ist. Und schlimm genug: das Beste tun wir nur, wenn wir müssen, und dieses Muß kommt dann gewöhnlich in dem Kleide des Schlimmsten.

Weder Kunst noch Philosophie ist also das folgende Beispiel: Ich werde befallen von einem Anfall von labyrinthärem Drehschwindel, also, in voller Ausbildung, dem, was die Klinik einen Menièreschen Anfall nennt. Da hätten wir nun eine Erfahrung, die nicht alltäglich ist, die man auch nicht abschieben könnte in die Liebhaberei der Kunst oder die unnahbare Philosophie; die jeden treffen kann und dann ein *menschliches a priori* ist, dem keiner ausweichen kann. Denn hier wird man überwältigt, hier ist keine Freiheit mehr, auch keine »existentielle« Frage, die ihre »Existenz« zuletzt aus einer transzendentalen und nicht aus ⟨*einer*⟩ realen Wahrheit bezieht, die man also nicht auf irgendeine Weise der Überredung, dem Beweis, der Belehrung oder der fingierten Erschütterung bezieht. Dieses Erlebnis des Labyrinth-Schwindels vereinigt nun einiges, was wir bis jetzt nur getrennt sahen: die sensationelle Dramatik des krankhaften Vorfalls, die illusionäre und zugleich zwingende Natur der

Bewegungen und Wahrnehmungen im Anfall[1], die ihm mit dem Alltagswahn gemeinsam ist, und endlich jenes Moment der Gewißheit, das auch den psychiatrischen Wahn, die sogenannte Wahnidee, auszeichnet.

Aber der Hauptgrund, warum der labyrinthäre Anfall hier als Beispiel eingefügt wird, ist nicht diese Mittelstellung zwischen dem Alltagswahn und der Wahnidee der Geisteskranken, sondern jenes Element der Materie, welches sich hier unmittelbar aufdrängt. Beim Labyrinthschwindel ist nämlich die Rolle des körperlichen Organs nun nicht mehr zu umgehen. Sofern er Wahn ist, sofern ist er auch ein bestimmtes Benehmen jenes merkwürdigen Organs, in dem wir einen Gleichgewichtsapparat mit dem Hörapparat in enger anatomischer Verbindung sehen. Hier spricht also das materielle Organ und verleiht dem Erlebnis seine Sprache. Drückt diese Sprache Wahnhaftes aus, dann ist es diesmal die physiologische Materie, die so spricht; ich nenne dergleichen *»Wahn der Materie«*. Das soll heißen, das materielle Geschehen des Organs ist diesmal das, was sich wahnhaft benimmt und sich wie ein echter Wahn ausspricht.

Lassen wir für diesmal die präventive Verteidigung dieses Begriffes gegen den möglichen Widerspruch verschiedener spezialwissenschaftlicher Instanzen. Ich begnüge mich, auf frühere Arbeiten zur Physiologie und Klinik des Labyrinthschwindels hinzuweisen. Die Behauptung, daß die Materie es ist, welche sich wahnhaft benimmt, ist ja hier nicht ein gelegentliches Aperçu, ein uneigentlich gemeintes Gleichnis zur Verdeutlichung; ich meine allen Ernstes eine Eigenschaft, eine Funktion, ein Verhalten eben der Materie zu bestimmen, die uns sonst und bisher in Bestimmungen der Physik, Chemie, Anatomie und Physiologie vorgeführt wurde: die Materie sei wahnhaft, mindestens des Wahns selbst fähig. Ich hoffe, hier ist kein Mißverständnis möglich. Das hat Konsequenzen. Wenn dies zu urteilen erlaubt ist, dann kann es auch erlaubt sein zu behaupten, eine Miliartuberkulose, eine Sepsis, eine Carcinose *sei* ein wahnhaftes Verhalten von Zellen, Geweben, Organen und Organismen usw. Auch wenn jemand sagt, er habe wahnsinnige Schmerzen, so liegt in diesem Satz nicht, daß in seiner Seele der Wahnsinn wohne, sondern daß in dem Körperteil, der ihm so weh tut, etwas wie ein Wahn sich abspiele.

Man kann zunächst sich begnügen, den Gedanken eines Wahns der

1 Näheres unter »Schwindel«, S. 333 ff.

Materie auf sich wirken zu lassen. Er hat ja etwas Faszinierendes an sich, dem man sich unbesorgt eine Weile überlassen darf, ohne Angst vor der »Verführung der Jugend« zu bekommen. Nach einiger Zeit aber melden sich wieder die Ansprüche anderer Naturbegriffe und Forderungen, welche gut begründete Wissenschaften erheben. Sie zwingen uns, präziser auszusagen, was das eigentlich sein soll: eine wahnsinnige Materie.

Nun zwingt mich Ordnung und Aufbau dieser Darstellung zu einer Beschränkung. Es ist klar, daß zum Beispiel Physik und Chemie ein volles Recht haben, diesen Begriff der strengsten Kritik zu unterwerfen; doch ist nicht einmal zu erwarten, daß sie ihn auch nur beachten. Der Kliniker darf höchstens vom Mediziner eine Replik erwarten, und diese wird etwa so lauten: Wahn sei eine psychische Realität und habe mit der physischen Materie nichts zu tun. Diesmal aber befinde ich mich in besserer strategischer Lage, als mein Widersacher und Kollege vermutet. Ich werde ihm nämlich die Frage entgegenhalten, ob er irgendeine Wirkung der Seele auf den Körper oder des Körpers auf die Seele anerkenne. Und ich habe Grund anzunehmen, daß er zugestehen muß, damit praktisch immer und überall gerechnet zu haben, selbst wenn er sich weigert, die Frage als eine metaphysisch zugespitzte zu beantworten. Willkürliche Bewegungen und Sinnesempfindungen hat er de facto nie geleugnet. Diese praktisch nie verleugneten Begriffe kommen der Anerkennung eines organischen Wahnes bereits gleich, und zwar so, daß die Realisierung des Zaubers, Wunders, Übervernünftigen und Unerforschlichen nicht de jure, aber de facto anerkannt wird. Die psychophysische Wirkung ist ja bereits eine metaphysische, und die Überschreitung des Unüberschreitbaren ist bereits eine Transzendenz.

Die Annahme einer bloßen Gesetzwidrigkeit wäre noch ohne die Würde, die einem Wahn zukommt. Ein Wahn zielt auf das Erhabene, Dämonische oder Verruchte. Deshalb hatte der Vitalismus der Biologie etwas Blasses; anstößig war seine Unvereinbarkeit mit der Thermodynamik; nicht mit dem Pathos der Vernunft, sondern mit dem Reinlichkeitsbedürfnis des Verstandes stand er im Konflikt. Wenn nun gesagt wurde, daß jede Psychophysik und Psychosomatik de facto den Wahn schon anerkannt hat, so treffen wir auch hier auf eine sozusagen schon domestizierte Form des Wahns, die sich scheinbar von den normalen Arten des Verstandesmäßigen gar nicht mehr (oder noch nicht) unterscheidet. Von der ursprünglichen

Wildheit des Wahns ist bei solchen *Begriffs*bildungen wie psychomotorische Ganglienzelle (CAJAL) und nervöser Empfinder (VON KRIES) nichts zu merken. Schon anders ist es, wenn Vorstellungen, welche man bis dahin auf wenige und harmlos aussehende Fälle eingeschränkt hatte, sich plötzlich wie ein infektiöses Virus verbreiten und dann zu einem Bild der Allbeseelung führen. Sonderbar, daß man erst jetzt von Metaphysik spricht! Es ist überhaupt so, daß ein neu aufkommender Wahn jetzt den Eindruck macht, er habe bisher nur geschlafen und sei auch früher schon, nur in unkenntlicher Form, dagewesen.

Während dies bei Psychosen mehr der Vermutung oder Hypothese anheimgestellt scheint, ist es nun etwas ganz anderes, wenn Hunger, Fieber, Rauschgift, Qualen und Martern des Leibes aus Menschen etwas machen, was aus der Beschaffenheit solcher materieller Einflüsse ganz und gar nicht abzuleiten ist, also als Möglichkeit in allen solcherweise betroffenen Menschen präexistiert haben muß. Hier findet der Wahn der Materie vielleicht seine am meisten einleuchtende Realisierung. Hungerdelir, Betrunkenheit, Hirnkrankheit, Folterpsychosen sind Fälle, in denen man durch die Behauptung, sie erklärten sich aus cerebralen materiellen Veränderungen, buchstäblich nichts erklärt, sondern nur die Tatsache der psychologischen Unverständlichkeit wiederholt und *diese* Tatsache dann als Erklärung ausgibt. Eine derartige Substitution von Verständlichem durch Unverständliches ist jedoch selbst annähernd das, was wir als Wahn sonst bezeichnen und etwas, was wir tun, wenn wir von Zauber, Wunder und auf philosophischem Niveau von Metaphysik sprechen[1].

Der »Wahn der Materie« hat jetzt etwa den Sinn bekommen: die organische, somatische Materie benimmt sich wahnhaft und niemals nichtwahnhaft. Ob dies ein fundamentales oder ein abgeleitetes, ein immerwährendes oder ausnahmsweises, ein normales oder abnormes, gesundes oder krankhaftes Verhalten sei, bedürfte besonderer Erwägungen. Der Wahn der Materie ist hier Genitivus

1 Die Unterscheidung von Erklären und Verstehen in K. JASPERS' Allgemeiner Psychopathologie genießt hier nicht den Vorzug einer den Wahn meidenden Lehre. Wenn sie sagt: Was man nicht verstehen kann, muß man erklären, so ist damit jene Substitution vollzogen, die hier als charakteristisch für den Wahn bezeichnet wird. Übrigens ist das Geschäft der Wissenschaft immer, nur Erklärtes nun auch verständlich zu machen; dies sind ihre Erfolge, und man hemmt sie, wenn man beides teilt. Das Ganze ist: Begreifen.

objectivus: Die Materie ist es, die den Wahn hat, weil der Wahn materieller Art ist. Aber damit wäre eine andere Frage noch unbeantwortet, nämlich die, ob Vermutung, Annahme und Begriff einer »Materie« selbst ein Wahn ist. Es könnte einen Abschied von der Wissenschaft geben, wenn dies der Fall wäre. Wir werden uns in dieser Frage keinen Beistand bei der klassischen Wissenschaft, also der Physik der Neuzeit und der modernen Biologie holen, da diese selbst zur Vernichtung des magischen Naturbildes in Gang gebracht worden sind; keinen Beistand aber auch bei den paralogischen Richtungen, die wie Okkultismus, Christian Science und andere Häresien der wissenschaftlichen Medizin gerade in der Entmächtigung dieser letzteren und der objektiven Erkenntnisform ihr Ziel sehen. Sondern wir sind bereits so weit gelangt, daß wir de facto eine Ohnmacht des objektiven Verstandes, damit auch des wissenschaftlichen Begriffes der Materie erfahren haben, und zwar überall dort, wo, sei es im Alltag, sei es in dramatischer Krise, eine Anwendung des objektiven Verstandes stattfindet. Hier ist es dann jedesmal so, daß, *indem* der *Begriff* einer objektiven Materie entsteht, auch eine *Wirklichkeit* verschwindet und durch eine andere substituiert wird. Beides ist nicht trennbar und ist also für einen Beobachter, der zugleich ein Täter ist, dasselbe. Der »Wahn der Materie« ist also auch als Genitivus subjectivus ein zutreffender Ausdruck dessen, was hier vorgeht: es ist ein Wahn, eine Materie anzunehmen, und dies ist dasselbe wie der Wahn in der Materie selbst. Eine diskursive Darstellung dieser Einheit in der Reflexion ist nicht möglich, wie Kant in der »Amphibolie der Reflexionsbegriffe«, der Kritik der reinen Vernunft und in seiner Polemik gegen das Cogito, ergo sum des Descartes wohl erkannt hat, ohne jedoch den naheliegenden Schluß zu ziehen, daß diese Zweideutigkeit der Reflexion auch aus dem empirischen Verstandesgebrauch niemals herauszubringen ist. Er glaubte die Gleichsetzung von Denken und Sein, die Descartes rationalistisch begründet, Parmenides ontologisch begriffen hat, auf die Wissenschaft der Seele beschränken und dort samt dieser vernichten zu können (in den Paralogismen der reinen Vernunft). Wir haben die paralogische, zu deutsch wahnartige Beschaffenheit nun in jedem Verhalten der Erfahrung wiederzuerkennen und haben sie am Beispiel des labyrinthären Schwindels hier zu erläutern versucht.

Die Leidenschaft der Bewegung

Wenn die Tücke des Objektes und der Wahn der Materie etwas Zentrales, etwas Wesentliches und etwas Grundsätzliches über den Leib ausgesagt haben sollten, mit dem wir nun einmal zu leben haben, dann enthüllt sich hier doch ein unangenehmes, ein bedenkliches und abstoßendes Bild von diesem wichtigen Teil einer Anthropologie, und sei es auch nur das des Pathologischen. Die mit den objektiven Naturwissenschaften verbündete Pathologie hätte demgegenüber doch den Vorteil kühlerer Distanz, damit auch eines unparteiischen und schließlich auch wohlwollenderen Blicks auf die Unterwelt des krankhaften Geschehens. Überdies ist unsere Darstellung von Tücke im Objekt und Wahn in der Materie mehrfach in noch etwas unverbindlicher und nicht ganz klarer Weise auf die nichtmedizinische Naturwissenschaft übergeglitten, und es konnte so aussehen, als fiele der Schatten des Wahnhaften und der Verdacht des Tückischen auf das ganze Naturbild, ja, auf das Weltbild. – Andererseits wird man den vorangehenden Abschnitten eine gewisse Mäßigung und Selbstbeschränkung auch nicht absprechen dürfen. Wir hätten in der Schilderung des tückischen Benehmens unserer Organe und des wahnsinnigen Wütens unserer Krankheiten sehr viel stärkere Farben auftragen, sehr viel grausamere Tatsachen in Erinnerung bringen können. Wir haben diese Möglichkeiten nicht im entferntesten voll ausgenutzt. Es ist den Teilnehmern einer historischen Katastrophe oft anzumerken, daß sie ihr persönliches oder gemeinschaftliches Leid, ihre Enttäuschung und ihren Zorn zu einem allgemeinen Pessimismus ausweiten und diesen auch dahin tragen, wo er sonst nicht nötig schien.

Aber eine Gleichgewichtstörung wäre doch zu vermuten, wo es dabei bliebe, daß Tücke und Wahn die einzigen Elemente dessen sein sollen, was wir vordem objektiv und vernünftig genannt hatten. Diese beiden würden wir vielleicht hoffen bei weiterer Untersuchung wieder in die Schranken der menschlichen Seele zurückzuholen und sie dort in der Gesellschaft auch erfreulicherer Regungen vorzufinden. Allzu einseitig sei dann das menschliche Herz von seiner schlimmsten, der bösartigen und der irrenden Seite aus gesehen; und solche Einseitigkeit stehe immer im Verdacht, das Produkt unbewachter Leidenschaft zu sein. Besähen wir uns dann die Leidenschaft, so sei sie einzeln genommen eigentlich ein notwendiges Übel, im Verbande aber das, was überhaupt hätte zuallererst studiert werden müssen, ehe man die Gewichte der Erkenntnis verteilte.

Denn wahrlich gibt es mehr als eine Leidenschaft, und ihre Bündelung ist das auffallendste, ihr widerspruchsvolles Durcheinander das bemerkteste Phänomen des menschlichen Verhaltens überhaupt. Von dem Für und Wider, dem Hin und Her der Leidenschaften hängt doch ab, ob wir beim Chaos oder bei der Ordnung enden. Nicht nur Zorn, Trotz, Haß, Tücke, Wahn, sondern auch Güte, Liebe, Freundlichkeit bestimmen das Dasein, und wer die Winde einzufangen vermöchte, könnte ein erträgliches Klima zustande bringen. Aber mehr als eine Art von *Windrose der Leidenschaften* kann auch der Steuermann nicht haben, der unser Schiff zum erwünschten Ziele lenkt, und das Gleichnis zeigt schon, daß hier sowohl Erkenntnisse als auch Taten im Spiele sind.

Es ist nun eine nicht streng hierher gehörende Bemerkung, daß diese Anthropologie kein System der Elemente zugrunde legt, aus denen der Mensch zusammengesetzt und aufgebaut wäre. Das gleiche (und darum eben wird diese Allgemeinheit hier besonders wiederholt) gilt vor allem dem Bündel der Leidenschaften, welche den Bewegungen des Menschen die Richtung zu geben scheinen. Wir stellen also kein System und nicht einmal ein Verzeichnis der Leidenschaften hier auf. Der sehr triftige Grund dafür: wir tun es nicht, weil wir es nicht können. Und wir können es nicht, weil es keine Methode und kein Nachweismittel gibt, was überhaupt eine Leidenschaft ist, wie viele und welche es gibt, wie sie miteinander zusammenstoßen und was dabei entscheidet. Alles dieses ist nicht untersuchbar, weil es alles dieses offenbar gar nicht gibt. Es scheint also immer ein Mißgriff gewesen zu sein, wenn man Leidenschaften substantialisiert oder funktionalisiert hat, ihre Namen zum Vorwand einer ideellen oder materiellen Einheit und Mehrheit, ihre Größe zum Anlaß einer quantitativen Einschätzung gemacht hat. Wenn dann eine Leidenschaft ein Ziel zeigt, verführt die Kenntnis des Gegenstandes zu Rückschlüssen auf die Beschaffenheit der Leidenschaft selbst, und das führte dann auch zu näheren und systematisierten Beziehungen auf hinter der Leidenschaft – als vis a tergo – drängende Triebe oder vor der Leidenschaft – als deren Form, Gestalt oder Gefäß – sich bildende Instinkte. Was nun auch Triebe oder Instinkte sein mögen, die Leidenschaft bietet dem Rationalismus den unbesieglichen Widerstand dar, eben auf keine Weise rationalisierbar zu sein; und es ist eigentlich sonderbar, wenn die Ratio sich darüber wundert, nachdem sie doch die Passionen selbst verspeist hat, um von dieser Mahlzeit zu leben. You can't have your cake and eat it, möchte man ihr zurufen wie jene englische Gouvernante ihren gefräßigen Kindern.

Es ist wahrscheinlich diese den Winden ähnliche Ungreifbarkeit, welche es nun doch ermöglichen wird, überhaupt irgendeine Befestigung an derjenigen Wirklichkeit zu verstatten, die wir fixieren können. Das, was sich mir dafür als das Tauglichste erwiesen hat, ist die *Bewegung*, deren Begriff die abstrakteste Allgemeinheit, die höchste Beweglichkeit (nun eben!) und die präziseste Bestimmbarkeit vereinigt; drei Merkmale also, welche offenbar alle nötig sind, wollen wir mit dem Umgang pflegen, was sich uns fürs erste als das schlechthin Irrationale, weil zur Bildung der Ratio bereits Verbrauchte, vorgestellt hat. Die sozusagen unbestimmte Bestimmtheit des Bewegungsbegriffes hat noch einen Vorzug: sie zwingt uns nicht unbedingt, auf jeden Versuch, Rationales und Irrationales in eine richtige Verbindung zu bringen, von vornherein zu verzichten. Es könnte ja immerhin sein, daß im Gewoge der Leidenschaften ein Gesetz waltet; es könnte ferner sein, daß Verstand und Vernunft *selbst* Leidenschaften oder wenigstens leidenschaftlich auf Ausdehnung erpichte Momente sind. Es war also nur eine Vorbemerkung, keine These, wenn vorhin die Unterscheidung von Leidenschaft und Ratio angemahnt wurde.

Wir gehen aber diesmal ohne Umschweif auf unser Ziel los. Wir haben zu behaupten vor, Bewegung sei immer leidenschaftliche Bewegung. Auch diesmal käme es weniger darauf an zu sagen, was Leidenschaft, als was Bewegung ist. Wohl besinnen wir uns, zu welch fürstlicher Bedeutung der Begriff der Bewegung seit HERAKLIT, besonders durch ARISTOTELES, dann etwa wieder durch DESCARTES und die neuere und neueste Physik gelangt ist. Aber das menschliche Apriori schlägt durch die geistesgeschichtliche Epigenese des alten Europäers durch. Die großen Definitionen der Bewegung, welche die Wissenschaften gefunden und geläutert haben, bekommen im Laufe der Geschichte einen gleichsam ontologischen Charakter. Auf den Neuanfänger, welcher der Schüler und dann der Forscher jedesmal ist, wirken diese Definitionen wie Gebote, die von Verbotstafeln umstellt sind. Und er fragt sich: Warum soll ich nicht kurzerhand frisch sagen dürfen, was eine Bewegung *ist*? Diese Ohrfeige *ist* eine Frechheit, diese Beinbewegungen *sind* ein Wettlauf. Die Abstraktion des Bewegungsbegriffes von der Leidenschaft ist ein Aposteriori und bleibt es auch dann noch, wenn sich der Mathematiker in die Notwendigkeiten der Phoronomie eingelassen hat. Also: Leidenschaftliche Bewegung? ja, überall; leidenschaftslose Bewegung? gibt es nicht. Stelle ich mir bei diesen Sätzen als Leser einen Politiker vor, dann bin ich seiner Zustimmung fast gewiß; stelle ich mir einen Physiker vor, dann sehe ich sein Kopfschütteln. Ist er aber Mediziner, dann kann ich mir aus seiner Reaktion ein Urteil über ihn bilden. Denn ob Krankheiten leidenschaftliche Bewegungen sind, ist nicht klar, und eben dies soll hier untersucht werden.

Der Anblick eines epileptischen Anfalls steht auf der Grenze und ist hier darum aufschlußreich. Das Auge des Betrachters ist ungleich vorbereitet. Die Alten, welche ihn als Morbus sacer benannten und ein göttliches Zeichen wahrzunehmen glaubten, haben auch den Coitus mit ihm verglichen. Die »attitudes passionelles« von CHARCOT (1892) sind nur ähnlich, nicht gleich, und nach diesem Meister lernten die Ärzte den hysterischen vom epileptischen Anfall zu unterscheiden; der epileptische rückt dann aus der Reihe der leidenschaftlichen in die der »rein organischen« Phänomene, also ins Jenseits der Affekte. – Die Schulung des Auges hat dann einen noch viel größeren Einfluß. Wenden wir uns sogleich zu dem, was scheinbar reglos daliegt und doch ein einziger Tumult der Bewegung ist: dem histologischen Präparat einer Entzündung. Das Bild einer Pneumonie zeigt dem geschulten Auge des Pathologen nichts als Bewegung; die Zellen, das geronnene Eiweiß sind aus den Kapillaren in die Alveolen ausgewandert und ausgetreten, und sie sind im Begriffe sich aufzulösen, wieder resorbiert oder nach oben befördert zu werden. Die »attitude passionelle« ist doch hier nicht im mindesten weniger nahegelegt als durch den großen motorischen Anfall. Wer sich nur ins Innere einer Blutzelle zu versetzen vermöchte, der würde – vielleicht – sympathetisch Leidenschaften, bisher ihm unbekannte, miterleben, die denen, die wir zu kennen meinen, gleichen oder sie ungeahnt übertreffen. Die Wahrnehmung der Leidenschaft steht jetzt in neuer Beleuchtung da. Ist sie Selbstwahrnehmung, nicht auch Fremdwahrnehmung, vielleicht immer beides, und was heißt hier selbst und was fremd? Die Unterscheidung von Subjekt und Objekt wird, gerät man in die sengende Nähe der Leidenschaft, mit einem Schlage völlig verwirrt. Man wird sich von dieser Verwirrung nicht so bald erholen, und wir greifen mit einem Schimmer von Zuversicht nach dem Begriff, den wir wie zufällig bereits mit der

Leidenschaft verbanden: der Bewegung. Denn in ihr liegt doch ein Anschein von Bestimmtheit. Und um sicherzugehen, sei es diesmal die leidenschaftloseste, die wir entdecken können. Es sei etwa die eines ruhig atmenden Schläfers. In diesem Fall haben wir uns die Aufgabe, eine Passion zu beweisen, sicher besonders schwergemacht.

Aber es geht uns mit diesem Beispiel nicht viel besser als mit den ausdrucksvollen Bewegungsstürmen des Angriffs, der Flucht, der demonstrativen und theatralischen Szenen von Angst, Wut, Liebe oder Haß. Man stelle sich nur vor, daß der Schläfer plötzlich aufhörte zu atmen! Sofort tritt die Befürchtung hervor, er sei vielleicht im Sterben – schon tot? Also war seine Atmung ein Beweis, er lebe, und diese Entscheidung zwischen Leben und Tod ist sicher leidenschaftlich genug. Sie war nur zur Ruhe gebracht, weil sie für jetzt eben nicht aktuell war; der Schlafzustand verbarg sie, aber die Atembewegung im Schlaf ist doch *nötig*, um zu beweisen, daß sie, die Entscheidung zwischen Leben und Tod, noch offen ist und noch bevorsteht. Es ist also nichts mit der passionellen Neutralität der Bewegung des Schläfers, und seine Leidenschaften schlafen nur; genauer: der Schlafende beweist durch Bewegung, daß er lebt, und leben heißt: leidenschaftlich, nicht tot sein.

Eine solche Art zu argumentieren bedarf nun doch einer kritischen Kontrolle. Denn den logischen Forderungen eines Beweises genügt sie nicht, gehorcht sie nicht. Da ich mich ihrer hier öfters bediene, sei eine Analyse eingeschaltet. Wir berufen uns hier immer wieder auf das Prinzip der Erfahrung; was erfahren wurde, soll auch gelten, Geltung behalten, auch wenn die Erklärung und Deutung sich später ändert. Im vorliegenden Falle ist nun die Erfahrung hypothetisch. Man kann sogar sagen, es gäbe andere Fälle, wo der Tod eines Menschen, überhaupt das Aufhören einer das Leben beweisenden Bewegung uns völlig kalt läßt, wo auch der Sterbende gar nichts von seinem Sterben erlebt, also auch nicht leidenschaftlich erlebt. Solche Beweise können wir empirische nennen. So war aber meine Argumentierung nicht gemeint. – Es gibt noch eine andere Beweisform, die ebenfalls hier nicht versucht wird; die phänomenologische etwa im Sinne der Existenzphilosophie.* (Eine dritte, hier ganz ausscheidende Beweisform ist die der Mathematik.)

Während nun die empirische Beweisart sich auf innere und äußere Wahrnehmung und Anschauen beruft, während die existenzphilosophische die Bedingungen der Möglichkeit menschlichen Daseins eruiert, wird hier, in diesem Buche, von etwas ausgegangen, was ich an mehreren Stellen als menschliches Apriori bezeichnet, aber nicht verbis expressis fixiert habe. Nun bedarf es einer besseren Rechtfertigung.

Exkurs über das menschliche Apriori

Das Leben des Menschen hat eine ganz unbeschreibliche Zusammengesetztheit. Man beachte nur eine Minute lang, was durch Auge, Ohr, Hautsinne andringt; was an Bewegungen Kopf, Rumpf und Gliedmaßen tun; was an Gedanken, Gefühlen, Regungen durchs Gemüt fließt, und man wird den Eindruck behalten, daß dies ein Aggregat von zusammenhanglosen Etwasen war, das etwa dem Haufen von Büchsen, Geschirrstücken, Speiseresten, Schutt und Staub im Mülleimer unserer Küche, auf der Abraumhalde vor unserer Stadt eher gleicht als irgendeinem Wohnraum, Straße oder Garten. Ich gebe zu, daß eine solche Wahrnehmungsfolge durch eine künstliche Bewußtseinseinstellung erst möglich wird; aber sie ist möglich. Und sie ist, wenn man mich in Ruhe läßt, jederzeit möglich. Es zeigt sich, daß wir in der Regel eine ebenfalls besondere Art der Bewußtseinseinstellung haben: wir konzentrieren uns auf etwas. Aber wir können uns auch dezentrieren und bekommen dann jenes Konglomerat, jenes Gemenge von Aktualitäten zu Gesicht, das so schwer zu beschreiben ist und daher mit Bekanntem verglichen wurde. Auch der Wortsalat eines Schizophrenen oder gewisse sehr zerfahrene Träume geben einen ähnlichen Begriff davon. Man kann also zunächst nur von einem bestimmten Bilde des Bewußtseins ausgehen und muß sogar zugeben, daß eine bestimmte Aufmerksamkeit dazu gehört, es wahrzunehmen; eine, die wir soeben als dezentrierte bezeichneten.

Aber die Zusammenhanglosigkeit und die unabsehbare Vielfalt findet sich wieder, wenn ich nicht dem Bewußtsein folge, sondern an die Welt außer mir denke. Es ist beachtenswert, daß ein Staunen über diese endlose Mannigfaltigkeit im Innern wie im Äußeren in den philosophischen Gottesbeweisen keine Formulierung gefunden hat. Im Gegenteil ist im ontologischen, physikotheologischen und kosmologischen Gottesbeweis statt der Vielheit die Einheit, Logizität und Gesetzmäßigkeit der Erscheinungen verwertet worden. Das Umgekehrte wäre möglich gewesen und ist in der dichterischen

Sprache der Religionen auch immer vorangestellt worden: Mannigfaltigkeit, Reichtum, Fülle und Grenzenlosigkeit seiner Schöpfungen rühmen die Größe Gottes und wiederholen sich in seinen Gaben und Gnaden.

Ob man also die innere Bewußtseinswelt oder die äußere Ding- und Ereigniswelt mit dem Scheinwerfer dezentrierter Aufmerksamkeit ableuchte: Eine Ordnung, Regel oder Gesetz, eine endliche Gruppe oder einheitliche Gestalt begegnet dabei nur *unter anderem*, also a priori nur als Klasse, nicht als Ganzes[1]. Man kann die Beweisführung, die KANT gegen den ontologischen Gottesbeweis geübt hat, auch gegen jeden Allgemeinbegriff, gegen jede abstrahierende Aussage anwenden, und er hat dies in den vier Antinomien auch getan. Aber indem er deren Dialektik stets auf »die Welt« anwendet, findet auch in seiner Transzendentalphilosophie noch eine Petitio principii Eingang. Denn es könnte zum Beispiel eine Welt geben, in der jeweils die Thesis, eine andere, in der die Antithesis gälte usw.

Aber diese Überlegungen stehen hier nur als Übergang zu dem Hauptargument, daß Philosophie im bisherigen Betracht nur Bewußtseins-Philosophie ist. Man könnte dies, als Einwand, auch so formulieren, daß Philosophie *nur* Philosophie ist. Die Existenzphilosophie hat dem Rechnung getragen, daß im Bewußtsein der Begriff des Seins zu traktieren, damit aber nicht das Dasein erreichbar ist. Indem sie nun das Dasein (Existenz) traktiert, begegnet ihr das Sein des Daseins als das Nichts. Die empirische Wissenschaft, die positive Daseinserfassung in der Alltagspraxis gerät für sie auf eine erniedrigte Stufe, und die mit der Existenzphilosophie behauptete *Erniedrigung* der empirisch-positiven Daseinserfahrung ist es, was ich hier bemängle. Nicht jede, aber diese hier versuchte Erniedrigung ist das, was wir anfechten – »wir«, das heißt die, welche nicht Existenzphilosophen sind und trotzdem zu existieren wagen. Eine Gleichsetzung von Existenz und Existenzphilosophie ist Gleichung des Ungleichen und bleibt darum dialektisch wie die Ontologie, transzendental wie der Kritizismus.

Haben wir uns damit bestimmter philosophischer Fesseln entledigt,

1 Man kann das Gemeinte auch so anschaulich machen: Man stelle sich als Insassen einer hohlen Blechkugel vor, die in *einem* Meridian einen engen Spalt in einiger Entfernung vom Auge offenläßt. Die Kette der sichtbaren Objekte beim Blick entlang dem Spalt gibt eine gänzliche Zusammenhanglosigkeit unkenntlicher Gebilde oder Flecken.

so sind wir doch noch nicht zur Bestimmung jenes vorläufig so benannten menschlichen Apriori vorgedrungen.

Die in dezentrierter Erfahrung begegnende Welt sieht akosmisch aus. Es ist aber nicht nur die Unüberschaubarkeit und die unübersehbare Mannigfaltigkeit der Individualitäten und der Schicksale, die hier imponiert. Mit transzendentaler Methode (»Bedingung jeder möglichen Erfahrung«) wäre auch der akosmischen Welt gegenüber die Herrschaft der Logik zu behaupten, da der Begriff der ungeordneten Welt nicht ohne die Voraussetzung des Begriffes der Einheit und der Identität mit sich zu denken wäre. Aber die dezentrierte Erfahrung zweifelt an der Logik selbst. Sie setzt sie nicht voraus und verlangt gar nicht, daß sie einem vernünftigen logischen Bewußtsein gegeben werden solle. Sie nimmt ihre Zerfahrenheit hin und erwartet eine Ordnung von keiner vorbestimmten, auch nicht von der logischen Seite. Sie ist bereit, eine Ordnung von ganz anderer Seite her zu finden, zu empfangen, zu nehmen, festzuhalten. Andere Seiten wären zum Beispiel die beiden erwähnten: Individualität, Schicksal; ferner Begegnung, Gemeinschaft, Gegenseitigkeit usw. Diese alle könnten Modi der Ordnung bringen, die nicht logisch und nicht vernünftig zu sein brauchen. Alogische, praelogische, antilogische, paralogische Gestaltungen sind wohltätig, bringen auch Ordnung, fallen zu, ohne daß sie genetisch ableitbar oder teleologisch ausgerichtet zu sein brauchen. Was wir Glück nennen, ist gerade dies, und es mag wohl sein, daß darin Bedingungen versteckt sind, die wir zu wenig erkannt oder in der Neuzeit viel zu sehr unterdrückt haben: zum Beispiel das glückliche Zusammentreffen einer äußeren Konstellation mit einer inneren ihr ähnlichen Form. Die Sinnesorgane mit ihrer Angepaßtheit an die Formen der äußeren Natur sind gute Beispiele; ein hervorragendes ist das obenerwähnte Labyrinth im Ohr. Wenn die Form äußerer Bewegung mit der Form innerer Beweglichkeit glücklicherweise übereinstimmt, dann muß sich etwas weit Ausgreifendes ereignen, ohne daß sich für den Eintritt dieses Ereignisses die geringste logische Bedingung angeben läßt. Selbstverständlich gilt für ein Unglück dasselbe.

Es sind hier also nicht Synthesen, Gesetze, kausale Determinationen, welche einer Ordnung zugrunde liegen, und eher sieht man, wie Zufälle, Einfälle, Konstellationen und Koinzidenzen das schaffen, was dann auch einen Sinn ergibt und eine Ordnung in die Bewegung bringt. Es gehört auch zur Charakterisierung des menschlichen Apriori, daß *nicht nur* Gesetze, sondern *auch* Zufälle, nicht nur Kausalregel, sondern auch Koinzidenz aus dem unergründlichen Schlund des Daseins hervorkommen, sichtbar werden. Es verdient aber hier angemerkt zu werden, daß die Methode der freien oder freisteigenden Assoziationen der Psychoanalyse eine zutreffendere Einstellung zum menschlichen Apriori ist als die vorherbestimmende Marschroute des Ausfragens oder Fragebogens. Wir verstehen jetzt, warum die freien Assoziationen (und das »analytische« Verfahren) Tatsachen und Gestaltungen zutage bringen, die bei dem auf vorher angenommene und erwartete Elemente gerichteten (und insgeheim also synthetischen) Verfahren unentdeckt bleiben müssen.

Damit dürften diejenigen Züge des menschlichen Apriori vorgeführt sein, welche zur weiteren Darstellung der Leidenschaft der Bewegung wissenswert sind.

Die Leidenschaft der Bewegung

Fortsetzung

Der Start vom menschlichen Apriori versetzt die Erkenntnis in die Lage, daß sie gleichsam immer zu spät kommt. »Gleichsam«, weil hier kein nur zeitliches, wiewohl oft auch zeitliches Verhältnis gemeint ist. Das bedeutet dann, daß Erkenntnisse im Verhältnis zum menschlichen Apriori stets a posteriori gestellt sind; sie sind abgeleitet, sekundär; das ist es, warum wir auch sagen, daß sie aus Erfahrung stammen müssen, und daß wir auch zum Beispiel in Sachen, die man herkömmlich der Metaphysik zurechnet, einem Empirismus huldigen. Wenn dem so ist, dann heißt das weiter, daß Bewegung nicht Leidenschaft hervorruft und Leidenschaft nicht Bewegung erzeugt, weil Leidenschaft Bewegung *ist*. Demnach ist auch nicht zu erwarten, daß man vom einen aufs andere schließen kann. Insofern lehren wir aber auch keinen sogenannten Materialismus, denn ein Rückschluß von Leidenschaften auf körperliche Bewegung ist nicht möglich. Die Mechanik (= Bewegungslehre) ist nicht die Grundwissenschaft für die Morallehre oder die Charakterologie oder die Biographik der leidenschaftlichen Szenen. Ebensowenig ist aber eine Ableitung der Bewegungen (z.B. der menschlichen Motorik) aus einer Erkenntnis der Triebe oder irgendwelcher Haupt- oder Urleidenschaften wie Liebe und Haß möglich. Die Trieblehre in der Psychologie konnte immer nur kasuistisch verfahren, an ein gegebenes menschliches Apriori anknüpfen, nicht an irgendeine Erkenntnis, wie sich die Leidenschaften als solche verhalten oder untereinander verhalten. Stellt man sich eine Liste der bekanntesten Leidenschaften vor, faßt sie zu einem Bündel zusammen, ordnet sie nach Art einer Windrose, dann braucht man doch noch eine Magnetnadel, welche die Reiserichtung anzeigt. Der magnetische Pol aber, welcher die Nadel in eine bestimmte Richtung zwingt, ist wieder nur empirisch gegeben und kann seinerseits seinen Ort ändern; Magnetstürme sind möglich und unberechenbar. Wir befinden uns in einer Anthropologie der Leidenschaften in der Lage eines Steuermanns, der feststellen muß, daß die Nadel über seiner Windrose selbst sich fortwährend dreht, und diese Beweglichkeit macht seine Steuerung zu einem Experiment: Man kann nicht gewiß wissen, daß man zum Ziele kommen muß.

Damit wären alle Hoffnungen auf eine Technik in der Lenkung der Leidenschaften zu begraben. Denn wenn es kein Rechenschema, keine Dynamik der Passionen gibt, die man zur Voraussicht anwenden könnte, wie sollte man dann Leidenschaften im großen oder kleinen beherrschen? Das ist eine Resignation, aber nur eine des neugierigen und machtgierigen wissenschaftlichen Verstandes. Diesem Verlust steht aber ein Gewinn gegenüber, der weit größer ist. Man kann nämlich jetzt auch urteilen, daß bei der Umwandlung menschlichen Verhaltens die Leidenschaft nicht verlorengeht. Nehmen wir ein Beispiel. Eine tägliche Erfahrung ist, daß ich mich über etwas ärgere und einsehe, daß das Ärgerliche nicht zu ändern ist. Ich ziehe daraus eine neue Erkenntnis, verwende meine Kraft für etwas Mögliches und verschwende sie nicht an etwas Unmögliches. Man hat diesen Verlauf als Sublimierung bezeichnet. Arbeit, Werk, Kunst, Wissenschaft, Aufbau sind die geläufigen Beispiele. Diese sogenannten Sublimierungen sind jedesmal neue Bewegungen. Es wäre aber nun ein voller Irrtum, in ihnen einen Verlust der Leidenschaft, einen Untergang ihres Wertes, mithin Apathie und Resignation zu fürchten. Wenn Bewegung, jede Bewegung, Leidenschaft ist, dann ist Transformation der Bewegung kein Verlust der Leidenschaft. Und wir erinnern uns, daß in den Anfängen der neuzeitlichen Physik das Gesetz von der Erhaltung der Bewegungssumme gefunden und auch mit der Weiterbildung zum Kraftbegriff und den Energiesätzen nie aufgegeben werden mußte. Nach unserer letzten Darstellung wird es aber mit einem Satz von der Erhaltung der Leidenschaften identisch. Die als Rationalisierung benannten Sublimierungen machen davon keine Ausnahme. Verstand und Vernunft sind nicht Gegner der Leidenschaften, sondern sind selbst Leidenschaften und selbst Bewegungen. Wenn ich also einen Zorn in einer aggressiven Bewegung abreagiere, so habe ich sowenig Leidenschaft geopfert wie wenn ich ihn zu einer verbesserten Einsicht in den Lauf der Weltdinge sublimiere.

Der Unverstand der Funktionen

Die Gedankengänge dieses Kapitels zeigen nachgerade eine Struktur, die ihnen im Urteil verantwortungsbewußten Denkens sehr schaden könnte. Das Behauptete wird vorweg behauptet, dann begründet und nun erst recht behauptet. Eine Petitio principii ist unverkennbar, und der Beweis kann einer Kritik nicht standhalten, wenn sein Beweismittel die Behauptung selbst ist. Diese Zirkelfigur ist schlecht damit verträglich, daß die Erfahrung a posteriori als die Grundform hier akzeptiert wurde. Ich kann mich dieser Vorwürfe nur erwehren, wenn das Behauptete nicht wegen des Beweisens einleuchtet, sondern weil es interessant, fruchtbar, vielleicht neuartig wirkt und überhaupt trotz seiner Zirkelform auf andere Gedanken bringt. Von diesem Vorteil und Vorsprung über anerkannte Lehren erhoffe ich mir in den beiden folgenden Abschnitten noch mehr als in den drei vorhergehenden. Meister des Aphorismus wie NOVALIS, LICHTENBERG, NIETZSCHE haben uns gezeigt, daß die völlige Enthaltung von der Beweisform die Kraft des Eindrucks erhöht und den Stil reinigt. Aber GOETHE, gewiß ein Meister des Aphorismus, hat ihm doch auch noch etwas mehr entlockt: Der Aphorismus kann zur Maxime erhöht werden. Dies offenbart, daß der Aphorismus doch minderwertiger ist: Er kokettiert mit dem Stile und entzieht sich den Bewährungsproben. Ein richtiger Weg muß zu etwas führen, wozu auch andere Wege führen. Deshalb müssen diese verschiedenen Kapitel sich nicht nur jedes für sich, sondern durch eine Konvergenz bewähren.

Schon im ersten Abschnitt dieses Kapitels wollte ich Verwunderung darüber anregen, daß wir unserem Organismus soviel verstandesmäßiges und logisches Benehmen zutrauen, ihm aber Gefühle, Unvernünftigkeiten und die ganze Blindheit und Taubheit, deren der bloße Wille fähig ist, absprechen. Die Funktionen des Körpers sollen uns zu etwas dienen; aber woher wissen wir denn eigentlich, daß dieser Knecht so dumm, gehorsam und entmannt bleibt, wie er bleiben soll? Wir sind fürwahr gewarnt. Denn wenn wir vorhin auch behauptet haben, daß jede Bewegung Leidenschaft ist, so haben wir doch nicht sagen können, daß dies immer offenbar zutage tritt. Trotzdem sind beständig Andeutungen mit den Funktionen verbunden, die uns warnen könnten. Was immer wir mit dem Leibe erleben, es ist fast immer eine *Stimmung* dabei. Nennen wir sie Schmerz, Behagen, Unlust oder Lust – die gewisse Tönung oder Färbung, die doch auch neue Ansprüche stellt, ist doch meist dabei.[1] Die Stimmung, als Abglanz der Leidenschaft, nimmt sich wie ein Überrest verdrängter Leidenschaft aus, die sich doch nicht ganz unsichtbar hat machen lassen.

Aber diese Darstellung rechnet offenbar immer noch mit einer Teilbarkeit der Leidenschaft und mit einer Selbständigkeit der Bewegung, als ob diese sich von jener auch trennen könnte. Wenn aber ich mein Herz bänglich klopfen fühle, wenn ein Gefühl der Schwäche von meiner Magengegend aufsteigt, wenn meine Glieder müde sind, dann sind im Hintergrunde für den Physiologen viel präzisere Funktionen des Organes gedacht oder vermutet. Der Begriff der Funktion ist von den Wissenschaften allmählich unerhört präzisiert worden und hat in der Physiologie, Physik und Mathematik eine Schärfe bekommen, die niemand übergehen kann. Die Theoretische Physik hat überdies seine Macht so sehr erweitert, daß er Begriffe wie Materie, Kraft und Anschauungen wie Raum, Zeit, Bewegung in sich aufgesogen und aufgelöst hat. Hier zeigt sich eine Art Omnipotenz des Funktionsbegriffes, die schließlich auch für Physiologie und Biologie musterhaft bleibt.

Wirft man sich dann zurück in die Erfahrung der menschlichen Pathologie, Klinik, Psychologie und nähert sich damit unserem »menschlichen Apriori«, dann entfernen sich jene Funktionen in schattenhaftes Dunkel. Sie sind jetzt nur durch vorgebildete Methoden herbeizuholen und dienen nun wie Anwendung auf etwas. Im gleichen Augenblick verschwindet aber auch wieder die Färbung der Stimmung. Es ist nicht zu übersehen: die Anwendung der Funktionen und die Wahrnehmung der Stimmungen stören einander gegenseitig. Bei solchem Verhältnis wäre die Störung am besten durch eine reinliche Scheidung zu vermeiden: divide et impera.

1 Vgl. H. Schultz-Hencke ([2]1947) Der gehemmte Mensch. S. 76f.

Wir machen jetzt die Hypothese, der Leib lebe am besten, wenn seine Funktionen ungestört ablaufen. Innerhalb dieser Hypothese ist natürlich ein Wertbegriff gesetzt worden. Was am besten ist und was als Störung bezeichnet wird, hängt vom Werte irgendeines Ideals ab. Wertfrei zu bestimmen wäre nur die Funktion selbst, und die wird jetzt zu einer Bedingung, daß jener noch unklar bestimmte Wert (die Gesundheit) überhaupt verwirklicht werden kann. Wir haben nun zu prüfen, ob unsere Hypothese in der Erfahrung zu bestätigen ist. Was ich hier als Hypothese bezeichne, ist aber die Denkweise einer ganzen Epoche der Medizin, nämlich der naturwissenschaftlichen.
Mit einiger Überraschung müssen wir jetzt feststellen, daß unsere Hypothese von der Erfahrung nicht bestätigt wird. Man kann als Beispiel von Funktion wählen, was man will: mechanische, chemische, elektrophysikalische oder muskelphysiologische Funktionen – in jedem dieser Fälle ist integrierend für das Vorhandensein von Funktion ihr gesetzmäßiges Verhalten. Wenn sich nun in einem lebenden und integralen, das heißt unversehrten Organismus die Funktionen wie gesetzmäßige Abläufe verhielten, so wäre dieses Verhalten der Abläufe mit dem Fortleben unvereinbar. Wären Tiere *wirklich* Reflexmaschinen, dann würden sie sofort zugrunde gehen wie ein ohne Fahrer fortrasendes Auto.
Da ich diesen Satz früher an mehreren Stellen ausführlich begründet habe, wiederhole ich nur ein paar Beispiele und ziehe deren Konsequenz.
Kein Mensch von Verstand kann vom Verstand viel halten. Aber es heißt behutsam mit solchen Zweideutigkeiten umgehen. Es gibt genug Leute, die sich daraus eine Denunziation des Autors oder auch einen Freibrief für ihre anzustellenden Dummheiten holen. Das musterhafte Vorbild für einen klugen und graziösen Umgang mit dem Verstande bleibt KANT. Er nimmt ihn gerade soweit ernst, daß er noch keine Angst vor ihm hat, sperrt ihn ein und füttert das schöne Raubtier mit der lockenden Speise der Wissenschaft. Hinter der Noblesse seines Stils verbirgt sich viel ernste Sorge um den im Barock überheblich gewordenen Geistmenschen. Nun sind diese Sorgen nicht mehr an der Tagesordnung. Der Tatmensch, der Sinnenmensch und der Funktionsmensch sind die neuen Themen. Also der Unverstand, nicht der Verstand ist es, der Freude und Leid bringt. Wir haben kein Recht, ihm weniger Höflichkeit, Weisheit und Klugheit entgegenzubringen als der Große des Rokoko dem Verstande.

Ich kann mich einer gewissen Schadenfreude nicht erwehren, wenn Leute, die ihr ganzes Leben lang von den Funktionen des pflanzlichen, tierischen und menschlichen Organismus gesprochen haben, nun böse werden, wenn ihnen eine Funktion aufgetragen wird, die ihnen nicht gefällt (z. B. Stubereinigen) oder ihnen die Funktion einer Bürokratie »ihre« Zeit raubt. Eine Funktion scheint also nur so lange erwünscht, als sie mir dient, nicht, wenn ich ihr diene. Genauer noch: Sie ist willkommen, solange mir die Funktion *so* dient, wie es mir gefällt; und solange habe ich auch nichts dagegen, wenn man in diesem Falle sagt, daß ich ihr diene. Solange mir mein Körper gehorcht, gehorche ich ihm gerne. Das ist beim Stoffwechsel, der Muskelarbeit, der Geschlechtlichkeit, der Sinnestätigkeit, ist mit Wachen und Schlafen, mit Wirken und Empfangen, Hergeben und Behalten so.

Sind nun also die Funktionen verständig oder unverständig? Der sicherste Weg, sich dieser Frage zu entledigen, ist der, daß man sie als falsch gestellt bezeichnet. Denn natürlich komme es nur darauf an, ob man sie verständig oder unverständig benutze, denn an sich seien sie weder das eine noch das andere. Gut, also kann man Funktionen benützen? Kann man also auch wählen, wie und ob man sie benützt? Darüber kann doch für einen Teil der Funktionen gar kein Zweifel bestehen und mit Hilfe der Selbstzerstörung (partiell auf alle Art, total durch Selbstmord) mindestens auf eine bestimmte Weise und in bestimmter Richtung. Was heißt also benützen? Wenn nämlich Wahl und Benutzung ohne Zweifel möglich ist, wenn es der Verstand ist, der solches tut, dann ist doch mindestens eine Entsprechung vorhanden. Es gibt also dem Werte der Verständigkeit, dem Verstandeswert entsprechende und nicht entsprechende Funktionen. Weiter kommen wir bei dieser Überlegung nicht, und bis zu der ontischen Aussage, die Funktion »ist« verständig oder unverständig, reicht dies nicht.

Ganz anders wird die Situation, wenn wir uns auf unser praktisches Verhalten zur Funktion besinnen. Es gibt manchen Anlaß, sich an ihr zu ärgern. Hunger und Kälte, Schmerzen und Schwäche, Schwindel und peinlicher Drang sind ärgerlich und mehr als das. Und in anderen Fällen begleitet das Gegenteil die Funktion: Lust und Wollust sind viel zu arme, ja ärmliche Worte, um diese Stimmungen zu bezeichnen, und diesmal haben wir Grund, dankbar zu sein; wir sind es viel zu wenig. Die pathische Aussage ist direkt, bleibt glaubwürdig und undialektisch, und sie fördert unser Problem viel mehr. Ich und jede andere Person darf sagen, ich leide an der Funktion, ich danke ihr. In dieser Beleuchtung wäre der Verstand oder Unverstand der Funktion weit mehr als ein problematischer Begriff, denn hier ist die Funktion angesprochen, und sie hat uns angesprochen. Ist das so im Dialog Befindliche aber noch die Funktion selbst?

Mit dieser Gegenüberstellung des ontischen und des pathischen Existierens ist der hier entscheidende Punkt erreicht. Der Unverstand der Funktionen besteht darin, daß ein lebendes Wesen, welches sich der Gesetzlichkeit der Funktionen *unterwürfe*, zugrunde gehen müßte. Nicht ihre Gesetzlichkeit dem Begriffe nach, sondern die völlige Herrschaft derselben wäre gefährlich und wird es, wo bestimmte Krankheiten sie in Kraft setzen. Jetzt ist Anpassung, Regulation, Funktionswandel, Entwicklung usw. nicht mehr möglich, und ohne diese ist kein Leben möglich. Umgekehrt, wenn in anderen Fällen kein Verlaß auf die Gesetzmäßigkeit der Funktionen wäre, so träte gleichfalls Störung und Lebensunfähigkeit ein. Damit ist nicht gesagt, daß das Leben verstandesmäßig *oder* unverstandesmäßig sei; es ist beides, und es behält also die Wahl, entweder den gesetzmäßigen Ablauf zu benutzen oder ihn zu unterbrechen. *Darin* also liegt der Unverstand der Funktion, daß sie nur verfügbares Objekt bleibt, und nicht darin, daß sie an sich unverständig ist.[1]

Der Abschnitt ist nicht abzuschließen ohne des feindseligen Untertons zu gedenken, der gegenüber dem Funktionsbegriff merkbar wurde. Er gilt seiner Logizität. Das Leben scheint die Logik nicht zu lieben, und im Überschwang kann es sie verachten, überrennen oder hassen. Wir nannten es darum auch antilogisch[2], und das Wort Biologie ist deutlich genug so gebildet, daß man eine Überwindung des Widerspruchs von Bios und Logos für möglich halten soll. Aber die Antilogik des Lebens will, daß es sowohl lebensfeindlich wie *unverständig* wäre, dem Lebenden das Logischsein aufzuzwingen, und das wäre auch, es in Funktionen aufzulösen. Ein Unverstand des Verstandesgebrauchs also wäre das erste, was wir so begriffen haben. Aber dabei bleibt es nicht. Es handelt sich nicht nur um eine bestimmte Art des Verstandesgebrauchs; denn im Gebrauch, der unvermeidlich ist, wird der Gegenstand selbst so gedacht und angeschaut und als so *seiend* genommen, wie er nur behandelt wurde.

1 Die hier auftauchende Freiheits-Antinomie im Sinne der Kritik der reinen Vernunft kritisiere ich im Abschnitt über pathische Kategorien. S. 87.

2 Vgl. »Logophanie«, S. 201 ff.

Aus dem Als-ob wird ein Ist. Aus der pathischen Begegnung wird die ontische Realisierung. Jetzt hat man das Lebende so gemacht, daß es sich logisch benimmt, und daraus resultiert seine Tötung. Das ist also das Ergebnis der unverständigen Anwendung des Verstandes, und daher stammt das Recht, vom Unverstand der Funktion zu sprechen. Von hier aus entsteht, rückläufig und im Gegensinn dieser Abschnittfolge, aus dem Unverstand der Funktion wieder der Wahn der Materie und die Tücke des Objektes. Von hier aus geschehen die tötenden Taten, die man dann mit dem Schrecken des Zauberlehrlings wahrnimmt: Man hat sie selbst getan, und die Illusion ist nicht länger zu erhalten, als hätte man mit diesem Objekte nie etwas zu schaffen gehabt.

Der Unernst der Dinge

Wenn es in Wirklichkeit nur Funktionen gäbe, dann gäbe es keine Dinge. Man bekommt als Laie zuweilen den Eindruck, als sei dies die Meinung der theoretischen, der mathematischen Physik. Es wäre dann eine sehr zu billigende Entwicklung gewesen, daß seit Helmholtz sich die Physiker immer mehr von Physiologie und Biologie zurückgezogen haben. (Erst in jüngster Zeit suchen Physiker sich wieder der biologischen Fragen zu bemächtigen, anstatt es den Biologen zu überlassen, physikalisch zu denken.) Aber der Funktionalismus führt in allen Anwendungen auf Lebendes in ein Verhängnis, das wir zuletzt im Bilde des Zauberlehrlings wiedererkannten.

Nun scheint sich ein Ausweg aus diesem Dilemma, das ja alsbald auch ein sittliches wird, zu zeigen. Es gibt doch auch Dinge. Es gibt nicht nur die Materie und dazu deren Form oder die Form und dazu deren Materie. Der Inhalt ist mehr als nur »formlose« Materie und die Gestalt mehr als nur »Formsache«. Die Begriffe des Aristoteles sind in der modernen Wissenschaft ihres Sinnes beraubt worden.

Wir haben uns hier überhaupt durchaus an den modernen Begriffen versucht, die, besonders in der Naturwissenschaft der Neuzeit, ein immer schärferes Profil erhalten haben: Objekt, Materie, Bewegung und Funktion sind aus der Wissenschaft der Physik auch in den Sprachgebrauch der allgemeinen Bildung und dann in das Bewußtsein des heutigen Menschen in solchem Maße eingesickert, daß sie

Konstituenten eines Weltbildes wurden, dem sich niemand entzieht. Ein besonders mächtiger Faktor dabei scheint mir die Technik zu sein; aber auch Begriffe wie die der Kalorie in der Ernährungswirtschaft, der Energie in Verkehr und Industrie, der Tonne im Handel und ähnliche Beispiele scheinen mir die Art dieses Weltbildes gut zu charakterisieren. Schwieriger und noch interessanter wäre hier eine Analyse des Geldwertes. Während wir in HOMERS Ilias erfahren, daß man den Wert eines Mädchens in einer Anzahl von Rindern ausdrückt (in den Kampfspielen bei der Leichenfeier des Patroklos), und später erfahren, daß ein Sklave mit Gold oder Silber bezahlt wird, ist es heute die »Arbeitskraft« eines Menschen, die man als Einheit zählt und nach der man ein politisch-wirtschaftliches oder militärisches Wertobjekt quantitativ bestimmt. Wenn in jedem dieser Fälle der Mensch zur Sache gemacht wird, dann ist es nicht mehr eine begrifflich-logische Schwierigkeit, sondern eine persönliche Entrüstung, die unseren Schlummer stört und unseren Protest aufweckt:
Das Subjekt ist es, das sich mit allen Mitteln dagegen empört, zum Objekt *gemacht* zu werden, nicht als Objekt theoretisch *erkannt* zu werden. Die objektive Erkenntnis ist dann freilich sehr erstaunt, daß sie mit der praktischen Tat etwas zu tun haben soll; aber wie will sie ihr Alibi beweisen, nachdem sie, und sie an erster Stelle, der Tat ihr Werkzeug zur Verfügung gestellt hat? Nun sollen Belehrung und Erziehung es fertig bringen, daß man mit der Objektivität (und der Wissenschaft) dies und jenes tun, das und das aber nicht tun dürfe. Aber die Erfolge sind winzig und wiegen nichts gegen die fortwährend weitergeschehenden Untaten, die gar nicht mehr noch aus dem Bösen stammen, sondern automatisch aus dem Verhalten entstehen, durch welches Subjekte behandelt werden, als ob sie Objekte seien. Dieses »Als-ob« ist im Handeln kein Als-ob mehr. Es ist ein »Genau wie«.

Es bleibt aber die Frage, ob in der Objektivierung und Funktionalisierung des Naturbildes oder der Weltanschauung deren dämoniologische Bestandteile völlig ausgemerzt werden konnten. Ob also nicht Steine, Winde, Sterne und Jahreszeiten auch jetzt noch irgendwie Kobolde, Geister, Engel oder Teufel geblieben sind. Mit ihnen objektiv umzugehen wäre eine Illusion geblieben, und es wäre ein Wahn, sie als einen bloßen Wahn zu bezeichnen. Unter anderen Namen und in anderen Situationen wären diese Wesen auch jetzt da, und zwischen Wahn und Wahn wäre nicht zu unterscheiden. Der

Versuch jedenfalls, mit Gewalt einen Aberglauben auszurotten, ist ebenso gescheitert wie der sanftere, ihn durch Belehrung, Vernunft und Erziehung zu beseitigen. Die Sachlichkeit, mit der man mit diesen Sachen verfährt, erzeugt diese Sachen erst, und wo sie nicht erzeugt wurden, sind sie auch nicht vorhanden. Die Welt ist kein Ding; sie wird es erst in dem Augenblick, in dem ich sie dazu mache. Jetzt *ist* sie eines, sonst nicht. Und ebenso ist es mit allen Dingen der Welt oder in der Welt.

Wir sind also ganz im Recht, wenn wir annehmen, daß es Dinge gibt. Aber wir sind nicht im Recht, wenn wir so tun, als ob wir mit ihrem Vorhandensein nichts zu tun hätten. Diesen Wahn dürfen wir uns nicht erlauben. Der Unernst der Dinge besteht demnach darin, daß sie uns genau so unernst behandeln, wie wir sie behandeln, wenn wir so tun, als ob sie uns nichts angingen. Und das tun wir, wenn wir sie rein objektiv als Sache behandeln. Das aber tun wir auf Schritt und Tritt; mit der größten Feierlichkeit, wenn es im Namen der objektiven Wissenschaft geschieht, und mit der größten Grausamkeit, wenn wir unseresgleichen gegenüber Menschliches rein sachlich behandeln. Die Illusion, die dabei mit unterläuft, ist dann die, daß wir meinen, wir selbst verhielten uns dabei nicht als Sache. Die Behandlung des Anderen als Sache macht uns selbst zur Sache, und dies wirkt als Selbstzerstörung.

Man hat deswegen auch gesagt, daß wir die Dinge selbst gar nicht erkennen können, sondern immer nur irgendeinen Aspekt von ihnen als ihr Wesen bezeichnen (Leo FROBENIUS). Aber so richtig dieses Gefühl des Versagens und der Hilflosigkeit gegenüber dem Dinge ist, so unnötig und auch unwahrhaftig ist die totale Resignation. Unser Umgang mit den Dingen ist überhaupt von der Art des Spiels, nicht des Ernstnehmens. Oder: Wir nehmen die Dinge auf die gleiche Art ernst und nicht ernst wie im Spiel. Es ist nicht falsch zu sagen, daß es Steine, Pflanzen, Tiere und Menschen gibt; aber es ist nicht sicher, daß man sie als Dinge bezeichnen darf, wenn man unter Ding etwas versteht, was man ernst nimmt. Kein Zweifel, daß wir Steine, Pflanzen, Tiere und Menschen zuweilen ernst nehmen und dabei von ihnen ernst genommen werden. Der Modus, in dem das geschieht, kann dann auch der der Wissenschaft sein. Aber das »Zuweilen« ist eben auch für die Wissenschaft gültig, denn wir sind nicht die Wissenschaft, sondern noch anderes, und ebenso sind die Dinge in der Wissenschaft ihr wissenschaftlicher Aspekt und noch anderes. Eben dies, daß die Dinge immer auch noch anderes sind, macht den Unernst der Dinge aus. Wenn ein Stein mich ins Auge trifft, dann hat sein Ernst in einer anderen Weise seines Seins Platz genommen, als wenn ich seine Flugbahn nach dem Gesetz der Mechanik beschreibe; diese Beweglichkeit des Ernstes ist nur eine andere Beschreibung des Unernstes.

Hier ist aber noch eine Anmerkung am Platze. Auch innerhalb der Wissenschaften liegt der Nachdruck des Ernstes nicht immer auf derselben Stelle. Ein berühmtes Beispiel ist die seit LOCKE üblich gewordene Unterscheidung der primären und sekundären Qualitäten. Während die raumzeitliche und rationale Bestimmung als »primäre« in der Physik für objektiv gilt, die empfindungsartige (bitter, blau) als »sekundäre« und subjektiv, kann dies in der biologischen Merkwelt der Tiere, deren Instinkt auf Geruch oder Farbe anspricht, umgekehrt sein, indem diese gerade die sekundäre Qualität ernst nehmen, die primäre aber nicht. Es hängt also von einer Begegnungsart oder Beziehungsweise von Dingen und Lebewesen ab, wo der Ernst und wo der Unernst Platz nimmt, und von dieser Überlegung aus kann auch in einer einzelnen Wissenschaft eine Wandlung des Objektivitätsbegriffes erfolgen. Zum Beispiel ist die Sinnesphysiologie bereit, die Objektivität der Empfindungsqualitäten wieder anzuerkennen, obwohl sie sie eine Zeitlang geleugnet hatte.

Die Verlogenheit des Lebens

Die *Philosophie* steht einem Problem gegenüber, welches sie nicht lösen kann: Wenn die Logik ein Gesetz ist, warum irren wir dann? Und wenn das Denken das Sein ist, warum lügen wir dann? Sowohl die erkenntnistheoretische wie die ontologische Version der Philosophie kann nicht verständlich machen, wie Irrtum und Lüge möglich sind. Sie können diese beiden unerwünschten Vorkommnisse nur bekämpfen, aber nicht erklären, und sie benutzen bald diesen, bald jenen Ausweg, um mit diesem Problem fertig zu werden. Psychologie, Ethik sind solche Ausflüchte, die dann auch darauf hinauslaufen, daß es außer Philosophie eben noch andere Wissenschaften gäbe. Auch wird versucht, die Realität von Irrtum und Lüge zu bestreiten; sie sollen nur scheinbar wirklich sein.

Die *Sprache* hat andere Möglichkeiten, sich dem unlösbaren Widerspruche zu entziehen. Sie ist auch gefangen in der sinnlichen Gebundenheit. Phonetisch muß sie so sich ausdrücken, daß man etwas hören kann. Motorisch ist sie an die Organe des Sprechens oder Schreibens gefesselt. Ihr Ausweg ist die Zweideutigkeit oder Vieldeutigkeit. Eben dadurch, daß sie sich nur mit Hilfe eines Werkzeugs offenbart, hat sie auch die Möglichkeit, hinter das Werkzeug zurückzutreten und sich mit ihm zu maskieren. Dadurch wird die Mehrdeutigkeit möglich. Sie durchzieht alle Wort-, Sprach- und Satzformen, den Stil und die Komposition. Ein der Pathologie naheliegendes Beispiel sind Substantiva wie Schwäche, Schwindel, Schmerz, Herz. Denn diese haben den Doppelsinn, daß sie sich auf Seelisches, aber auch auf Körperliches beziehen. Man kann sie auf das eine wie auf das andere anwenden, und dann ist jedesmal eine ganz entgegengesetzte Art des Zusammenhanges gemeint. Am auffälligsten ist so das Wort Schwindel, indem mit ihm ein Zustand gestörter Orientierung und Stabilität im Raum, aber auch ein unaufrichtiges und betrügerisches Verhalten des Geistes ausgedrückt wird.

Während die Philosophie die Existenz des Irrtums und der Lüge nicht erklären zu können scheint, während die Sprache sich als Helfershelfer von Irren und Lügen erweist, ist nun der Gegenstand der Erfahrung, etwa ein Lebewesen, in noch viel unauflöslicherer Weise in das verstrickt, was wir hier meinen. Die konstitutionelle Verlogenheit des Lebens wird freilich dem Denker am leichtesten sichtbar, der dann urteilt, das Leben sei ein Widerspruch – ein sinnvoller Widerspruch, wenn er zum Optimismus neigt, ein sinnloser, wenn er ein Pessimist ist. Ein Widerspruch also in jedem Falle. Aber der Widerspruch ist doch eine logische Kategorie, also eine arme Bestimmung, die von der Armut der Logik abstammt. Die eigenste Schwierigkeit des Lebens braucht nicht nur eine logische zu sein, sie steckt vielleicht tiefer in ihm, und die logische Formulierung könnte eine von außen herangebrachte sein. Es könnte sein, daß die logische Formulierung (die auch im Worte Verlogenheit noch anklingt) bereits Entfremdung vom Leben mit sich bringt und mehr verhüllt als zeigt. Unlust, Schmerz, Not, Sorge, Konflikt, Untergang zeigen schon mehr von der Schwierigkeit des Lebens selbst, und zwar weil sie eine Kasuistik andeuten, die konkreter und der Erfahrung des Lebens zugänglicher ist. Auch die *Verlogenheit*, auf die wir uns im Augenblick konzentrieren wollen, hat gegenüber Irrtum und Lüge etwas Körperhaftes an sich, insofern sie sich direkt auf ein Benehmen eines Lebewesens bezieht. Wir können also bestimmte Fälle unter dem Gesichtspunkte der Verlogenheit herausgreifen, wobei

der logische Charakter zwar nicht verlorengeht, der körperhaft kasuistische aber doch die Führung behält.
Die Tücke des Objektes, der Wahn der Materie, die Leidenschaft der Bewegung, der Unverstand der Funktion, der Unernst des Dinges – dies alles sind Analysen der körperhaften Welt gewesen; einer Welt, die sich im Raume befindet und deren Inhalt sich nun eine Kritik gefallen lassen muß, die in summa darauf hinausläuft, sie sei gar nicht nur das, was zum Beispiel die Körperwissenschaft von ihr auszusagen hat. Das liefe dann darauf hinaus, daß in den objektiven Aussagen, die ein Mensch über die Körperwelt macht, irgend etwas nicht stimmt. Aber die Erklärung für diese Unstimmigkeit könnte doch verschieden getroffen werden. Es könnte sein, daß die objektive Körperwelt so gar nicht existiert; die Aussagen wären dann objektiv falsch. Es könnte auch sein, daß ein Mensch diese Aussagen machte und daß sie deswegen nicht stimmen. Eine dritte Möglichkeit bliebe dabei aber unerörtert und nicht erwogen, nämlich, daß die Aussagen des Menschen ab origine verlogen sind. Unser neues Thema hat deswegen für die vorhergehenden Kapitel die zusammenfassende Bedeutung, daß dort überall nicht von einer Unvollkommenheit, einem Defekt die Rede war, den man durch bessere Erkenntnis korrigieren könnte, sondern daß ein irgendwie bereits schuldhaftes Betragen des Menschen im Spiele war, das vergeblich abzuwälzen versucht wurde, wollte man es mit einem bloß irrigen Verhältnis zum Gegenstand der Erkenntnis verstehen. Diese Neuigkeit bringt uns die Wendung, mit der wir nun statt der Welt den Menschen zum Gegenstande machen, also Anthropologie treiben.
Unter diesen Umständen ist es nötig und erlaubt, nach Verlogenheiten auf die Suche zu gehen, die uns, beliebig wo, begegnen mögen, nicht nur da, wo Menschen wissenschaftlich tätig sind. Unsere Funde werden nicht zu einer möglichst vollständigen Phänomenologie der Verlogenheit dienen, sondern nur als Beispiele für das Unternehmen, die Verlogenheit zu lokalisieren, falls dies gelingt. Auch wird es dem Zwecke dieses Buches entsprechen, die Beispiele besonders im Erfahrungsfelde der Pathologie zu suchen.
Es gibt in der älteren Klinik ein Krankheitsbild, welches man als Pseudologia phantastica bezeichnet hat. Hochstapler, Heiratsschwindler (sog. Familientäuscher), Dirnen und Zuhälter, Spitzel und Spione, Falschmünzer, Cagliostros sind Typen, welche offenbar eine Art von beruflicher Synthese zustandebringen und die beweisen, daß ein psychologischer Zug hier mit einer bestimmten

Struktur des gesellschaftlichen Lebens leicht verschmilzt. Diese Fälle interessieren also auch Gerichte, Politiker und Moralisten und sind ein guter Stoff für Gesellschaftskritik. Dichter und Dramatiker haften an ihnen und entdecken an ihnen Verwandtschaften mit Künstlern und Propheten, Staatsdenkern und geschichtlichen Personen, die dazu zwingen, tiefere Unterschiede zu suchen und sich nicht bei oberflächlichen Merkmalen zu beruhigen. Die Fähigkeit zur Schauspielerei, zur Gewalttat, zum Verbergen und zum Täuschen eines Gegners, das sind doch offenbar Gaben, die zweierlei Anwendung ermöglichen, die noch vor der Gabelung von gut und böse, von klein und groß liegen. Die Charakterologie erweist sich als eine gar zu sehr vorletzte Wissenschaft; sie wird gerecht und wertvoll nur, wenn sie von einem individualisierenden Biographen, einem Historiker von Format angewendet wird. Eine Lüge von Cäsar und Napoleon ist nicht die eines schwänzenden Schülers oder eines kleinen Schwarzmarkthändlers. Hier zeigt sich aber eine Wert- und Rangordnung an, die in einer »wertfreien Wissenschaft« nicht auftauchen dürfte. Nicht nur, weil willkürliche und interessierte Werte unerwünscht sind, sondern weil auch hohe und höchste Werte anfechtbar, kontrovers, geschichtlich bedingt, mit Macht und Leidenschaft durchgekämpft werden. Die wertfreie Wissenschaft soll diesem Übel abhelfen; es könnte aber sein, daß hier nicht nur Unmögliches gefordert wird, sondern daß es verkehrt ist, Unmögliches zu fordern. Auch ist wertfreie Wissenschaft selbst eine wertsetzende Forderung; sie setzt wertende Urteile als wissenschaftlichen Unwert, als schlecht oder bös, in jedem Falle also Gegenwert und damit sich selbst auch als Wert.

Die Psychopathologie hatte und hat aber auch noch einen anderen Zug als den der eben beschriebenen Verwandtschaft zwischen Krankhaftem und Verlogenem in der Charakterbildung einerseits pathologischer, andererseits irgendwie wertvoller oder bedeutender Personen. Sie ist nämlich in beiden Fällen ein Instrument der *Entschuldigung*. Wer aus krankhafter Anlage lügt, ist exkulpiert, wer aus Staatsraison oder Genialität lügt, ist gerechtfertigt. Der eine, weil er nicht anders kann als lügen, der andere, weil er einen höheren, der Allgemeinheit hilfreichen Zweck durch Lüge verwirklichen darf oder muß. Man kann über die Grenzen verschiedener Meinung sein. Es gibt einen Briefwechsel zwischen d'Alembert und Friedrich dem Grossen darüber, ob der Staatsmann das Volk belügen darf. Der Gelehrte sagt nein, der König ja. Also kein absolutes Prinzip ist klar. Jedenfalls wird klar, daß die Lüge ein relativer Begriff bleibt, sobald das Leben auf dem Spiele steht, und dies ist dann selbst eine Verlogenheit des Lebens, insofern es die Absolutheit relativiert, anficht, belügt. Denn das Leben erzeugt den Zustand, in dem das, was dem einen als absolut wahr gilt, vom andern als absolut unwahr erkannt wird, so als ob das Absolute selbst das »Wahre« und das »Unwahre« bestimmen könnte. Es ist dann aber praktisch das Leben das gewesen, was gemacht hat, daß dieselbe Handlung dem einen wahr und dem andern unwahr galt. Diese Dialektik ist unbegrenzt. – Die Entschuldigung der Psychopathologie bekundet also jedenfalls die Tendenz zur Relativierung der Wahrheit, ist ein Teil derselben. Sie hat immer die Möglichkeit zu sagen: nicht moralisch verlogen, sondern krankhaft verändert, und diese Möglichkeit wird in der ganzen Medizin auch ausgenutzt. Wir entschuldigen es, wenn ein sonst rechtlicher Mensch, dem man eine unangenehme Diät, zum Beispiel Enthaltung von Nahrung, Flüssigkeit, Rauschgiften oder Reizmitteln auferlegt hat, gerade in diesem Punkte betrügt und lügt, weil ein überstarker Trieb ihn verführt, Verbot und Versprechen zu überspringen und dann seine Tat zu leugnen. Und vor Gericht ist dem ärztlichen Gutachter eingeräumt, strafbare Handlungen als pathologische zu erklären, dem Richter zugestanden, sie dann als straffrei zu erkennen.

Scheinbar problemlos, bei vermehrter Einsicht aber viel problematischer ist die *organische* Krankheit. Während die Psychiatrie damit zu tun hat, daß ein paranoischer Wahn oder ein vom Epileptiker begangener Mord das äußere Gesicht der Unwahrheit oder des Verbrechens annimmt, in Wirklichkeit aber etwas anderes ist, kommt das Bewußtsein unserer Epoche gewöhnlich gar nicht auf den Gedanken, daß die Lungenentzündung oder der Herzfehler etwas mit der Wahrheit und Wahrhaftigkeit eines Menschen zu tun habe. Ich selbst vertrete hier allerdings eine andere Ansicht und behaupte, daß Gesundheit in jedem Falle etwas mit der Wahrheit, Krankheit in jedem Falle etwas mit der Unwahrheit zu tun habe. Unterstellen wir hier, dies treffe zu, dann entsteht eine neue Situation. Der Bezug auf geltendes Recht und Strafgesetz entfällt sofort, denn diese rechnen mit einer solchen Art von Zusammenhang oder Schuld bei der Krankheit überhaupt nicht. Wir können schon jetzt vorwegnehmen, daß, wenn Krankheit in jedem Falle soviel wie eine Art von Unwahrheit ist, voraussichtlich auch der Gesunde auf eine andere Art der Unwahrheit ausgesetzt, ja, unterworfen sein wird, als dem

Bewußtsein unserer Epoche geläufig und selbstverständlich ist. In diesem Falle ist eine veränderte Definition des Menschen vorauszusehen, und die Veränderung betrifft zunächst und am greifbarsten sein Bewußtsein. Wenn dieses sich ändert oder anders definiert wird, dann wird allerdings auch der Körper oder Leib des Menschen wahrscheinlich anders definiert und bestimmt werden müssen. Man sieht schon jetzt auch eine Umformung des Begriffs der Verlogenheit voraus.

Bis jetzt war nur zu erkennen, daß derselbe Vorgang, dasselbe Verhalten eines Menschen in den Augen verschiedener Beurteiler verschieden beurteilt werden kann – von dem einen als schuldig, vom andern als krank. Ganz dasselbe pflegt mit solchen Individuen zu geschehen, welche die Klinik als neurotisch bezeichnet. Neurotiker werden von Laien und Ärzten fast immer in solcher Weise kontrovers eingeschätzt. Man sieht als Parteinahme Für und Wider, und meist handelt es sich dabei um den Charakter, der den einen als gut, den anderen als schlecht und dann auch unschuldig oder schuldig erscheint. Wenn ein Arzt die Diagnose der Neurose annimmt, so hat er zwar die Krankhaftigkeit meist anerkannt, die Behandlungsbedürftigkeit akzeptiert; aber wenn der Arzt etwas von Tiefenpsychologie verstanden hat, so ist er doch bereit, die Mitwirkung moralischer Kräfte bei der Entstehung, aber auch der Beseitigung der Symptome anzuerkennen, also seinen Gegenstand doch nicht als einen sittlich indifferenten zu behandeln. Hier ist eine neue Situation entstanden, die sich verschärft, wenn das, was zuerst nur für Neurosen galt, nun auch für Organkrankheiten gälte. Das begrifflich-sprachliche Mittel, um diese Komplikation auszudrücken, ist in dem Worte »unbewußt« gefunden worden (S. Freud), und nun finden wir die Kontroverse nicht mehr in der Meinungsverschiedenheit mehrerer Individuen, sondern innerhalb einer und derselben Person: Sie ist in einen bewußten und einen unbewußten Teil gespalten. Die »Verlogenheit« besteht jetzt viel klarer darin, daß infolge dieser Spaltung der bewußte Anteil anderer »Meinung« ist als der unbewußte, und wenn die zwei Teile nichts voneinander wissen, so ist auch der Schuldbegriff ein ganz anderer geworden; denn schuldig wäre ein solcher Mensch nur dann im früheren Sinne zu nennen, wenn es eine Schuld wäre, daß er sich oder etwas ihn gespalten hat; daß er diese Spaltung zuließ, wäre seine Schuld. Das Ergebnis ist: Es gibt unbewußte Schuld. Diesen Gedanken zu fassen, ist aber keineswegs eine Errungenschaft moderner Psychologie, denn schon die

alte griechische Tragödie handelt im Anschluß an den Mythos regelmäßig von tragisch-unbewußter Schuld; auch die Erbsünde der christlichen Dogmatik bekundet, daß man Schuld und Sünde solcherart vertieft betrachten muß. Es ist also niemals gelungen, die Klärung der Schuldfrage nur in der Bewußtseinsimmanenz zu finden. Der Unterschied der heutigen Lage wäre nur der, daß diese Vertiefung nicht den Philosophen oder Theologen zu abgesondertem Bemühen überlassen wird, sondern von jedem Menschen und insbesondere von jedem Arzte und bei jeder Krankheit verlangt wird.
Das Ergebnis ist also, daß jede Erkrankung unbewußte Schuld enthält und daß sie zunächst in einer unbewußten Verlogenheit besteht. Da sich hieraus sogleich eine wahre Hydra neuer Fragen ergibt, durch deren bloßes Aufwerfen ein vervielfachter Widerstand gegen solche Paradoxie entstehen muß, kann nur eine schrittweise Diskussion weiterführen. Man kann zum Beispiel erörtern, ob sich die unbewußte Verlogenheit in einigen Einzelfällen bei geeigneten Patienten erweisen läßt; oder untersuchen, ob besondere Krankheiten sich dafür eignen; oder man kann fragen, ob das neue Prinzip nur für physiologische Funktionen brauchbar ist, an den anatomischen Veränderungen aber eine Grenze finde – usw. Man kann aber auch von einer allgemeinen Betrachtung etwas erwarten, wie etwa der des Krankheitsbegriffes. Das letztgenannte Thema führt jedenfalls dazu, daß man sich auch entscheiden muß, ob das Krankhafte überhaupt eine Lebensäußerung ist oder nicht. Hier nun wäre viel gewonnen, wenn wir finden müßten, daß die unbewußte Verlogenheit nicht nur eine pathologische Struktur, sondern eine Lebensbeschaffenheit überhaupt ist; denn dann hätte auch die Pathologie, die sich doch jedenfalls mit Lebewesen befaßt, eo ipso mit der Fundamental-Charakteristik des Lebens als einem (auch) verlogenen stets zu rechnen. Eben dieses wird hier nun behauptet.
Die Verlogenheit des Lebens schlechthin – wie soll sie hier erwiesen werden? Die Verlogenheit an sich, erkenntnistheoretisch und ontologisch betrachtet, war nicht aufzuklären; wenn es sie also gibt, so stammt sie anderswoher als aus der Logik und dem logischen Sein. Das Anderswoher wird hier versuchsweise als das Leben bezeichnet, und es könnte ja auch sein, daß das Leben sich gegen die Anklage wehrt, die Brutstätte der Verlogenheit sein zu sollen. Bei der Unbestimmtheit des Begriffes Leben wäre aber gerade dieses Merkmal ein Vorgriff, der Folgen hat, die nicht abzusehen sind und für die jemand die Verantwortung nicht tragen möchte. Vielleicht

auch kann jemand die Unbestimmtheit des Lebensbegriffes wünschenswert und erhaltungswürdig finden und die Vieldeutigkeit des Wortes gerade als den Ruhm und die Weisheit der Sprache ansehen. In dieser Lage sind wir nun nicht mehr ganz frei, wenn wir das in den vorausgehenden Abschnitten Ausgeführte ernst genommen haben. Die Tücke des Objektes, der Wahn der Materie, die Leidenschaft der Bewegung, der Unverstand der Funktionen und der Unernst der Dinge – diese Bezeichnungen enthalten schon Behauptungen über etwas, woran das Leben mindestens auch teilhat. Es gibt Lebewesen, die als Objekt genommen werden können, Materie besitzen, Bewegungen machen, Funktionen ausführen, als Dinge gelten, und von diesen Lebewesen wäre also mitbehauptet worden, daß sie tückisch, wahnhaft, leidenschaftlich, unverständig und unernst sind oder sein können. Damit ist also großenteils bereits eine Art der Verlogenheit festgestellt, und es kann gefragt werden, welches Motiv vorliegt, dieses letzte Merkmal für sich abgesondert noch einmal zu isolieren und gerade auf das Leben zu beziehen.
Dieses Motiv haftet an einer Zweideutigkeit des Wortes Leben, die auf einer *Zweiseitigkeit* des Lebens selbst beruht. Leben wird gelebt und erlebt; Leben ist Objekt und Subjekt; Leben wird getan und erlitten, ist aktiv und passiv, je nachdem es von einem Ich oder von einem Es ausgesagt wird. Jedes Ich kann sagen »ich lebe« oder »es lebt«, und jedes Lebende außer mir kann dasselbe zweifach sagen. Wenn es also verlogen ist, dann kann die Täuschung zwischen zwei Lebewesen erfolgen; auch kann ich mich oder es sich täuschen. Und wenn keine Täuschung stattfindet, dann beruht dies auf einem *Vertrauen*; das Vertrauen besteht dann zwischen zwei Lebewesen oder im Verhältnis eines Lebewesens zu sich selbst. In jedem Falle ist also die Voraussetzung, daß keine Täuschung vorfällt, ein Vertrauensverhältnis. Die Verlogenheitsfrage und die Vertrauensfrage gehören zusammen. Ob die Verlogenheit erkannt wird, hängt davon ab, ob Vertrauen besteht oder nicht. Wovon aber hängt dies ab? Im praktischen, zum Beispiel im politischen Leben ist es auch die *Macht*, die einer über den anderen hat. Man kann auch sagen, bestehendes Vertrauen hänge davon ab, daß der eine Macht über den andern habe. Auch die Worte Verlogenheit, Vertrauen, Macht haben jene Zweiseitigkeit an sich, sowohl subjektiv wie objektiv zu sein und gemeint zu sein. Daher kommt es, daß die Politiker zu behaupten pflegen, zu einer Einigung (bei Verträgen, Friedensschlüssen usw.) sei die Hauptbedingung gegenseitiges Vertrauen; dann einigt man sich

nicht, die Macht entscheidet (Wirtschaftskrieg, Waffenkrieg, Polizei), und dies beweise, so sagen die Politiker jetzt, daß jenes Vertrauen doch nicht bestanden habe. Immer aber ist klar, daß einseitiges Vertrauen gar kein wirksames ist; wirksames, also echtes Vertrauen ist immer eine Gegenseitigkeit. Sie ist die eigentliche Wurzel jener Zweiseitigkeit des Lebens, die dann in der Zweideutigkeit der Worte nachklingt, welche sich auf Leben beziehen, und welche dem Worte Leben selbst anhaftet.

Es wäre also unzutreffend zu behaupten, daß das Leben immer und nur verlogen ist. Ebenso falsch aber wäre es, die Verlogenheit als eine nur gelegentliche Bestimmung des Lebewesens zu betrachten, die eigentlich zu seinem Wesen gar nicht gehört. Sie ist eine Fundamentalbestimmung seines Wesens, welches ein labiles ist und sich fortgesetzt entweder zur Verlogenheit oder zur Wahrhaftigkeit entscheiden muß. Dieses Resultat wurde hier aber nur über eine gleichwesentliche neue Bestimmung gewonnen: die Zweiseitigkeit des Lebens, Subjekt *und* Objekt zu sein, und über eine Erklärung dieser Zweiseitigkeit, daß nämlich Leben eigentlich nur als Begegnung (sei es mit sich selbst, also in der Spaltung, sei es mit Anderem) wirklich sei. Wir werden von hier aus die Plattform haben, um die besonderen Arten oder Formen der Verlogenheit des Lebens in der Erfahrung zu verstehen. Es wäre verlogen, so zu tun, als ob das Leben »an sich« oder »eigentlich« gar nicht verlogen wäre. Ja, man darf sagen, eine der Hauptarten der Verlogenheit sei die, so zu tun, als ob das Leben gar nicht verlogen wäre – unschuldig zu tun. Die Verlogenheit der Unschuld ist eine ethisch oder religiös fundamentale; aber auch die Erkenntnis und die Wissenschaft haben teil an ihr, und die Verlogenheit der Nicht-Verlogenheit ist daher ihre philosophische Grundbestimmung.

Das Pathische

Eine neue Landschaft

Das physiologische Auge ist auf eine unbegreifliche Weise konservativ. Man kann sich nicht vorstellen, daß HOMER vor seiner Erblindung andere Farben und Formen mit seinen Augen gesehen haben sollte als wir. Für Kunst und Wissenschaft aber scheint dieses physiologische Sehen so gut wie gleichgültig zu sein. Die von Malern gemalte Landschaft sieht ja doch jedesmal ganz anders aus. Und von einer gemalten Landschaft nehme ich den Begriff und übertrage ihn auf ein bestimmtes Bild des Denkens, von dem hier die Rede ist. Die »neue Landschaft« des Denkens ist nicht etwas, was man beweisen kann, es sei denn, daß jemand ihrer zuvor auch gewahr wird. Es wäre eine unübersteigliche Schwierigkeit, wenn wir von Argumenten, Beweisen überhaupt etwas erwarteten. Aber wir erwarten, durch Erfahrung belehrt, nichts von solchen Beweisen.

Die neue Landschaft kommt zu uns, wenn wir reisen. Die Reise ist durch nichts zu ersetzen. Reist man, dann kann man aber diese Landschaft weiter bereisen. Dies geschieht, indem wir Einzelheiten näher ins Auge fassen, und das ist dann jedesmal wieder eine neue Landschaft.

Umgang

Was Umgang ist, läßt sich nur durch Umgang erfahren. Dabei zeigt sich auch, daß es eine Menge verschiedener Umgangsarten gibt, typische und individuelle; und die Erfahrung kann nicht entscheiden, ob die Zahl dieser Arten endlich oder unbegrenzt ist. Jedenfalls ist es nicht aussichtslos, die verschiedenen Arten des Umgangs der Reihe nach zu beschreiben. Bei dem Unternehmen nun, solche Beschreibungen zu liefern, befällt uns sogleich die Sorge, es möchte durch solche Beschreibung gerade verhindert werden, daß jemand Umgang pflegt und bewirkt werden, daß derselbe Leser sich dem Umgange entzieht und statt dessen nur zusieht, wie ein Umgang anderer Menschen stattfindet. Wir sehen im Augenblick noch nicht, ob diese Sorge vielleicht deswegen unbegründet ist, weil man dem

Umgang, irgendeinem jedenfalls, sich ja doch nie entziehen kann. Und dann ist der Leser der Umgang des Autors; auch das ist unvermeidlich, und niemand kann nur für sich schreiben.

Der Umgang ist jedenfalls eine vorsichtigere Kategorie als die Gemeinschaft, welche offenbar etwas Wünschenswertes ausdrücken soll. Ich bemerke jetzt oft, daß die Leute eine richtige Entdeckung gemacht zu haben glauben, indem sie ein sonst äußerlich, kausal oder individuell oder atomistisch gedachtes Verhältnis als primäres Ich-Du-Verhältnis denken. Aber sie übersehen dabei gänzlich, daß das kein ontischer Sachverhalt, sondern eine pathische Fluktuation ist. Man leidet die Gemeinschaft im Kollektiv, sie ist nicht, es gibt sie nicht, sie ist nicht eine vorgegebene Tatsache oder Substanz.

Wir müssen dann unterscheiden:

1. *Formen* des Umgangs; zum Beispiel höflichen, ironischen, diplomatischen, offenherzigen, konventionellen, anmutigen, barschen, distanzierten, kameradschaftlichen, unbefangenen, befangenen, vertraulichen, zutraulichen, anbiedernden usw. Umgang. Jede dieser Formen hat einen eigenen motorischen Ausdruck.
2. *Partner* des Umgangs; a) in der Selbstbegegnung, dem Narzismus (Ich mit Ich oder Ich mit Selbst usw.), b) Ich-Du-Begegnung und Wirbildung, c) Ich-Ding-Begegnung. Diese alle werden im Begriffe des Umgangs umfaßt und damit irgendwie gleichgestellt.
3. Es gibt äußerlichen und innerlichen Umgang, und damit tritt an Stelle des numerischen das sphärische Element der Begegnung[1]. Schließlich bilden beide zusammen den zyklomorphen Begriff des Lebens, der ja ebensosehr Anschauung ist.

Der gegenseitige Vernichtungskampf von Zahl, Technik und Kollektiv mit Leben, Qualität und Person ist ein sinnloser Streit. Ich habe erfahren, daß ich keins von beiden lassen oder opfern kann und daß die Spaltung der Vernunft, Glück und Unglück, jedenfalls in der Zeit ein Rhythmus, in der Bewertung ein Wachstum, in der Agonie eine Ironie, immer ein Zögern und dann ein Weitergehen, damit auch eine Anmut und eine Emsigkeit ergibt. Deshalb können die drei Teile der medizinischen Anthropologie: Funktionsanalyse, Grundlagenkritik und Umgangs-Anweisung auch als Stilentfaltung gelten, Entfaltung der Stilarten von phänomenologischer Darstellung, theoretischer Spekulation und kasuistischer Methodologie.

1 Vgl. (1946) Anonyma. (Bd. 7, S. 82 f).

Wenn so im Umgang mit der Natur das Unbelebte belebt, die Materie tückisch, wahnhaft, leidenschaftlich wird, dann ist die wissenschaftliche Anerkennung eine nachhinkende; man kann sich eine Zeitlang gegen diese Anerkennung sperren, nicht aber auf die Dauer sich der Einsicht entziehen. Schon vorher merkt man an verschiedenen Anzeichen, daß die Wissenschaft dem Rechnung tragen muß, die Natur sei auf eine eigene Art belebt, beseelt, dämonisiert oder magisch. Zum Beispiel sind die Rückstände der Naturphilosophie des 16. Jahrhunderts aus den meisten modernen Naturforschern nie ganz verschwunden. Die Gestalten des mythischen Menschenbildes, des magischen Naturbildes werden zwar in die Philologie oder Psychologie zur historischen Erforschung verwiesen, aber doch sehr beachtet. Schließlich müssen wir jetzt einsehen, daß die magisch-mythische Welt mit der rationalen der Naturwissenschaft auch heute koexistent ist. Sobald ich in der medizinischen Anthropologie Träume, Symbole der Fehlleistung und des neurotischen Symptoms ernst nehme, habe ich diese Koexistenz anerkannt. Die Anerkennung des Subjektes in der Theoretischen Neurologie, dann auch in der Inneren Medizin ist nur eine der Weisen, in denen diese veränderte Einschätzung der Vernunft sich kundtut und eine der Arten, in denen der Rationalismus das Feld nun mit der zweiten Macht teilt.

Aber mit dem Worte Macht ist eine Seite berührt, die eigene Beachtung heischt. Das Verhältnis der rationalen oder exakten Naturwissenschaft zur Natur ist, wohl erst im 19. Jahrhundert, als eines der Beherrschung gespürt und oft auch so benannt worden. Den mythischen und magischen Mächten gegenüber ist aber unser Verhalten, wie ich glaube, aus Herrschen und Dienen gemischt. Die Vorformen der kirchlichen Religionen haben wenigstens das Element des Dienstes (mit manchen anderen) auch in die christlichen Religionen und den Islam hineingetragen. Man kann die Anerkennung des Subjektes und der Belebung des Unbelebten nicht richtig auffassen, wenn man sich dieses Wechselspiel von Herrschen und Dienen im Umgang mit der Natur nicht klarmacht. Die Kategorien von aktiv und passiv (die beide pathische sind) und die weiteren von geben und nehmen, stoßen und ziehen usw. sind Derivate des ursprünglich leidenschaftlichen Gegensatzes von Herr und Knecht.

Die pathischen Kategorien

Die Schwierigkeit, welcher der Leser der folgenden Seiten begegnen wird, ist auch eine des Autors, und es wird gut sein, sie gleich zu Beginn zu beschreiben. Sie besteht darin, das Einfache und Nächstliegende deutlich wahrzunehmen und zu begreifen. Ich klage hier nicht darüber, daß der moderne Mensch so kompliziert, gespalten und intellektualisiert ist. Wer hätte auch das Recht zu einer Anklage? Natürlich kämen wir besser vom Fleck, wenn wir nicht so verschieden wären und wenn einem Schriftsteller immer die Gabe verliehen wäre, das Wichtige auch einfach, das Schwierige leicht, die Frucht ohne die Wurzeln darzubieten. Auch nicht zu verlangen, daß der Leser besonders intelligent, gut ausgebildet ist, überhaupt keine Voraussetzungen zu machen, deren Erfüllung er ganz kalt einem Zufall überläßt – dies wäre auch mein Wunsch. Aber die Schwierigkeit, die ich meine, ist eine andere: Wir möchten hier in erster Linie nicht etwas erklären, sondern etwas zeigen. Kann man dem Blinden etwas zeigen, ohne ihn sehend zu machen? Und wer würde sich das zutrauen? Ich behelfe mich mit dem Ausweg: Wir wollen reisen, um einer anderen Landschaft ansichtig zu werden. Auf einer Reise würde es vielleicht genügen, die Augen nicht zu-, sondern aufzumachen.

Das, was ich als pathische Kategorien und als pathisches Pentagramm bezeichnete, ist eine Abstraktion, die ihren Wert nicht dadurch bekommt, daß sie etwas Richtiges oder Wahres erfaßt, sondern dadurch, daß sie sich nützlich auswirkt. Was aber nützlich ist, ohne richtig und wahr sein zu müssen, das könnte wieder nur erfahren, wer die pathischen Kategorien im Pentagramm benutzt, ohne Angst und Sorge vor Utilitarismus und Pragmatismus. Genauer: Die Angst, man könnte durch den Nützlichkeitsinstinkt herabgezogen und entwürdigt werden – diese Angst will natürlich selbst wieder analysiert und auf ihren Wert untersucht sein. Wir leugnen sie nicht, aber wir wollen versuchen, keine Angst vor dieser Angst zu haben.

Zur Orientierung seien noch einige allgemeine Bemerkungen vorangestellt. Die fünf pathischen Kategorien sind das Will, das Kann, das Darf, das Soll und das Muß. Das pathische Pentagramm stellt im geometrischen Bilde dar, daß sie untereinander auf eine bestimmte Art zusammenhängen. Die fünf pathischen Kategorien sind in der Logik der Sprache etwas Ähnliches wie die Axiome in der Geome-

trie. Man kann sich überlegen, ob ihre Zahl durch Reduktion noch zu vermindern, durch Explikation noch zu vermehren wäre. Axiomatisch bliebe ihr Wesen trotzdem.
Ferner sind diese Kategorien, die wir jetzt mit den Axiomen verglichen haben, gleichsam Passionen, Affekte oder Leidenschaften, die man im Fluge festgehalten und in die Erstarrung der grammatikalischen Form gezwungen hat. Diese Form ist die der sogenannten Verba, verdeutscht: der Zeitwörter. Wollen, können, dürfen, sollen und müssen sind gleichsam Käfige, in die man jene Passionen eingefangen hat; aber als Zeitwörter können sie flektiert, auch personalisiert werden. Man sagt dann zum Beispiel wollte, habe gekonnt, werde müssen. Schon hier sieht man, daß damit auch eine Personalität sich einschleicht: ich, du, er, es, wir, ihr, sie sind personifizierte Modi, welche man den Flexionen voraussetzt, ja, voraussetzen muß, um ihnen einen Sinn zu geben. In der pathischen Landschaft, das heißt: in der leidenschaftlich wahrgenommenen Welt, im erlebten und zugleich gelebten Leben bleibt die Hauptsache doch, daß man nicht erstarrt, daß alles flüssig bleibt, daß der gefangene Vogel mit seinem Käfig oder der Käfig mit ihm wieder davonfliegt: Hier kommt es zur Paradoxie, denn in Kategorie, Axiom, Sprachform erscheint etwas Unbewegliches, Unabänderliches, und daher einer ewigen Ruhe des Seins doch Näheres. Wir sind gefaßt darauf, daß diese Paradoxie uns zu schaffen machen wird. Die pathischen Kategorien erscheinen hier aber von Anfang an in einem besonderen Lichte, nämlich in ihrer Anwendung auf das Menschliche oder ein menschliches Dasein. Auch darüber wäre eine kritische Diskussion möglich. Es ist das sozusagen eine Präambel, die besagt, daß wir hier und gerade nur hier Anthropologie treiben. Also zunächst jedenfalls nicht Theologie, nicht Kosmologie, nicht Geschichte, Physik, Biologie usw. Wieweit das Einschränkung oder Befreiung bedeutet, kann nicht vorweg erkannt werden. Es kommt im Augenblick noch auf etwas Anderes an.
Dieses Andere ist, daß der Mensch in der pathischen Anthropologie von allem Anfang an als unzulänglich, unfertig, ergänzungsbedürftig, veränderungssüchtig, indeterminiert, defekt oder ohnmächtig, in jedem Falle also nicht als das Sein selbst, nicht ewig, sondern zeitlich auftritt; nicht als einer oder etwas, den oder das »es gibt«, sondern als einer oder etwas, das wird oder »werden« will, darf, kann, soll oder muß. Die Frage, warum diese Anthropologie eine medizinische Anthropologie, nicht Anthropologie schlechtweg heißt,

diese Frage ist nur mit zwei Hinweisen zu beantworten. Erstens weisen wir auf die pathische Situation als die des Menschen überhaupt hin, und dafür wäre der Ausdruck pathologische Anthropologie geeignet, wenn nicht die adverbiale Benutzung des Begriffes Pathologie zweideutig und sprachlich unkorrekt wäre, da die Anthropologie nicht selbst als krankhaft zu denken ist. Zweitens aber kann ich die mir persönlich anhaftende Qualität, derzufolge ich als Arzt von einem beruflichen Erfahrungskreis ausgehen muß, nicht verleugnen. Dafür wäre der Terminus ärztliche Anthropologie passender. Aus diesen beiden Gründen ist die Bezeichnung »medizinische Anthropologie« eigentlich ein Kompromiß zwischen den Termini »pathische« und »ärztliche« Anthropologie. Die ganze Reflexion erweist sich dann als eine terminologische, als nicht besonders wichtig, obwohl vielleicht klärend.
Schließlich sei versucht, in vorläufig orientierender Weise das auszudrücken, was der Autor nicht als durchaus originell, sozusagen als sein Privateigentum erkennen kann, was ihn aber bewogen hat, ein Buch zu verfassen, welches nützlich sein möchte. Es ist die sonderbare Verstrickung von Erkennen und Handeln. Auf der gegenwärtigen Stufe der Darstellung läßt sich diese dualistische Entgegensetzung durch eine Menge anderer Ausdrücke ersetzen. Zum Beispiel bezeichnet das Begriffspaar von Wahrnehmen und Bewegen, von Leiden und Tun, von subjektiv und objektiv dieselbe polare Verbindung von durch Gegensatz verbundener Einheit zweier Regionen, Sphären oder Verhaltensweisen. Das teilende Unterscheiden ist dabei gleich wesentlich wie das einende Verbinden. Aber dies sind logische Gedanken, und indem wir sie denken und aussprechen, ist die ursprüngliche Not oder Beglückung bereits verblaßt, die bestand, solange wir vor dem logischen Ausdruck uns in statu nascendi befanden, und die wiederkehren werden, wenn wir weiterreisen und auf die neue Landschaft dann reagieren werden. Die Not oder die Beglückung ist eben immer die, daß wir durch eine Gegenwart der Vergangenheit wie der Zukunft entrissen sind und jetzt etwas sich ereignet, was nur vom Nicht-Jetzt aus entweder als Erkennen oder als Handeln erscheint. Die Verschränkung und Verstrickung wird hier *anerkannt*; es wird nicht zuversichtlich gefordert oder kritisch entsagt, daß man das Anerkannte auch erkennen könne. Nochmals: Wir nehmen uns vor zu reisen; welches Ziel wir erreichen, werden wir erfahren, wir können das Ziel weder wissen noch erzwingen. Unsere Einstellung ist also eine empiristische, keine aprioristische.

Indem wir nun damit beginnen, die pathischen Kategorien zuerst einzeln zu analysieren, dann im pentagrammatischen Zusammenhang zu untersuchen, stellen wir die Frage noch zurück, ob im Ganzen doch etwas wie ein Gleichgewicht, eine Harmonie, eine die Betrachtung befriedigende Ruhe oder Statik möglich ist. Wir wollen diese Hoffnung nicht von vornherein zerstören, ahnen aber, daß man dann wird sehen müssen, was man hoffen darf und was nicht. Eben darum beginnen wir wohl am liebsten mit der Kategorie des Dürfen.

Dürfen

Das Dürfen ist der Ostermorgen menschlichen Daseins. Dies laut werden zu lassen ist nur der Hymnus fähig und befugt. Der Umgang damit wird als Umgehungsmanöver ausfallen. Ein Oster-Spaziergang oder ein Suchen von Ostereiern, die jemand versteckt hat, wäre das, was diesen Zustand am besten vorbereitet. Vom Dürfen darf man reden, sofern man vom Reden aus weitergeht, denn es hat in seiner Reine gar keine Voraussetzung, und der Umgang mit ihm hat keinen Vorgang. Was man darf, dessen bedarf man zwar, aber das Bedürfnis enthält weder die Voraussetzung noch die Rechtfertigung des Dürfens selbst.
Die Schwebelage des pathischen Menschen zeigt sich also gleich bei diesem Anfang darin, daß man das Dürfen nicht auf einen Sockel setzen kann, um es von hier aus aufzubauen und statuarisch hinzustellen. Diese Schwebelage einer Anthropologie zeigt viel Bezeichnendes von ihrem durchgehenden Wesen, indem sie einen Einbau in die positiven Wissenschaften geradezu verhindert. Alle die Dinge, welche nun einmal da sind, von denen man sagen kann, was sie sind; oder wie sie entstanden sind; oder was aus ihnen werden wird – alle diese Dinge, die man wissen, haben, machen oder tun kann, sind im Dürfen gleichsam ungreifbar geworden und in eine Ferne gerückt, aus der die Realität wie entwichen ist. Man könnte auch sagen, daß die Sphäre des Dürfens wie ein Igel ist, der mit seinen Stacheln alle Berührung durch geistige Wände anderer Art abwehrt, unter Gefahr blutiger Verletzung oder unerträglichen Schmerzes. Es gibt trotzdem eine Möglichkeit, wenigstens solche Versuche der Annäherung und Berührung zu beschreiben. Solche Versuche sind besonders verlockend von den Arten geistiger Tätigkeit aus, welche sich

selbst schon der menschlichen Seele und dem menschlichen Dasein so anzunähern versucht haben, daß sie wähnen können, seinem Kern, seiner Mitte oder seiner Quelle nähergekommen zu sein als etwa die Anatomie, Physiologie oder Chemie. Es ist der *psychologische*, der *phänomenologische* und der *existenzphilosophische* Weg, die jedenfalls der pathischen Eigenart des Menschen ganz erheblich mehr sich nähern konnten als alle die Wissenschaften, welche von ihrer Unzulänglichkeit gegenüber dem Unzulänglichen selbst noch nicht einmal betroffen und erschreckt worden sind. Daß diese drei hier zusammen genannt worden sind, muß allerdings erst später gerechtfertigt werden. Dies wird geschehen, wenn wir auf eine Anklage eingehen, der sie alle drei unterworfen worden sind; es ist, wie ich vorweg sagen will, die Anklage des Nihilismus.

Eine psychologische Annäherung an das Dürfen kommt überhaupt nur dort in Betracht, wo der Psychologe hinter dem psychischen Gegebenen etwas anderes sucht. Nur eine deutende, entlarvende oder wenigstens erklärende und entdeckende Psychologie gelangt jemals bis zu jener Krise ihres eigenen Unternehmens, an der sie ahnt, daß sie sich einem Unberührbaren annähert. Kräftig und gesund ist solche Psychologie aber nicht insofern, als sie versteht, sie sei vergeblich, sondern insofern, als sie sich dem Unberührbaren nähert. Eine Apotheose des Scheiterns aber ist nicht nur nicht ganz aufrichtig, sie ist obendrein komisch und lächerlich.

Der Repräsentant einer deutenden Psychologie ist in unserer Zeit die Tiefenpsychologie, welche historisch als Abkömmling der Moralphilosophie zu betrachten ist. Sie besitzt eigentlich keinen Fachausdruck, welcher auf unser Dürfen hinwiese. Schier überwältigt von dem Eindruck des inneren Zwanges, unter dem die Kranken nicht nur, sondern auch die gesund sich wähnenden Menschen stehen, hat Freud fast sein ganzes Leben der Befreiung der Seele gewidmet. Man kann deshalb sagen, das Dürfen sei ihm fast immer als Ziel, nicht als Zustand erschienen, und er gehört also in die Reihe der Freiheitskämpfer. Sein Geschäft war nicht Binden, sondern Lösen, und deshalb ist der Ausdruck »Psychoanalyse« bezeichnend geblieben (auch nachdem in der »Übertragung« ein Element gefunden war, von dem zweifelhaft blieb, ob man sich aus ihm durch Lösung jemals wirklich ganz entfernen und befreien könne). Aber es kann doch kein Zweifel darüber sein, daß die Psychoanalyse Menschen zu einer Freiheit verhilft, in der sie etwas dürfen, was sie vorher durch inneren Zwang nicht durften. Man kann also sagen, das Dürfen in unserem Sinn sei der Psychoanalyse in der Einkleidung der Freiheit unablässig und von Anfang bis Ende vorgeschwebt, und nicht nur als ein unerreichbares Ziel, sondern Schritt für Schritt als Wegweiser, durch den man denn doch ganz bestimmte Stationen auch wirklich erreicht – Poststationen, auf denen man wirklich auch einige Zeit verweilen kann. – Das Ergebnis ist: die Tiefenpsychologie nähert sich dem Dürfen sozusagen in der Vermummung des Freiheitskampfes. Sie erreicht es nicht, und doch hat ihr die Annäherung ein unverkennbares Gepräge, gleichsam ein ganz bestimmtes Gewand verliehen.

Die Tiefenpsychologie bereitet dem menschlichen Geiste eine ganz außerordentliche Schwierigkeit, indem sie das, was hinter dem seelisch Gegebenen steckt, im Unbewußten sucht. Die beiden anderen Annäherungswege, der phänomenologische und der existenzphilosophische, glauben diese Schwierigkeit nicht überwinden zu müssen oder umgehen zu können. Sie meinen, die dunkle Straße mit den Laternen des Bewußtseins erleuchten zu können. Sie sind also Wesenserforschung der Erscheinung, Bewußtseinsphilosophien mit Existenzerhellung. Jedes Wissen ist hier Bewußtsein zu wissen. Unter dem Zeichen des Dürfens ist aber dieser Satz nicht zu diskutieren, denn ob ich etwas darf, entscheidet nicht ein Bewußtsein, sondern etwa ein Gebot, Gesetz, eine Freiheit oder eine Situation. Man kann deshalb sagen, daß ein Postulat der Bewußtheit, rein sphärisch genommen, keine Annäherung an die Region des Dürfens enthält, sondern indifferent in dieser Richtung bleibt. Trotzdem muß jede irgendwie normative Lehre die Sphäre des Dürfens abgrenzen. Man sieht hier zuerst etwas von der unlösbaren Verbindung der pathischen Kategorien untereinander. Das was ich darf, kann hier nicht ohne Beziehung zu dem bleiben, was ich soll. Auch wenn die Phänomenologie, wie Husserl sie vertritt, keine Seinslehre, sondern Bedeutungs- und Sinnforschung ist, kann sie einer Setzung und Stufung von Werten nicht entraten, und wo wir werten, da müssen wir Wertvolles dem Wertlosen vorziehen. Daraus folgt also, daß zwar nicht der Bewußt*seins*charakter, aber der *Norm*charakter dieser wie jeder Philosophie die Sphäre des Dürfens eingrenzt und so die grenzenlose Eigenart des Dürfens vernichtet. Diesmal bekommt also die Annäherung ein feindliches Kennzeichen. Es lautet ausdrücklich: Du darfst nicht alles.

Indes ist das nur die eine Richtung des phänomenologischen Annäherungsversuchs. Von einer gegenläufigen darf man unbedenklich bei Max SCHELER sprechen. Denn für ihn ist Phänomenologie ein aufgeschlagenes Auge, eine geöffnete Hand, also eine Empfangsbereitschaft, die von der liebenden Art ist. Seine Analysen der Sympathiegefühle sind von der Art, daß sie ein Dürfen suchen und finden. Sie streben also nach einer Erweiterung der Grenzen, und auch dies ist ein Grenzproblem des Dürfens, wenn auch nicht das Dürfen selbst.

Es ist also offenbar das normative Merkmal, welches, sei es durch Verengung, sei es durch Ausweitung, dem Dürfen Grenzen zumutet, die seinem Wesen ursprünglich fremd sind. Erst die Existenzphilosophie ist es, welche, aus der Phänomenologie hervorgehend oder auf KIERKEGAARD zurückgreifend, dem Philosophieren vom Bewußtsein aus und zum Sein hin jene Wendung gibt, welche den Anschein erweckt, als träfe sie mitten ins Herz des Dürfenden. Ich sage sogleich, warum ich hier nur von einem Anschein spreche. Der Vorwurf trifft die hier vorgefallene Anmaßung des philosophierenden Geistes so, als ob Existenz, und das bedeutet echte, gereinigte, höhere und wirkliche Existenz, philosophando anzustreben wäre, und so, als ob der Erwerb und Besitz des Geistes den Weg zur erhöhten oder jedenfalls realeren Existenz erleuchtete. Weder die Bewußtheit noch die Norm, aber die Qualität des *Geistes* hat hier eine Führung an sich gerissen, die allerdings auch erfreuliche wie bedauerliche Nebenerscheinungen zur Folge hat, auf die wir hier aber nicht einzugehen haben. Denn diese Begleiterscheinungen sind keine Argumente für und wider. Der Herzstoß der Existenzphilosophie ist diesmal nicht verfehlt, insofern er an der Peripherie des Dürfens abgleitet, sondern insofern er ein Reservat des Geistbesitzers wurde, und damit wird nun freilich ein Kennzeichen des Dürfens aufgedeckt, das uns sonst leicht hätte verborgen bleiben können: Zum Dürfen gehört, daß es gespendet werde. Indem die Existenz von Philosophen an Philosophie geknüpft wurde, zeigt sich dieses Merkmal der Spendung, und kaum haben wir gemerkt, daß ein Spender sich hervortut, so wollen wir auch wissen, wer das eigentlich ist. –

Der pathetische Tragizismus hat sich in alle Ritzen und Poren eingeschlichen, und selbst unsere Möbel und Betten sind vollgesogen von ihm. Spenden und Schenken haben sich voneinander getrennt; so auch Beten vom Bitten, Dürfen vom Erlauben. Seitdem wir wissen, daß das Dürfen nur eines ist, wenn es gespendet wird, haben wir eine begriffliche Waffe, mit der wir unser geheimes Gefühl von der Unantastbarkeit der ersten pathischen Kategorie auch verteidigen können. Wir können jetzt Ausfälle aus der Burg wagen. Und wir können uns umschauen, wo Blüten des ursprünglichen Dürfens stehen. Sicher nicht dort, wo pathetische Tragik wächst. Das ist unser polemischer Ausfall. Sicher aber dort, wo Unantastbares gespendet wurde. Das fühlen wir insgeheim.

Aber nun wird etwas klarer: Das Dürfen begegnet uns überall gleichsam angefärbt von den anderen pathischen Kategorien, also vom Müssen, Sollen, Wollen und Können. Unantastbar wie es ist, bekommt es in jedem Umgang die Flecken der Hände oder Handschuhe, mit denen man es angefaßt hat. Wenn man sich zum Beispiel den Spaß erlaubt, einer Anzahl von Personen das Wort »dürfen« als Reizwort zur Assoziation hinzuwerfen, dann bekommt man lauter angefärbte Begriffe des Dürfens zu hören; zum Beispiel »was verboten ist«; oder »nichts und alles«; oder »immer tun, was ich mag«; oder »essen«. In diesen vier Beispielen steckt jedesmal eine Umgangsart mit dem Dürfen, aus deren jeder sich eine sozusagen repulsive, zum Teil fast negative Definition des Begriffes des Dürfens ablesen läßt. Wir überlassen dem Leser sie herauszuarbeiten. – Etwas anders als ein Assoziationsversuch verhält sich die praktische Erfahrung. Sie lehrt nämlich, daß ein Mensch eine üble Gewohnheit oder eine Sucht nur dann ablegt, wenn er muß. Das was dann eintritt, ist also wieder ein Zwang, in dem er jetzt frei von dem ist, was er zuvor unter Zwang tat. Er darf also etwas lassen, wenn er es lassen muß. Daher stammt auch die tiefsinnige Äußerung, die ich kürzlich hörte: Freiheit gibt es nur im Termitenstaat. Sie trifft zu, man muß sie aber so auslegen: Das Dürfen ist nicht außerhalb, sondern innerhalb des Müssens, es ist wie eine verborgene Blüte in ihm eingeschlossen – unberührbar. Aber wenn wir anfangen vom Dürfen zu reden, haben wir es schon mit dem Müssen angefärbt.

Wir werden uns nach alledem möglichst beeilen, diesen Bezirk zu verlassen, da wir ihn nur umgehen können, beflecken müssen, besser das Unberührbare unberührt lassen. Die Sprache ist es, die uns verführt hat, das Unaussprechliche sagen zu wollen, und die deutsche ganz besonders. Denn es gibt kein französisches oder englisches Wort, mit dem man das Wort dürfen treffend übersetzen kann. *Oser* und *may* bleiben entfernt von dem deutschen Dürfen. Man kann darin eine Unvollkommenheit, aber eine schützende, erblikken. Die pathischen Kategorien sind grammatikalisch Zeitwörter, aber man bezeichnet sie als Hilfszeitwörter und spricht damit richtig aus, daß sie nur helfen, nichts erzeugen können. Sie sind ein Spazierstock, nicht die Wanderschaft selbst.

Müssen

Das Müssen ist der Karfreitag des menschlichen Daseins. Es ist unkatholisch, ihn feierlich zu begehen, und es ist unprotestantisch, ihn durch Fasten und Verhängen des Kruzifixes zu verbergen. Das Müssen ist viel zu schlimm, als daß man es verdrängen dürfte; aber es ist nicht so schlimm, daß man es als Mittelpunkt auszeichnen oder an die Spitze stellen dürfte. Im Müssen ist der Tod, die Notwendigkeit, die Macht und der Zwang enthalten. Wo diese hilfreich und nützlich sind, das entscheiden sie nicht selbst, sowenig wie, wo sie unangenehm, überflüssig oder böse sind. Denn sie können beides sein oder scheinen. Das Müssen ist nicht weder gut noch böse, sondern es ist gut und böse.

Auch das Müssen zeigt jene Schwebelage, in der wir die Anthropologie angetroffen haben. Aber von der Unberührbarkeit des Dürfens ist hier nichts mehr zu sehen. Wie das Dürfen, so ist auch das Müssen eine personale Kategorie, die aber als ein Hilfszeitwort in der Zeit flektiert wird. Diesen Sieg über den total sich anmaßenden naturwissenschaftlichen Determinismus haben wir uns zugelegt, ohne mit ihm zu kämpfen, einfach durch den Sprung oder die Reise ins Menschliche. Wir haben sozusagen den Siegeslorbeer vor der Schlacht in die Hand genommen. Honni soit qui mal y pense. Aber was real ist, sieht jetzt doch anders aus. Wer mich umbringt, wer seine Macht gebraucht und mich zwingt, der ist meine Notwendigkeit geworden. Die Notwendigkeit ist von vornherein personalisiert, besser bestimmt (obwohl sprachlich verschlechtert), ist vermenschlicht worden. Die Kategorie der Notwendigkeit ist hier auch eine humane, keine transzendentale. Aber wir sind nicht so tolerant, daß wir beide gelten und nebeneinander bestehen lassen, und halten uns bereit, einen Kampf um den Sieg auch später zu bestehen, denn auch wir haben nicht übersehen, daß wir uns den Lorbeer ein wenig zu früh geholt haben. Nach unserer Ankündigung soll die Methode der Anthropologie eine empirische sein. Das wäre sehr einfach, wenn man schon wüßte, wie die Erfahrungen eigentlich gewonnen werden. Aber darüber haben wir keinerlei Vorschrift akzeptiert. Es ist uns erlaubt, die Erfahrungen so gut in einer physischen wie in einer metaphysischen Welt zu sammeln; wir können dabei unsere Sinne, Augen und Ohren, wie unsere Gliedmaßen, Hände und Füße, unsere Haut oder Schleimhaut, unser Gefühl und unser Denken benutzen. Wir können auch andere Menschen befragen oder Instrumente etwas registrieren lassen, lesen, ausgraben oder experimentieren. Dann käme es darauf an zu erkunden, ob oder wie uns dabei jedesmal ein Muß begegnet. Aber es wäre dabei scharf zu kontrollieren, ob die so erhaltenen Modifikationen überhaupt das Müssen selbst angehen. Bei solcher Kontrolle erfahren wir bald, daß das Müssen selbst, seiner Schwebelage entsprechend, in der Tat in mannigfacher Gestalt erfahren wird, daß aber diese Variationen aus seiner Beziehung zu den anderen pathischen Kategorien stammen, von denen es gleichfalls »angefärbt« wird. Und ferner finden wir, daß es in ganz merkwürdiger Weise unabhängig zu sein scheint von dem Objekt, worauf man es anwendet. Beides erfährt man sofort, wenn man sich die Definitionen verschiedener Menschen anhört, welche diese im Assoziationsversuch als erste Einfälle vorbringen.

So sagte eine Person: »Ich muß nur das, was ich will«; eine zweite: »Ich muß alles, was ich nicht will«; eine dritte, die gerade krank war: »Ich muß jetzt vor allem gesund werden«; und eine vierte: »Ich muß ein körperliches Bedürfnis verrichten.« Selbstverständlich waren diese Einfälle alle charakteristisch für diese Personen. Bemerkenswert ist aber, daß in jeder der so verschiedenen Personen oder auch Situationen das Verbum müssen gut verwendbar war. Angefärbt waren die Äußerungen aus der Sphäre des Wollens; frei schien das Wort müssen über den besonderen Situationen oder Charakteren dieser Personen zu schweben. Was das Müssen also im Sinne einer allgemeinen Anthropologie ist, haben wir so noch nicht erfahren.

Ich gehe jetzt einen Weg, der im Gegenteil ganz individuell aussieht, indem ich meiner eigenen Gedankenfolge nachlaufe und keine Garantie übernehme, daß er etwas bringt, was wir verallgemeinern dürfen. Das empfiehlt sich beim Müssen ganz besonders, weil eine methodische Vorschrift gerade verdächtig wäre, ein Müssen ans Müssen schon von vornherein heranzutragen – so als ob man das Gesuchte voraussetzte und sich eines Zirkelschlusses schuldig machte.

Wer etwas muß, der seufzt. Das ist so sehr der Fall, daß, wer seufzt, etwas zu müssen scheint. Der Seufzer hat wirklich etwas von der Schwebelage, die über etwas Bestimmtem besteht. Das Müssen kann nicht denselben Grad von Reinheit oder Unberührbarkeit behaupten, welcher dem Dürfen zukommt. Wer etwas darf, der lächelt, lacht oder jubiliert; er seufzt nicht. Es wäre freilich kein gutes Zeichen, wenn wir bei jedem Müssen seufzen würden. Aber wenn wir dabei seufzen, scheinen wir dem Erlebnis des Müssens näher zu sein als bei mechanischer Pflichterfüllung, bei gewohnheitsmäßigem Gehorsam oder bei dem heroischen Umschlag, durch den wir das Müssen in ein Wollen verwandeln und damit uns und andere betrügen. Dieser Fall macht uns auf etwas Wichtiges aufmerken, dem wir bei den pathischen Kategorien nun oft begegnen. Sie sind so luftige Gebilde, daß sie wie die Wolken ihre Gestalt sehr leicht verändern und einander dann täuschend nachahmen. So sehr, daß wir, wenn jemand zum Beispiel sagt »ich muß«, wir sofort argwöhnen können, er hätte besser gesagt »ich will« usw. Dieses Transvestitentum ist am häufigsten dort anzutreffen, wo jemand sagt »ich muß das tun« und wir schon wissen, daß sein eigentliches Müssen dabei nicht auf *das* sich bezieht, was er tun zu müssen vorgibt, sondern auf etwas ganz anderes, zum Beispiel auf den Befehl, dem er folgen muß und auf den, der den Befehl gab. Das Müssen verbirgt sich also vor sich selbst, indem es ein bestimmtes Muß vor ein anderes bestimmtes schiebt, es damit verbirgt, und man kann geradezu von einer Selbstverborgenheit des Müssens sprechen. Wer diese Selbstverborgenheit sehr radikal fühlt, kann wie LESSING zu dem Satz im Nathan kommen: »Kein Mensch muß müssen.« Die gleiche Lage erkennt man leicht in der assoziativ hingeworfenen Paradoxie, die oben erzählt wurde: »Ich muß alles und nichts.« Das Müssen ist wirklich eine argwöhnisch machende Kategorie, und man könnte auch dem Gedanken folgen, der Argwohn und die Verlogenheit seien Haltungen des Bewußtseins, die eigentlich von der Kategorie des Müssens abstammen. Denn wenn ich psychologisch hinter einer Erscheinung etwas anderes suche, so habe ich bereits mit der skeptischen Verwendung der Kausalität begonnen. Ja, man darf sagen, die Kategorie der Kausalität sei selbst die eigentliche Denkform des Argwohns, Mißtrauens, Zerstörens eines Scheins. Jede Erklärung kausaler Art ist eine solche Zerstörung eines nur scheinbar Seienden, einer Erscheinung, die den Schein des Seins angenommen hat, und es ist merkwürdig bezeichnend, daß KANT auf diese destruktive Seite der objektiven Wissenschaft nicht aufmerksam wurde.

Unsere Analyse des Müssens ist jetzt der Erkenntnistheorie der objektiven Wissenschaften nahegerückt. Die Objektivität ließe sich nach dem Vorstehenden als ein Abkömmling des zur Selbstverbergung tendierenden Müssens des Menschen herleiten. Nun hängen mit der Objektivität eine ganze Menge gewichtiger Güter der kultivierten Gesellschaft zusammen: Die Wissenschaften, die Gerechtigkeit, der soziale Anstand im Umgang, die Ethik in der Politik, die Vernünftigkeit alles möglichen praktischen Handelns und noch mehr. Für den, der sich viel mit den Naturwissenschaften mitwirkend beschäftigt hat, ist die Notwendigkeit, welche der Mathematik, den Naturgesetzen, der Mechanik und dem Lauf der Gestirne einwohnt, repräsentativ und beispielgebend für die Notwendigkeit auch im sittlichen oder politischen, ja im religiösen Bereich geworden. Dabei wird dann ganz unsichtbar, daß noch gar nicht entschieden war, ob die Notwendigkeit der Natur etwas Originales ist, oder ob sie nicht nur ein Sproß, vielleicht sogar eine Verbiegung, ja, sogar eine Verfälschung des ursprünglicheren menschlichen Müssens ist. (Eine Ahnung davon taucht auf, wenn man z. B. die objektive Naturwissenschaft als das Produkt des Kampfes armer und bedrängter, von Erdbeben, Vulkanen, Gewittern, Regengüssen, Überschwemmungen und anderen Katastrophen heimgesuchten Urmenschen erklären will.)

Aber unser Problem nimmt viel ernstere Formen an, wenn wir erfahren haben, daß die Art seiner Lösung Folgen hat, auf die wir gar nicht gefaßt waren. Wenn nämlich das Müssen nicht die Folge einer die ganze Welt samt den Menschen beherrschenden Notwendigkeit ist, sondern nur ein Einzelfall, außer dem es auch noch andere Fälle gibt, so den des Dürfens (auch Wollens, Könnens usw.), dann ist jene Naturnotwendigkeit eben ein Fall unter Fällen: Man kann ihr entrinnen. Ich muß zuweilen – aber nicht immer. Nun gibt es freilich einen Kunstgriff, mit dessen Hilfe wir selbst jetzt noch den Ernst der Konsequenzen abwehren, und dieser Kunstgriff ist die *Negation*. Dies geschieht etwa in der Weise, daß jemand behauptet, er könne sagen »ich muß«; aber zu anderen Zeiten könne er auch sagen »ich muß nicht«. Er weicht also mit Erfolg dem Dilemma aus, das entstehen würde, wenn er sich entscheiden müßte zwischen der Aussage »der Mensch ist frei« und der ⟨*damit*⟩ unvereinbaren »der Mensch ist nicht frei«. Es ist auch nicht nötig, den Menschen zu temporalisieren und zu behaupten, er sei manchmal frei und zu anderer Zeit nicht frei. Es genügt vollkommen, statt »der Mensch ist« einfach »ich« zu sagen, denn jetzt ist es ganz überflüssig zu verlangen, daß ich mit mir in logischer Übereinstimmung bin und für ewig bleibe. Der Trick läuft einfach darauf hinaus, daß ich sagen darf

»ich bin nicht logisch«. Ich habe tausend Gründe, um damit sogar ein Lob zu verbinden. Aber die Konsequenzen bleiben doch nicht aus.

Was hier nun dargestellt werden soll, ist dies, daß der Kniff der Negation zu einer nicht etwa nur gefährlichen (eine Gefahr ließe sich meiden), sondern zu einer unvermeidlich mörderischen Verhaltungsweise der Menschen hinführt. Damit verhält es sich aber so: Der Kniff besteht einfach darin, daß jemand die Illusion hervorruft, man könne im Geiste etwas negieren, ohne auch im Körper (im Fleische, wie das Evangelium sagt) zu töten. Aber diese Illusion bleibt nur als solche verborgen, temporär oder in Gleichzeitigkeit, das macht keinen Unterschied. Daß die logische Negation aber einer Tötung gleichkommt, ist geradezu ein Axiom dieser Anthropologie, und man könnte sagen, sie sei von Anfang bis Ende von diesem Axiom durchtränkt. An dieser Stelle nimmt das Axiom eigentlich nur die Form einer Kritik des Geistes an.

Im weiteren versuche ich darzustellen, daß etwas sich im menschlichen Leben als ein Verhängnis abspielt. Ein Fall und im Wiederholungsfall ein Modus ist der, daß die Lüge eigentlich ein Irrtum, ein Irrtum aber auch eigentlich eine Lüge ist. Ein anderer der, daß die Schuld eigentlich eine Krankheit, die Krankheit aber auch eigentlich eine Schuld ist. Ein dritter Fall oder Modus ist der, daß die Gerechtigkeit eigentlich eine Gewalttätigkeit, die Gewalttätigkeit aber eigentlich auch eine Gerechtigkeit ist. – Bei diesem Vorhaben beschleicht mich die Sorge in zweierlei Gestalt. Wenn eine solche Darstellung überzeugend, vortrefflich und talentvoll gelingt, dann ist zu besorgen, daß sie die Realität entmächtigt, daß sie die Wirkung ins Geistige und damit in die unwirksame Sphäre sublimiert, gewissermaßen verflüchtigt, indem sie sublimiert. Wenn ich andererseits an der Aufgabe scheitere, indem die Darstellung zu plump, unklar oder abstrakt ausfällt, dann ist zu besorgen, daß die bisher gemachten Fehler und Verhängnisse weitergehen, insbesondere, daß falsche Darstellungen und irrige oder verlogene Begriffe weiter angewendet werden. Aus diesem Dilemma befreit nur eins: der direkte Versuch, Distanz zu halten.

Das Vorhaben also nimmt sich hier auch als Kritik des Geistes aus. Aber das ist schon oft geschehen und nichts Neues. Kein echter Philosoph hat das versäumt. Auch daß Vergeistigen eigentlich Töten ist, weiß man oder glaubt man in der christlichen Welt und wo immer die Askese auftritt. Nützlich würde diese Kritik hier dann, wenn sie auch Therapie ist und Erlösung vorbereitet. Die Art nun, wie das Verhängnis hier analysiert wird, ist Distanz zu halten, indem das Verhalten des Müssens in seinem Abstand vom Dürfen betrachtet wird. Die Begegnung, der Umgang, die Berührung sind Kontakt *und* Distanz. Ich versuche zu zeigen, daß das Verhängnis des Geistes in der unziemlichen Abmessung der Distanz entsteht, sei es, daß der Geist zu nahe, sei es, daß er zu fern von der pathischen Wirklichkeit des Dürfens bleibt. Ein Beispiel ist, daß jemand geistig hinter seiner Zeit, das heißt: der Gegenwart herhinkt, ein anderes, daß er ihr voraus ist. Beide Abmessungen sind verhängnisvoll.

Der erste Modus, in dem hier verhängnisvolle Distanz auftritt, ist die Verwechslung, genauer: der Austausch von Irrtum und Lüge. Sowohl die Juristen wie die Moralisten scheitern daran, daß im wirklichen Menschen Irrtum fortgesetzt in Lüge verwandelt, Lüge durch Irrtum ersetzt wird. Ihre Schwierigkeit besteht ja darin, daß sie nicht herausbekommen, ob jemand, als er etwas sagte oder tat, log oder sich irrte. Sie bekommen es nicht heraus, weil der Täter es selbst nicht mehr weiß oder weil sie nicht herausbekommen, ob er jetzt bei seiner Aussage sich irrt oder ob er lügt, weil er es vergessen hat oder weil seine Erinnerung sich täuscht. Gewiß gibt es den Fall des Vertrauens. Hier traut der Täter seiner Erinnerung, und der Ausfrager vertraut dem Ausgefragten. Aber dieser Fall schützt nicht gegen den Verdacht, daß einer oder beide sich in ihrem Vertrauen täuschen. Und wenn sie sich täuschen sollten, ist es dann aus Irrtum oder aus Verlogenheit geschehen? Es ist eine Kette ohne Ende. Sie könnte unterbrochen oder in sich selbst geschlossen werden, wenn beide, der Irrtum und die Verlogenheit, aus einer und derselben Quelle stammten. Welche Quelle aber kann dies sein? Man kann sagen, sie liege im Menschen, aber was oder wer ist der? Die Barmherzigkeit verlangt, daß die Lügen eigentlich Irrtümer sind (»Herr, vergib ihnen, denn sie wissen nicht, was sie tun«), aber die Gerechtigkeit gebietet, daß selbst die Irrtümer wie Lügen bestraft werden (»Unkenntnis des Gesetzes schützt nicht vor Strafe«). Menschlich wäre es dann, einen Ausgleich zwischen Barmherzigkeit und Gerechtigkeit zu suchen. Oder ist es menschenmöglich, jenseits von Gut und Böse zu treten? Durfte der Vorschlag, dorthin zu gehen, so mißverständlich, so verführerisch und so laut ausgesprochen werden? Ist das Selbstopfer eines einzelnen eine vernünftige Sühne für alles daraus stammende Unheil?

Einen Schritt weiter kommt man mit der Einsicht, daß die Brunnen-

vergiftung nach menschlichem Ermessen nicht in der Quelle, sondern bereits entfernt von ihr nachweisbar ist, also dort, wo das Dürfen bereits ins Müssen degeneriert ist. Und an dieser Stelle taucht auch die Verneinung auf. Wer sagt, er müsse, der sagt auch, er könne nicht anders, er dürfe nicht anders; schließlich redet er sich und uns unter Umständen auch ein, er solle nicht und wolle nicht anders. Das Müssen ist nicht mehr so rein wie das Dürfen, es ist angefärbt von anderen pathischen Kategorien, und es ist repulsiv, es ist negierend gegen das andere. Die kategoriale Unfreiheit des Müssens steckt also auch in der Negation, und damit bekommen unsere Hauptbeispiele: der Tod, die Notwendigkeit, der Zwang und die Macht eine negative Färbung. Die Landschaft des Müssens hat, von der Landschaft des Dürfens aus, etwas Irreales. Der Trick der Negation bewirkt dann die Täuschung, das Müssen sei das eigentliche Reale. Das ist unser Einwand gegen das Müssen. Aber die Replik auf das Müssen hat nicht die Freiheit zu sein, sondern das Dürfen. Also etwas, dessen wir bedürfen, nicht etwas, das wir haben.
Die Geistesgeschichte verwenden wir hier als menschliche Erfahrung, als Geschichte der geistigen Entdeckungen, nicht als die Fundgrube währender Erkenntnis. Parmenides hat gefunden, daß man den Satz bilden kann: Das Nichts ist nicht.

Wollen

Am Zustande des Wollens läßt sich die Erniedrigung der pathischen Strebungen besonders deutlich ablesen. Das Willensleben ist der Schauplatz erniedrigender Leistungen. Es ist deshalb verdrießlich und unnütz, ein Gemälde zu entwerfen, das dann in der Hauptsache auf Anklagen ohne Aussicht auf Verbesserung eines Zustandes hinausliefe.
Eine wesentliche Wurzel des Niederganges im Willensleben scheint zu sein, daß es sich statt an Müssen (und Sollen) zu adressieren sich dem (Sollen und) Können zuwendet. Die Willensfunktion der Neuzeit ist auf die Freiheit ausgerichtet worden, und hier entwickelt sich ein degenerierter Willensbegriff. Hier soll dann auch die Psychotherapie helfen, und hier zeigt sich die Erfolglosigkeit und Ohnmacht einer bestimmten Art von Psychotherapie, aber auch die guten Aussichten einer bestimmten anderen Art von Psychotherapie.
Die Sphäre des Wollens ist in der Neuzeit zu einem sehr hohen Rang

aufgestiegen. Das liegt zutage, wenn ein ungereinigtes Bewußtsein mit dem Willen schon allein den halben hohen Wert der Freiheit erreicht zu haben meint. Trotzdem ist die Warnung meist nicht verstummt, daß man das Gute, aber auch das Böse wollen kann. Nur wer sie geflissentlich überhört, kann wähnen, allein schon zu wollen sei besser als nicht oder nichts zu wollen. Jedenfalls steht neben der Erniedrigung der Triumph des Willens. Jenseits aber von gut und böse stellen sich dann mehrere Bestrebungen: die wissenschaftliche Objektivität, die (angeblich kindliche) Naivität, die praktische Sachlichkeit, die (angeblich künstlerische) Lebensleidenschaft und, mit NIETZSCHE, sogar die Ethik selbst. Mit dem positiven Akzent der Freiheit und mit dem negativen Akzent der Blindheit bekommt das Wollen jedenfalls eine schillernde Färbung.

Da nun das, was ich will, nicht ist, so befindet sich der wollende Mensch ganz klar im pathischen Zustande. Diese Kategorie erläutert besonders deutlich das, was mit pathisch gemeint ist: Nur etwas, was jedenfalls nicht ist, kann gewollt werden. Es ist nur eine Wortspielerei, wenn man jetzt sagt, das eigentlich wahre Sein sei der Wille oder das Wollen. Das kann nicht richtig sein; denn höchstens könnte man Sein und Seiendes überhaupt leugnen, nicht aber es zu einem stets nur intendierten umfälschen. Ebenso ist es nur ein Trick, wenn man durch Temporalisierung des Daseins das Sein verdampft, indem man Vergangenheit und Zukunft als klärlich nicht seiende hinstellt, die Gegenwart aber als unausgedehnten Punkt ebenfalls in eine Null verschwinden läßt. Ob aber Wollen eigentlich ein Leiden (wie der Ausdruck »pathisch« vorschlägt) und nicht im Gegenteil ein Tun ist – diese Frage haben wir noch nicht diskutiert. Durch diese Feststellungen rückt nun das Wollen in den doppelten Aspekt: Einerseits ist es, gemäß der Nichtexistenz des Gewollten, der eindeutigste Vertreter der nichtontischen Kategorien, und andererseits ist es der deutlichste Gegensatz zu dem Merkmal der Passivität, welches dem Pathischen anhaftet.

Wir werden also Argumente vorbringen müssen, wenn wir behaupten, das Wollen sei eigentlich ein Erleiden, und nur scheinbar mache es im Gegenteil zuweilen den Eindruck einer Aktivität – ganz gleich zunächst, ob dem Tun oder dem Leiden höherer Ruhm gebührt.

Die bereits hervorgehobene Erhöhung des Willensproblems in der Neuzeit und unsere gegenwärtige Erschlaffung gegenüber dem philosophischen Freiheitsproblem – beides dürfte auf der Verschiedenheit des Klimas beruhen, in dem der Mensch etwa des 16. und der des 20. Jahrhunderts leben. Die Reformationstheologie (LUTHER contra ERASMUS) und der Gnadenstreit in Frankreich sind kräftige Regungen der Seele, in denen der neuzeitliche Mensch sich selbst zu behaupten sucht. Es ist, und das ist bezeichnend, aber nicht so, daß die konservative Macht einen Zwang mit Gewalt auch übers Denken ausüben möchte und die katholische Kirche also die Unfreiheit lehrte; wogegen dann die Revolution in der Reformation, 1789 vorwegnehmend, die Freiheit des menschlichen Willens lehrte. Gerade umgekehrt lehrt die Kirche eine menschliche Freiheit, die LUTHERS Glaube im unermeßlichen Umfang der göttlichen Gnade nur verschwinden sieht. Die christliche Freiheit ist vor der Welt, aber nicht vor Gott, und ein Mensch ist Mensch vor Gott, nicht vor der Welt. So ist die Freiheit nur im Termitenstaat mit der Reformation gesinnungsverwandt. Demgegenüber ist der Philosophenstreit des 19. Jahrhunderts über Willensfreiheit und Determinismus von blasser Intellektualität. Das Klima war kühler geworden, und wir verstehen diesen späten Aufregungszustand nicht mehr, seitdem andere, heißere und kältere Winde Europa heimsuchen.

Betrachten wir nämlich diese Reizlosigkeit der intellektualistischen Bemühungen um die Willensfreiheit, so gewahren wir, daß der Verstand und die Vernunft ganz demselben Mißtrauen, derselben argwöhnischen Lustlosigkeit begegnen wie der Wille. Beides hängt zusammen. Beide Entwertungen, die der Vernunft und die des Willens, haben die gleiche Wurzel; es ist die größere Verehrung des unvernünftigen und willenslosen Erschaffens, Erzeugens, Schaffens und Zeugens.

Ich wünschte mir aber die Sprache des Dichters oder die Gabe des Heiligen, um durch Wort oder Tat wenigstens eine Erinnerung oder eine Schau im Leser wachzurufen von dem, was hier gemeint ist. Statt dessen wird es auf repulsive Bewegungen und negative Aussagen hinauslaufen. Ich möchte anmahnen, daß es doch die Schönheit der Blume ist, die nichts von ihrer Schönheit weiß, die uns am meisten rührt; daß die gute Tat, die nicht ahnt, daß sie gut ist, uns am besten stimmt; daß es das vollendete Werk, das absichtslos zustande kam, ist, welches am besten gelang. Kurz, daß aus dem Unbewußten das Geliebteste, aus dem Ungewollten das Bewundertste stammt. Daß dies unbewußt Entstandene auch das Ungewollte, aber Gekonnte war. Daß die Tugend der Treue, der Ruhm der Ehre, die Krönung der Ewigkeit dem am meisten zufällt, was zweckfrei und jenseits von Entweder – Oder, von Frei oder Unfrei, zustande kam, wie

»um seiner selbst willen«, wie wir es dann stammelnd ausdrücken möchten.

So steht das abstrakte Wollen nun dem Dürfen wieder nah, aber doch in der Mitte zwischen ihm und dem Können. Denn als unbewußtes Wollen – wenn es ein solches gibt – hat es den hohen Wert nur, wenn es ein gedurftes Wollen ist; aber realisierbar ist das Wollen nur, wenn man es realisieren kann, und so ist es auch gebunden an ein Können. Sein Wert stammt aus dem Dürfen, seine Wirklichkeit hängt am Können. Das Dürfen zieht es mit seiner Kraft an, dem Können schleppt es sich nach. Hier wird die noch unklare Verbundenheit der pathischen Kategorien untereinander deutlicher.

Haben wir aber nun Argumente vorgebracht, die bekräftigen, daß das Wollen mit Recht unter die pathischen Kategorien überhaupt eingereiht wurde? Ist es eigentlich ein Leiden und nicht vielmehr das genaue Gegenteil zum Leiden? Ein Argument ist eben dies, daß das Wollen vom Dürfen angezogen, vom Können aber festgehalten wird. Der Attraktion steht ein Festhalten gegenüber, und dieses Dilemma versetzt das Wollen nach zwei Seiten in eine abhängige Lage, in der es sicher als passiv, nicht aktiv erscheint. Aber, wird man sagen, die Entscheidung, der Durchstoß ist doch das, was gerade das Wollen auszeichnet. Wenn der Wille gehemmt ist, dann ist er eben noch kein Wille; die Überwindung der Hemmung ist das, was ihn ausmacht. Gibt es denn keinen Willen ohne Hemmung, und wird nicht das Mögen oder das »Ich möchte« nicht zum Willen eben erst dann, wenn die Hemmung besiegt wird? Diese Frage gehört zu jenen, die so lange dialektisch und ungelöst bleiben, wie man sie als Feststellungs-, Objekt- oder Sachfragen behandelt. KANTS Freiheits-Antinomie wurde deshalb als eine zugleich notwendig zu denkende und notwendig unentscheidbare mit einem gewissen Recht dargestellt.

Warum aber hat KANT nicht hinzugefügt, daß der notwendig unauflösbare Widerspruch derselbe ist, welchen der lebend daseiende Mensch unablässig beseitigt? Warum nicht gesagt, daß das wirklich lebende Dasein aus Aufhebungen des Widerspruches von Anfang bis Ende *besteht*? Daß wir nicht lebend existieren würden, wenn wir diesen Widerspruch im Denken nicht unablässig beseitigten? Und daß eben dies eine genaue Beschreibung des lebenden Daseins ist?

Und erforschen, beschreiben kann man nur das, was eben diese Struktur des beseitigten Widerspruches hat. Jede mathematische Gleichung setzt Ungleiches durchs Gleichheitszeichen gleich; jede

Zeugung hebt die Zwei auf und macht aus ihr eine Eins; jeder Willensakt läßt Freiheit verschwinden und Notwendigkeit entstehen. Jeder Lebensakt ist antilogisch. Verfolgen, begegnen, begleiten, analysieren und beschreiben kann man nur das gehemmte Wollen, nicht den abstrakten Willen. Und ein gehemmtes Wollen, angezogen vom Dürfen, festgehalten vom Können ist also das Wollen schlechthin und immer. Darum erscheint es hier mit Fug als pathische Kategorie.

Danach bliebe nur noch die nähere Untersuchung der Hemmungen, ihrer Art, Zahl und Struktur. Einen Teil dieser Untersuchung haben wir nun bereits vorgenommen. Die Attraktion des Wollens vom Dürfen, die Bindung ans Können sind bereits zwei Arten der Hemmung. Geht man ihnen nach, dann trifft man auch darauf, daß das Können oder Nichtkönnen vom Müssen, das Dürfen oder Nichtdürfen vom Sollen beeinflußt wird. Diese Kategorien alle sind also voneinander mehr oder weniger angefärbt, und es stellt sich heraus: Die Modi der Hemmung sind die vier anderen pathischen Kategorien. Ihre Beziehungen untereinander, vielleicht ihr System, beschäftigt uns später. Hier soll aber noch betrachtet werden, aus welcher Sphäre der Erfahrung wir eigentlich schöpfen, wenn wir solche Aussagen über die Hemmungen des Wollens machen. Ist es die psychologische, die biologische oder die phänomenologische Erfahrung? Und ist mit der Zuwendung zum »Wollen« nicht eine Abwendung vom »Willen« unter der Hand erfolgt, so daß wir uns eine Ausschöpfung des Problems damit selbst in bestimmter Richtung verbaut haben?

Auf diese beiden Fragen – die nach dem Erfahrungsbereich und die nach der Begriffsbestimmung – kann ich nur durch einen Hinweis auf die ganze in diesem Buch vorgebrachte Methode und grundlegende Einstellung antworten. Ich benenne dieses Verfahren mit dem Terminus anthropologisch. Das hier Wichtige daran ist, daß man zur Erfahrung nur durch Umgang in Gegenseitigkeit gelange. Es ist dabei nicht wesentlich, ob die psychische oder die körperliche oder die geistige Sphäre sich im gegebenen Fall als die eben jetzt zugänglichste erweist. Auch muß die episodische oder historische Situation erst zeigen, ob oder wie der Wunsch nach Einheit der psychischen, körperlichen usw. Bereiche befriedigt werden kann. Zum Beispiel ist die Durchdringung körperlicher Gegebenheiten mit den Kategorien von Raum, Zeit und Kausalität im Augenblick sehr weit gediehen, mit den Kategorien von Vorsatz, Erwartung, Überraschung,

Wille eben erst in den Anfängen. Diese letzteren *scheinen* im Augenblick aus psychologischer Erfahrungsweise zugänglicher, aber die Anwendung auf willkürliche Körperbewegungen ist doch eben jetzt im Werden. Deshalb ist die Frage nach dem Erfahrungsbereich nur temporär und praktisch interessant, nicht grundsätzlich.

Man könnte zu sagen versuchen, der Wille sei ein substantialisierter, das Wollen ein funktionalisierter Begriff. Aber was Substanz und was Funktion ist, das ist gleichfalls nur temporär und praktisch festzustellen. Die Diskussion der Grundlagenbegriffe erweist die Labilität und Wandelbarkeit von Begriff und Anwendung des Begriffs. Mit der Anwendung des Funktionsbegriffes auf die Materie ändert sich auch der Begriff der Substantialität. Also ist auch diese Frage nicht grundsätzlich, sondern opportunistisch zu beantworten. Diesem Abschnitt über das Wollen ist leicht anzumerken, daß er von einer Entwertung, fast einer Feindseligkeit gegen das Wollen wie durchtränkt ist. Daß das Wollen eigentlich am allermeisten ein Leiden ist, dies wirkt wie eine Paradoxie, hat die Farbe des Pessimismus (wofür der Name SCHOPENHAUERS uns noch besonders nahesteht) und hat Anklang an große Stimmungen, die in den Weltreligionen noch fühlbarer sein mögen als in den berühmtesten Philosophien. Das Wollen wird hier in die Paradoxie verstrickt und von der Stimmung gefärbt, daß es die schwächste Position in unserem Leben sei, und das ist es dann, was der Politiker als Resignation, Müdigkeit und sogar als »philosophisch« bezeichnet. Wir wehren uns nicht gegen alle diese Aussagen. Wir wehren uns nur gegen einen Kritiker, der daraus ein ungünstiges Urteil über unsere Arbeitsweise oder deren Ergebnisse ableiten würde. Nicht weil die Wahrheit sich nicht darum zu kümmern hat, ob sie angenehm oder unangenehm ist. Nicht weil es ihr gleichgültig sein müßte, ob sie jemandem gefällt oder mißfällt. Denn es käme hier ja gerade darauf an, was denn Wahrheit, was wahr *ist*. Sondern darum, weil wir die ganz entschiedene Absicht verfolgen, nützlich zu sein. Wir brechen den Stolz der Wahrheit samt dem der Wahrhaftigkeit mit der Bescheidenheit, uns nur nützlich machen zu wollen. Eine schädliche Wahrheit, das ist unser Platonismus, wäre nicht einmal eine Wahrheit, sondern Irrtum und Lüge, die wir nicht voneinander trennen.

Und danach erwarten wir also einen Nutzen von der Einsicht, daß das Wollen keine besonders durch Stärke ausgezeichnete pathische Verhaltungsweise ist. Und aus dieser Einsicht gerade soll ein besserer Begriff von Stärke erwachsen als der, dem manche mit der

Bewunderung von »energischen« Leuten, »Willensnaturen«, »Charakterfestigkeit«, »Zielbewußtsein«, »Eigenständigkeit«, »unbedingtem Wollen« usw. anhängen.
Es ist merkbar, daß mit solcher Umwertung auch der Begriff des Erfolges sich ändert. Denn wenn wir auf Nützliches aus sind, dann fragen, *was* nützlich wäre; weiter fragen, an welchen Wertgrößen die Nützlichkeit zu bestimmen wäre, endlich hören, daß diese Fragenkette in einem Begriff des menschlichen Menschen ausläuft, was dann wieder gerade hier aus nichts als einem Buche zu entnehmen wäre, nun, dann befinden wir uns in einer nicht beneidenswerten Lage: Ein Buch kann nützlich sein, aber es wird es nur durch den rechten Gebrauch. Diese Reflexionen sind sehr verführerisch für eine Art von Menschen, die sich ihrer bedient, um dem Philosophen nachzuweisen, daß er bei allem Scharfsinn eben auf die letzten Fragen doch keine Antwort wisse. Als ob dieser Kritiker (der eigentlich kein Kritiker, sondern ein Feind ist) selbst die Verkettung und den endlosen Regreß der Reflexion jemals ausgehalten hätte; seine Absicht ist aber, den Philosophen zu entwerten, nicht ihm zu helfen; zu beherrschen, nicht zu lieben[1]. Diese Alternative ergibt sich für den, der, einmal im Wollen verstrickt, sich zwischen Dürfen und Können einklemmt, nun zwischen Sollen und Können entscheiden – will. Dies führt zu den zwei übrigen Pathien.

Sollen

Wir müssen uns auch in diesem Abschnitt vorsehen, daß wir, anstatt die Rolle des Pathischen ins Licht zu rücken, nicht die Gewalten selbst betrachten, die, mit Pathischem gleichsam bekleidet, in diesem Kostüm die Welt zu regieren suchen. So kann sich im Gewande des Willens die Herrschernatur, der Befehlsmensch hervortun. So auch statt des Sollens die Gesetze, die Gebote, das Gewissen, die Moral, die Ethik, der Dämon und der Satan. Aber wir dürfen uns hier nicht mit den Emblemen großer Gesetzgeber oder gewaltiger Propheten schmücken, so wie wenn jemand von geringer Herkunft die Tracht der höheren Stände anzöge. Das Stubenmädchen im Abendkleide der Herrin hat übrigens wirklich Vorteile, die nicht zu verachten sind, und da zeigt sich bereits, daß, würde man es nur ver-

1 z.B. L'Autodidacte in Sartres Nausée (1938).

urteilen, man sich bereits einer Soll-Moral in die Arme würfe, noch ehe man erfaßt hatte, daß hier ein Interesse wirksam ist, das, um sich durchzusetzen, sich einer Moral nur bedient. Warum soll die Zofe das Kleid der Herrin eigentlich nicht tragen? Das Besitzrecht ist doch nur der Vorwand, um Herrschaft zu üben, die Verteilung von Herr und Knecht zu konservieren.

Wieder taucht hier die Frage auf, ob die grammatikalische Abstraktion ein Reservat der Sprache ist, in der Realität aber gar nicht vorkommt. Sollen ist ein Verbum; aber im Modus des Imperativ (du sollst) fügt sich zur beschreibenden eine bewegende Nuance. In der Zeit, mit der Zeit schlägt die bewegende in die bewegte, die deskriptive in die exekutive Farbe um und umgekehrt. Die Sprache ist also flüssig wie das Leben, und die Grammatik ist nur eine erstarrte Fluxion.

Wenn diese Überlegungen auch alle darauf hinauslaufen, die menschliche Eigenheit zu schützen gegen konkrete Mächte, denen sie sich nur frei unterwerfen sollte, ohne daß dabei das Menschliche verkürzt oder gar zerstört würde, so ist doch die Kategorie des Sollens gerade von allen pathischen diejenige, welche nun dem Krankheitsbegriff am weitesten entgegenkommt: Ein Mensch soll gesund, er soll nicht krank *sein*. Dieser Abstand von Sollen und Sein ist hier so deutlich wie die Voraussetzung, daß das Gesollte mit dem Seienden schließlich auch zusammenfallen, der Unterschied gegenstandslos werden kann. Und man darf die Spannweite des Begriffes »Sollen« bewundern, der mit dem Sittlichen und dem Schönen auch noch den des Gesunden umfaßt. Während wir also aus Gründen der Klarheit soeben noch die Erfüllung der pathischen Kategorie mit konkretem Inhalt abzuwehren hatten, da das Sollen durch ein Einschleichen von Geboten, Gesetzen, Ethos und Moral gleichsam verunreinigt würde, ist jetzt umgekehrt die Lage die, daß mit dem Inhalte der Heilkunst erst klar wird, um was für ein Sollen es sich eigentlich handeln soll. Es scheint so, daß durch die richtige Trennung des ärztlichen von dem ästhetischen oder ethischen oder physikalischen Zwecke der Sinn des Sollens hervortritt, und diese Unterscheidung mache erst greifbar, was hier die abstrakte Kategorie bedeutet. Man glaubt diese subtilen und umständlichen Überlegungen völlig überflüssig zu machen durch den einfachen Satz: Der Arzt soll nicht richten, sondern heilen. Wenn die Sache so einfach läge, wäre dieses Buch ganz überflüssig. Das Unglück ist nur, daß dieser einfache Satz in jeder konkreten Situation nicht zur Entscheidung, sondern zum

Zweifel führt; er steht nicht am Ende, sondern am Anfang der Heilkunst. Denn, was heißt denn »Heilen«? Die unvereinbarsten Ideale der Medizin können sich allesamt darauf berufen, daß sie von einem Soll diktiert seien, und doch entsteht daraus keine Einigung und kein Consensus. Liegt dies daran, daß der Begriff des Sollens verschwommen blieb, oder daran, daß das Gesollte so diametral verschieden aufgefaßt wird? Beide Möglichkeiten sollen erwogen werden.

Betrachten wir zunächst das Sollen. Die konkrete Erfahrung zeigt unerschöpfliche Beispiele dafür, daß die Anwesenheit eines Sollens sich indirekt kundgibt durch etwas, was man summarisch als Widerstand bezeichnen kann. Und hier wird deutlich, daß nicht die Sphäre, in der, sondern die Art, wie der Widerstand sich zeigt, ausschlaggebend ist. In der psychischen Sphäre trifft man zum Beispiel auf den Eigensinn des Patienten, der sich nicht operieren lassen will, oder auf die Schwäche dessen, der das Rauchen nicht lassen kann, oder die Ungeduld dessen, der nicht im Bette bleibt, oder auf die Einsichtslosigkeit dessen, der von einem anderen Arzt oder einer anderen Kur mehr erwartet. Der allgemeine Protest derjenigen, die sich überhaupt schwer einem anderen unterwerfen, sieht aus wie eine psychische oder Charaktereigenschaft, die sich in jedem Falle geltend macht. Aber das ist doch nur eine Gruppe, sagt man; andere Leute neigten dazu, sich führen zu lassen, und die Mehrzahl ziehe die vernünftige Konsequenz daraus, daß sie den Arzt kommen ließ, also auch das tun wird, was er verordnet. Der im Bewußtsein auffindbare Protest ist aber nicht der einzige. Die Tiefenpsychologie überschreitet die Grenzen der Bewußtseinspsychologie und spürt, daß der Widerstand aus dem Unbewußten schwerer zu erkennen und schwerer zu besiegen ist. Es sah dann eine Zeitlang so aus, als ob dies die Eigenheit der Neurose wäre. Nachdem FREUD begriffen hatte, daß der Widerstand des Neurotikers aus ihm unbewußten Widerständen gegen den Therapeuten stammt, wurde ihm weiter klar, daß es auch einen Widerstand gegen die Gesundheit, das Leben überhaupt gibt. Wo er stark ist, kann er sich als masochistische Leidenssucht, wo er übermächtig ist, als Selbstmord äußern. Als er dieser Spur folgte, fand er diesen Weg so verbreitet, so allgemeingültig, daß er dem Lebenstrieb den Todestrieb entgegensetzte – bis zu dem Grade, daß er kein Argument mehr fand, den einen dieser feindlichen Brüder als den stärkeren zu bezeichnen: Es gibt kein Erkenntnismittel, keine gewisse Voraussage, welcher siegen muß.

Damit war dann der Ausgangspunkt geschaffen, dieselben Verhältnisse auch im körperlichen Bereiche zu vermuten. Daß der Mensch sterblich ist, genügt nicht, daß er sterben muß, ist sogar eine Behauptung, die dem Tode ein Übergewicht übers Leben gibt. Und daß die Biologie dies nicht erklären und nicht beweisen kann, spricht nur dafür, daß sie hier ihre Grenze fand. Dies ist dann genau die Grenze, welche zwischen ontischem und pathischem Dasein überhaupt besteht: Der Tod im Kampfe mit dem Leben ist ein pathisches, kein ontisches Phänomen. Von beiden kann man nicht aussagen, daß oder was sie sind, wohl aber, daß man zum Beispiel leben darf oder muß, oder daß man sterben will, kann oder soll.

Wie steht es dann mit Krankheit und Gesundheit? Die Kategorie des Sollens bekam hier einen Vorrang dadurch, daß die Gesundheit etwa wie ein Ideal vorschwebt, die Krankheit wie dessen Gegenteil. Es ist aber nicht sicher, daß diese Vorstellung zulänglich ist; es könnte sogar sein, daß darin eine niedrigstehende, ja, verächtliche Gesinnung sich ausspricht, die wir korrigieren müssen. Wenn jemand zum Beispiel Gesundheit als Gabe oder Gnade erfährt, wenn jemand Krankheit als Notwendigkeit oder als Schuld erfährt, dann hat er die Kategorie eines Sollens gerade vermieden, und diesmal rückt die des Sollens am weitesten ab von der Lebenserfahrung des Kranken. Die seelische Sphäre zeigt bei genauerem Zusehen keine Anhaltspunkte mehr, den Sollbegriff vorzugsweise zur Konstituierung des Krankheitsbegriffes heranzuziehen. Nur daß er als pathischer überhaupt und nicht als ontischer konstituiert sein will, bleibt uns in Händen. Wenn also Widerstände in der Krankheit – nicht nur gegen sie, sondern auch gegen ihre Beseitigung – auftreten, dann ist daraus auf Gegenkräfte zu schließen, die nicht nur gegen ein Soll, sondern auch gegen die anderen pathischen Vektoren gerichtet sind.

Daß im übrigen die Kompaßnadel des Soll im Dasein immer auf Gutes, Schönes, Wahres, Gesundes und Vollkommenes, also auf eine Art Eubiosie gerichtet sei, dies naiv-vulgär anzunehmen besteht kein Grund. Es mag bequem genug sein, Wohlmeinende und Übelwollende zu unterscheiden. Aber Sache, Pflicht und Natur des einen stehen in tödlichem Widerspruch mit denen des anderen, und man merkt, wenn man die Händel der Menschen näher betrachtet, daß es sich nicht darum handelt, Gut und Böse richtig zu unterscheiden, sondern darum, daß die richterliche Instanz fehlt, die erhaben genug erkennte, was gut und böse ist. So bleibt das Sollen eine Kategorie, die ihren eigenartigen Wert nur im Verbande der übrigen Pathien aufrechterhalten kann; isoliert oder zur Vormacht gekrönt würde sie sich sofort kompromittieren. Sie wird in dieser Gesellschaft erst recht beziehungsvoll und sinnreich, und wir wenden uns deshalb zum Schlusse gerne dem Mitglied derselben zu, welches den größten Spielraum von allen verheißt: Das Mögliche übertrifft das Erlaubte, das Gemußte, das Gewollte und das Gesollte bei weitem und versetzt uns jetzt sozusagen in einen Teich, in dem der Fisch nach allen Richtungen schwimmen kann.

Können

Je weiter die isolierende Behandlung der pathischen Zeitworte fortschreitet, umso aufdringlicher meldet sich ihre Unzertrennlichkeit wie ein Gegenspieler. Deshalb ist die letzte Bemerkung, man könne sich nirgends so frei bewegen wie in dem Wasser der Möglichkeit, eine von denen, die, kaum ausgesprochen, im Lichte des Zweifels wieder zu erstarren, ja, zu erschrecken pflegen. Kann ich denn auch nur einen merklichen Bruchteil dessen, was ich sollte – so sagt der Zerknirschte. Oder: Kann ich denn jemals, was ich will, sagt der Resignierte. Und so weiter.

Wir weichen von der Definition des Pathischen bereits ab, wenn wir statt der personalen Form mich, ich, du usw. das Verbum, zum Beispiel »können«, einsetzen. Eine Abstraktion wird vorgenommen, wenn man von der Form »es regnet« zur Form »regnen« übergeht; und mit der Abstraktion geschieht eine Daseins-Entfremdung. Deshalb ist es andererseits korrekt, wenn unter dem Titel der pathischen Kategorie der Infinitiv und nicht die personale Form in Überschriften und Texten erscheint. Nun soll hier weder von der Grammatik noch von der Logik der Sprache die Rede sein, sondern von dem menschlichen Dasein, das im Gange der Untersuchung und in der Tätigkeit meines Berufes sich vielmehr als ein Bündel von Tendenzen denn als ein Mosaik von festen Teilen herausstellt. Das ist sogar das verhältnismäßig Neue und Originelle meines Unternehmens, daß ich diese berufliche Realität nicht als begründbar durch erkennbar Seiendes, sondern als bewegt in einer Art durcheinanderschießender Blitze anschauen zu können meine. Insofern liegt der Gedanke nahe, daß das Können gerade diese Beweglichkeit und diese Farbe der Irrealität besonders glücklich repräsentiere. Was sein kann, das ist (noch) nicht, es *könnte* sein. Das Hypothetische, Konditionale oder sonst irgendwie Illusionäre des pathischen Daseins kommt hier gut zum Ausdruck. Und in dem Ausspruch eines Kranken »ich kann nicht...« sagt er mit Hilfe der Negation dies sogar noch um einen Grad bestimmter aus. Denn er sagt nicht »ich könnte, aber ich will nicht«, sondern ganz direkt: »Dieses Mögliche ist ein Unmögliches für mich.«

Nun muß hier aber doch eine Schwierigkeit behandelt werden, die wir vielleicht allzulange schon hinausgeschoben haben. Es schlich sich bei manchem Leser die Vermutung ein, die ganze Schwierigkeit der begrifflichen Erfassung des pathischen Daseins ließe sich sehr einfach beheben, und zwar durch Rücksichtnahme auf die Zeit. Daß dies nicht so ist, soll hier zunächst gezeigt werden. Die Zeitlichkeit des Daseins kann den Widerspruch, daß das pathisch Erstrebte *nicht* ist, das Erstreben selbst aber *doch* ist, also das gleiche Gemeinte sowohl nicht ist und ist, *nicht* auflösen. Der Beweis dieser ablehnenden Behauptung läuft darauf hinaus, zu zeigen, daß die pathische Situation nicht aus der Zeitlichkeit des Daseins stammt, sondern umgekehrt, daß die pathische Situation des Menschen auch in seiner zeitlichen Struktur zum Ausdruck kommt, aber längst nicht nur in ihr.

Die zeitliche Struktur wäre eine Lösung, wenn die Folge der Ereignisse so geordnet werden könnte, daß jede zu einer Zeit vorhandene Realität die ihr nachfolgende eindeutig und notwendig nach sich zieht. Das deterministisch-kausale Weltbild stellt sich die Natur so vor. Der Mensch wäre dann in der Regel in einem unvollständigen Besitz der Erkenntnis dieser aufeinanderfolgenden Realitäten und ihrer Kausalzusammenhänge; je mehr sich aber seine Erkenntnis komplettierte, um so häufiger und sicherer wäre ihm in Vergangenheit, Gegenwart und Zukunft eine zutreffende Aussage über die Realität möglich. Diese Vorstellung könnte nun falsch oder auch richtig sein. Da dies nicht entscheidbar ist, muß man sich an die Situation halten, in der der Mensch sich tatsächlich befindet. Sie ist völlig verschieden von dem soeben gezeichneten Bilde: 1. ist die Vergangenheit nur teilweise bekannt; 2. ist die Gegenwart in dem Augenblick irreal geworden, in dem man sie zum Gegenstand macht: sie entschwindet; 3. ist die Zukunft niemals gewiß, sondern nur wahrscheinlich, hypothetisch oder auch anders, als sie in der erwartenden Vorstellung aussah. Daher haben Enttäuschungen, Überraschungen einen unbekannt großen Anteil am Leben. Man kann nicht sagen, daß in der Situation in der Zeit das Pathische als solches schon offenbar enthalten sei. Aber man kann sagen, daß gerade die zeitliche Situation die Bedingung schafft, unter der das Dasein in den eigentümlichen Zwiespalt gerät, das, was es sein dürfte, müßte, wollte, sollte, könnte, nicht zu sein, oder das, was es nicht sein dürfte, müßte, wollte usw., gerade zu sein. Dieser Zwiespalt kann in der Tat dann die Form annehmen, daß der Mensch das, worauf er pathisch zustrebt, *noch nicht* ist oder *nicht mehr* ist oder in seiner Gegenwart vielleicht ist, vielleicht auch nicht ist. Die Zeitlichkeit ist die Mutter des Zwiespalts und Zweifels, und diese schaffen Platz für die Haltung, etwas zu erstreben, was nicht ist, weil es noch nicht oder nicht mehr oder verborgen ist.

Diese Potentialität braucht aber nicht mit Hilfe gerade der Zeit expliziert und dargestellt zu werden. Auch mein Sein im Raum, mein Ort kann irgendwie falsch sein, also ein anderer Ort erstrebenswert sein. Wir könnten auch dies im einzelnen ausführen und mit Beispielen wie Gefangenschaft, Schwindelzustand, Sturz erläutern. – Außerdem hat nun das Können schon im Sprachgefühl zwei Nuancen. Die eine hört man heraus, wenn einer sagt »ich könnte, aber ich will nicht«: Es ist die Färbung der als sicher eingeschätzten Möglichkeit. Ein anderer sagt: »Vielleicht kommt er, vielleicht auch nicht«. Dies ist die Färbung der Ungewißheit. Das erste Kann ist auch als objektive, das zweite als subjektive Möglichkeit verbreitet, aber das subjektive Kann und das objektive Kann sind oft verschmolzen, etwa dann, wenn einer sagt: »Ich habe noch nichts beschlossen«, oder ein anderer: »Ich muß erst noch eine Feststellung machen.« In beiden Fällen aber ist das Gemeinsame dies, daß jedes Können Potentialität von Aktualität abhebt und daß dies geschieht, ohne eine besondere zeitliche Bedingung zu stellen, auch ohne eine besondere der vier zuerst besprochenen pathischen Kategorien hinzuzuziehen.

Bei der ungeheuren Bedeutung, welche die potentia besonders bei Aristoteles und damit in aller Philosophie erhalten hat, ist über die allgemeinste Rolle der Kategorie des Könnens noch eine Bemerkung angezeigt. Indem potentia dem actus entgegengesetzt wird, entsteht für den der Philosophie als bloßer Zuschauer Gegenüberstehenden der Anschein, als ob mit der Potenz nur der Wissende oder Wissenschafttreibende etwas zu tun habe; sie wird dadurch zu einer erkenntnistheoretischen Frage. Wer dagegen im Realen stehe und handle, habe mit dem Können nur insoweit etwas zu tun, als er eben möglich = verwirklichbar von unmöglich = nichtverwirklichbar unterscheiden müsse. Von diesem Abweg muß sich aber eine Anthropologie wie diese fernhalten. Sie ist nämlich Wissenschaft und versteht, daß der Mensch im Pathischen lebt, als Pathischer wirkt und als Pathischer dem Sein zugewendet ist, daß er nicht das und das ist, sondern sein darf, muß, will, soll und kann. Der Mensch wird hier als werdendes Sein, nicht als seiendes Sein erkannt, und – dies ist der Ehrgeiz dieser Wissenschaft – nur wenn er so erkannt wird, ist die Erkenntnis nützlich für eine Beeinflussung von der Art der Therapie. –

Es ist eine Randbeschäftigung, die ergründen will, wo Philosophen gerade dies und nichts anderes begriffen haben und damit einen Typus der Philosophie schufen, welcher mit unserem Unternehmen einer Anthropologie zusammenstimmte. Dieselbe Randbeschäftigung könnte der Dichtung und Kunst, der Soziologie und Politik, der Ethik und Theologie gelten. Wir berühren diese alle nur aus gelegentlichem Bedürfnis, nicht systematisch. Wir wollen erfahren, wie ein Mensch mit einem Menschen umzugehen habe, mehr nicht.

Zweiter Teil

Entwurf einer allgemeinen Krankheitslehre

Einleitung

In dem Augenblicke, da ich zu diesem Entwurfe einer Allgemeinen menschlichen Krankheitslehre ansetze, bin ich vielmehr von warnenden und störenden Gedanken heimgesucht als von klaren und deutlichen Bildern, welche wie leibhaftige Engel dem voranschweben sollen, dem die Gnade einer genialen Entdeckung zuteil geworden ist. Wohl kenne ich das morgenfrische Gefühl beim Betreten nie berührten Forschungslandes; aber ich habe dabei nicht den Eindruck, ein Verkehrsmittel zu besitzen, das niemand vor mir gehabt hätte. So ist es eigentlich nur die Richtung meiner Reise, die freilich schon seit jungen Jahren so festliegt, daß ich keine Wahl und Freiheit habe sie zu ändern. Welche Richtung hier gemeint ist, läßt sich nicht in knappen Worten sagen. Aber alle Bedenken, zu denen ich mich bekennen kann, beziehen sich auf die Art der Darstellung, die Mittel der Forschung, den Entschluß überhaupt zur Bekanntgabe und nicht auf den Vorsatz selbst: Das Subjekt in der Krankheit anzuerkennen. In diesem Punkte ist der Zwang für mich unausweichlich, so daß mir alle Vorhaltungen, ich sei voreingenommen, persönlich befangen, übertreibe und so weiter, gewiß sind. Ich weiß selbst, daß ein Gedanke nicht dadurch richtig wird, daß jemand von ihm besessen ist, und daß eine Aussage nicht dadurch allgemeingültig wird, daß ein paar andere Personen sie wiederholen. An dem beängstigenden Zustande der Vereinsamung ist also vorläufig nichts zu ändern und es bleibt nur übrig, sich über seine Ursachen klarer zu werden; auch ist er in vorgerückten Lebensjahren leichter zu ertragen und ist schon immer sogar eine Versuchung zu erhöhtem Selbstgefühl, nicht nur zu Bedrücktheit und Zweifel gewesen.

Messen wir also ab, was eine solche Arbeit erschwert und was sie fördert. In meine Lebenszeit fallen eine Reihe glücklicher therapeutischer Entdeckungen. Zum Beispiel die Röntgen- und Strahlentechnik, das Insulin, die Behandlung der perniciösen Anämie, die Sulfonamide, das Penicillin, die Vitamine. Der Begriff des medizinischen Fortschritts hat sich dadurch im Bewußtsein präzisiert und in der Menschheit ausgebreitet. Wer diesem Erfolgsbegriff nicht unbedingt folgt, ist alsbald im Nachteil, wenn er nicht ähnliche Erfolge vorweist und nur deren Begriff als solchen relativiert, sie verkleinern zu wollen scheint. Von dieser Seite also kann keine Förderung meiner Allgemeinen Krankheitslehre kommen. Eine polemische

Spitze gegen die naturwissenschaftliche Medizin würde mir höchstens einen sensationellen Erfolg, aber nicht ein sachliches Recht verschaffen. Wenn es nicht nützlich ist, dann müßte es wenigstens notwendig sein, eine Wissenschaft anzugreifen, und das ist es nun in der Tat. In der Darstellung also muß meine Sorgfalt sich vor allem darauf richten, daß hier nicht nur ein gefährliches geistiges Spiel erscheine, sondern eine nach allen Seiten notwendige Entwicklung.

Was aber notwendig ist, das ist zuerst möglich und später auch nützlich. Damit sind nun die förderlichen Bedingungen dieser Arbeit berührt. In meine Lebenszeit fallen nicht nur jene erfolgreichen Entdeckungen naturwissenschaftlicher Therapie. Sie steht auch im Schatten politischer, geistiger und sittlicher Katastrophen. Man kann diese als Ende oder als Anfang wahrnehmen, als Untergang oder als Aufgang beschreiben. Man kann sie aber nicht als lästige Nebenerscheinung nehmen, während der Gang der Wissenschaft unbeirrt und autonom sich fortsetzt. Ich bekenne freilich, erst vor vierzehn Jahren bemerkt zu haben, daß eine gewisse Drehung in den intellektuellen Verhältnissen der Wissenschaft ganz der gleiche Vorgang ist wie die Drehung der Bewegungsrichtung der Geschichte. Dies ist es aber, was man als die Notwendigkeit jenes Schrittes bezeichnen muß, den die folgende Arbeit über Allgemeine Medizin an ihrem Teil tun wird. Wenn man also, wie hier geschehen wird, ein bestimmtes Traditionsgut, zum Beispiel die Reflexlehre, die Sinnesphysiologie, die Infektionslehre, die Erbbiologie auf eine instrumentelle Rolle einschränkt und ihnen den objektiven Wahrheitswert aberkennt, so folgt man damit einer Notwendigkeit, die nicht von außen, sondern von innen an die Wissenschaft herankommt, aber im Wesen identisch ist mit notwendiger Wandlung auch im außerwissenschaftlichen Geschichtsprozeß.

Außer dem, daß man dem Notwendigen gehorche, muß man aber nur das Mögliche versuchen und das Nützliche erstreben. Diese beiden Maximen sind schwerer wiegend als man ihnen ansieht. Wer ihnen vertraut und sich durch sie fördern läßt, gerät in ernstlichen Streit mit solchen Menschen, welche ihr heiligstes Gut darin erblikken, daß sie das Unmögliche versuchen und nicht das Nützliche anstreben. Ihr Unmögliches nennen sie ihr Ideal und ihr Streben danach Idealismus. Mit diesen Idealisten also bekommen wir Streit, und dieser Streit ist eine förderliche Bedingung unserer Arbeit.

Da nun diese Bemerkungen abstrakt klingen und in ihrer obskuren Allgemeinheit etwas Drohendes behalten, so will ich wenigstens schon hier hinzufügen, auf was sie zunächst hinauslaufen. Ich werde nämlich meine Darstellung einer Allgemeinen Krankheitslehre nicht mit dem Begriffe der Krankheit, auch nicht mit deren sinnlicher Beschreibung beginnen, sondern von dem Verhältnis und der Beziehung zwischen Krankem und Arzt aus entwickeln. Der Anfang besteht also nicht in Aussagen über etwas, was *ist*, sondern in einer Analyse von etwas, was *wird*, was möglich wäre, nützlich werden möchte und dabei einer Notwendigkeit gehorcht. Nicht ein *Sein*, sondern eine *Begegnung* wird zuerst analysiert werden, und erst von da aus soll sich eine Art allgemeiner Pathologie, genauer eine medizinische Anthropologie entfalten.

Dabei kann ich nicht ein Zutrauen haben, daß jeder Leser diese Bewegung einer Begegnung vollziehen kann. Es scheint mir Menschen zu geben, die sich selbst (und wo nicht ihr Selbst, so doch ihre Meinungen und Verhaltungsweisen) fortwährend zu berichtigen suchen; dann aber andere, denen man davon wenig anmerkt (obwohl sie sehr gewandt von ihrer Wandlungsfähigkeit und Beweglichkeit zu reden wissen und sie anderen glaubhaft zu machen verstehen). Die von der zweiten Sorte scheinen sich eigentlich darin immer gleichzubleiben, daß sie ihre Meinung und ihr Verhalten immer zu ändern vermögen, ohne eigentlich viel zuzusetzen und zu opfern. Ich bin nicht sicher, daß dieser Fall hoffnungslos ist, möchte aber Zeit und Kräfte nicht darauf verschwenden, allzuleicht Belehrbare zu belehren; das ist noch viel unerfreulicher als Unbelehrbare zu überzeugen. Daher sei klar gesagt, daß ich mich an die wenden möchte, die von Haus aus nicht anders können, als sich selbst unablässig zu berichtigen.

Diese Berichtigung erscheint mir aber wie eine lange Kette von kleinen Sprüngen. Ich habe von keiner einmaligen Bekehrung zu berichten und bin zwar bereit, solche Damaskus-Berichte ernst zu nehmen, aber unfähig, ihnen (in diesem oder jenem Betracht) nicht ein wenig zu mißtrauen. LEIBNIZ' Kontinuitätsprinzip – natura non facit saltus – kommt uns nicht mehr aus dem Sinne; die Geschichte währt schon zu lange, als daß wir übersehen könnten, wie oft die Menschen sich einbildeten, gerade ihnen widerfahre ein völliger, totaler Umbruch, Verwandlung, Untergang und Aufgang; in einigem Abstand war das Ganze nur ein kleines Stückchen; eine Nacht brach ein, ein anderer Morgen ging auf, und es war nur ein Tag eines Jahres, ein Jahr unter Jahrtausenden. Und nun will uns auch die zerknitterte Beschaffenheit, die unendliche Kräuselung des Stromes

nicht aus dem Sinn; immer herrscht unbeschreibliche Unruhe – natura facit saltus. Beides ist schließlich richtig, und es ist also eine Kontinuität der Diskontinuitäten, eine fortgesetzte Unstetigkeit des Stetigen. Als DESCARTES einsah, daß er die Verhältnisse nicht ändern könne, beschloß er, seine Gedanken zu ändern; eines Tages aber haben sich dann die Verhältnisse doch geändert.
Es kommt also darauf an, immer eine Kleinigkeit zu ändern, jederzeit das grade jetzt Wünschenswerte zu ändern, nicht Alles.

Einleitung

Das »Grade hier« in Bau, Funktion, Struktur, Geist

Eine Medizin, in welcher jeder krankhafte Vorgang auf seinen Sinn geprüft wird – eine solche Medizin kann nur jemand haben, der auch an sich selbst das vollzieht, was er bei anderen erstrebt. Damit ist nicht gesagt, daß *nur* der eigene tätige Vollzug zur Erkenntnis führe; es wird nur verlangt, daß *auch* Selbstverwirklichung zur Lehre gehöre. Was besagt nun diese Selbstprüfung, worin besteht diese Selbstverwirklichung? Das ist unser erstes Thema. – Eines der Ergebnisse wird sein, daß der Sinn eines Vorganges nur dann bewertet werden kann, wenn man das Innere mit dem Äußeren desselben in Verbindung bringt. Etwas Derartiges war wohl auch gemeint, wenn man, zum Beispiel im Darwinismus, von einer Anpassung der Lebewesen an ihre Umgebung sprach. Aber der Begriff der Anpassung ist teils zu eng, teils zu unbestimmt gewesen. Zu eng, wenn man nur an das Fortleben im Kampf ums Dasein und nicht auf das Wie und Wozu dieses Lebens achtete; zu unbestimmt, wenn weder die Art dieser Umgebung noch die Art dieses Lebewesens genauer angegeben wurde. Man sieht dann eine größere Anzahl einzelner Beispiele, Fälle; aber nicht, was das eigentlich in seinem Wesen ist, was da sich durchsetzen und erhalten soll.
Ein zweites Thema werden also die Arten verschiedenartiger Auseinandersetzung und Verbindung von Innen und Außen sein. Auseinandersetzung, das wäre wie ein Teilen; Verbindung, das wäre wie ein Einen. Eine wichtige Anwendung dieser doppelten und zugleich gegensinnigen Bewegung von Teilen und Einen ist im Gegensatze von sozialem und erotischem Streben vorhanden. Ein anderes Bei-

spiel ist die (in der Pathologie so wichtige) Zweiheit von nutritivem und sexualem Geschehen. – Nähert man sich dann der medizinischen Erfahrung noch mehr, dann zeigen sich einige Modi der Vorgänge des organischen Lebens, deren keiner übergangen werden darf. Der anatomische Bau des Leibes, die physiologischen Funktionen, die psychologische Struktur, die geistigen Mächte wirken sich je auf ihre eigene Weise aus und wollen genau beachtet sein. Dabei zeigt sich nun etwas Merkwürdiges. Die Anatomie, die Physiologie, die Psychologie und der Geist haben als äußere Erscheinungen eine anschauliche und irgendwie unverrückbare oder klare Gestalt, während der innere Kern, das Wesen, der Sinn verborgener sind. Bezeichnet man dieses Innere zum Beispiel als Ich, Subjekt, dann wird gleich spürbar, wie stark und doch wie versteckt sie sind. – Daraus ergibt sich dann eine wichtige Regel für den Zusammenhang von Außen und Innen. Wenn man nämlich an den Aufbau einer dargestellten Lehre herangeht, dann ist zwar ein solches Zusammen von Außen und Innen unvermeidlich; aber Außen und Innen sind dabei nicht gleichgestellte Partner, sondern das Äußere bestimmt, vermöge seiner Gestalt, die Architektur; das Innere scheint dagegen die Kraft oder die Auslösung für den Aufbau abzugeben. Außen ist Anschaulichkeit, Kontur, Farbe; von innen kommen Treibkraft des Geheimnisses, Produktivität einer Schöpfung.
Erstens also wird die Selbstwahrnehmung, Selbstbewegung, ihr Beitrag, ihre Unerläßlichkeit zu erörtern sein. Dann muß der im Teilen und Einen geschehende Zusammenhang von Außen und Innen beschrieben werden, wobei das anatomische, physiologische, psychologische und geistige Nun-einmal-so-Sein von außen, die ichhafte, subjektive und verborgene Kraft aber von innen kommt. In der Darstellung muß diese Ungleichartigkeit der Partner Außen und Innen beachtet, abgewogen und richtig bestimmt werden. – Man wird nun in den folgenden Abschnitten immer am Schlusse den Vortrag einer »eigenen Lehre« bemerken. Die Bedeutung dieses Umstandes ist nur gegenwartsbedingt, und so groß auch der Wert des Gegenwärtigen ist, so ist es bei einer Darstellung doch eine Einschränkung, die Bescheidenheit anmahnt, hoffentlich auch aus Bescheidenheit entspringt.

1. Nutritiv und sexuell

Wenn man Patienten studiert um ihnen zu helfen, dann stößt man oft auf die Frage, ob die Hauptstörung bei ihnen auf dem Gebiete ihrer nutritiven Leistungen oder ihres sexuellen Lebens liege. Zum Beispiel kann man erfahren, daß eine Angina tonsillaris gerade um den Zeitpunkt eines Liebesverlustes eintrat. Welches von beiden war aber zuerst? Das läßt sich nicht entscheiden. Dann kommt man auf den Gedanken, daß beides aus einem dritten Verborgenen stammte. Da nun das Nutritive und das Sexuelle auch ziemlich präzise unterscheidbar, andererseits aber auch zusammenhängend und vielleicht sogar im Grunde eines sind, sehen wir uns nach allen Seiten um, ob wir nicht in neuen Beobachtungen Hilfe zur Lösung dieses Problems finden. So kommt es dann zur Aufzählung der folgenden Dinge.

a) Charles Darwin sah, daß die Entstehung der Arten vielleicht im Kampfe ums Dasein geschehen sein und durch das Überleben der Tüchtigsten erklärt werden könnte. Dann bemerkte er, daß dieses Überleben in vielen Fällen durch die geschlechtliche Zeugung geschieht, so daß jene Tüchtigkeit sich als Zeugungstüchtigkeit ausweist. So war also die Entstehung der Arten nicht ohne die Fortpflanzung denkbar, und er ließ der »Entstehung der Arten« von 1859 nach zwölf Jahren die »Abstammung des Menschen und die geschlechtliche Zuchtwahl« folgen. Die beiden Themen ließen sich nicht ganz trennen. Wenn hier Zoologie und Botanik die Beispiele lieferten, so waren das jedenfalls biologisch erfaßte Fälle, und so sind es auch weiterhin anatomische und physiologische Untersuchungen gewesen, in denen ein Zusammenhang oder wenigstens eine Analogie von Formbildungen bei nutritiven Vorgängen einerseits, bei generativen andererseits sich zeigte. Ja, man konnte diese Ähnlichkeit als Entdeckung empfinden, und als ein hervorragendes Beispiel dafür sei eine Übersicht von Rössle angeführt[1]. Er zeigt, daß die formativen Vorgänge bei der Darmverdauung und -resorption eine große Ähnlichkeit mit denen bei den Entzündungen haben, wie sie sowohl beim Eindringen infektiöser Keime wie bei der Bewältigung unbelebter Fremdkörper in den Geweben vor sich

1 (1923) Über die Entzündung.

gehen. Wiederum ähnliche Bilder zeigen sich auch dort, wo im Zuge normaler Entwicklung ein Glied eingeschmolzen und beseitigt wird; so zum Beispiel, wenn der Schwanz der Kaulquappe zu verschwinden hat. Endlich berichtet RÖSSLE über Bilder, die entstehen, wenn Spermatozoen in einer Vagina, anstatt ein Ei zu befruchten, beseitigt werden. Alle diese Ähnlichkeiten bringen ihn auf den Gedanken, daß die pathologische Entzündung eine beschleunigte und spezialisierte »physiologische Entzündung« ist, beide eben dann auftretend, wenn den Zellen eine Art von »Diätfehler« auferlegt ist, indem sie etwas Fremdes zu bewältigen haben. Wie die Entzündung eine Art von differenziertem Stoffwechsel, so ist dieser eine Art von verallgemeinertem Zeugungsvorgang. Das Wachstum ist dabei nicht ausdrücklich berücksichtigt, aber auf eine genauer zu untersuchende Art miteinbegriffen. Obwohl RÖSSLE diesen Gedanken nicht ausspricht, so drängt er sich von selbst auf: der nutritive und der sexuale Vorgang sind nicht nur morphologisch so ähnlich, sondern auch biologisch so verwandt, daß man wechselseitig jeden auf den andern zurückführen kann.

Man hat hier zunächst freie Hand und keine Methode zu zwingender Entscheidung, ob die sexuelle oder die nutritive Art der Tätigkeit die ältere sei. Ebensowenig wie man entscheiden kann, ob die Einzeller aus den Mehrzellern hervorgingen oder umgekehrt oder keines von beiden. Ebensowenig wie wir über das Verhältnis der geschlechtlichen Fortpflanzung zur ungeschlechtlichen Vermehrung genug wissen, um allgemeine Gesetze aufzustellen. Dagegen kann man einen vorläufigen Begriff herausstellen, der für alle die erwähnten Arten der morphologisch-organischen Unruhe und Produktivität paßt: den Begriff des *Fremden*. Infektionserreger, Fremdkörper, Nahrungsstoffe, Keimzelle des anderen Geschlechtes, sie alle sind, so erwünscht und unvermeidlich sie aufgenommen werden mögen, doch alle spezifisch »anders«, und das ist es, was wir mit leichter Verschärfung des Ausdruckes als »fremd« bezeichnen wollen. Die Auseinandersetzung mit Fremdem ist also eine Nutritives und Sexuelles umfassende, eine überaus allgemeine und eine in der psychischen Erscheinung dann wiederkehrende.

Noch sind zwei Erscheinungsreihen zu erwähnen, von denen RÖSSLE in jenem Referat nur die erste ausführlich erwähnt, nämlich die Selbstverdauung, wenn Teile in der Entwicklung überflüssig werden und zu verschwinden haben (wie beim Beispiel des Kaulquappenschwanzes) und dann die Umwandlung von Körperzellen

zu bösartigen Neubildungen wie Carcinom und Sarkom. Da ist es nun sehr beachtlich, daß die Beobachtungen immer zahlreicher wurden, in denen keine scharfe Grenze zwischen Entzündung und Neoplasma zu ziehen ist und alle Übergänge zwischen Granulom und Tumor vorkommen, so daß auch deren tiefere Verwandtschaft einleuchtet.
Die Übertragbarkeit gewisser Neubildungen tut dann das ihre hinzu, um eine solche gemeinsame Wurzel von Infektion und Neoplasma nahezulegen. Was hier hauptsächlich anatomisch gezeigt werden kann, das ist auch physiologisch fortzusetzen.

b) Es ist dem übermäßigen Biologismus im 19. und der ersten Hälfte des 20. Jahrhunderts zuzuschreiben und eigentlich ein historisches Phänomen, daß sowohl Ernährung wie Geschlechtlichkeit so vorwiegend von ihrer naturgemäßen Seite aufgefaßt wurden, so daß Begriffe wie Nutrition und noch mehr Sexualität für viele geradezu an die Stelle der breiteren deutschen Worte gesetzt waren. Aber nicht nur der religionenhafte, sakrale und rituale Charakter von Essen, Trinken, Schlaf und Beischlaf geht dabei verloren; auch die Naturseite selbst wird dabei eingeengt und schließlich verfälscht dargestellt. Es ist damit aber kaum jeder andere Weg verbaut, an Ernährung und Geschlechtlichkeit, sowie ihren Zusammenhang, heranzutreten. Und die Wichtigkeit, welche äußere und innere Politik der Staaten der Nahrungsfrage geben, sowie die Verwahrlosung und Ratlosigkeit im Geschlechtsleben der Gesellschaften sind Ansporn genug, zu einer Ordnung dieser Gebiete nichts unversucht zu lassen. Auch hat ihre biologische Regelung einen großen Schiffbruch erlitten. Natürlich kann man ihre vorwiegende Wichtigkeit auch in früheren Geschichtsepochen wiederfinden wollen; aber ich glaube, daß es sich dabei doch um eine Projektion eigener Wichtigkeiten in das Geschichtsbild früherer Epochen handelt. Ja, die Tier- und Pflanzenwelt scheint mir manchmal mit einem Menschenbiologismus wie übergossen worden zu sein, als ob es selbstverständlich wäre, daß Tiere und Pflanzen »nur« biologisch sich verhielten; es ist das aber gar nicht selbstverständlich. Und die Angst, diese Gegenstände anthropomorph zu betrachten, könnte daher stammen, daß man es wirklich getan hat, nämlich indem man sie nur-biologisch ansah.
Es bedarf eigentlich keiner besonderen Entschuldigung, wenn ich einen Versuch hier besonders erwähne, von unbiologischen Wegen

her an die Geschlechtlichkeit heranzukommen, der von mir selbst stammt[1]; der Grund ist einfach, daß ich diesen Versuch genauer zu kennen glaube. Dort wird nämlich gesagt, daß der Sexualtrieb sowohl eine anziehende wie eine abstoßende Kraft enthält, also polar gebaut ist. Ferner, daß er nicht nur in diesem Sinne zweideutig, weil zweisinnig ist, sondern auch vieldeutig, weil ins Feinste verästelt, ins Abnorme oder Seltene verfolgbar, vom Naturalen ins Supranaturale übertragbar ist. Die Analyse der Geschlechtshandlung führt dazu, daß sie, beschränkt durch Strukturen von Raum, Zeit, Zahl und Empfindungsstärke wie sie ist, schließlich auf die Verwirklichung des Unmöglichen hinausläuft, also mit der Natur in antilogischem Gegensatze steht. Was aber hier zu einer Sexualtheorie gehört, das alles steht nun insgesamt doch im Zeichen der – wenn auch widerspruchsvollen – Einung, während die Bemühungen, den Besitz gerecht zu verteilen, die Gesellschaft von der Revolte zu befreien, jedem seine Nahrung zu geben, dem Einungsbestreben als Teilungsbestreben gegenüberstehen. Einen und Teilen, sexual und sozial zu befriedigen und zu befrieden ist also wieder ein solcher Versuch, das Widersprechende auszugleichen, das Antilogische der Realität irgendwie zu überwinden.
Solche Erkenntnisse gehören also auch hierher, wo die Leiblichkeit sich von Anfang an als etwas zeigt, was zwei große Anforderungen stellt, die nicht ohne weiteres gleichartig sind, nämlich der Ernährung und der Fortpflanzung zu genügen. Es wird sich noch zeigen, wie noch viel mannigfaltigere Aufgaben den Organismen gestellt sind und wie sie dieselben lösen. Aber die Spaltung in Nutrition und Sexualität hat etwas Besonderes an sich, das in der Beleuchtung der sozialen Fragen besonders sichtbar wird. Dabei stellt sich dann heraus, daß das Nutritive etwas mit der sozialen Besitzverteilung, das Sexuelle etwas mit der asozialen Einung der Geschlechtspartner zu tun hat, und daß zwischen den beiden Vorgängen ein Konflikt besteht, von dem wir noch nicht wissen, ob und wie er zu beseitigen wäre. Wenn es sich, wie behauptet wurde, um die Verwirklichung des Unmöglichen handelt, dann sind jedenfalls die Aussichten für eine logische Auflösung keine guten. Dann wären auch die politischen, die historischen, die soziologischen Lösungsversuche von vornherein mit einiger Skepsis zu betrachten. Die antilogische Beschaffenheit des Lebens schließt jedenfalls eine Rationalisierung

1 (1949) Begegnungen und Entscheidungen. (Bd. 1, S. 236 ff).

von vorneherein aus; zumindest würde sie unvollständig und vergänglich bleiben müssen.

c) Wir werden angesichts unserer Unwissenheit jeden Versuch verfolgen müssen, der auch nur eine entfernte Aussicht hat, den Zusammenhang zwischen dem Vollzuge der Ernährung und dem der Sexualität besser verstehen zu lassen. Das nächste der hier zu berührenden Beobachtungsgebiete ist in der ärztlichen Praxis gefunden worden, als man anfing, Kranke, welche an pathologischen Veränderungen ihrer Organe litten, psychologisch, biographisch, tiefenanalytisch zu untersuchen und so zu behandeln, wie man Neurosen, insbesondere Psychoneurosen, behandelt hatte. Es handelt sich also um eine Forschung der sogenannten psychosomatischen Medizin. Das hier wichtigste Ergebnis ist bisher, daß in der Genese solcher Krankheiten der seelische Vorgang sich im körperlichen spiegelt, daß der körperliche und der seelische Vorgang einander weithin gegenseitig vertreten und einander ersetzen können, daß also eine psychophysische Einheitlichkeit der Gesamtperson zutage kommt. Viel schwieriger ist es dann, die sexuellen und die nutritiven Vorgänge in einem Zusammenhange zu erkennen. Neben Fällen, in denen die Erkrankung nicht-genitaler Organe ganz eindrucksvoll auf eine sexuelle oder erotische Krise oder Versagung folgte, stehen andere, zahlreichere, in denen eine völlige Unabhängigkeit beider Funktionen, zumindest auf den ersten Blick, zu konstatieren ist. Man muß schon sehr lange Ketten von Zusammenhängen einbeziehen, man muß auch manche Lücke durch Hypothesen oder durch Beobachtungen an anderen Fällen ausfüllen, um auch hier den genauen Zusammenhang der sexuellen und der nutritiven Funktion plausibel zu machen. Immer wieder drängt sich auch die Anschauung auf, diese beiden Gebiete hätten nichts miteinander zu tun und gerieten nur unter besonderen Bedingungen in Kontakt. Zum Beispiel ist mir eine tiefenpsychologische oder biographische Untersuchung einer Reihe Magenkranker bekannt (BRÄUTIGAM), deren Ergebnis war, daß es die Dissonanz von Berufswünschen und Berufsnötigungen war, welche zur Magenkrankheit und zum Ulcus führte. Andere, im eigentlichen Sinne psychoanalytisch vorgenommene Untersuchungen haben aber bei der Lungentuberkulose und beim Hochdruck doch gezeigt, daß es die psychosexuellen Schicksale der Libido sind, in deren Gestaltung die organische Krankheit ganz ebenso zustande kommt wie das neurotische Symptom. Da nun die Psychoanalyse eine Sexualtheorie ist, so steht man jetzt vor der Frage, ob man die Sexualtheorie der Psychoanalyse als verbindlich oder als eine mögliche unter anderen annehmen mag.

Man kann nicht sagen, daß auf diesen Wegen das Verhältnis von Sexualität und Nutrition bereits sehr weit geklärt sei; man muß aber zugeben, daß auch wenig klar ist, wie hier überhaupt gefragt werden soll. Aber es scheint außer Zweifel, daß hier noch große Fortschritte möglich sind und daß mit größeren Kenntnissen auch die Art der Fragestellung und die Schärfe der Definitionen zunehmen wird. Vor allem ist der Begriff des Nutritiven nicht entfernt in dem Maße bestimmt und durchdiskutiert wie der des Sexuellen. Hier wird er benutzt, um möglichst umfassend die Ernährung, den Stoffwechsel, die Verdauung, Assimilation und Dissimilation, Umsatz, Energiewandel und jede Art von Organtätigkeit in sich zu begreifen. Von hier aus sind also auch die pathologischen Vorgänge sowohl anatomisch wie physiologisch erfaßt worden. Aber gerade in der Pathologie findet man dann weitere Erscheinungen, welche zeigen, daß die Nutrition Seiten hat, auf die man unter normalen Verhältnissen noch nicht aufmerksam geworden ist. Ein Beispiel sind die als Magersucht und als Fettsucht bezeichneten Krankheitsbilder; ein anderes die Geschwulstbildungen; ein drittes die Störungen der Entwicklung, des Wachstums, der Reife- und Altersvorgänge. Alle diese Krankheiten oder Leiden weisen auf die Wichtigkeit der Formen und der Grenzen hin, in denen sich das Nutritive abspielen muß, um auch nur normal genannt zu werden.

Endlich ist gerade die in diesem Abschnitt herangezogene Forschung davon ausgegangen, daß die nur körperwissenschaftliche Erkundung nicht ausreicht, sondern durch eine psychophysische erst richtig würde. Es ist namentlich in der Entwicklungsphysiologie und der Hormonforschung zwar vieles Neue über den Einfluß der Sexualzellen auf den übrigen Organismus gefunden worden; auch ist der kompliziertere Aufbau der Sexualorgane selbst bekannt geworden, so zum Beispiel die Rolle der Luteinzellen bei der Ovulation und vieles andere. Auch die psychischen Konsequenzen der Kastration sind ein Beispiel. Aber wie die Zustände des Hungers sich psychologisch auswirken, das ist erst in neuerer Zeit genauer bekannt geworden, und wir widmen diesem Thema einen besonderen, den folgenden Abschnitt.

d) Die Physiologie des Hungers ist ein treffliches Beispiel dafür, daß man in den Wissenschaften sich gewöhnte, auch die Körperlichkeit mit der Sauce gemütloser Sachlichkeit zu übergießen, so daß nichts Unangenehmes an dieser Sache mehr sichtbar blieb. Was der Hunger selbst eigentlich ist, kann der zu erzählen suchen, der ihn selbst erlebt hat, und der zu ermessen suchen, der jenem zuhört. Eine Selbstschilderung von F. Schilling[1] zeigt unter anderem die Umwandlung des Charakters vieler Hungernder und die neuen sexuellen Erscheinungen im Hunger, so etwa die nähere Verbindung von Onanie mit der Vorstellung von Weißbrot und Honig. Zweifelhaft bleibt, ob der Autor darum schon berechtigt ist, von einer Regression auf eine infantile Einheit von Sexus und Hunger, wie sie die Psychoanalyse in der oralen Zone annimmt, zu sprechen. Wir geraten bei solchen Erklärungen alsbald in die Problematik des Triebsystems, und ein solches System setzt bereits voraus, daß beide, Hunger und Liebe, auf Triebe zurückgeführt werden, in der Triebnatur also soweit gleichartig seien. Bereits dies braucht aber niemand zu akzeptieren, es kann viel einleuchtender scheinen, daß der Hunger vor allem etwas völlig anderes, nämlich Selbstisches zur Grundlage hat, während die Liebe auf den Andern sich richtet[2]. Der nutritive Akt drängt ja auf Teilung, der sexuale auf Einung.

Viel wichtiger ist, daß die unter Menschen im Krieg, im Lager, in der Gefangenschaft geschehenden Hungerzustände und Hungertode als etwas von Menschen über Menschen Verhängtes auftreten. Dann ist der Hunger also etwas, was ein Mensch dem anderen antat. Dabei kommt dann die moralische Beschaffenheit zutage, die von Schuld und Ursache unabtrennbar ist. Nehmen wir einmal an, der Hunger sei etwas Zugefügtes, dann steht auch seine Physiologie und Psychologie in dem Lichte: jemand tut jemand solches an. Ich zögere nicht, diese Daseinsweise nicht nur in der menschlichen, sondern ebenso in der tierischen, pflanzlichen, zellulären Lebensgemeinschaft als durchgängig vorhanden zu erkennen. Hier sind die mörderischen Umgangsformen die selbstverständlichen, die vernünftigen die mehr oder weniger aufgesetzten. Wenn nun die Realität des Hungers eine so leidenschaftliche, gegenseitige ist, wenn Hunger immer eine Unterart des Mordes ist, dann kann dies physiologisch gar nicht dargestellt werden. Dann ist aber auch der nutritive Vor-

1 (1949) Selbstbeobachtungen im Hungerzustand.

2 Vgl. unter b).

gang, als Vermeidung oder Beseitigung des Hungers, nicht anders in seiner Realität zu erfassen, denn als Leidenschaft. Während man der Sexualität die Leidenschaft nicht so leicht abspricht, ist sie für die Nutrition jetzt erst erobert. Nun wird also auch der Zusammenhang beider als eine leidenschaftliche Auseinandersetzung, nicht als ein objektivierbares Kräftekombinat sichtbar. Alle jene besonderen Bedingungen, denen eine Erkenntnis unterworfen ist, wenn sie sich an Leidenschaftliches heranmacht, werden jetzt zu beachten sein. Eine Erkenntnistheorie für leidenschaftliche Gefühle und Handlungen wird hier nötig sein und befolgt werden müssen. Diese pathische Realität hat selbst einen besonderen Charakter, ist nur auf besondere Weise erkennbar; man kann nur auf besondere Art in sie eingreifen, indem man sich an ihr beteiligt.
Ist damit für das Verhältnis des Nutritiven zum Sexuellen etwas gewonnen? Soviel, daß jene Sauce gemütloser Sachlichkeit der Erkenntnis oder der Wissenschaft wieder genommen ist. Das ist eine negative Leistung. Positiv aber ist zu sagen, daß alle jene Beobachtungen, in denen sinnfällig Ernährung und Geschlechtlichkeit miteinander verbunden, voneinander abhängig, verschmolzen oder feindlich zueinander gefunden werden, mit leidenschaftlichem Erstaunen und mit leidenschaftlichem Gefühl wahrgenommen werden müssen. Diese Leidenschaftlichkeit kann nicht durch eine objektive Physiologie oder Chemie, nicht durch eine Psychologie des Bewußtseins, nicht durch eine Tiefenpsychologie der Seelenstruktur neutralisiert und dann beiseite geschafft oder verdrängt werden, ohne daß das Wesen dieser Sache dabei verschwindet. Das gilt dann in gleicher Weise für die Erkenntnisse wie für die politischen oder sozialen Einrichtungen, durch welche man die Verteilung der Nahrung und die Einung der Geschlechter zu ordnen suchte.

e) Eine besondere Würdigung verlangt daher an dieser Stelle jenes Unternehmen der Psychoanalyse, eine gewisse Ordnung in diese Materie zu bringen. Es handelt sich dabei eigentlich um zwei Stadien. Als das erste wäre der Ansatz zu einer Trieblehre, als das zweite die Aufstellung einer Strukturlehre der ganzen Psyche zu bezeichnen. – Die Trieblehre war von FREUD von Anbeginn dualistisch gebaut. Unter Hinweis auf ein gelegentliches Wort von SCHILLER war neben dem Sexualtrieb der Nahrungstrieb anerkannt worden; aber für die Analyse der Neurosen war nur der erstere gut brauchbar, weil die Wirkungen und Wandlungen des zweiten patho-

genetisch unbedeutend, in einer Praxis im damaligen Wien auch nicht aufdringlich waren. Beides hat sich seitdem verschoben. Aber eine Psychoanalyse des Hungertriebes ist doch noch nicht entstanden, sie wäre jetzt wahrscheinlich möglich; und so blieb die Psychoanalyse auch in der Hauptsache sexualtheoretisch. – Dann vollzog Freud bedeutende Wendungen, die nicht nur Erweiterungen waren. Der alte Dualismus wurde durch den neuen von Lebens- und Destruktions- oder Todestrieben ersetzt, die Unterscheidung von Bewußtem und Unbewußtem durch die von Ich und Es. In diesen sehr bekannten Um- und Neubildungen kam der eigentliche Hungertrieb und das Nutritive als solches wenig mehr zur Sprache. Aber die wachsende Beachtung der frühkindlichen oralen und analen, der sadistischen und masochistischen Libidoformen näherte die analytische Psychologie jetzt doch in neuer Weise dem nutritiven Erscheinungsgebiete an. Man bedenke dafür zum Beispiel die große Bedeutung, die die kaptative Haltung bei Schultz-Hencke, die kaptativen und retentiven Vorgänge bei Franz Alexander bekommen haben. Inzwischen erstarkte die psychosomatische Medizin, und damit mußte eben der gesamte in diesem Kapitel herausgehobene Problemkreis an Beachtung gewinnen.
Man kann also nicht sagen, daß die Psychoanalyse des Nutritiven uneingedenk gewesen sei, aber auch nicht, daß sie seine Kenntnis besonders gefördert hätte. Der Gewinn scheint mir darauf zu beruhen, daß überhaupt das Anthropologische als ein Ganzes und aus diesem heraus Mannigfaltiges angepackt worden ist. Nicht nur daß, sondern *wie* man an so etwas wie das Nutritive heranzugehen habe, ist gezeigt worden: das ist der Vorsprung der Psychoanalyse vor der Physiologie. Und dafür ist die Entgegenstellung von Ich und Es, also das zweite Stadium, das bedeutungsvolle. Denn dieser Gegensatz enthält nichts von dem Unterschiede des Nutritiven und Sexuellen, er ist also zumindest befähigt über beiden zu stehen oder unter beiden zu ruhen. Von da aus kann man beide als besondere Entfaltungen einer einheitlichen menschlichen Natur auffassen. Gibt es aber Beobachtungen, welche einer solchen Auffassung des Menschen bestätigend, kritisierend oder widerlegend zu Hilfe kommen? Solche Beobachtungen sind bereits in den vorhergehenden Abschnitten dieses Kapitels immer wieder gelegentlich erwähnt worden. Zum Teil handelt es sich um Fälle, in denen ein Mensch sexuelle Befriedigung durch Betätigung solcher Funktionen, die nutritive genannt werden können, ersetzt; auch das Umgekehrte kommt vor.

Aber auch die innige Verbindung sexueller und nutritiver Befriedigungen, zum Beispiel bei Festen, ist manchmal aufdringlich genug. In beiden Fällen spielt das alkoholische Getränk, zuweilen andere Rauschmittel oder -gifte eine Rolle. Aber eindrucksvoller pflegen Erfahrungen zu wirken, in denen nicht das Zusehen, sondern der Eingriff als Beweismittel gilt. Es sind die Fälle, in denen irgendeine chemische Substanz oder ein Nahrungsmittel die sexuelle Libido oder die Potenz entweder stimuliert oder beseitigt hat; beides kommt vor, und mancher Arzt hat sich dessen bedient.

Aber alle diese Erfahrungen würden ihre Kraft wohl nicht bekommen und den realen Zusammenhang der Nutrition mit der Sexualität nicht so glaubhaft gemacht haben, wenn nicht irgendeine Bereitschaft schon in uns läge, solchen Zusammenhang anzunehmen. Warum mag es uns so wahrscheinlich dünken, daß die Geschlechtlichkeit und die Ernährung so nahe beisammenliegen, so verwandt scheinen, daß sie etwas Gemeinsames repräsentieren? Es muß da etwas im Geheimnisse des Lebens sein, was eben beides als besonders wichtige Äußerungen eines und desselben Lebens umfaßt oder aus sich entläßt. Und hier kommt es dann zur Sprache, daß eben die Verborgenheit des Geheimnisses offenbar zum Wesen der ganzen Sache gehört: ohne solche Verborgenheit wäre das Geheimnis keines, hätte es auch keine Kraft. Und dies eben versucht auch die Lehre von Ich und Es festzuhalten. Denn das Ich ist, im Augenblicke bewußt oder unbewußt, die regelhaftere, geordnete, rationalisierbarere Instanz, wohingegen das Es die unbekanntere, die der Rationalisierung widerstrebende Instanz ist. Deshalb kann man sagen, daß die Struktur von Ich und Es zwar nicht aufklärt, wie sexuell und nutritiv zusammenhängen, wohl aber, wie man solchen Zusammenhang aufzusuchen, unter welchem Zeichen man an ihn heranzugehen habe: er steht unter dem Zeichen einer gegenseitigen Verborgenheit wie die von Ich und Es gegeneinander.

Mit anderen Worten: das in der Psychoanalyse akzeptierte Strukturschema von Ich und Es, keineswegs zu beschränken auf die psychische Struktur, hat für unser Problem die Bedeutung, daß gegenseitige Verborgenheit zum Wesen des sexuell-nutritiven Verhältnisses gehört.

f) Eine eigene neue Lehre über dieses Verhältnis habe ich nicht vorzutragen. Zu erwähnen sind Fälle, die dem Prinzip der gegenseitigen Verborgenheit scheinbar, aber nicht wirklich, widersprechen. Wenn etwa ein Kranker die Symptome der Dystrophia adiposogenitalis hat, oder wenn wir die Fettsucht der Kastraten sehen, oder wenn wir von Pflanzen- und Tierzüchtern ihre diätetischen Maßnahmen zur Erzeugung bestimmter Fortpflanzungen hören, dann glauben wir freilich einen direkten kausalen Zusammenhang mit Händen greifen zu können, welcher auf eine gegenseitige Verborgenheit gar nicht hinweist. Dann gerade aber beginnen wir zu überlegen, was mit solcher Verborgenheit eigentlich gemeint sei. Und dabei wird dann auch klar, daß hier nicht nur eine Frage nach Erkenntnis, sondern eine nach Wirkung gestellt ist. Man kann wirken ohne zu erkennen, und man kann erkennen ohne zu wirken. Auch diese zwei Akte scheinen im Verhältnis gegenseitiger Verborgenheit stehen zu können – ja zu müssen?

Wenn man sich nun nicht nur modern und mit intellektueller Bildung, sondern verstrickt und so mitwirkend einem kranken Menschen nähert, dann muß doch auffallen, wie selten das Thema nutritiv-sexuell unverhüllt und direkt hervorsticht. Dagegen gibt es da Konflikte zu beobachten, die beinahe immer, als ob sie ubiquitär wären, ⟨auftreten⟩; das sind die Konflikte der Generationen (Eltern, Kinder, Ehe, Liebespartner u.s.w.). Wenn zum Beispiel eine Frau mit Mammacarcinom sich fragt, ob sie für ihre Kindsabtreibungen büße, dann ist diesmal die Frage der Krankheitsentstehung auf die Spitze getrieben, indem das Spiel jetzt auf Leben und Tod geht. Und diesmal bekommt die Sache von Nutritiv-Sexuell eine Beleuchtung, die ihr doch vorher gefehlt hat: sie gerät in das Licht des Gegensatzes von Leben und Tod. Dabei ist nun mit der neuen Verteilung von Licht und Schatten eine sonderbare neue Erfahrung zu machen: man hat sozusagen eine Wahlfreiheit bekommen, entweder das Nutritive im Sinne des Sterbens und das Sexuelle im Sinne des Lebens, oder aber (umgekehrt) das Nutritive als Leben, das Sexuelle als Ersterben, als Tod zu nehmen. Jetzt, in dieser Wahlfreiheit, ist natürlich auch ein Zweifel, Dilemma, Ruhelosigkeit entstanden. Versöhnung, Friede, Ruhe ist wieder das Ziel, nicht der Besitz. Aber eine Hoffnung ist doch möglich; der Glaube löst sich auf in Hoffnung, wie Augustin den Glauben in die Liebe aufgelöst hat: ama et fac quod vis.

Von einer Lehre kann keine Rede sein. Sondern die praktisch gegebenen Situationen sind solche, daß ein Kranker im Konflikte zwischen sexuellen und nutritiven Wünschen oder Nötigungen krank wurde und dann die Krankheit als Notlösung, jedoch als unerfreuliche, erkennbar wird. Auf der Suche nun nach einer Therapie winken verschiedene Möglichkeiten, die dann nicht als Krankheitbeseitigen, sondern als Lösungen jenes Konfliktes deutlich werden. Wenn die Krankheit überhaupt zu beseitigen ist, so muß diese Beseitigung auch jetzt sub specie jenes Konfliktes beurteilt werden. »Heilung« gilt nur jenem Konflikte, und es kann leicht so geschehen, daß die Beseitigung der Krankheit (z.B. durch Operation oder Chemotherapie) den Konflikt ungelöst läßt. In diesem Falle wird sehr deutlich, daß es zwei Arten von »Gesundheit« gibt, nämlich 1. die Beseitigung einer Störung oder eines Leidens, 2. die Lösung des Konfliktes.

Wir brauchen, um dies alles als zutreffend zu erkennen, nicht zu behaupten, die erste oder die zweite Art der Gesundheit sei die bessere. Es kommt hier im Augenblick nur darauf an, zu sagen, wie die Dinge wirklich liegen. Wenn jemand von seiner Fettsucht befreit ist, dann ist *dafür* unbeachtlich, ob er damit in seinem Sexualleben »normal« geworden oder »anormal« geblieben ist. Ob er die Entfettung der sexuellen Normalisierung vorzieht, ist zunächst seine Sache. Es sind noch andere Beobachtungen und Erwägungen erforderlich, um klarzumachen, daß der Kranke vor solche Dilemmen und Konflikte gestellt werden kann, daß sein Arzt mit seinem ärztlichen Handeln darein verstrickt werden kann und daß dann auch die Gesellschaft im ganzen sich als so solidarisch und mitverstrickt erweist, daß sie über den Konflikt mit sich zu Rate gehen muß, an seiner Lösung mitwirken muß. Da dies alles von Fall zu Fall ganz verschieden aussieht, muß sich unsere Untersuchung zunächst den verschiedenen Krankheiten viel spezieller zuwenden und sie prüfen. Das Thema »nutritiv-sexuell« steht dann nur als ein Fall unter vielen da und hat nur dazu gedient, die Lage der Medizin an einem Beispiel aufzudecken. Ob dieser Beispielsfall doch ein ganz besonderer sei und in welchem Sinne, kann hier noch nicht diskutiert werden.

2. Neurose, Biose, Sklerose

Weil in den lehrbuch- oder handbuchmäßigen Darstellungen, auch in Fakultäten, Kliniken, Studien- und Examensordnungen kein System der Pathologie entwickelt wurde, welches in seinen Einteilungen ein System in tieferem Sinne repräsentierte, so stelle ich hier eine Einteilung voran, welcher wenigstens ein solcher Systemwille zugrunde liegt, obwohl keine Gewähr zu geben ist, daß sie einer Kritik durchaus standhält. Dieses Kapitel will also aus dem Willen zum System verstanden sein. Seine Einteilung habe ich in einer früheren Schrift[1] schon einmal vorgebracht, ohne damit irgendeine mir bekannte Wirkung auf Darsteller der Pathologie erzielt zu haben.

a) Neurose, Biose und Sklerose sind drei Arten von Krankheit, die zugleich schon Stufen sind. Als Beispiele von Arten wären eine Herzneurose, eine Pneumonie, eine Arteriosklerose zu nennen. Inwieferne ein Stufenbau im System anzugeben sei, ist nicht so leicht zu sagen, denn was heißt hier »Stufe«? Es kann sein, daß aus einer vasomotorischen Angina pectoris schließlich eine Sklerose der Kranzarterien hervorgeht; es kann auch sein, daß aus einem nervösen Krampf der gallenleitenden Gänge eine Entzündung der Gallenblase und aus dieser eine Steinbildung hervorgeht u.s.w. Aber es gibt genug Krankheiten, die solche Übergänge von einer zur anderen Stufe nicht erkennen lassen. – Einen anderen Sinn bekommt das Wort »Stufe«, ⟨wenn⟩ wir dem eine Richtung aufwärts oder abwärts zugestehen, die vielleicht ein Wertziel hat.
Man wird in einer späteren Zeit die Erträgnisse der pathologischen Anatomie und Physiologie, die Erforschung der Mikroben und der Viren u.s.w. nicht verachten; aber die Krankheitseinheiten und die Diagnosen unserer Zeit wird man belächeln. Welche Naivität, Diagnosen wie Platzangst, Tuberkulose, Leukämie nebeneinander zu stellen, als wären das vergleichbare Möglichkeiten des Krankseins, als hätte hier das Kranksein überhaupt einen gleichartigen Sinn! Diese Einteilungen stehen auf so schwachen Füßen, daß man sie durch ganz andere ersetzen könnte Dabei zeigt sich noch etwas anderes. Unser bisher ungestilltes Begehren gilt der Erklärung, warum der eine Mensch ein Magengeschwür, der andere einen Hochdruck, der dritte eine Halsangina bekommt u.s.f. Sobald man nun für möglich hält, daß dies an der angeborenen Konstitution oder an der besonderen Art des psychologisch oder biographisch aufdeckbaren Konfliktes, oder an dem irgendwie feststellbaren menschlichen Typus liege; sobald man Untersuchungsreihen bei verschiedenen Krankheitsarten der bisherigen Pathologie anstellt, kommt man zu dem Ergebnis, daß dieselbe »Krankheit« bei verschiedenen Konstitutionen, Psychogenesen oder Typen vorkommen kann.

1 (1934, ²1935) Ärztliche Fragen. (²1935: Bd. 5, S. 339ff).

Wenn dies so ist, dann wäre es auch so erklärbar, daß Ulcus, Hochdruck, Angina in verschiedenen Fällen gar nicht dasselbe sind. Die äußerliche Gleichartigkeit, die zum Beispiel allen Fällen von Ulcus zukommt, wäre nur vorgetäuscht; die Veränderungen beim Ulcus wären mehrdeutig, da es ganz verschieden zustande kommt und nur aus nebensächlichen Gründen schließlich konvergiert, so wie eine Sublimatniere, eine infektiöse Nephritis und eine Arteriolosklerose zuletzt immer auf das einheitliche Bild der Schrumpfniere hinausläuft. Unsere Analyse aber hätte die Aufgabe, diesen Schein der Gleichheit zu zerstören und zur völligen Verschiedenartigkeit des Grundes vorzustoßen.

Das alles schafft eine größere Freiheit für neue Annahmen zur Begründung von Krankheitseinteilungen. Die erste, auf welche wir hier stießen, die in nutritive und sexuale, erwies sich als praktisch überhaupt undurchführbar, denn es führt zu nichts, die Krankheiten in nutritive und sexuale einteilen zu wollen, – zumal wenn sich dabei deren ursprüngliche Einheit herausstellte. Schon besser geht es mit der Einteilung in Neurosen, Biosen und Sklerosen, und diese soll hier näher betrachtet werden. Sie gehört zu jenen, welche in der Krankheit jedenfalles eine dem Menschen irgendwie auferlegte und ihm fremde Gewalt, ein Es zu spüren glauben. Dies, daß es sich um Etwas handelt, merkt man daran, daß das Krankhafte, obwohl Lebensvorgang, doch in eine Materie verlegt wird. Krankhaft ist hier ein materieller Vorgang, nicht der Mensch oder das Lebewesen selbst. Freilich bedarf es bereits einer gewissen Begriffsanalyse, um das ganz klarzumachen. Solche Klarstellung zeigt nämlich, daß eben das, was die drei Arten voneinander unterscheidet, ihre zeitliche und ihre räumliche Erscheinungsweise ist. Wie loco citato ausgeführt wurde, ist eine Neurose eine Krankheit, bei der die funktionelle Veränderung (z.B. einer Innervation oder einer Sekretion) blitzartig, jederzeit erfolgen kann. Das Kommen und das Gehen ist nicht an eine bestimmte Dauer gebunden und insoferne kann man die Neurose als »zeitlos«, – genauer an keine bestimmte Dauer gebunden erkennen. Der Funktionswandel dabei braucht keine Zeitstrecke zu seiner Etablierung oder zu seinem Vergehen. – Dagegen haben organische Krankheiten wie Pneumonien, Carcinome eine bestimmte (wenn auch variable) Dauer. Man kann sie nicht anzaubern und wegzaubern, sondern ein Verlaufsgesetz ist wirksam und verhält sich darin wie der Fall oder die Rotation ⟨*in*⟩ der Mechanik. Diese Zeitgebundenheit der Biose unterscheidet sie also we-

sentlich von der »Zeitlosigkeit« der funktionellen Neurose. – Wenn dann primär (oder im Verlauf einer Biose) irreversible Veränderungen, wie Nekrose, Narbe, Calcinierung, Verdichtungen des Gewebes u.s.w., auftreten, dann können wir von Sklerosen sprechen. Das Endergebnis ist der partielle, individuelle oder gruppenhafte Tod. In zeitlichem Betracht kommt hier wieder etwas Neues, man kann es auch geschichtlich nennen, denn mit der Geschichte ist überall die umkehrbare Richtung des Irreversiblen verbunden. Man kann sagen, daß erst mit der Geschichtlichkeit die Zeitvorstellung ihre ganze Fülle erlangt. – Neurose, Biose und Sklerose sind also Unterscheidungen in der zeitlichen Erscheinungsweise der Krankheit.
Aber auch in ihrer Räumlichkeit erweist sich die materielle Es-Natur dieser Einteilung. Wenn man nämlich das räumliche Gesicht von Neurosen, Biosen und Sklerosen vergleicht, so bekommt man auch hier präzise Unterschiede zu sehen. Wenn wir eine physiologische Funktion studieren, so zeigt sich jedesmal auch ihre unauslöschbare Verstrickung und Verkettung mit anderen, ja mit allen anderen Funktionen. Wer eine Lähmung, eine Hemmung, eine Förderung, Beschleunigung oder Intensivierung einer Funktion analysiert, wird so von einem Tatort zum andern geführt; vom Nerv zum Muskel, von der chemischen Reaktion zum Energiewandel u.s.f. Auch hat die neuere Analyse der Sinneswahrnehmung und der Motorik gezeigt, daß die Grenze zwischen Organismus und Umwelt, zwischen dem, was in der Haut und außer der Haut ist, immer überschritten wird, so daß die Grenze zwischen Lebewesen und Milieu nur von der jeweiligen Untersuchungsart abhängt, wie eine zufällige methodische Einstellung dasteht. In diesem Sinne könnte man das Funktionelle und das Neurotische geradezu als »raumlos« bezeichnen, womit hier die Beliebigkeit der Raumabgrenzungen und Ortsbestimmungen gemeint ist. – Anders verhalten wir uns gegenüber den Biosen oder, wie man sie auch nennen kann, den Organosen. Hier begegnen uns Strukturen und Organe als etwas Abgeschlossenes, Organismen und Individuen mit einer Oberfläche, die sie von Welt oder Umwelt trennt. Man kann immer feststellen, daß eine Blutwelle sich in einer Luftwelle fortsetzt; aber man könnte nicht sagen, daß das Zimmer, in dem ein Pneumonischer liegt, eine Pneumonie habe. Der hautumschlossene Organismus und seine organische Krankheit sind also lokalisierbar, und darum ist die Raumbestimmtheit hier ganz im Gegenteil eine präzise, positive. – Freilich ist hier noch zu unterscheiden und dies führt zur drit-

ten Raumqualität, der der Sklerosen. Denn wir haben die innige Verbundenheit von Struktur und Funktion bisher übergangen. Die Funktionen sind an die Strukturen gebunden, und die Strukturen sind so gebildet, daß Funktionen stattfinden können. In der Morphogenese ist es ein stets wiederkehrendes, wenn auch meist nicht befriedigend gelöstes Problem, wie Strukturen durch Funktionen hervorgebracht werden können, da sie doch nicht vom Himmel fallen und durch Erblichkeit, Gene, formative Kräfte mehr magisch-obskur als wissenschaftlich erklärt werden. Wenn sich nun bei organischen Prozessen mit der Struktur auch die Funktion ändert, so entstehen hier ganz die gleichen Probleme. Und während die pathologische Strukturänderung (Entzündungsvorgang, Exsudationen, Narbenbildungen u.s.w.) eine lokalisierte Seite des Prozesses darstellt, ist die begleitende Funktionsänderung infolge ihrer Verflechtung mit anderen Funktionen nicht lokalisierbar, wie schon oben dargetan wurde. Schon bei der Biose oder Organose gibt es einen der Neurose ähnlichen und einen der Sklerose ähnlichen Anteil, worin sich eine Zwischenstellung ausdrückt. Wenn wir nun von dieser Mittelstellung ausgehend die Funktionsanomalie weglassen, weil diese bereits nicht mehr möglich ist oder nie nachweisbar war, dann gelangen wir zur endgültigen und irreversiblen, dem Tode verwandten Strukturveränderung: der »Sklerose«. Bei ihr ist nun alles lokalisiert und nichts unlokalisierbar.

Sowohl die zeitlichen wie die räumlichen Begriffe sind freilich zu arm, um eine volle Definition unserer drei Stufen herzugeben. Bereits wurde zur Verdeutlichung eine Richtung auf den Tod hinzugezogen. Da es sich bei den Krankheiten oft nur um eine Warnung, dann auch eine Gefahr, schließlich einige Male um den klinischen Ausgang in den Tod des Individuums handelt, so kommt bei der Krankheit des Lebewesens eigentlich nur der Teiltod eines Gewebeteils oder eines Organes in Betracht. Ein Begriff, der sich hier nun weiter aufdrängt, ist der des Alterns. Wenn man den pessimistischen Beiklang dieses Wortes meiden und eine optimistischere Bezeichnung vorziehen will, wird man statt dessen vom Reifen sprechen. In jedem Falle ist also die eigentliche Abfolge von Kindheit, Jugend, Mittelzeit, Alter, Greisentum gemeint, die sich ja ohne und mit Krankheit abspielt. Merkwürdig ist dabei die Affinität vieler Krankheiten zu bestimmten Altersstufen, welche wegen gewisser Ausnahmen meistens auch nicht ganz stichhaltig ist und sich zur Aufstellung strikter Gesetze daher nicht eignet.

b) Wenn ein Forscher aus irgendeinem Grunde sich mit Ähnlichkeiten, Verwandtschaften, Analogien oder Symbolen beschäftigt, anstatt sich auf Kausalitäten und deren Gesetze zu beschränken, dann kommt er oftmals in die Lage, daß ihm unscharfe Benutzung der Begriffe, zweideutiger Gebrauch der Worte, Äquivokation, Synonymie u.s.w. vorgeworfen werden. Nur ist es ungerecht, die ganz gleichartigen Bräuche bei strengen Naturwissenschaftlern zu übersehen. Man sollte nicht hier für läßliche Sünde nehmen, was man dort als Verstoß brandmarkt. Ein Beispiel aus der naturwissenschaftlichen Biologie und Pathologie ist der sogenannte Gewebstod. Wer davon spricht, macht sich einer Analogie schuldig, – wenn anders es eine Schuld ist. Ist der Tod teilbar? Wer von Gewebstod, von Nekrose, spricht, nimmt es offenbar an. Wir erheben keinen Einwand dagegen, aber eine Zweisinnigkeit zieht die andere nach sich. Wenn es einen Teiltod gibt, was heißt hier »teilen«? Das ist dann wieder mehrsinnig. Man kann teilen, ohne zu trennen, und man kann teilen, um zu trennen. Ja, man kann teilen, um zu verbinden, so im Falle der Treppenstufe, der Leiter. (Auch das Rad, die Achse ist ein solches Instrument.)

Es muß schon bisher deutlich geworden sein, daß die Einteilung der Krankheiten in Neurosen, Biosen und Sklerosen durch zeitliche und räumliche Merkmale zu wenig Fülle bekommt, obwohl sie etwas ganz Einleuchtendes an sich hat. Aber vollständiger wird dieses Einleuchten doch, wenn man jene drei als Stadien auf dem Lebensweg, als Schritte vom Leben zum Unbelebten oder als Schritte vom Leben zum Tode erfaßt. Da an dieser Stelle von Leben und Tod – als zusammengehörend – nicht ausführlich zu reden ist, so soll doch der Abglanz dieses großen Gegensatzes ersichtlich werden. Da zeigt sich dann wieder, daß eben dieser Abglanz in ganz anderer Weise erscheint. Es ist hier wieder so, daß Leben und Tod auf merkwürdige Weise der Neurose, der Biose und der Sklerose zwar zugrunde liegen, auch beim Übergehen von jeder zur benachbarten Stufe wirken, aber auf eine zunächst ganz unkenntliche Weise. Will ich dies zeigen, dann fallen mir zunächst eine Fülle von ärztlichen und klinischen Beobachtungen ein, und deren will ich zunächst ein paar erwähnen.

Eine erste Gruppe enthält solche Fälle, in denen nacheinander sich mehrere der drei hier unterschiedenen Krankheitsbilder einstellen. Wenn man dabei wie ein Vergnügungsreisender abwechselnd Gebirge mit Gletschern, Seen, Ruinen besichtigt, dann hat man den großen Vorteil einer Distanz; wenn man aber kletternd, schwimmend und trauernd in diese Landschaftsteile hineingeht, bekommt man Dinge aus der Nähe zu spüren, die es auch gibt. Sowohl die Ferne wie die Nähe gibt je Besonderes zu sehen, und ein bedeutend-kompletter Mensch wäre der, welcher sowohl das eine wie das andere tut. – Aus der Ferne haben wir oft gesehen, daß nervöse Menschen auch besonders viele organische Krankheiten bekamen, öfters operiert werden mußten. Ein Übel jagt das andere; und es kann dann so sein, daß der nervöse Mensch in der organischen Krankheit für diese Zeit einmal unnervös wird; aber auch, daß er in derselben fortgesetzt ein schwieriger, ein nervöser Patient erst recht bleibt. – Mehr von der Nähe ist uns dann oft der Fall begegnet, daß ein wegen Psychoneurose oder Organneurose in Psychotherapie oder Psychoanalyse befindlicher Patient plötzlich eine Organkrankheit, zum Beispiel eine tonsilläre Angina, bekommt; dann war es möglich, eine ganz minuziöse Verzahnung zwischen der psychischen und der somatischen Struktur, eine Fortsetzung der seelischen Dramatik in der körperlichen zu erkennen, so als ob das gleiche Stück und dasselbe Problem nun mit anderen Schauspielern weitergespielt würde. Die psychosomatische Medizin hat hier also mit einem Übergang von der Neurose zur Biose, mit einer Art von Verwandlung der ersten in die zweite zu tun.

Vom zweiten zum dritten, also von der Biose zur Sklerose, hat die »klassische«, also die naturwissenschaftliche Medizin, seit langem einen Übergang für möglich gehalten. Der Begriff der Narbe, wohl von der Wundheilung genommen, wurde geradezu der Prototyp solchen Übergangs. Wo an die Stelle der Verwundung die Entzündung rückt, da kann dasselbe geschehen. Zwar kann auf die Entzündung auch die Restitutio ad integrum folgen. Und statt einer Narbe kann auch ein Wachstum, eventuell wie beim Keloid von pathologischer Art, folgen. Jedoch ist der Übergang von einer Biose zu einer Sklerose einer der diskussionslos angenommenen und häufigen.

Wenn wir dann Fälle gewahren, in denen alle drei Stufen durchlaufen werden, so neigen wir auch zu der Vorstellung, hier liege ein Urbild aller Krankheiten, eine vollständige und in allen Fällen aufzunehmende Verlaufsweise von allgemeingültigem, gesetzmäßigem Bau vor. Der Weg zum Beispiel von einem seelischen Konflikt zu einer Angina pectoris nervosa und von dieser zu Herzinfarkt, Sklerose der Kranzarterien und Tod wäre ein Beispiel solchen Urbildes. Das Stadium einer manifesten Biose, wie sie in Infektionskrankheiten, Kreislaufdekompensationen u.s.w. ausgebildet wird, könnte dabei gleichsam übersprungen werden, so daß der Verlauf wie ein direkter Übergang von der Neurose zur Sklerose aussieht. Ja, es kann auch geschehen, daß ein neurotisches Stadium gar nicht klinisch manifest wird, so daß die Krankheit nur aus einer Sklerose zu bestehen scheint. Das könnte vorliegen bei den als Alterserkrankungen bezeichneten Fällen.

Aber eben wenn wir uns ein System der Krankheit so wie bisher genetisch oder historisch denken, wird uns Vorsicht durch solche Fälle auferlegt, in denen ein umgekehrter Verlauf sich aufdrängt. Dann nehmen die Ereignisse nämlich ihren Verlauf von der Sklerose zur Biose und zur Neurose. Dieses Schema hat auch für sich, daß wir aus dem Munde der Patienten viel öfter Äußerungen zu hören bekommen: Der Verlust meines Beines oder der ständige Schmerz an meinem Armstumpf macht mich ganz nervös; oder: ich habe mich erkältet; oder: durch die Überanstrengung bin ich krank geworden; oder: die Sorge wird mich umbringen. Bei allen derartigen Äußerungen zeigt sich, daß der Kranke eine Ursachen- und Wirkungsfolge, eine Kausalität wahrnimmt oder zu konstatieren glaubt, die vom Irreparablen oder seinem Willen Entzogenen ausgeht und zum Subjektiven, Persönlichen hingeht und auch da eine unserer bisher vermuteten Kausalkette entgegengesetzte fordert. Der Kranke fühlt sich berechtigt zu solchen Aussagen. Es ist aber nötig zu sagen, daß auch die Medizin des 19. Jahrhunderts und deren Fortbestände bis heute so dachten. Die Begründung der Pathologie auf der Anatomie wirkt noch auf das Denken in KREHLS Pathologischer Physiologie, deren ⟨*erste*⟩ Auflagen um die Jahrhundertwende herum liegen, und erst mit dem Überwiegen des funktionellen Denkens, für das von BERGMANNS Funktionelle Pathologie repräsentativ war, kündigt sich eine Umkehrung an, freilich noch ohne diese bewußt und radikal vorzunehmen.

Endlich ist hier daran zu erinnern, daß Kombinationen nicht nur sukzessive, sondern simultan auftreten. Wenn ein Kranker eine Platzangst und zugleich einen im übrigen abgeheilten Muskeldefekt durch Poliomyelitis hat, dann hat er eben zugleich die neurotische und die sklerotische Störung. Oder wenn ein anderer eine alte Lungentuberkulose, ein Bronchialasthma und eine Sexualneurose hat, dann sind alle drei Stufen gleichzeitig vorhanden. Oder wenn ein dritter sowohl an einer Miktionsneurose wie an einer Zahnkaries leidet, dann finden sich die Neurose und die Biose eben gleichzeitig bei ihm. Die genauere Untersuchung wird viel häufiger als erwartet solche Überlagerungen, und daher gleichzeitig auch bei allen früheren Fällen, zeigen. Wir gelangen damit wieder zu einer Relativierung, ja Entwertung aller Systeme, die sich nur auf die zeitlichen oder auch die örtlichen Befunde allein stützen möchten.

Nun muß aber noch eine Gruppe von Krankheitsbildern einbezogen werden, welche bisher absichtlich völlig ausgelassen wurden: die *Psychosen*. Die Art der Einbeziehung wird von der Auffassung der Psychosen selbst abhängen, deren Haupttypen wir der Reihe nach aufzählen und kritisieren.

α) Die materialistische Erklärung: »Geisteskrankheiten sind Gehirnkrankheiten« (Griesinger) bekam einen starken Rückhalt durch die syphilitische Entstehung und die pathologische Anatomie der Progressiven Paralyse. Einen erheblichen Rückschlag erfuhr diese Erklärung dadurch, daß die Suche nach Gehirnveränderungen bei der Schizophrenie und dem manisch-depressiven Irresein vergeblich blieb. Einen neuen Auftrieb erhielt sie durch die eindrucksvollen Besserungen, ja Heilungen nach Schocktherapie mit Malariainfektion, Insulin, Kampfer, Elektrizität, Leukotomie, Gaseinflößung. Auch die Infektionspsychosen (Bonhoeffer) und die Wirkung vieler Gifte (Alkohol, Narkotika u.v.a.) auf die Psyche unterstützten sowohl die Ansicht, daß das Gehirn oder bestimmte Gehirnteile, wie die Rinde, das Organ sei, dessen Erkrankung zur psychotischen Veränderung führt, wie auch die Hypothese, daß auch in Fällen, bei denen die Untersuchung des Gehirns bisher nichts ergab, solche Befunde, vielleicht mit neuen Methoden, später doch noch gefunden werden, jedenfalls tatsächlich bestehen.

β) Man kann nicht sagen, daß die durchweg materialistische Erklärung der Psychosen eine empirisch besonders gut begründete und gesicherte Lehre sei, und der Fernerstehende bekommt mehr den Eindruck einer noch widerspruchsvollen Lage der Forschung. Um so mehr darf man sich über den Dogmatismus oder die Sicherheit wundern, in der die materialistische Lehre zuweilen vorgetragen wird. Dies erklärt sich zum Teil wenigstens daraus, daß es ein Motiv gibt, a priori zu behaupten, daß der Geist überhaupt nicht erkranken und es daher Geisteskrankheiten im strengen Sinne gar nicht geben kann. Wenn die Logik selbst, die Mathematik selbst, die Metaphysik selbst eben die Wahrheit aussagen, so kann man von den Gedanken und von dem Sinn und Inhalt der Urteile immer nur sagen, daß sie wahr oder falsch sind, nicht, daß sie gesund oder krank sind. Wenn das Wort Geist dies alles umspannt, kann es auch keine Krankheit des Geistes geben. Diese Ansicht geht dahin, daß es nur die seelischen Ausdrucksmittel des Geistes sind, welche erkranken können und es auch tun. Zu den seelischen Ausdrucksmitteln gehören Sprechen, Schreiben, Lesen, auch Denken, Urteilen, Wollen und Fühlen, Handeln. Niemals aber das Gedachte, das Objektive, das Wahre selbst. Wenn dann ein Wahn oder eine Denkstörung bemerklich werden, kann man nur sagen, die Wahrheit sei nicht mehr ausgedrückt worden, aber nicht, sie sei erkrankt. An diesem Punkte wird nun merkbar, daß doch irgendeine Verbindung zwischen der geistigen Wahrheit selbst und den Ausdrucksmitteln bestehen muß, und daß man also fragen muß, wie es denn zum Ausdruck komme, was Ausdrücken sei, wo hier die Krankheit einsetzt.

Man kann jetzt erkennen, daß der Materialismus der Psychosenlehre und der Idealismus der Geistlehre einander gegenseitig begünstigen, ja fordern. Wenn man die Psychosen als Faktum zugibt, dann *muß*, wenn der Geist nicht erkranken kann, der Wahn eine Seelenstörung und damit direkt oder indirekt eine materielle Störung sein; und wenn die Psychosen *nur* seelisch, oder körperlich bedingt sind, dann *kann* der Vorgang den Geist selbst gar nicht berühren. Die idealistische Apriorität oder Autonomie des Geistes und die materialistische Erklärung der Psychose fordern einander, stützen sich gegenseitig, sind aneinander zwangsläufig gebunden; die gegenseitige Bindung von Materialismus und Idealismus sind in dieser Medizin der Psychosen erweisbar.

γ) Dieser Zustand gehört bereits der Vergangenheit an. Seitdem wir die Erscheinung als Ausdruck des Seins verstehen und in dem Drange vom Schein zum Wirklichen eine immerwährende Struktur erkennen, aber in ihm kein annäherndes Fortschreiten, keinen Fortschritt zum Wirklichen hin erwarten, ist hier auch keine Enttäuschung mehr möglich. Ausdruck, das ist das, womit wir auch wissenschaftlich immer umzugehen haben. Um aber den Übergang von der veralteten zur gegenwärtigen Auffassung der Psychosen historisch zu zeigen, folgen hier einige Bemerkungen über die Stellungnahme der Psychoanalyse. FREUD hat in der 16. seiner Vorlesungen zur Einführung in die Psychoanalyse (1917) besonders über sein Verhältnis zur Psychiatrie gehandelt. Hier sind die mehrfachen Aussagen und Gründe wichtiger, warum Freud und die ältere Psychoanalyse die psychoanalytische Therapie der Psychosen für aussichtslos hielten und widerrieten. Das Hauptargument war, daß man das manisch-depressive Irresein und die Schizophrenie zwar sehr wohl psychoanalytisch auffassen kann, daß sie sich aber als narzistische und nicht als Übertragungsneurosen ergeben hätten, und da die Fähigkeit zur Übertragung die Voraussetzung der Behandlung sei, so müsse man jenes negative Urteil fällen. Diese Auffassung ist nach meiner Kenntnis in einem Teil der psychoanalytischen Kreise seitdem immer mehr revidiert worden. Weder erwies die Übertragung sich als völlig blockiert, noch waren die Heilungsmöglichkeiten so geringe. Dazu kam von anderen Seiten die wachsende Einsicht, daß auch der Psychotische oder Geisteskranke ein Mensch bleibt, und daß ein menschlicher Kern in ihm unzerstört, ansprechbar, umgangsbedürftig und respektwürdig bleibt (z. B. BARUK, BEECS u. a.). Mit der Ausbreitung der chemischen, physikalischen und chirurgischen Schockmethoden entstand auch wachsend ein Widerspruch und eine Abneigung gegen diese vom Materialismus her begründete und ihn auch wieder fördernde Behandlungsmethode. Es sei menschlicher und sachlich richtiger, den körperlich-seelischen *und* den geistigen Entwicklungsprozeß als solchen zu nehmen – so sagte man mit Recht, und es ist schade, daß manche Ärzte nur auf die Aussichten der Gewaltkur wiesen, ihre Bedenken dagegen für sich behielten.

Wenn es nun richtig gewesen wäre, daß die sogenannten Psychosen nichts als narzistische Neurosen sind, dann erführe unser dreiteiliges System keine Veränderung. Auch wenn man, wie es wenigstens bei der Paralyse gewiß ist, ein Beieinander von organischen und psychischen Störungen anzunehmen hat, wird dadurch jenes Schema nicht veränderungsbedürftig. Die Frage bleibt aber, ob wir nicht gerade durch die Psychosen etwas über die Art des Zusammenhanges von Neurose, Biose und Sklerose erfahren, was wir sonst nicht so leicht erfahren. Dieser Frage bringt das folgende näher.

δ) Schon seit einiger Zeit haben mehrere sich die Frage vorlegen müssen, ob nicht bei der organischen Krankheit dasselbe in der lebenden Materie vor sich gehe, was bei der Psychose in der Psyche vor sich geht. Die Wildheit, der Radikalismus, die Absurdität und anderes muten ähnlich an, wie wenn man einen Organprozeß und wenn man eine Psychose betrachtet. Der Ausdruck »Organpsychose« (GROTE und MENG) stellte sich ein. Dazu kamen aber einzelne Eindrücke, welche auf einen Ersatz des einen durch das andere hinwiesen. Die sogenannte psychogene Angina, überhaupt die Kasuistik der psychosomatischen Medizin, wimmelt von Fällen solchen wechselseitigen Ersatzes, wie schon oben angedeutet. Auch muß man bedenken: wenn eine Psychose als Neurose aufgefaßt werden kann, dann auch eine Neurose als eine Art Psychose. Alle jene Fälle von funktionell-psychologischer Symptombildung bei Organneurosen, alle Beispiele sogenannter Psychogenie organischer Krankheiten gehören dann hierher und stützen die Vorstellung, daß aus Körperlichem Seelisches, aus Seelischem auch Körperliches hervorgehen könne.

Am weitesten ist nun Wilhelm KÜTEMEYER darin gekommen, das Hervorgehen einer Art von Psychose aus einer bisher als ganz körperlich betrachteten Krankheit zu beobachten. Das Besondere seiner Leistung ist aber, daß er dergleichen nicht nur beobachtet und so gedeutet hat, sondern daß er es therapeutisch bewirkt hat. So kommt es dann zu der wie eine Wunderkur wirkenden Beseitigung eines schweren chronischen Gelenkrheumatismus, aber zur Entstehung eines einer Psychose wenigstens ähnlichen Zustandes. Die allgemeinen Konsequenzen für Begriff und System der Krankheiten sind groß genug. Aber auch wer wenig Interesse an solchen allgemeinen Entscheidungen nimmt, wird hier belohnt dadurch, daß eine Menge von sehr präzisen Zusammenhängen, psychologischen und organischen Einzelvorgängen zum ersten Male beobachtet worden sind. Nicht nur das Daß, sondern das Wie solcher Psychosomatik wird aufgedeckt.

ε) Welche Gestalten werden hier sichtbar? Es handelt sich meines Erachtens um Anfänge, aber aussichtsvolle. Der Ariadnefaden war zunächst in FREUDS Psychoanalyse, genauer in deren praeödipalen Funden. Bevor ein Kind die als Ödipussituation bezeichneten Auseinandersetzungen mit Vater und Mutter hat, sind seine libidinösen Bindungen auf die orale Bemächtigung der Nahrung, auf die anale Ausstoßung des Unbrauchbaren gerichtet. Auch diese Lebensvorgänge aber sind ganz und gar verschmolzen mit anderen Lebewesen, besonders mit der Mutter, der säugenden sowohl wie der die Frucht nährenden. Noch weiter zurück verliert sich die Spur in den Zeugungsvorgang, den wir eigentlich nur von der Äußerlichkeit her kennen – wenigstens wenn wir biologisch eingestellt sind.

Diese Andeutungen müssen genügen. Im weiteren würde das Biologische fast nur Vermutung sein. Um so reichlicher fließt die Quelle aus Verhältnissen, die seelisch wahrnehmbar, geistig formulierbar sind.

c) Immer noch sind wir beschäftigt, eine bessere Einteilung aller Krankheiten als die hergebrachte zu suchen und dabei zu prüfen, ob die in Neurosen, Biosen und Sklerosen einen Vorteil hat, dann auch den, infolge des Zusammenhanges dieser drei einen großen einheitlichen und allgemeingültigen Krankheitsbegriff zustande zu bringen. Dabei soll es sowohl um die Idee wie um die praktische Verwirklichung der Heilung (oder wenigstens Behandlung) gehen. Nun hat sich hier im Verlauf der Erörterung etwas verschoben. Wenn nämlich von den Beziehungen jener drei Hauptarten zu reden war, dann tauchte immer mehr ein Gegensatz auf, der zunächst nicht sichtbar war, – ein Gegensatz, der aber nur unpräzise und selbst mannigfaltig zu benennen wäre, wie etwa: subjektiv und objektiv, oder innerlich und äußerlich, oder körperlich und seelisch, oder seelisch und geistig u.s.w. Gleich zu Beginn freilich erinnerten wir daran, daß, wenn man Neurosen, Biosen und Sklerosen zusammenfaßt, man etwas vereinigt, was in jedem Falle als ein Es zusammengehört und einem Ich gegenübersteht. Hinzu kam dann, daß die Stellung der Psychosen in diesem System nicht ohne weiteres klar ist, daß sie von dem Begriffe abhängt, welcher den Psychosen untergelegt wird, und daß ihre Einbeziehung zu einer Umbildung des Systems führen könnte. Die ganze so entstandene Verwirrung muß jetzt beseitigt werden.

Wir sind jetzt darauf vorbereitet, daß ein einheitlicher Begriff für alle Krankheiten in Reichweite ist. Freilich, der Ausdruck Begriff ist dabei noch unbestimmt, und es darf kein Vorgriff darin liegen, daß eine Logizität gemeint sei. Denn auch das Unlogische, Unsinnige, Unmögliche soll darin Platz haben. Es handelt sich darum, eine Form zu finden, in der alle Krankheiten, Krankheitsverläufe, Krankheitswandlungen Platz haben. Dieses Postulat enthält bereits die Vorstellung, daß im Werden eines Menschen auch ein Werden seines Krankseins erfolgt, ja, daß das Kranksein einen Teil seines Werdens als Mensch ausmacht. Wenn wir die Bedeutung des Krankseins weder überschätzen noch unterschätzen, dann wird die gebotene Sachlichkeit und Begrenzung des Krankheitsbegriffes eintreten. Dieses ganze Buch ist ein solcher Versuch. Das Einteilungsproblem hat seine Wichtigkeit nur daher, aber insoferne ist dieser Abschnitt wirklich ein wichtiger. In ganz freier Weise sei hier versucht das auszusprechen, was dem Verfasser wichtig scheint.

In allen Reflexionen erscheint der Krankheitsvorgang in doppelter Richtung. Einmal sieht man die Sache so, als ob der Vorgang auf Spiritualität sich zubewegte, dann wieder so, als ob er sich auf Materialität zubewegte. Aus Es soll Ich werden, aber aus Ich soll auch Es werden. Wenn diese Doppelbewegung nicht gelingt oder falsch geschieht, dann sprechen wir von Krankheit, fühlen oder beurteilen wir sie als krankhaft. Hier läuft ein Zirkel mit unter; denn »nicht gelingt« und »falsch geschieht« ist ja nur ein anderer Ausdruck für »krank«, und das Definierende wird vom zu Definierenden definiert. Dann ist die Doppelung der Bewegung, ihr Ablauf in einem Sinne und außerdem im Gegensinne noch unbefriedigend. Sie kann zum Anlaß dialektischer und auch obskurer Behauptungen werden. Es wäre besser, eine einfache und beides umfassende Anschauung vom krankhaften Vorgange zu bieten. Die einfachste Lösung (sie erscheint hier als Hypothese und Hilfshypothese) ist die, daß die Störung der Spiritualisierung stets von einer Störung der Materialisierung begleitet ist und daß beides im Grunde denselben Vorgang ausmacht. Oder: Wenn aus Es nicht das richtige Ich wird, dann wird aus Ich auch nicht das richtige Es. Da haben wir freilich wieder den Circulus vitiosus, daß das Krankhafte das »nicht richtige« Werden sei. – Wir versuchen unsere anschauliche Einheitlichkeit an einem Beispiel zu zeigen. Dabei zeigt sich nun gleich eine Schwierigkeit. Ich kann nämlich kein Beispiel finden, in dem sich bei einem Kranken oder einer Krankheit zeigen läßt, was zu zeigen ist. Und das muß einen Grund haben.

Es ist nicht so schwer, Kranke zu finden, in deren Leben eine Neurose, eine Biose und eine Sklerose neben- oder nacheinander manifest wurden, ohne daß die Einheitlichkeit einleuchtet. Daran zeigt sich bereits, daß nicht das zeiträumliche Beisammensein, sondern Dynamik und Bedeutung des Zusammenhanges das Gesuchte ist. Man muß sich eben ein für allemal klarmachen, daß wir bei allem, bei dem Erkennen wie beim Handeln, ein Ziel suchen, das wir doch noch gar nicht recht kennen. Wir sind mitten im Walde; dort, in dieser Richtung etwa, muß das Dorf liegen; aber wo genau, und wie es aussieht, das wissen wir nicht. So ist es auch hier. Die Krankheiten laufen auf etwas für den Menschen hinaus; aber auf was eigentlich? Früher nannte ich es einmal seine »letzte Bestimmung«, aber dies ist auch nicht viel klarer. Wer aber hier ein positives Bekenntnis, ein deutliches Wort verlangt, der verlangt, daß man die Löhnung im Beginn der Arbeitswoche in die Tasche bekomme. Das ist nicht loyal. Trotzdem haben wir nicht nichts gesagt. Das Gesagte ist anders als die materialistische Erklärung, anders als der spiritualistische Hochmut (der sich auch als Demut verkleiden kann). Und das Positive ist, daß eine Krankheit die andere interpretiert. Was es eigentlich mit einer Krankheit auf sich habe, das erfahren wir also durch den Vergleich mit einer anderen. Im Vergleich entsteht auch eine Erläuterung, im Übergang und ⟨*in*⟩ der Wandlung beginnt eine Einsicht, daß *was* da übergeht, transformiert wird, in der Verwandlung doch auch dasselbe bleibt. Darum ist die Frage der Einteilungen wichtig.

Wenn also zum Beispiel eine neurotische Nymphomanie zu Abtreibungen, die Abtreibungen zu Infektionen, die Krankheiten zu Schuldgefühlen führen; wenn dann aus der Mastitis ein Mammacarcinom hervorgeht, dieses zur Amputation der Mamma, die Situation jetzt zur Rezidiv- und Todesgefahr sich wendet – wenn dies alles eine Lebensbilanz im Bewußtsein, ein Mitagieren des Körpers, des Es, des Unbewußten ausweist – nun, dann ist diesmal doch ein Zusammenhang zwischen diesen drei klinischen oder nosologischen Krankheiten aufgespürt worden.

Dieses Beispiel zeigt noch etwas anderes. Wo die Neurose aufhört und die Biose anfängt, wo das Irreparable (Sklerose) anfängt und wieder aufhört, das ist nicht immer scharf abzugrenzen, und – dies ist noch wichtiger – die Abgrenzung ist auch nicht so wichtig; oder richtiger: Die Abgrenzung hängt von meinen Begriffen mehr ab als von den sogenannten tatsächlichen Vorgängen. Zum Beispiel ist die Grenze zwischen Entzündung und Neoplasma dann eine Frage der anatomischen Definition, denn allmähliche Übergänge sehen wir doch. Oder: Die Frage, ob ein operiertes Carcinom rezidiviert oder nicht, bleibt ungewiß; das ist für die seelische und geistige Verarbeitung der Situation gerade wesentlich: Der Zustand der Ungewißheit. Dieser ganze Zusammenhang kann nun von jeder Fakultät aus synthetisch dargelegt werden. Man kann theologisch den Weg von der Schöpfung zum Sündenfall, zur Erlösung nachzeichnen, man kann ethisch oder moralisch den Weg von Schuld zu Sühne, zu Opfer, zu Freiheit nachzeichnen; man kann historisch den Weg von Gestalt zu Schicksal, zu Untergang, zu neuer Gestalt nachzeichnen; man kann biologisch vom Leben zur Generation, zur Physiologie und zur Physik gehen. In jedem Falle ist solches Allgemeine aber zu einem Einzelfall individuiert worden; untersucht man die Individuation dann genau, so ist sie auch eine konkrete Darstellung der Gemeinschaft, der Sozietät, der gesellschaftlichen Gesetzmäßigkeiten. Wenn wir dann das alles sub specie einer Heilkunst und eines Umganges von Arzt mit Krankheit darstellen, dann entsteht eben die Medizinische Anthropologie oder die Allgemeine Lehre von Krankheit, welche dieses Buch sich vornimmt.

Zweck und Grenze der Krankheitseinteilungen ist damit wohl geklärt: Zweck und Grenze sind wichtiger als die Einteilungen selbst, die man verschieden vornehmen kann; einige Einteilungen sind deshalb im folgenden noch näher ausgeführt, aber das Einteilen hat einen Sinn, der interessanter ist als die Einteilungen.

Wir unterscheiden im weiteren den anatomischen Bau, die physiologische Systematik und die psychische Struktur. Wenn dann viertens die geistigen Mächte zur Sprache kommen, wird damit auch das Problem der sogenannten Geisteskrankheiten eingefügt. Erst dann wird Einteilen und Einteilungen noch einmal verglichen und auch dieses Problem zu Ende geführt werden.

Wenn behauptet wird, das Einteilen sei interessanter und wichtiger als die Einteilungen, so muß das auch begründet werden. Die praktische Notwendigkeit einzuteilen würde sonst immer den Sieg über die grundsätzlichen Bedenken davontragen. Es wäre dann besser, eine falsche Sachlichkeit als gar keine zu gewähren. Ein Grund dafür, irgendeine Diagnose zu stellen, wird von dem Verlangen der Kranken nach einer solchen geliefert. Sie wollen vom Sachkenner hören, was das »eigentlich« ist, das heißt, was dahintersteckt. Und hier drängt sich die Beobachtung auf, daß sich die Patienten ganz entgegengesetzt verhalten: Die einen resignieren, die anderen bleiben unzufrieden. Am schärfsten tritt dies dann zutage, wenn der Arzt sagt, er finde *nichts*. Die Enttäuschung beim Patienten ist nicht zu verkennen, und jetzt fehlt ihm, daß ihm nichts fehlt. Man glaubt ihm nicht, er braucht zu seinem Leiden die Anerkennung – selbst wenn nichts da ist. Das ist das Paradox, das eben nicht immer auftaucht. Jetzt gibt es doch zwei verschiedene Arten von Patienten, und man kann wirklich nicht behaupten, daß das nur zwei Arten von subjektiver Einstellung des Kranken zu seiner Krankheit seien; denn so, wie wir die Sache gebracht haben, war ja gerade wesentlich, daß der Arzt mit seiner Methode nichts fand und dies auch als endgültige Feststellung objektiv aussagte. Das gehörte dazu. Freilich, bei einiger Erfahrung und bei gutem Instinkt war dem Arzte schon bei der Art, wie der Kranke seine Beschwerden vorbrachte, zur Wahrscheinlichkeit, ja zur an die Gewißheit grenzenden Wahrscheinlichkeit geworden, daß es sich nicht um eine organische Krankheit, sondern um eine Neurasthenie, Hypochondrie, Neurose, Organneurose, vegetative Neurose oder wie immer man das nannte, handle. Das Bild dieser Zustände ist eben auch charakteristisch. Und nur eine innere Unsicherheit oder ein Streben nach Sicherheit veranlaßte ihn, doch auch noch den Urin, den Blutdruck, die Röntgendurchleuchtung, das Elektrokardiogramm, das Blut zu untersuchen. Beim Patienten dagegen kann ein wirklicher Zweifel geblieben sein, ob etwas »Organisches« oder bloß etwas »Nervöses« vorliege.

Diese Situation wirkt nun in entgegengesetzter Richtung zu den Einheitsbemühungen, wie sie in diesem Kapitel über das System der Medizin und die Einteilung in Neurose, Biose, Sklerose und zuletzt Psychose vorgebracht wurden. Es gibt jetzt statt der alten eine neue Einteilung. Wenn Körper und Seele in gegenseitiger Verborgenheit doch eine Einheit ausmachen, dann ist die Einteilung in Körper- und Seelenkrankheiten nicht richtig. Wenn Neurose, Biose und Sklerose nur zeitliche Unterschiede der schließlich unvermeidlichen Materialisierung bezeichnen, dann können sie ohne scharfe Grenze ineinander übergehen, und diese Einteilung ist nicht wichtig. Wenn aber der eine Kranke durch die Krankheit etwas hat, was er auch braucht, der andere Kranke aber das nicht hat, was er braucht, dann ist dieser Gegensatz der Einstellung und des Tatbestandes unüberbrückbar und so wesentlich, daß er selbst dann nicht verschwindet, wenn einmal bei demselben Menschen beides zugleich vorkommt.

Es handelt sich dann aber nicht nur um einen Unterschied beim Kranken, sondern auch beim Arzte. Seine Einsicht, sein Verhalten sind dann ebenso unterschiedlich. Wie immer seine Gedanken, Absichten, Worte und Handlungen im Einzelfalle sein mögen – immer wird darin die eine oder die andere Umgangsart wirksam werden. Wenn er mit einem Kranken umgeht, der für ihn, den Arzt, etwas hat, was er braucht, dann wird seine Umgangsart diametral verschieden sein von der Umgangsart mit einem Kranken, der das nicht hat, was er braucht. Wir müssen dies alles aber genauer ansehen.

Ein Schlüssel zu dieser sonderbaren Gegensätzlichkeit ist zunächst der, daß man in ihr den Unterschied im Begriffe der Wirklichkeit bemerkt. Während es zunächst scheint, ein Ding sei eben entweder wirklich oder nicht, so sieht man jetzt, daß es doch offenbar verschiedene Arten von Wirklichkeit gibt. Ist das Erlebnis im Wachen das Wirkliche oder das im Traum? Beide doch, aber auf verschiedene Art. Ist das Vergangene tatsächlich oder die Gegenwart? Beide, aber auf verschiedene Art. Und was ist das Wirksame? Sowohl die Vergangenheit als die Zukunft; aber auf verschiedene Art wirken sie. – Wenn nun der eine Kranke das, was er braucht, hat, der andere das, was er braucht, nicht hat, so klingen da ähnliche Unterschiede der Wirklichkeit an. Der erste bezieht sich offenbar mehr auf in der Vergangenheit Gewordenes, der zweite mehr auf in Zukunft Erstrebtes; aber eben darum sind da verschiedene Wirklichkeitsbegriffe im Spiel, und auch der Sinn von Worten wie das, was, brauchen, haben ist in den beiden Fällen verschieden gewesen; die Worte sind nicht ganz gleichsinnig verwendet worden.

Dieser erste Schlüssel zu unserer neuen Einteilung ist also der Begriff von Wirklichkeit, aber er ist nicht der einzige. Der Befund selbst, daß es so verschiedene Arten des Wirklichen und des Wirksamen gibt – dieser Befund selbst ist auch eine Neuigkeit und zeigt noch einen zweiten Schlüssel. Wenn es wenigstens zwei Arten gibt, dann könnte immer noch nur die eine von ihnen die richtige, wünschenswerte, höhere u.s.w. sein; die andere entsprechend die unrichtige, verwerfliche, niedere. Eine Wertfrage scheint da aufzutreten, auch eine Sollfrage u.s.w. Das wären dann Fragen, welche der objektiven Wissenschaft ganz zuwider sind, denn sie will nur wissen, was ist, nicht, was wertvoll und erwünscht scheint. Ein ungeheurer, geschichtlich und weltweit, ist dieser Unterschied von Sein und Soll, von Sein und Schein. Aber er hat auch einen Abglanz in der Medizin, denn davon hinge ja auch der Gesundheitsbegriff ab; aber es ist noch sehr die Frage, ob der Gesundheitsbegriff vom Wirklichkeitsbegriff und nicht umgekehrt und viel wirklicher der Wirklichkeitsbegriff von der Gesundheit abhängt. Muß jemand nicht gesund sein, ehe er den Begriff der Wirklichkeit definiert, und gibt es nicht gesunde und kranke Ansichten?

Dieser zweite Schlüssel ist also mehr als ein Dilemma aufgetaucht, und man kann auch formulieren: *daß* wir im Dilemma sind, ist die neue Einsicht. Jene Zweiteilung der Krankheiten bedeutet ein Dilemma und ist in diesem Sinne zwar ein vorgefundener Befund, aber auch ein Problem: wir sind problematisch, und die Dinge sind problematisch. Vielleicht ist das, was man »Ding« nannte, eigentlich kein Ding, sondern ein Problem. Und wie soll man nun eigentlich mit Problemen umgehen? Jedenfalls: es gibt nicht nur theoretische, sondern auch praktische Probleme, und es ist nicht so, daß das theoretische Problem unklar, das praktische aber klar wäre. Beide sind eben zunächst unklar, und wir entrinnen dieser Unklarheit weder, wenn wir uns aufs Praktische beschränken, noch wenn wir uns ins Theoretische flüchten.

3. Anatomischer Bau

Wenn jemand das Schicksal hat, gegen den Strom schwimmen zu müssen, dann wird der Eindruck bei ihm verstärkt, da er gegen die äußeren Widerstände zu kämpfen hat, daß er trotz großer Anstrengung gar nicht vom Flecke komme. Die Behauptung des HERAKLIT, niemand steige aus dem gleichen Flusse, in den er eingestiegen sei, wird sozusagen verdoppelt; denn zu der Bewegung des Flusses kommt auch noch die eigene. Freilich können die beiden gegenläufigen Bewegungen einander gerade aufheben, so daß das Ufer jetzt wieder stillezustehen scheint. Dann ist es wie bei dem Satze der Logik: duplex negatio affirmat. Es ist aber sehr merkwürdig, daß der Gegen-Satz: duplex positio negat falsch zu sein scheint, jedenfalls nicht vertretbar ist. – Jedenfalls, wenn man also gegen den Strom zu schwimmen hat, dann kann man die Geschwindigkeit wählen, und man kann sie so einzurichten suchen, daß sie der Stromgeschwindigkeit gerade gleich würde. Dies würde im Lebenskampfe der Wissenschaft zu gewissen taktischen Erwägungen führen; zum Beispiel, daß man in der Äußerung anstößiger oder ungewohnter Aussagen sich ein bestimmtes Maß auferlegt. Solche Erwägungen drängen sich auf, wenn von der anatomischen Gestaltung hier behauptet wird, daß sie eigentlich nur eine Selbstwahrnehmung des Menschen sei.
So anschaulich und feststehend der Körperbau auf den ersten Blick erscheint, so vielfach erweist sich doch das Morphologische (es wäre besser als das Morphische zu bezeichnen), sobald man zu zeichnen oder zu beschreiben anfängt. Wir werden deshalb selbst hier der Reihe nach aufzählen und einteilen. »Anatomie« heißt wörtlich »Aufschneiden«; aber der Schnitt ist ein Gewaltakt und kann verschieden geführt werden. Man kann Glieder, Organe, Zellarten, Raumverhältnisse u.s.w. unterscheiden, und danach ergeben sich dann die folgenden Abschnitte.

a) Beim Menschen sind Kopf, Hals, Brust, Bauch, Geschlechtsglieder, Arme, Beine zu sehen und sind Glieder des Ganzen. Jedes kann von Krankheit befallen werden. Eine Überwertigkeit des *Kopfes* ist nicht zu verkennen und fällt schon beim Vergleich mit Säugern, noch mehr mit Fischen und Schlangen, radikal natürlich mit Seesternen u.s.w. auf. Vor allem der Kopf des Menschen, aber auch seine anderen Glieder eignen sich daher, um die dem Gewohnten sozusagen entgegenstehende Auffassung des Anatomischen vorzuführen.

Gewohnt ist uns die Auffassung, daß die anatomische Gestalt nun einmal so ist, wie sie ist. Es ist wie ein Zufall, jedenfalls ein nicht mehr weiter ableitbares Faktum, daß wir Kopf, Ohren, Nase, Brust, Bauch, Gliedmaßen haben. Wenn es ein unableitbarer Zufall, eine Gegebenheit ist, dann wird diese anatomische Gestalt ganz besonders als Werk der Schöpfung von jenen verehrt werden können, die sich bereits daran gewöhnt haben, daß andere Dinge, zum Beispiel die mechanischen Vorgänge, zu ihrem Verständnis nicht ⟨durch⟩ einen Schöpfer, sondern von einem mit Verstand begabten Menschen erklärt werden können. Der Mensch hat hier dem Schöpfer bereits ein Stück Welt abgejagt; bei den organischen Gebilden ist ihm das nur noch nicht gelungen. Die bunte Mannigfaltigkeit der Lebewesen, ihre Arten, waren noch nicht in dieser Weise vom Menschen und seinem Verstande erobert, und DARWINS Versuch, hier einen weiteren Schritt zu tun, auch die Entstehung der Arten rational zu erklären, hatte keinen so ermutigenden Erfolg, so daß man hier auch frommgläubig bleiben konnte. Niemand hat seit DARWIN gewagt, eine solche erklärende Entstehung der Arten im großen zu versuchen. Trotzdem können wir uns nicht ganz von dem Gedanken trennen, daß die anatomische Gestalt etwas Notwendiges sei und kein bloßer Zufall. Immer wieder ist zu merken, daß diese Gestalt in einer bestimmten Beziehung zur äußeren Natur steht; daß diese notwendige Beziehung das ist, was man hernach Anpassung der Lebewesen an ihre Umgebung nennt; daß es sich um irgendeine Zuordnung eines inneren Prinzips zu seiner äußeren Bedingung handelt. Daß also ein Verhältnis von Innen und Außen realisiert oder doch realisierbar wird. Was Innen heißt und was Außen heißt, bleibt dann von Fall zu Fall zu erforschen.

Einige Beispiele. Am Kopfe sind bestimmte Sinnesorgane, sind Eß- und Sprechwerkzeuge, auch Pforten für den Atem, auch Ausdrucksmöglichkeiten für Affekte wie beim Weinen, Lachen, Küssen, Spucken angebracht. Das ist eine seltsame Vereinigung. Dazu kommt, daß der Kopf der Behälter für das immer größer werdende, beim Menschen riesengroße Gehirn ist. Eine geringe Beweglichkeit kommt eigentlich nur dem Gesichte, der Zunge, den Augen zu, aber sie ist innerlich vorhanden. Mit der der Beine und Arme kann sie sich freilich nicht messen. Genügt nun hier der Begriff einer Beziehung von innen und außen, um die Formbildung zu erklären? Offenbar längst nicht, und man muß wissen, was hier Innen, was Außen heißen soll. Überdies besteht so etwas wie eine Führerschaft, eine Lenkung des übrigen Körpers durch den Kopf, namentlich beim Gehirne. In diesem sozusagen hierarchischen Verhältnisse läßt sich dann das Führende als das im Verhältnisse zum geführten Körper relativ Innere, dieser letztere als das relativ Äußere darstellen. Das Prinzipielle bleibt, aber seine Anwendung verschiebt sich.

Wenn man nun, der Anlage dieses Buches treu, die Verborgenheit in jedem Falle akzeptiert, dann ist sie auch beim Kopfe anzunehmen. Zum Beispiel: das Gehirn habe die Fähigkeit, Gedanken zu produzieren; also denkt es für mich auch diesen Gedanken, kann also nicht selbst noch einmal gedacht werden. Oder: meine Augen sehen für mich; das Sehen kann also nicht noch einmal gesehen werden. Und so weiter. – Was also vom Gehirne gedacht, von den Augen gesehen werden kann, das kann nicht dieses, sondern muß etwas anderes sein. Offenbar kann man nicht das Leisten des Kopfes und der Kopforgane selbst erkennen; vielmehr ist da ein Apparat dazwischen. Um herauszubekommen, was das ist, muß etwas von der psychosomatischen Forschung eingeschaltet werden. Psychosomatische Forschung war auch die Sinnesphysiologie und die Physiologie der willkürlichen Bewegungen. Aber wenn wir diese beiden im Gestaltkreis in eins zusammenfaßten, so war damit noch nicht jede Möglichkeit erschöpft. Beim Kopfe zum Beispiel würde der mimische Ausdruck des Gesichtes damit nicht erfaßt. Man kann begreifen, wie eine Bewegung, wie die der Zunge beim Sprechen, *ersetzt* werden kann durch das Wahrnehmen der Sprache eines Menschen. Das geschieht jedesmal, wenn ich zuhöre, anstatt selbst zu handeln. Man kann auch begreifen, wie eine Wahrnehmung *ersetzt* werden kann durch eine Bewegung. Das geschieht jedesmal, wenn ich, anstatt zum Beispiel ruhig zuzusehen, wie ein Unrecht geschieht, mich in eine Aktion stürze (um es zu verhindern). Aber diese Stellvertretungen als solche entscheiden – *als solche* – nicht, ob etwa in einer dieser Verhaltungsweisen ein *Wert* zum Ausdruck, zur Darstellung gebracht, ja realisiert wird. Das Stellvertreten und das Ersetzen kann sowohl Gutes wie Böses, Besseres wie Schlechteres, Schönes wie Häßliches, Wahres wie Falsches hervorbringen; und auf diese Bewertung der Produktion möchten wir nicht verzichten. Ob also das Wünschenswerte erfolge, das können wir durch die Konstatierung der Stellvertretung und des Ersatzes im Gestaltkreise von Wahrnehmen und Bewegen nicht erkennen, nicht entscheiden. Mit anderen Worten: die Wandlung als solche sagt nichts darüber, ob sie auch erwünscht sei. Daher kommt es, daß wir auch in der Gestaltkreistheorie keinen Prüfstein für gesund und krank fanden: es war nicht gleich klar, ob alles Gesunde das ist, was der Äquivalenz von Wahrnehmen und Bewegen völlig gehorcht, oder ob es gerade krankhaft zugeht, wenn das Bewegen und das Wahrnehmen gleiche Kraft, gleiches Gewicht, gleiche Bedeutung haben.

Diese Analyse des Gestaltkreises steht also noch auf der Ebene einer Biologie, die sich ganz indifferent gegen den Wert der Vorgänge zu halten sucht. Nun eröffnet sich aber eine neue Einsicht. Die Stellvertretung hat auch einen Ausdruckswert. Wenn also der Jägermeister den Grafen, wenn der Abgeordnete die Wähler, wenn der Papst Christus, wenn ⟨*der*⟩ Bettler den Reichen *vertritt*, dann entsteht in diesem Augenblick ein *Wert* (oder Unwert): *durch Stellvertretung entsteht ein bestimmter Ausdruck*. Die Stellvertretung des Gestaltkreises erzeugt erst den Ausdruck. Wenn also in der psychosomatischen Wissenschaft der Körper die Seele, oder die Seele den Körper vertritt, dann kann man zwar die Verseelung als das Höhere, oder auch die Verkörperung als das Höhere bezeichnen, aber die eine wie die andere Bezeichnung wäre für sich allein ganz willkürlich und unbegründet. Sowohl für die Höherschätzung der Seele wie für die Höherschätzung des Körpers müßten besondere Argumente beigebracht werden; und diese Forderung besonderer Argumente ist das Wichtigste dabei. Noch ist unbestimmt, welche Argumente die richtigen wären, aber klar ist jetzt, daß diese Argumente nötig sind: dazu sind andere und neue Anstrengungen nötig. Diese müssen wir feststellen.

Es ist ein großer Fortschritt, wenn es keinen hoffnungslosen Dualismus mehr bedeutet, daß wir in dem unbestreitbaren Zusammenhang von Körper und Seele zwei ganz verschiedene Erscheinungen anerkennen müssen, nämlich einmal, daß Körperliches das Seelische äquivalent *vertreten* kann; dann aber wieder, daß eins das andere *ausdrücken* kann. Das begegnet uns zunächst wie sehr Verschiedenes; denn ich kann dann einmal statt zu trauern ebensogut schlagen, oder statt zu schießen ebensogut auch zusehen, wie geschossen wird. (Aber der Begriff der Notwehr ist nicht mehr fähig Recht zu schaffen). Dann aber sehen wir wieder, daß ein Lächeln des Mundes eine Gemütsstimmung ausdrückt; oder daß ein Leidensgefühl einen Muskelkrampf ausdrückt. Diesmal fielen Entscheidungen: denn welcher Ausdruck geschah, dies eben bestimmt, was hier überhaupt vor sich ging. Man muß jetzt sagen, daß die Stellvertretung das Mittel, ja der Apparat war, durch den etwas ausgedrückt wurde, und der indifferente Apparat wird zum Instrumente dieses Ausdruckes. Dies versöhnt nun Stellvertretung und Ausdruck, denn jetzt ist die Stellvertretung einfach ein, obzwar unvollkommenes Instrument des Ausdrucks. Durch diese instrumentale Rolle der Stellvertretung wird sie zum unentbehrlichen Diener. Eben dadurch aber wird jener hoffnungslose separierende Dualismus überwunden.

Dieser Exkurs, der aber eine grundsätzliche Bedeutung hat, war nötig, um zu begreifen, daß der Kopf, als erstes Thema in der Betrachtung der Glieder, nur als Organ des Ausdruckes, nicht bloß der Stellvertretung angesehen sein will. Mit dem Kopfe suchen wir zwar den übrigen Körper zu beherrschen, und die, welche die Macht dazu haben, fanden es auch am einfachsten, die Mißliebigen zu köpfen: sei es durch Enthauptung mit dem Schwerte, sei es durch Genickbruch durch Hängen, sei es durch Genickschuß mit der Schußwaffe, sei es durch Axthiebe in den Gehirnbehälter. Aber diese Methoden der Kopfbeseitigung sind oder wären zu ersetzen: durch Verhungern, Vergasen, Vergiften; durch Herzschuß, Operation an verschiedenen Stellen, durch septische Infektion oder durch psychische Ausdörrung. Bei Tötung durch Beseitigung des Kopfes wird dieser also nicht nur als Stellvertreter für den ganzen Körper vernichtet, sondern als der Ausdruck für den Gesamtmenschen (so wie der Hut nicht nur als Stellvertreter des Kopfes, sondern als Ausdrucksinstrument für ihn dient). Ja man kann sagen: wenn ich statt des Ausdruckswertes nur die Leistung der Stellvertretung nehme, würdige ich den Wert herab und beraube ihn seines Ranges über dem Stellvertreter.

Hier muß sich auch eine Erklärung dafür finden, daß die bloße Trennung beim Köpfen einen anderen Wert hat als bei der Amputation anderer Glieder. Spekuliert man darüber, so findet man bald, daß die Unterscheidung lebensnotwendiger von nicht lebensnotwendigen Organen schlechterdings danach erfolgt, was man für »Leben« hält. Die anschließende Bewertung des individuellen Lebens ist es dann, welche sich auch in die Biologie und Medizin eingedrängt hat, so daß der Untergang einiger Glieder nur als Verlust einer Funktion, der Untergang des Individuums allein als Tod betrachtet wird. Aber es ist nicht nur so, daß die experimentellen Feststellungen der Lebensnotwendigkeit diesen Begriff des individuellen Todes zur Folge gehabt hätten. Wenn man zum Beispiel feststellte, daß die Nebenniere zum Fortleben nötig ist, dann hatte man ja bereits unter Fortleben das individuelle Weiterleben gemeint und vorausgesetzt. Hätte man unter Fortleben das in der nächsten Generation gemeint, dann wäre die Kastration der Vernichtung des Lebens gleichgesetzt worden und Tötung die der Keimtötung gewesen. Nun behauptet man, jemand, der kein individuelles Leben habe, könne auch nicht zeugen (z. B. ein Geköpfter). Aber dann ist auch hier vorweggenommen, daß es sich um Zeugen eines Individuums handle. Nimmt man aber den Begriff des Zeugens nicht biologisch, sondern auch so, daß er Erziehung, Staatsbildung, Wirtschaft und dergleichen umfaßt, dann ist wieder die biologische Fortpflanzung ein Sonderfall. Man kann das eigene Kind durch Adoption ersetzen und damit das Zeugen selbst wandeln. Wieder entsteht dabei ein neuer Wert, was nur dadurch möglich ist, daß man ihn auch ausdrückt. Man muß dann sagen: es ist eine fürs Römische Reich wertvollere Zeugung, einen Adoptivsohn des Cäsar zum Nachfolger zu machen, als die Thronfolge eines Leibeserben durchzusetzen. Ebenso ist die hohe Bewertung des Kopfes, die sich in der Neurologie des Gehirns oder in der Physiologie des Sehorgans ausdrückt, einer Höherstellung des Gehirnes und der Augen oder der Sprache gleichzusetzen gegenüber der Pulsation des Herzens oder der Tätigkeit der Hände. Denn Gehirn, Augen und Sprechen drükken einen Wert aus, und indem sie diesen Ausdruck realisieren, vollziehen sie, setzen sie diesen Wert.

Unsere Untersuchung des anatomischen Gliedes, das wir den Kopf nennen, hat einiges Grundsätzliche über den Begriff Mensch herausgebracht; nun soll auch der Nutzen für die Medizin noch erörtert werden. Der Hauptgewinn ist der, daß die Psychosomatik ihre zwei Prinzipien: das der Stellvertretung und das des Ausdrucks in ein einziges zusammenziehen kann. Während es bisher unbequem war, nicht zu wissen, ob man sich in der Psychosomatik an die Stellvertretung (z. B. eines Konfliktes durch ein Ulcus) halten soll, oder an den Ausdruck (z. B. einer Scham in einem Erröten), ist es nun ersichtlich, daß jede Stellvertretung eine Umwertung und damit ein Ausdruck ist. Man kann jetzt sagen: indem eine Stellvertretung erfolgt, wird auch ein neuer Ausdruck gefunden; oder indem etwas Neues ausgedrückt wird, geschieht eine Stellvertretung. Es geht also nicht mehr an, hier ein Entweder – Oder zu postulieren. Die Pein der freien Entscheidung ist beseitigt: das ist der Nutzen, darin liegt ein Stück Therapie. (Ganz unbearbeitet blieb dabei die subjektive, die soziale, die gegenseitige Auflösung.)

Wir gingen oben vom Gegensatz von Innen und Außen aus. Ein

Mensch »habe« ein Inneres und ein Äußeres. Diese Struktur muß jetzt im Lichte der inzwischen gefundenen Begriffe noch einmal betrachtet werden. Es wird dabei erwünscht, nicht nur die Einung von Vertretung und Ausdruck als Einung zu begreifen, sondern die Einheit beider auch zu benennen. Der Name, der sich dabei aufdrängt, ist die Zeugung. Dieses Wort hat in der Tat schon sprachlich Ausstrahlungen nach beiden Seiten. Wenn wir vor Gericht von Zeugen sprechen, so meinen wir, daß ein relativ Unabhängiger, doch als Stellvertreter der Parteien, der angeklagten und der anklagenden, mitwirke, als Instrument der Objektivität, der Wahrheit und dann Gerechtigkeit. Wenn wir aber von einem Zeug als dem Stoffe (Werkzeug, Lumpenzeug) sprechen, dann ist eine Sache gemeint, die als Realität doch bewertet wird.
Diese Beidseitigkeit des Begriffes Zeugung – nach der Seite der Vertretung und nach der Seite des Ausdruckes – ist gerade beim Kopfe unerwartet, ja paradox. Aber ehe wir darauf näher eingehen, soll ein Vorteil des einheitlichen Gesichtspunktes gerade für den Kopf erprobt werden. Wenn wir diesen nämlich als *ein* Organ aufzufassen suchen, so gelingt dies besonders schlecht, insoferne die anatomische Betrachtung eine Summe von Organen zeigt, die sich ganz und gar nicht als Organismus zusammenfassen lassen, deren Beisammensein vielmehr ganz besonders unverständlich ist. Welchen Sinn sollte es denn haben, daß im Kopfe Gehirn, vier bis fünf Sinnesorgane, Aufnahmeorgan für Speise, Trank und Luft, Sprechorgan und Gesicht beisammen sind? Kein Zweifel, daß diese Vereinigung räumlich höchst vollendet gelungen zu sein scheint. Aber, nochmals, welchen Sinn hat es, daß gerade diese Funktionsträger örtlich benachbart, auf engem Raum zusammengebracht sind? Man kann schon einiges finden. Zum Beispiel hat das Suchen, Finden, Unterscheiden dessen, was als Nahrung und Atemluft einverleibt werden wird, schon sehr viel mit den Sinnesorganen zu tun. Wir wollen riechen und schmecken, was bekömmlich ist; wir wollen auch die Beute hören und sehen, ehe wir sie herbeiziehen. Aber daß das Aufnahmeorgan auch der Beiziehung des Sprechorgans und der Sprache wirklich bedürfte, leuchtet schon nicht mehr recht ein; auch ist der Zweck der Sprache eigentlich ein anderer. Hervorbringend und zeugend verhält sich der Kopf ganz anders, und er ist ein schlechter Stellvertreter für das, was die anderen Körperteile besser können, und wenn er etwas ausdrückt, dann ist es oft so, daß er etwas nur ausdrückt, weil er es nicht besitzt, bei einem Wunsche z. B. Ganz

unverständlich wird dann schließlich die Vereinigung mit dem Gehirn.

Wir werden einen Schritt vorwärts tun, wenn wir uns jetzt auf die im stereometrischen Sinne *räumliche* Anordnung beschränken und konzentrieren. Am Kopfe, als einem räumlichen Gebilde, ist die Bedeutung der Achsen ziemlich vollständig zu studieren: es gibt an ihm eine Längsachse, eine Querachse und eine Tiefenachse; es gibt danach auch die frontalen, die lateralen und die horizontalen Ebenen mit vorne und hinten, links und rechts, oben und unten. Diese Achsen und Ebenen sind aber zugleich auch im übrigen und im Gesamtkörper vorhanden, und nun zeigt sich, daß sie, im Gegensatze *zum* mathematischen Raume, höchst ungleichartig und bedeutsam sind. Und während diese drei Richtungsgruppen am Kopfe selbst noch ziemlich (nicht ganz) rätselhaft bleiben, ist gerade ihre Verbundenheit mit dem übrigen Körper aufschlußreich. Jetzt können die Kopfachsen durch ihre Verbundenheit mit dem ganzen Körper bedeutungsvoll durch Vertretung und Ausdruck werden.

1. Am deutlichsten ist dies zu begreifen in der Längsachse: die Entgegensetzung von Kopfende und ano-urogenitalem Ende ist polar. Das heißt die Entgegensetzung ist zugleich Bindung; die Pole ziehen sich an und stoßen sich ab, dadurch entsteht Spannung und eventuell Gleichgewicht. Soferne es sich um Öffnungen handelt, sind diese auch wieder an beiden Enden mehrere, denn am einen Ende gibt es Mund- und Nasenöffnung, schließlich auch die Sehlöcher und die Ohrenlöcher. Am anderen Ende gibt es den Anus, die Urethra und, beim Weibe besser davon getrennt, die Genitalöffnung. Stellvertretung wird jetzt sehr anschaulich, zum Beispiel beim Kuß, beim Ersatz von nutritiven durch sexuelle Vorgänge (und umgekehrt). Indem man eins durchs andere ersetzt, entsteht symbolischer Ausdruck und Wertdifferenz.

2. Schon bei der Betrachtung der längsachsigen Polarität kann gelegentlich auffallen, daß da, wo die Öffnung zum Spalt ausgezogen ist, zwei Hauptmöglichkeiten sind: Der Spalt kann längsgestellt wie beim weiblichen Genitale oder quergestellt wie beim Munde sein. Dann haben wir entweder oben und unten oder links und rechts, in jedem Falle neue Teilung und neue Dimension. Während nun das Richtungspaar oben-unten, auch darüber und darunter, noch eine Art Wiederholung der Längspolarität ist, muß die Differenz von links und rechts zu einer ganz neuen, zweiten Überlegung führen. Gerade beim Kopfe fällt auf, daß es nämlich paarige und unpaarige

Organe bei ihm gibt, und daß man zunächst absolut nicht versteht, warum einige einfach und andere zweifach ausgebildet sind. Warum gibt es eine Nase, einen Mund, eine Zunge, aber zwei Augen, zwei Ohren, zwei Zahnreihen? Vielleicht auch: welche Hirnteile sind paarig, welche unpaarig angelegt? Die Untersuchung dieser Dinge ist zwar durchaus nicht so ergebnislos. Das binokulare Sehen gestattet die Tiefenlokalisation. Die doppelte Hirnorganisation gestattet die unabhängige Innervation jeder der beidseitigen Gliedmaßen. Und in der Innervation der Sprache kann sie auch gleichsam zurückgenommen werden. Aber das sind alles Konsequenzen der Paarigkeit, nicht ihr Grund, den man nur mit schlechter Teleologie angehen könnte.

3. Da sich dieser Dualismus von Paarigkeit und Unpaarigkeit bei vielen inneren Organen des Rumpfes wiederholt, werden wir auch diesmal vielleicht von dort uns Rats erholen können. Am Rumpf nun hat die Paarigkeit mancherlei Zweck und Vorteil. Das Stehen auf vier oder auch auf zwei Beinen sichert das Gleichgewicht; aber dieser Effekt wäre auch durch einen breiten Sockel, wie bei einer Vase, oder eine verzweigte Wurzel, wie bei einem Baume, zu erreichen; es zeigt keine Unvermeidlichkeit. Dagegen ist Gehen, Laufen, Springen an die Einrichtung der Beine gebunden und ohne sie nicht zu erzielen, wenigstens auf völlig glattem Untergrunde. Nur mit der Einrichtung eines Rades wäre die Beweglichkeit zu erzielen; aber ich kann mir die Einrichtung einer Radachse im organischen Verbande nicht vorstellen. Allerdings haben oder benötigen Fische, Schlangen und Vögel keine Beine zur Fortbewegung. Aber hier zeigt sich eben, daß die Umwelt nicht nur gewählt, sondern auch gegeben ist. Die Paarigkeit der Gliedmaßen ist also eine Ermöglichung der Fortbewegung in einer gegebenen Umwelt; man kann hier nicht sagen, die Fortbewegung sei nur Konsequenz der Gliedmaßen, sondern diese sind unvermeidlich, wenn Fortbewegung ist. – Viel weniger einleuchtend ist die doppelte Anlage der Lungen, der Nieren, Hoden, Eierstöcke, ebenso wie die einseitige oder einmalige Anlage des Intestinaltraktes, des Herzens, der Bauchspeicheldrüse, Leber, Milz, Blase, Urethra an sich genügt, aber eine mehrfache den Verstand nicht beleidigen würde. Ein Prinzip der mehrfachen Sicherung ist zu begrüßen; wo es fehlt, nehmen wir das hin. Man kann mit nur einer Lunge, nur einer Niere auch ganz gut leben, aber nicht ohne Herz, nicht ohne Leber. Auch gibt es Zwischenstufen zwischen paarig und unpaarig: die Schilddrüse gehört

hierher. Der ganze Versuch, aus dem Bau des übrigen Körpers etwas in bezug auf »paarig und unpaarig« für den Kopf zu entnehmen, kann nicht als recht gelungen bezeichnet werden. Es bleibt dabei, daß das Prinzip der Paarigkeit weniger als eine Vergrößerung der Mannigfaltigkeit als vielmehr als letzter Rest von Mannigfaltigkeit erscheint: so als sei die qualitative Vielheit eingeschränkt, auf eine pure Formalität reduziert worden. Die Symmetrie ist wie ein letzter Rest solcher Vielfalt. Diese Auffassung gewinnt sogar an Wahrscheinlichkeit, wenn man die bedeutungsvolle Natur des Gegensatzes von rechts und links beachtet. Denn sprachlich und psychologisch ist nun rechts und links ein recht fruchtbarer Gegensatz. Die Symbolfähigkeit dieser Begriffe ist überraschend groß. In der Politik hat das Wort eine tiefenanalytische Trächtigkeit. Über die Gestühle der Parlamente hinweg geht der Hauch der Gesinnungsgegensätze, über die Anordnung der Rüstungen, Waffen, Gesellschaften führt der Weg zur Höflichkeit, höfischen Ordnung, der Courtoisie der Geschlechter. Über die Rechtshändigkeit geht der Weg zu Gegensätzen wie linkisch, geschickt; über den Gebrauch der Hand beim Schwur, beim Segnen, beim Gericht zu den Begriffen von Recht, Rechtsanwalt, Lügen und Leugnen. Jetzt wird die bilaterale Ordnung der Anatomie zu einer Gelegenheit, geistige und sittliche Werte auszudrücken und symbolisch in einen Wertgegensatz zu erheben, was materiell gleich aussieht. Dabei stehen wir vor dem Problem der Spiegelbildlichkeit, die ja ebenso wiederholt, wie die Identität auch vernichtet. Die linke und die rechte Hand können einander zwar vertreten, aber nicht ersetzen. Daß sie trotz Ähnlichkeit verschieden sind, merken wir, wenn wir den linken Handschuh an die rechte Hand anzuziehen versuchen.

4. Man kann also die bilateralen Organe einander vertreten lassen, aber nicht sie austauschen. Wenn wir die linke Hand im Spiegel betrachten, oder wenn wir sie bei einem anderen Menschen bei Gegenüberstellung betrachten, dann gibt es den Anschein, als sei im Spiegel oder bei Gegenüberstellung durch die Verdoppelung von Gegenstand und Bild die Ungleichheit aufhebbar. Was rechts ist, erscheint links, und was links ist, erscheint rechts. Auch hier kann man aber versuchen, die Einführung des Subjektes rückgängig zu machen, indem man statt des Dualismus von Subjekt und Objekt eine (scheinbar) rein räumliche Kategorie einführt: die Dimension der Tiefe. Dann ist das Subjekt »vor« dem Objekt oder das Objekt »vor« dem Subjekt. Diese Äquivokation einer erkenntnistheoreti-

schen und einer räumlichen Kategorie ist sowohl bedenklich wie hilfreich. Denn tatsächlich läßt sich beides mit einem Worte oder einem Wortpaare ausdrücken: vor und hinter.

Am Kopfe ist dieser Gegensatz voll anschaulich, indem der Hinterkopf in aller Hinsicht anders ausgebildet ist als der Vorderkopf, und hier ist dieser Unterschied stärker und vollständiger als an Rumpf, Hals und Gliedern; nur in der analgenitalen Region ist er vergleichbar unterschiedlich, obwohl er auch an Hals, Rumpf und Gliedern durchaus nicht fehlt. Eine von den vielen Differenzen ist am Kopfe schon der Haarwuchs. Und hier zeigt sich besonders beim Menschen noch ein weiterer Unterschied, der von Mann und Weib. Bei Kindern kann der Kopf noch geschlechtlich von vorn und hinten verwechselbar sein, bei Erwachsenen nicht. Von rückwärts allerdings können auch erwachsene Männer und Frauen noch so ähnlich aussehen, daß man sie verwechseln kann.

Auch die Begriffe vorn und hinten sind in Sprache und Geist so bedeutungsträchtig, daß man viel von dem, was bei rechts und links gesagt wurde, auch hier vom psychischen oder gesellschaftlichen Leben aus fortspinnen könnte. Wir begnügen uns hier mit der Andeutung, daß in Kampf und Spiel, in Erotik und Sexualität, in Technik und Kunst u.s.w. die Begriffe vorne und hinten einer ungemeinen Symbolfähigkeit teilhaftig sind. Aber statt einzelner Hinweise soll noch ein letzter und wieder anderer Aspekt betont sein, weil er die nicht nur anatomische Bedeutung des Anatomischen scharf zeigt. Es ist der Befund, daß das Gesicht den Menschen als Erscheinungsort der Individualität gegeben ist und damit ein Teil des Kopfes jene auszeichnende Transzendenz zu tragen berufen ist.

Daß wir nämlich das Gesicht als den vornehmsten Träger individuellen Ausdruckes betrachten, duldet keinen Zweifel, und dies, obwohl wahrscheinlich jeder andere Körperteil nicht weniger individuell geformt ist. Obwohl also wohl jeder andere Körperteil ebenfalls streng individuell gebildet ist und also konkurrenzfähig mit dem Gesichte wäre, wird dieses letztere bevorzugt, prägt sich der Erinnerung ein, bleibt es auch dort, wo man es bequemer findet, Daumenabdrücke zu benutzen, auch dort selbst, wo die Liebe oder die Poesie sich darin gefallen, ein anderes Stück des Leibes als repräsentativ zu wählen. Das Porträt also ist in aller Welt der gültigste Ausdruck für die Individualität einer Person. Verstärkt erscheint diese Auszeichnung darin, daß in aller Welt das Gesicht nicht bekleidet wird, daß Nacktheit bereits ein Gegensatz zu Bekleidetheit, sich nur auf das Nicht-Gesicht bezieht. Und die mohammedanische Verschleierung des Frauengesichtes betont dies Verhältnis mehr als es zu widerlegen. Mit anderen Worten: es gibt einen Modus der Individuation durch den Körper, und dieser Modus ist gleichsam angehäuft auf der Vorderseite des Gesichtes – beim Menschen zumal.

Damit sind unsere Bemerkungen zum Kopfe beendet, aber es ist leicht zu sehen, daß sie nur eine Einleitung zu dem, was sonst zu sagen wäre, sind. Bei solcher Selbstbeschränkung gewinnen die anderen Glieder noch viel mehr; sie sind rascher abzuhandeln. Diese ihre Unterordnung ist beim Menschen nicht nur durch die Vergrößerung des Kopfes, sondern auch durch seine Erhebung von der Erde weg nach oben erreicht worden, also durch den sogenannten aufrechten Gang, wodurch der Kopf zum *Haupte* wurde. Dadurch ist es auch ungewohnt, den Kopf überhaupt als Glied zu bezeichnen: er ist mehr als Primus inter pares.

Besonders ist bereits beim *Halse* die Selbständigkeit gering. Die Unterbringung von Kehlkopf, Schilddrüse, Nebenschilddrüsen, Ganglion caroticum im Halse kann seinen Hauptcharakter, *Verbindungsweg* zwischen den Organen des Kopfes und denen des übrigen Körpers zu sein, nicht überschatten. Der Hals wird dadurch zum am meisten dienenden aller Glieder. Er trägt den Kopf, er gibt ihm seine Beweglichkeit, er verbindet ihn mit dem übrigen und hat großen Teil an der Schönheit des Ganzen; für die Gesten der Demut, der Hingabe, des Stolzes und der Starrheit ist er bevorzugtes Ausdrucksorgan, und so ist auch die im Kehlkopf entstehende Stimme die Mutter des Ausdrucks.

Der Fortgang zum übrigen bringt das Bild weiterer Vielfalt, ja Zerfahrenheit. Brust und Bauch, Geschlechtsglieder, Arme und Beine können freilich als arbeitsteilige Gesellschaft, als Einheit einer Vielfalt betrachtet werden; aber wo Geselligkeit ist, da ist auch Kampf und Unruhe, kein reiner Friede. Die *Brust* mit Herz und Lunge dient vor allem dem Ganzen durch Beischaffung und Versorgung mit Atemluft und Blut. Außen ist sie geschmückt, beim Manne durch die Wölbung, die Mut und Kraft andeutet, beim Weibe durch die Brüste, die Liebe und Nahrung verheißen. – Der *Bauch* ist dann Behälter von Nahrung und Verdauung, welche verwandeln, und von Frucht und Scheidung, die Werden mit Vergehen in eines bringen. – Die *Geschlechtsteile*, halb verborgen und zu verbergen gesucht, sind nicht minder in ihrer anatomischen Bildung wie die Lösung von Widersprüchen gestaltet und vielleicht am allerwenigsten geeignet, nur räumlich deskriptiv zu begreifen. Man kann über sie so viel sagen, daß nur einiges zu sagen, fast nichtssagend wäre. Als Glieder par excellence sind sie bei Tier und Mensch doch ebenso unöffentlich, wie sie bei der Pflanze das Gesicht machen, indem die Blüte sich dem Lichte zureckt und die Sichtbarkeit verlangt. Das Anatomische an ihnen beachten, heißt dann fast so viel wie den dahinterliegenden Sinn fliehen, und man merkt, wie sich mit der Konzentration aufs bloß Morphologische ein Berg der Sinnlosigkeit anhäuft, der uns bis zum vulkanischen Ausbruch dumm machen. würde. – Das wird dann wieder etwas besser, wenn wir Beine und Arme studieren. Die als Gliedmaßen bezeichneten Glieder sind, in einer Hinsicht wenigstens, als die durchsichtigsten, in sich vollendetsten zu bezeichnen, als bei ihnen Sinn und Ausdruck fast zusammenzufallen scheinen. So übereinstimmend ist bei ihnen Mittel und Zweck, so sehr scheinen sie nur sich selbst zu dienen, so weit geht die Unabhängigkeit vom Stamme bei ihnen, daß sie ihr Maß in sich selbst zu haben scheinen und ihre Bezeichnung als Glied*maßen* hier wirklich etwas trifft, was wir bei anderen Organen oft ganz vergeblich suchen. Eine grüblerische Frage entsteht, wo wir etwa die Fünfzahl der Finger und der Zehen zu verstehen suchen und daran scheitern. Grenzen der Reflexion gibt es auch hier; aber von solchen Problemen abgesehen, ist ein Arm und ein Bein allemal der beste Repräsentant bewußtlosen und eben darum geordneten Daseins.

b) Was bisher in Betracht gezogen wurde, gehört zu jenem Teile der Anatomie, den man die Topographische Anatomie nennt. Die Glieder des Körpers sind vor allem örtlich charakterisiert, und dabei zeigt sich, daß das, was da beisammen ist, sehr ungleich geartet ist. Immer noch örtlich beisammen, immer noch aus ungleichen Bestandteilen zusammengesetzt, aber doch in ganz anderer Weise zu gemeinsamer Funktion vereinigt sind dann die einzelnen *Organe*. Was bei den Organen zu gemeinsamer Funktion sich zusammentut, wäre also eine besondere Leistung. Und die Gesamtheit der Organe bildet einen Organismus, keinen Gesamtkörper. Es ist also so, daß die Glieder einen Körper, die Organe aber einen Organismus bilden. Was ist da der Unterschied? Ein Körper ist etwas, ein Organismus leistet etwas. Wir können nicht sagen, dies sei doch dasselbe. Ein Körper kann auch tot sein, beim Organismus ist offenkundig, daß er als toter nichts, als lebender aber etwas leistet, eben das Leben. Die Anatomie stellt die Form, die auch nach dem Tode noch erhalten ist, fest, aber sie belehrt die Lebenden über das Leben, freilich nur im Hinblick auf eine seiner Bedingungen, zu denen eben die Gestalt gehört. Also genügt es nicht, die Morphe, die räumliche Gestalt, zu beschreiben; sie muß jetzt auch im Hinblick – aber nur im Hinblick – auf die Leistung beschrieben werden. Das Wunderbare, Unerwartete ist nun, daß auch nach diesem Hinblick auf die Leistung eine morphologische und eine örtliche Eigenart sich zeigt, so daß eine bestimmte Leistung hier nur durch eine ganz bestimmte Struktur repräsentiert wird. Ja, dies hat zur Folge, daß die Organe viel eher bekannt werden als ihre Funktion. Das Gehirn, die Leber waren längst bekannt, als ihre Funktion noch ganz im dunkeln oder ganz irrtümlich war. (Man kann zwar behaupten, Organe seien nur Teile der Glieder; aber das ist ein Irrtum; denn sie unterscheiden sich nicht nur als Gliederteile, sondern auch als artverschiedene Funktionsträger.)

So kommt es, daß es eine sprachliche und bildhafte Darstellung, eine Abbildung von Organen geben kann, bevor noch irgend etwas von deren Funktion festgestellt ist. Dies geht soweit, daß man bei vielen Tieren rein morphologisch sagen kann: »dies ist die Leber«, auch wenn man gar nicht weiß, welches deren Funktion ist und ob sie im physiologischen Haushalt die gleiche Rolle spielt. Es gibt obsolete, rudimentäre Organe (wie den Blinddarm), die noch auftauchen, wenn die Funktion schon erloschen ist. Die Brustwarzen der Männer sind funktionslose Gebilde, deren Fehlen ganz regelwidrig wirken würde. Trotzdem können wir ihnen den Namen eines Organs nicht verweigern.

Jetzt ist klar: der anatomische Organbegriff ist nicht an den wirklichen Dienstvollzug geknüpft, aber an eine Idee des Dienens. Deswegen ist der anatomische Bau hier nicht so selbstgenügsam wie beim Gliede. An anderen tritt die großartige Bedeutung des räumlichen Gestaltetseins noch schärfer hervor wie bei den Gliedern, weil der Gegensatz zur physiologischen Funktion ein Relief gibt, wie Licht und Schatten es geben.

Darum kommt als neues Problem das hervor, ob die Struktur nicht unvermeidlich die beste, die einzige sei, bei welcher die verlangte oder notwendige Funktion auch wirklich erfüllt wird. Konkreter: muß eine Lunge nicht ganz genau so gebaut sein, wie sie es ist, wenn mit einem Minimum an Aufwand (energetischem, Stoff, Zeit u.s.w.)

ein Maximum von Gasaustausch bewirkt werden soll? Und ganz gleich bei einer Leber, einem Darm? Wieder ist diese Idee ein Versuch, die Morphe des Organs als Folge, nicht als Ursache, nicht als zufällig-schicksalhaft verhängt, sondern als zweckhaft in Ordnung zu verstehen. Kein Zweifel: dieser Schritt vom Glied zum Organ (von a zu b) ist ein Stück eines Rationalisierungsweges der Wissenschaft. Der Übergang vom Interessenkreise der Topographischen Anatomie zur Organ-Anatomie ist ein Schritt des Rationalisierungsstrebens. Ich bin nicht von vorneherein überzeugt, daß der Weg der Rationalisierung der beste ist; es ist nur eine Feststellung der Tatsache, daß dieser Schritt auch in der Anatomie getan wurde. Das heißt dann aber: wir müssen jetzt Obacht geben, was bei solcher Rationalisierung eigentlich vor sich geht. Denn daß es sich um Rationalisierung handelt, ist nicht mehr zu verkennen.

Das kommt auch darin zum Ausdruck, daß man die Organe in lebenswichtige und nicht-lebenswichtige erst dann unterscheiden konnte, als gewisse, ebenfalls aus rationalem Interesse vorgenommenen Experimente angestellt waren. Das Rationale dabei war, daß man nach der Exstirpation des Organs fragte, ob das Leben weiterging, nicht, *wie* es weiterging. Dabei konnte ein relativ großes Organ wie die Milz oder die Hirnrinde sich als nicht-lebenswichtig, relativ kleine wie die Nebennieren als lebenswichtig herausstellen. Dann ergab sich auch, daß der Begriff »lebenswichtig« doch ein relativer ist, indem in einzelnen Fällen doch mehr oder weniger umständliche Bedingungen geschaffen werden mußten, um ein Weiterleben zu ermöglichen; so als CANNON zeigte, daß ein Weiterleben ohne das sympathisch-autonome Nervensystem nur gelingt, wenn die Temperaturregulation und anderes künstlich von außen ersetzt wird. Daß andererseits ein Weiterleben ohne Herz, ohne Lungen, ohne Nieren u.s.w. nicht möglich wäre, schien so gewiß, daß man besondere Versuche nicht anzustellen nötig fand. Aber bei genauerer Überlegung ließe sich auch in diesen Fällen ein zulangender Ersatz des Organs durch äußere Vorrichtungen vorstellen.

Nun ist das Aussehen der Organe höchst originell. Man sieht ihnen makroskopisch wie mikroskopisch an, wer sie sind. Was sie leisten, sieht man ihnen nicht ohne weiteres an; es ist damit wie mit der Physiognomie, wie wenn die Familie sagt »das ist unser Papa«, oder der Kompanie-Hauptmann »das ist der Mann in der 3. Reihe des 2. Zugs«. Zugleich aber ist ein Organ, zum Beispiel eine Leber, nur ein Exemplar eines Typus. Das Individuelle, das Einmalige daran ist unwesentlich. Die Farbe, die Form, die Größe, das Gewicht, die Konsistenz sind charakteristisch, und Abweichungen davon sind Abnormitäten, die einen besonderen Grund haben müssen. Das alles kehrt bei verschiedenen Spezies wieder, so daß die Leber von Menschen, Elefanten und Mäusen doch ähnlich ist; nämlich daß man es voraus weiß und nur auf Bestätigung zu warten braucht, wenn man sie noch nie gesehen hat. Während die Behauptung, daß ein Pferdehuf eigentlich eine Art von Hand sei, erst bewiesen werden muß. Der Unterschied von Glied und Organ ist immer wieder der, daß ein Glied ein Körperteil, ein Organ ein Leistungsträger ist. Deswegen ist beim Glied nur Übertragung, beim Organ aber Funktionswandel möglich.

c) Ein Organ hat also einen anatomischen Bau, der mit seiner Leistung zusammenhängt und damit schon auf eine physiologische Funktion hinweist, die aber noch nicht definiert zu sein braucht. Außerdem ist eine Organleistung eine Leistung für das Leben eines Organismus. Diese Leistung für den Organismus ist aber nicht die einzige Seite; das Organ hat auch ein Eigenleben, und dieses wird nur erfolgen, wenn der Organbau in sich selbst den Bedingungen dazu genügt. Organismusbau und Organbau sind zu unterscheiden, müssen aber so aufeinander abgestimmt sein, daß beides möglich ist. Diese Beziehung ist wechselseitig, so daß sowohl Gemeinsamkeiten wie spezifische Unterschiede des Baues vorhanden sind. Zum Beispiel muß der Organismus ernährt werden, aber eben darum auch jedes einzelne Organ. Die Folge ist, daß beide einen Säftestrom mit Zufuhr und Abfuhr enthalten müssen: auch die Organe enthalten Blutgefäße, Stützgewebe. Wie der Organismus aus Organen besteht, so die Organe aus Zellen. Auch diese haben ihren Bau, und man würde den Bau nicht vollständig beschreiben, wenn man nicht den Bau dieser Teile beschriebe. *Zellen*, *Stützgewebe*, *Blut-* und andere *Gefäße* haben innerhalb der Organe ihre eigenen, obwohl vielfach auch ähnliche Strukturen.
Am verschiedensten scheinen die Zellen gebaut zu sein, welche der spezifischen Organleistung dienen. Die Muskelzelle, die Leberzelle, die Nervenzelle sind so verschieden, daß man an ihrer Zusammenfassung unter dem Oberbegriffe »Zelle« zweifeln kann und gezweifelt hat. Der Aufbau aus Kern, protoplasmatischem Zelleib und Oberfläche scheint dabei doch das Konstante zu sein, obwohl auch hier größte Variationen vorkommen. Andererseits stimmt der Bau

der Blutgefäße in den verschiedenen Organen meistens sehr stark überein. Die Bindegewebe, ihre Leistung zu Stütze und Zusammenhalt, haben recht verschiedene Strukturen und scheinen mehr durch diese Leistung als durch ihr Aussehen zusammenzugehören. Außerdem: ist die Glia des Nervensystems überhaupt nur ein Stützgewebe? Wir wissen es nicht sicher. Was an allen diesen Dingen ist aber hier wichtig und muß deshalb eingehender besprochen werden? Wenn das Zelleben der Zweck und die Stütze nur das Mittel ist, dann ist bereits vorweggenommen, was der Zweck des Lebens ist. Außerdem muß auch das, was stützt, doch selbst auch leben, und das, was lebt, kann nur leben, wenn es ernährt und gestützt wird. Was also ist hier wichtiger als das andere? Wichtig ist hier vor allem, inwieferne der anatomische Bau selbständig und unerläßlich ist, und so kommt immer mehr zutage, daß der anatomische Bau und die physiologische Funktion einander bedingen, ob man nun sein Augenmerk auf Glieder, Organe oder auf Organelemente richte. Diese Unterteilungen ändern nichts an dieser beständigen Zuordnung von Struktur und Funktion, und das Vervollständigen der Baukenntnis hat eben dies Resultat, daß man Struktur und Funktion *nicht* trennen kann, selbst wenn man Glied, Organ und Organelement trennt. Die Verselbständigung des Anatomischen muß versucht werden, weil ein Drang wirksam ist, die Hauptsache in der räumlichen Gestalt zu suchen; das ist das sogenannte morphologische Bedürfnis. Aber eben dann ist der Zwang, die Funktion zu studieren, als unausrottbar zu erfahren. Jener Drang und dieser Zwang gehören also zusammen, und diese Zusammengehörigkeit ist dann doch ein neues Resultat, zu dem man ohne die immer wiederholten Trennungsversuche nicht gekommen wäre. Man hätte Struktur und Funktion zwar auch in naturphilosophischer Reflexion als untrennbar beweisen können, aber dieser abstrakte Beweis wäre dann eine bloße Reflexion des Verstandes, nicht als Erfahrung mit Gebrauch der Sinne, nicht als ein Realismus im Umgang mit dem Objekte überzeugend gewesen.

d) Man könnte jetzt noch den Argwohn haben, es sei die Trennbarkeit von Struktur und Funktion nur deswegen nicht erreicht worden, weil sie nicht auf dem richtigen Gebiete versucht wurde. Zum Beispiel könne man Struktur und Funktion natürlich nicht trennen, wenn man die räumliche Gestaltung der Materie bei lebenden Wesen studiere, da ja mit dem Leben dieser Wesen die Bewegung der

Materie insgeheim schon immer mitgedacht worden sei. Dabei sei aber die unbewegte Materie und die Bewegung der Materie von vornherein gar nicht getrennt worden, und man habe weder klargestellt, was Materie, noch was Bewegung an sich sein soll. Deshalb wird noch eine weitere Forschung der Biologen hier besprochen, bei der dieser Fehler vermieden werden sollte. Gemeint ist die Forschung nach der materiellen Beschaffenheit der lebenden Substanz. Diese Forschung ergab nämlich, daß die Organismen aus denselben Elementen aufgebaut sind wie die nichtbelebte Natur; zwar aus einer kleineren Anzahl und unter Bevorzugung bestimmter chemischer Elemente, aber doch aus denselben. Es ist bisher keine Ausnahme von dieser Regel bekannt, und der Befund hat viel zu der Vorstellung beigetragen, daß die belebten Wesen sich *in* einer unbelebten Natur befinden, daß sie von dieser soweit beherrscht sind, daß ihre Existenz nur durch Anpassung an diese Umwelt möglich ist. – Diese Vorstellung einer Einbettung beherrscht keineswegs nur die Anatomie. Sie ist sogar viel wichtiger in der Physiologie. Aber man sollte es nicht unterschätzen, daß auch in der Anatomie und Morphologie ein Primat der unbelebten Materie durchzusetzen versucht wurde – mit welchem Erfolge, bleibt zu überlegen. Denn von einer selbstverständlichen Richtigkeit solcher Unterordnung kann nicht die Rede sein. Geht man dem Prinzip nach, so findet man es in vielfacher Anwendung wirksam, aber nirgends zweifellos alleingültig. Es gibt auch Fälle, die sich ihm ernstlich widersetzen. Ein solcher ist zum Beispiel die Frage nach dem Aggregatzustande der Organismen oder des Protoplasma. Diese nämlich sind weder fest noch flüssig, denn sie haben von beidem etwas, und sie sind in Grenzen auch plastisch. Ein anderes Beispiel ist die Frage der Grenzflächen. Ob die äußere Haut oder die innere Schleimhaut als die Grenze zwischen Organismus und Umwelt angesehen wird, hängt von dem Gesichtspunkt der Betrachtung ab, ist also relativ. Auch ist die rätselhafte Qualität der Belebtheit hier zu beachten. Von wo ab sind die Schichten der Epidermis als unbelebt anzusehen? Auch dies ist eine Frage der Definition. Man muß sich entscheiden, aber wie man entscheidet, hängt von der Auffassung des funktionellen Begriffes, von dem Begriffe der Leistung, von der Vorstellung des Lebensgeschehens ab. So drängt auch hier die Analyse immer wieder zur Verbindung von Struktur mit Funktion hin.

e) Stellt man die bisher aufgezählten Themen der Anatomie: Glied, Organ, Zelle, Element, nebeneinander, so sieht da manches aus wie ein Fortgang zu immer kleineren Teilen. Eine Zeitlang hat sich daher die Ansicht verbreitet, daß man mit dem Fortgang vom Größeren zum Kleineren sich vom Lebendigen immer mehr entferne, sich dem Unbelebten immer mehr nähere. Diese Ansicht war nicht aufrecht zu halten. Die Eigenschaften des Lebendigen, also Fortpflanzung, Selbsterhaltung, blieben bis in die Bakterien-, Kokken- und Virusteilchen immer nachweisbar. Daher ist es auch falsch gewesen, die Qualität des Lebens mit dem Gesamten oder dem Ganzen gleichzusetzen, so als ob nur die größere Ganzheit Leben, die kleineren Elemente nicht Leben trügen. Da sich herausgestellt hat, daß also in der räumlichen oder numerischen Formalität die Tatsache des Lebens nicht ausdrückbar ist, so hielt ein anderer, gleichfalls ohne Anatomie nicht darstellbarer Sachverhalt lange Zeit die Aufmerksamkeit fest: es ist der Sachverhalt von Herrschen und Dienen, wenn man will, von Herr und Knecht. Es ist dabei auch die Erfahrung, mit welcher Methode man töten kann, von Einfluß gewesen. Köpfen, Hängen, ins Herz stechen oder schießen sind wirksame, Kastrieren, Blenden, Amputieren sind unwirksame Methoden zum Töten. Als dann aber auch tödliche Gifte, Verdursten, Verhungern, auch Verbrennen und Ertränken beachtet wurden, da war die Sache doch komplizierter. Die tödlichen Krankheiten kommen hinzu. Eine von hier aus geschichtlich wohl spätere Darstellung entsteht dann daraus, daß man den Organismus mit Gesellschaft, Staat oder Kirche vergleicht. Wer so vorgeht, bleibt dann an seine politische Einstellung gebunden, und so finden wir unter den anatomisch orientierten Biologen und Medizinern monarchistische, demokratische, hierarchische Vertreter, welche den Organismus mit einem Königtum, mit einer Volksgemeinde oder mit einer spirituellen Kirchenordnung vergleichen. Es gibt da sehr interessante Beispiele, welche den Zusammenhang von Wissenschaft und Politik aufdekken: Virchow, Darwin, Pawlow sind dafür bekannt, aber längst nicht die einzigen.

Hat man dies einmal durchschaut, dann wird man bei kulturgeschichtlichen oder soziologischen Feststellungen nicht stehenbleiben mögen. Die Wissenschaft pflegt sich zu wehren gegen den Einfluß politischer Wünsche oder Ideologien. Daß die menschlichen Formen der Gesellschaft, des Staates, der Kirche sich »letzten Endes« nach biologischen Gesetzen verhalten, ist eine ebenso unerfreuliche und unbewiesene Behauptung wie die, daß die Organismen sich »letzten Endes« so verhielten wie die Menschen in ihrem Zusammensein. Solche Einheitsbedürfnisse mögen vorhanden sein; dann aber werden wir belehrt, daß destruktive, zerstreuende, sinnlos vernichtende und gesetzlose Ereignisse die Oberhand behalten können. Da kann man dann nicht mehr eins aufs andere zurückführen. Der anatomische Bau lehrt uns überhaupt noch etwas ganz anderes kennen: es ist die große Selbständigkeit der Gestalt. Die Gestalt der Lebewesen ist als solche wandelbar, und in den Wandlungen werden Grade, Schattierungen, Vollkommenheiten sichtbar, die man mit einem Verhältnis der Teile zum Ganzen, mit einer Antithese von lebend und tot gar nicht erfassen kann.

f) Es handelt sich um eine Beziehung der anatomischen Bildung auf sich selbst. Da dies so ist, kann man das hier Gemeinte nicht auf etwas an sich Unanatomisches zurückführen. Am deutlichsten zeigt dies die Eigenschaft der Schönheit. Denn die Schönheit des Leibes konnte nicht erklärt werden. Es hat nicht an solchen Versuchen gefehlt. LIONARDO, DÜRER versuchten sich daran, einen mathematischen Grund, zum Beispiel die Proportion des Goldenen Schnittes (a : b = b : c) als die Wurzel der Schönheit zu erweisen; es ist ihnen nicht gelungen. Die Modifikationen des Lebensalters bieten sich an, um im Wachsen, Blühen und Welken einen Anstieg und einen Abstieg der Schönheit aus irgendeinem Zeitgesetz herzuleiten, aber ein Individuum kann den Höhepunkt seiner Schönheit in jedem Lebensalter erreichen; die einen sind nur in der Kindheit, die anderen erst im Alter schön. Betrachtet man solche Fälle, dann merkt man auch, wie sehr das Parisurteil vom Gesichtspunkt, von der Neigung des Betrachters abhängt. Es gibt verschiedene Philosophien des Ästhetischen. Die Hauptsache ist immer jene erregende und hinreißende Verschmelzung von Subjekt und Objekt, von Betrachter und Gegenstand. Ohne ein solches Erlebnis keine Schönheit.
Man kann auch erkennen, daß die Schönheit der Natur ihre Wurzel nicht in der Natur allein hat. Denn die Natur ist vielleicht schuldlos, aber doch auch heimtückisch. Die Büchse der Pandora enthält ein Gift. Das Leben ist schön; aber es endet mit dem Tod. Die Liebe ist schön; warum aber zieht sie die Mühsal der Schwangerschaft herbei? Das Gesunde ist schön; warum wird es von der Krankheit entstaltet? Und umgekehrt: warum ist Verwesung häßlich, übelriechend? Warum ist Verkümmerung, Mißwuchs, Abnormität ab-

scheulich? Man kann freilich erfahren, daß die Heimtücke der Natur nicht länger quält, als wir versuchen, den einmal erlebten Höhepunkt um jeden Preis festzuhalten. Gelingt es, den Rhythmus von Orgasmus, Eßfreude, Elternlust, Arbeit, Wachen und Schlafen als Rhythmus zu genießen, dann wird aus jener Heimtücke eine Freude an der großen Harmonie der Natur. Aber jeder Höhepunkt hört dann auf, einziger Gipfel zu sein; es sieht jetzt mehr aus wie eine Gebirgskette.

Die Schönheit des Gebildes wird vom Berufsanatomen meist nur insgeheim erfahren, und er bewahrt sich dann eine gewisse individuelle Freiheit. Wie z.B. die, ob der männliche oder der weibliche Körper als der schönere gilt, oder die, ob er den intakten oder den sezierten Leib vorzieht. Auch jetzt kann man fragen, von wo aus eigentlich solche Entscheidungen fallen. Aber die Analyse würde das Wesentliche schon wieder verjagen, denn wesentlich ist nicht eine eventuelle Herkunft, sondern der glückliche Vollzug solcher Schönheitsfreude. Auch die Verhüllungen, das Feder- und das Haarkleid der Tiere, die Bekleidung beim Menschen dienen ja nur der Steigerung des Schönheitsdurstes, der Vollendung des Schönheitsglücks.

Die Scham-losigkeit der Pflanzen, die Scham-haftigkeit der Tiere und Menschen als solche bezeichnen nichts, sondern sie weisen nur indirekt auf die Schönheit hin. Und da ein jeder etwas anderes schön empfinden kann, so ist es sicher erlaubt, statt Schönheit Vollkommenheit zu sagen. Da es keine objektive Norm für Schönheit, also nur Schönheiten gibt, so mag man ein blasseres Wort suchen; aber das ändert an der Sache nichts. Immer bleibt es dabei: die Definition des anatomischen Baues ist nur in einer Beziehung des Gebildes auf sich selbst zu finden, und diese finden wir in seiner Schönheit.

4. Physiologische Funktion

Um es gleich zu sagen: es gibt eine richtige und eine falsche Wiedergabe des Wirklichen, und die Physiologie, gerechnet etwa von Haller bis zur Gegenwart, gibt die wirklichen Vorgänge im Organismus nach meiner Ansicht falsch wieder. Woran dies lag, und wie der Irrtum zu erklären ist, das ist dann die Frage. Aber die Reflextheorie, der Chemismus und der Physikalismus der Vorgänge im Organismus sind falsch. Diese Behauptung an die Spitze stellen, heißt die

Pflicht eines nachfolgenden Beweises auf sich nehmen. Selbstverständlich kann man eine Uhr richtig ablesen; aber wenn die Uhr falsch geht, sind die Zeitangaben trotzdem falsche. Und um auch dies gleich zu sagen: die intellektuelle Einstellung dieser Physiologie, die ich als die klassische bezeichne, halte ich für ein historisch-politisches Produkt, zu dessen Verständnis die Kenntnis des Menschen oder der Menschen einer Epoche hilft. Diese klassische Physiologie beruht auf einer Anzahl von Begriffen, die in einsehbarer Weise aus einer bestimmten Lagerung oder einem Zustande der Menschen hervorgingen, welche sie hervorgebracht haben. Unsere Besprechung der physiologischen Systematik wird also hauptsächlich darin bestehen, diesen Hervorgang der Hauptbegriffe aus einer menschlichen Situation zu beschreiben, und soweit man diese Begriffe als logische bezeichnen kann, handelt es sich um die Beschreibung ihrer Logophanie. Der Stoffwechsel, der Energiewechsel, die Funktionen des Nervensystems, der Sinnes- und Bewegungsorgane müssen unter diesem Gesichtspunkt betrachtet werden, und daraus ergibt sich dann eine Kritik und, wichtiger, eine veränderte Darstellung der Vorgänge. Die Vorgänge im Körper sind wirklich andere als die Physiologie sie darstellte. Das soll nun Stück für Stück geschehen.

Die Hauptschwierigkeit ist nun sogleich die, zu wissen, was hier Stück und Stück genannt werden soll. Sollen wir bei der Einteilung der physiologischen Funktionen von den Organen der Anatomie ausgehen; oder von dem, was man vom Blick auf eine Systematik der Lebewesen aus als animalisch und vegetativ unterschied; oder von dem, was Beziehungen zur Außenwelt gegen solche zur Innenwelt (milieu externe und interne Claude Bernards) ausmacht; oder von der Einteilung in den anorganischen Naturwissenschaften: Unterschiede physikalischer und chemischer Vorgänge? Wenn es sich dann um die Pathologie handelt, so interessiert zunächst die Pathogenese, und bei dieser müßte man den Unterschied von Neurosen, Biosen und Sklerosen beachten, aber auch den von Psychosen und organischen Krankheiten. Auch wäre vom biologischen Standpunkt aus die Differenz der Selbsterhaltung von der Fortpflanzung (nutritiv und sexuell) zu beachten. Vererbung, Ernährung, Stoffwechsel sind Leistungen, deren jede ihre eigene Physiologie hat. Es gibt auch eine Zellphysiologie, eine Korrelationsphysiologie und eine Lokalisation; neben diesen vom Raumbegriffe stark abhängigen Interessen spielt auch der Zeit-, der Intensitäts- und der Zahlbegriff seine Rolle, zum Beispiel in Fragen von Reifung, Altern, Lebensdauer, Daseinskampf. Man wird die Physiologen glücklich preisen, daß sie ziemlich sorglos, je nach Bedürfnis und Forschungsstand, nach jedem dieser vielen Prinzipien greifen können und nicht dogmatisch erstarren, so daß »physiologisch« mehr ein Gesichtspunkt als eine Realität ist. Aber auf der anderen Seite wollen wir doch auch wissen, wie die Sache in Wirklichkeit ist und müssen dann doch entscheiden, ob die physiologische Funktion nur eine Betrachtungsform ist, oder ob sie etwas Wirkliches meint. Und dann entsteht eben jene Frage, ob die physiologischen Darstellungen Lebensvorgänge richtig oder falsch darstellen. Damit rückt die Behandlung, welche das Physiologische an dieser Stelle erfährt, unter die Gesichtspunkte: 1. Inwieferne ist die physiologische Darstellung falsch, und wie kann das bewiesen werden. 2. Welches sind die Hauptlinien einer richtigeren Darstellung dessen, was dort physiologisch genannt wird.

Inwieferne die Physiologie das Lebensgeschehen im Organismus falsch darstellt, dies kann man naturphilosophisch nicht beweisen, wenn man am Empirismus festhält. Man wird zwar immer religiös erregte, philosophisch bewegte, geistig bestimmte Zuhörer finden, denen einleuchtet, daß der Mechanismus oder Materialismus nicht richtig sein kann. Aber dieselben Menschen sind es, die sich trotzdem bereitfinden, Newtons Mechanik als unwiderleglich oder die Energielieferung durch Verbrennungen als zutreffende Physiologie anzuerkennen. Nicht nur die Physik, sondern auch die Anwendung der Physik vermögen sie nicht zu entkräften, und dann steht bei ihnen unüberbrückt nebeneinander die Zustimmung zur materialistischen Physiologie und die Behauptung, daß alles Lebensgeschehen auch psychisch abhängig, auch metaphysisch bestimmt sei und dergleichen. Der Hiatus im Denken führt dann auch mit sich, daß das Verhalten in der sittlichen, wirtschaftlichen oder politischen Praxis gar nicht von den sogenannten geistigen Überzeugungen beeinflußt wird. So jemand kann für Vielweiberei, Privatbesitz, Kommunismus oder Katholizismus sein; das läßt sich nicht voraussehen. Seine Physiologie ist immer dieselbe, und seine Metaphysik kann ganz verschieden aussehen; ja, dies wird sogar rühmend hervorgehoben und wird dann als liberal oder als demokratisch bezeichnet.

Anders stehen die Dinge, wenn im Gebiet der Forschung selbst Verschiebungen, ja Revolutionen geschehen, wenn sie unausweichlich sind und dann nicht nur Einzelbeobachtungen neu, sondern auch

Grundsätze in Wandlung sind. Jetzt kann es geschehen, daß von der experimentellen Wissenschaft selbst aus die neue Situation entsteht, und dann auch unklar wird und neu definiert werden muß, was eigentlich unter Materialismus, Positivismus, Rationalismus u.s.w. zu verstehen sei. Diese autochthon in der Forschung selbst vorgehenden Prozesse können so eng mit der sittlichen, ökonomischen oder politischen Situation eines Forschers oder einer Gesellschaft verbunden sein, daß man nun fragen muß, was hier eigentlich primär und was sekundär dabei ist. Ein solcher Fall ist die Befreiung der Geisteskranken aus den Gefängnissen durch PINEL in der Französischen Revolution und die damit verbundene Trennung der Begriffe schuldig und krank. Ein anderer ist die Entstehung des Satzes von der Erhaltung der Energie in der bürgerlichen Welt des 19. Jahrhunderts. Ein dritter die Beurteilung der Atomphysik vor und nach der Erfindung der Atombombe.

In der Regel geschehen solche autochthon gefundenen Entdeckungen oder Begriffsbildungen ohne das Bewußtsein ihrer politischen, religiösen usw. Tragweite. Auch ist ihnen oft nicht anzusehen, ob sie umwälzend, nobelpreisfähig sind oder nicht. Die öffentliche Meinung darüber bildet sich zeitlich und örtlich nach vielfach ganz anderen Prinzipien als die Forschung selbst.

Beispiele der Physiologie, in denen die Forschung dazu gezwungen wird, alte Lehren als Irrlehren zu verlassen und neue anzunehmen, sind unschwer zu finden. Was man Fortschritt nennt, ist nur teilweise Erweiterung unter Beibehalten der älteren Lehre; oft ist es einfach Widerlegung der letzteren. Ein berühmtes Beispiel war die Lehre vom Od von Karl von REICHENBACH und ihre Widerlegung durch die von der Sauerstoffoxydation. In anderen Fällen handelt es sich um die Aufstellung von Hypothesen, deren empirische Bestätigung oder Widerlegung als noch ausstehend, vielleicht (aber nicht sicher) eines Tages erfolgen könnte.

Eigentlich ist damit der Versuch, irgendeine physiologische Systematik tel quel in die Medizinische Anthropologie zu übernehmen, bereits abgetan. Zwar könnte es interessant sein, sich zu überlegen, woher die systematischen Einteilungen eigentlich stammten. Zum Beispiel die Einteilung in vegetative und animalische Physiologie; oder die Einteilung in physiko-chemische und biologische Betrachtungsform. In dem Kapitel »Nutritiv und sexuell« ist eine Einteilung behandelt worden, die eigentlich von der Tiefenpsychologie her angeregt war, ebenso wie die vorgenannten von der Vorstellung

eines Tier- und eines Pflanzenreiches oder von den Methoden der Physik und der Chemie, also auch von anderen Gebieten her, angeregt sind. Aber es bleibt eigentlich nur ein Begriff übrig, der das physiologische Denken der letzten zwei bis drei Jahrhunderte beherrscht hat und hier noch besonders zu erörtern wäre: es ist der Begriff der *Funktion*. Er sieht selbst ganz unsystematisch aus, ist aber eben dadurch vielleicht der Anlaß, auf System zu drängen. Dieser der Mathematik entstammende Begriff kann nur mit wenigen an Abstraktionskraft wetteifern, wie etwa mit dem Kausal- oder dem Gesetzesbegriff. Er war, wie CASSIRER ausführte, fähig, den Substanzbegriff allmählich zu ersetzen. Seine Verwendung in der Physiologie zeigt dann aber, daß gerade die Abstraktion auch eine Spezifizierung, die Quantifizierungen auch Qualifizierungen erzeugen[1].
Man kann also nicht ohne weiteres behaupten, die Bevorzugung des Funktionsbegriffes habe hier eine Mißachtung oder Vernichtung spezifischer Qualitäten wie Geschlecht, Alter, Geschichte, Rasse u.s.w. zur Folge. Aber das Verhältnis zu diesen ist ein dialektisches. Wenn man von solchen Qualitäten (denen noch viele andere angereiht werden können) abstrahiert, so werden sie eben dadurch auch als etwas Besonderes herausgestellt. Und nun erhebt sich die Frage, ob solche Abstraktion, solches herausstellendes Abstoßen berechtigt ist, und ob es die Wirklichkeit nicht verfälscht. Der neuerdings besonders wichtig gewordene Probefall dafür ist eben die Abstraktion von der psychischen Erscheinungsweise des Organisch-Lebendigen.

Und hier wird ein Punkt erreicht, an dem deutlich gemacht werden kann, daß das innerwissenschaftlich Vorsichgehende zugleich ein Ausdruck wirklicher Naturvorgänge ist. Wenn NOVALIS recht damit hat, daß die Natur das ist, was wir aus ihr machen, dann ist der Fortschritt der Naturwissenschaft auch ein Fortschritt der Natur selbst. Wenn die Organismen jetzt nur psychophysisch richtig erkannt werden, dann ist aus ihnen jetzt ein psychophysisches Gebilde geworden. Wenn bei diesem Übergang jemand krank oder verrückt wird, dann, weil er diesen Übergang versucht, aber dabei scheitert. Aber er hat ihn wenigstens versucht. Jeder Tod ist das Ergebnis einer Geisteskrankheit; auch jeder Zelltod das Resultat einer Zell-Geisteskrankheit; und insofern alle sterblich sind, sind alle todkrank.

1 Vgl. Gestaltkreis (Bd. 4).

5. Psychische Struktur

Die Anschaulichkeit der Anatomie wirkt auf die Psychologie. Aber daß die Psyche durch Psychologie erfaßt und begriffen werden müsse, ist doch wie eine Selbstverstümmelung; denn wieso sollte nur das Logische des Psychischen wissenschaftlich erfaßbar und begreifbar sein. Diese Voraussetzung ist ein Vorurteil, und das Wort Psychologie ist deshalb ebenso anfechtbar und aus denselben Gründen verbesserungsbedürftig wie das Wort Anthropologie. Und dann zeigt sich auch, daß die Anschaulichkeit und die Begrifflichkeit nicht nur eine Trennung, sondern auch eine Einung provozieren. Denn Anschauung ohne Begriff ist blind, Begriff ohne Anschauung ist leer, wie KANT (1781) sagt. Eben darum hängen aber die Unterscheidungen mit den Begreifungen genau zusammen, und die psychische Struktur, was wir auch darunter im einzelnen verstehen, muß untersucht werden, wenn wir irgendeine Lehre vom Menschen zustande bringen wollen. Dabei sind es vier Themen, die der Reihe nach auftauchen: Die Einteilungen, die Grundkräfte, das Verhältnis von Seele und Körper und die Einbettung des Individuums in die Sozietät. Dabei ist es dann nicht nötig, mit dem Worte Struktur schon eine bestimmte Auffassung festzulegen. Ob man zum Beispiel durch eine Analyse auf eine Struktur käme, ist sehr fraglich; es könnte sein, daß eine Analyse zunächst immer die Struktur zerstört, und daß es ungewiß ist, ob man statt dessen eine andere, bessere Struktur findet.

a) Die *Einteilungen*. Es ist irrtümlich, anzunehmen, daß die Einteilung in Bewußtes und Unbewußtes der Psyche eine Annahme der FREUDSCHEN Psychoanalyse ist, die man anerkennen oder verwerfen könnte. Die Selbstverborgenheit des Menschen, der unzerreißbare Vorhang zwischen seinem Bewußtsein und seinem Sein, ist immer seinem Selbstbewußtsein beigegeben gewesen wie sein Schatten, und dies konnte nicht eines Tages wie eine Neuigkeit entdeckt werden. Nicht daß dem so ist, sondern die Kraft der Erkenntnis, daß dem so ist, war nicht immer vorhanden. Aber eine Einteilung in Bewußtes und Unbewußtes verlangt doch, daß man beide Seiten sieht, daß man von oben auf beide Seiten sieht oder wenigstens über den Zaun sehen kann. Das Unbewußte muß dann so sein, daß es bewußt werden kann. Die Psychoanalyse ist ein Spiel mit dieser Möglichkeit. Bald ist sie in der Verfassung es zu wagen, bald in der Stimmung, es sei doch aussichtslos. Darin hat sie ihre Versuchung zur Unsterblichkeit, wie die Zeugung von Kindern.

Das ist nun viel erregender als die Frage, ob es Gott, ob es Welt überhaupt »gibt«. Wenn es keinen Gott gibt, dann gibt es auch keine Welt und keinen Menschen. Noch regen sich einige Leute darüber auf, daß von hervorragender Stelle gesagt wurde, Gott sei tot. Aber die gleichen Menschen, die dazu Stellung nehmen, halten für garantiert, daß es die Welt gebe oder wenigstens ganz gewiß Menschen gebe, wenn schon ungewiß wurde, was die Welt eigentlich sein soll. Aber Gott, Welt und Mensch sind so verkittet oder verkettet, daß, wenn man schon den ersten in Zweifel zieht, auch die beiden anderen zweifelhaft werden. Wenigstens wird ungewiß, ob das, was man wissenschaftlich untersucht, überhaupt existiere. Wenn ich von jemand, der sich über solche Sachen ausgesprochen hat, höre, daß es ihm gut gehe, dann kann mir das nicht recht gefallen. Denn ich ahne, daß er zur Zeit aufgehört hat, mit solchen hohen Gegenständen umzugehen; dann müßte es ihm schlecht gehen. Ich bin dann sehr neugierig, *welche* Krankheit ihn befallen hat. Hier wird die Via regia zur Spezifität sichtbar. Die spezifische Krankheit kann uns belehren, wo es eigentlich bei diesem Menschen gefehlt hat, was wir vorher nicht wissen. Jedenfalls an irgendeinem Ja. Wenn wir sagen »ja, aber nicht so«, dann ist sein »so« eben negativ bestimmt. So mußte man den Atheismus, den Akosmismus und den Ananthropismus (NIETZSCHE, SCHELER, FREUD) jener Zeit, unserer Zeit verstehen, und deshalb ist auch der Nihilismus (SARTRE) ein verborgener Theismus, verborgener Kosmismus, ja ein verborgenes Christentum, also ein verborgener Positivismus. Das Einteilen ist also wichtiger als die Einteilungen. Trotzdem sollen diese jetzt genauer angesehen werden, und dabei wird sich gleich zeigen, daß man zwar bei einem Teilen zunächst zwei Stücke bekommt, so daß eine Zweiteilung, dichotome Einteilungen entstehn; aber man kann auch in 3, 4, 5 u.s.w. Teile teilen, und dieser Vorgang muß dann ebenfalls untersucht werden. Aus diesem Befunde ist auch zu ersehen, daß jene Bevorzugung des Einteilens vor den Einteilungen nicht besagt, es sei nebensächlich, in was wir einteilen; im Gegenteil bekommt erst dadurch das Einteilen selbst seinen Sinn.

b) *Grundkräfte*. Der Pluralis hier ist nicht selbstverständlich. Die abendländische Wissenschaft hat immer einen Hang zum Monismus gehabt, und wo sie sich zur Annahme einer Mehrheit von

Grundkräften veranlaßt sah, da hat sie wenigstens deren Zusammenhang herzustellen versucht. Der Begriff der Kraft in der Physik beweist es, und sein nächster Nachfolger, der Begriff der Energie, hat diesem Einheitsstreben eine Zeitlang Genüge getan. Das gleiche Streben findet sich in Logik, Metaphysik, Theologie, Biologie. Die Psychologie macht keine Ausnahme, und das Institut der Universitäten scheint trotz des verschiedenen Gebrauches dieses Wortes eine praktische Verwirklichung solcher Einheit ins Auge zu fassen.

Ich finde aber, daß die weitaus größte Zahl der Menschen nicht an solcher begrifflicher Einheit hängt, sondern an einzelnen Menschen. Man mag das freilich am Anfang und am Ende eines individuellen Daseins besonders deutlich finden. Aber wenn unser Auge einmal geöffnet ist für diese höchst persönlichen Bindungen, dann wird es sie auch dort gewahr, wo statt der Person die Sache betrieben wird. Die unpersönlichen Sachlichkeiten bringen es jetzt höchstens noch zur Rolle eines Gegenspielers gegen die personalen Verhältnisse. Freilich, die Liebenden flechten dem Geliebten die Kränze der Unsterblichkeit. Aber ist das nicht gerade dasselbe? Pygmalion – dieses Symbol fand seinen Weg überall hin.

Die Spannung zwischen Person und Sache läßt sich auf verschiedene Weise ausdrücken, und es steht zu befürchten, daß keine dieser Ausdrucksarten ganz zulangt. Andere Formeln wären zum Beispiel: Urbild und Symbol, oder Sein und Erscheinung, oder Sein und Dasein. (Philosophen fanden die Titel »Sein und Zeit« oder »Sein und Nichts«). Wenn man über solche Worte nachdenkt, dann erfährt man sowohl die Unzulänglichkeit der Worte wie die des Denkens. Es gibt dann noch die Möglichkeit, diese Unzulänglichkeit zum eigentlichen Thema zu machen, und dabei erst kann eine gewisse Ordnung entstehen. Indem man sich vom Gegenstande also gleichsam abstößt, kommt man dazu, ihn in einem Abstande und so irgendwie proportioniert zu sehen. Repulsiv also wird ein Gegenstand gestaltet. Freilich ist damit der Verzicht vollzogen, ihn ganz genau, ganz in der Nähe so zu erkennen, wie er an ihm selbst ist. Dieser Vorgang, bei dem auch ein Verhältnis von Subjekt und Objekt entsteht, ist also eine unvermeidliche Mitgift aller objektiven Erkenntnis. Um nun auch diesen Verzicht, den man auch als eine höhere Leistung beschönigen, als eine kritische Haltung beloben, als eine Resignation betrauern kann – um diesen Verzicht mit eigenem Namen zu benennen, schlug ich den Ausdruck »Grundverhältnis« vor und meinte damit, daß der Grund, der eigentlichste und

wahrste Grund (der Dinge und der Erkenntnis der Dinge) nicht und niemals selbst Gegenstand werden kann. Das ist unser Grundverhältnis zum Grunde. Es ist also wieder eine negative Bestimmung.
Damit ist nun eine Einstellung zu den Einteilungen gegeben, welche zunächst historisch oder in der Tradition auf uns zukommen. Ich nenne hier die aristotelisch-thomistisch-klassische in drei Seelenvermögen: Wollen, Fühlen, Denken. Als potentiae, facultates oder Kräfte genommen, wären sie nur Möglichkeiten. Aber sie werden doch auch in jeder Anwendung so realisiert, als ob sie Substanzen wären: Teile eines Einteilbaren, der Seele, die auch wie eine wirkliche Substanz dasteht. Diese Einteilung in Wollen, Fühlen und Denken ist veraltet, sie ist dürftig und fast nichtssagend. Sie bekommt eine kräftigere Färbung, wenn man sie benutzt, um die Eigenheiten der körperlich-seelischen Zusammenhänge zu charakterisieren; denn dann ist das Wollen mit dem Motorium, das Fühlen mit dem Sensorium und das Denken mit dem Zentralorgan derart verknüpft, daß man sie genauer beschreiben und ihre Funktionsweise analysieren kann.
Viel moderner ist die Einteilung des Psychischen in Bewußtes und Unbewußtes. Diese Unterscheidung ist eine der bedeutendsten der neueren Geistesgeschichte; sie betrifft ja den Bewußtseinsbegriff nicht minder als den des unbewußten Wirklichen. Während diese metaphysische Unterscheidung in der Philosophie längst vorbereitet, auf der Linie LEIBNIZ – SCHELLING – SCHOPENHAUER – VON HARTMANN immer prägnanter herausgearbeitet wurde, kommt sie durch FREUD an den Punkt praktischer Konsequenzen. Jetzt interessiert die Machtfrage am meisten: Ist das Bewußte oder das Unbewußte stärker in einem Menschen? Allein diese Frage stellen, heißt soviel wie nicht eine konstante Summe voraussetzen. Als wäre diese schließlich immer vorhanden. Verstrickt in den Kampf der Therapie, weiß FREUD nicht im vorhinein, wer siegen wird.
Wie wenig FREUD an einer Gesinnung der Gegensätzlichkeit, wie wenig ihm an einer letztgültigen Setzung von realen Substanzen lag, beweist der im Laufe seines Werkes mindestens dreimal vorgenommene Umbau der, wie er sie nennt, spekulativen Vorstellungen von der Struktur des Seelischen. Mit SCHILLER bestreitet er nie, daß Hunger und Liebe die Welt regieren. Diese dunklen Triebe würden aber nur zur Wiederherstellung dessen, was einmal war und dann gestört wurde, gebraucht; denn im Bewußtsein sucht ein Ich sich zu konstituieren mit dem Vorsatz oder Bedürfnis, über alles zu herr-

schen. Aber das Bewußtsein findet sich dem Unbewußten gegenübergestellt. So entsteht seine zweite Strukturvorstellung. Da jedoch das Bewußte vom Unbewußten weiß, da es die Wirkungen des Unbewußten übermächtig spürt, so ist dieser Gegensatz nicht bloß der zweier Kammern, zwischen denen eine Tür den Verkehr erlaubt, sondern der Gegensatz ist einer von zwei Mächten, die einander begegnen; die sich freilich im Begegnen auch schon vermischen. So entstand sein dritter Dualismus, der von Ich und Es. – Wie sehr es sich aber hier nicht um festgelegte Seinsbegriffe handelte, sondern um Bilder des Dynamismus, des Kräftespiels, das erfahren wir in der Fortbildung der Trieblehre, die nunmehr, »Jenseits des Lustprinzips«, gleichfalls dualistisch wird. Lebenstrieb und Todestrieb, Eros und ἀνάγκη, sind eigentlich nur Führernamen für zwei Heere, die um den Sieg ringen, ohne daß einer da wäre, der das Ende voraussieht, und der wüßte, wo der Sieg bleiben wird. Daß hier keine Sicherheit besteht, daß das Risiko die Stunde beherrscht oder vielmehr sie freigibt, dies wird auch offenbar, wenn man das Benehmen der Liebe, die doch einen möchte, im Leben genau betrachtet. Denn bald wendet sie sich auf ihren Träger selbst und benimmt sich als Selbstliebe, bald findet sie ihr Genügen nur im Andern als Andernliebe (Nächsten- oder Fernsten- oder Gemeinschaftsliebe). Im Narzißmus und im Alloerotismus sind diese zwei Erscheinungen empirisch festgehalten und zugleich dem moralischen Gebotscharakter entrückt (der von Egoismus versus Altruismus spricht). Sicher mag es löblich scheinen, den Altruismus als das irgendwie Höhere, Wertvollere, ja Unentrinnbare zu wählen und zu rühmen. Aber auch der Egoismus existiert. Daß das Ich sich im Du allein finde und vollende – das kann gewünscht und sogar gefordert werden. Aber die Situation des Arztes ist so, daß er nicht mit dem zu tun hat, was sein soll, sondern mit dem, was ist. Diese dichotomen Einteilungen (Hunger und Liebe, Bewußtes und Unbewußtes, Ich und Es, Lebenstrieb und Todestrieb, Narzißmus und Alloerotismus, Ich und Du) – sie alle muten an wie eine Beschränkung auf die teilungshafte Zwei. Ein anderes Gesicht erscheint uns mit der *Trinität*.

Man kann die Trinität aus dem Fortgang von der Unität über die Dualität entwickeln, aber auch aus der Totalität zur Multiplizität und zuletzt über die Quaternität. In beiden Fällen kommt es auch zur Diskussion der Zahlen, zur Dialektik der Zahl. Dabei behauptet eine jede Zahl ihr eigenes Wesen.

Die Nuancen

Wenn wir darangehen, die Eigenschaften vorzuführen, welche ich als *Nuance* bezeichne, so türmt sich eine Fülle von Zweifeln wie eine Bergkette vor uns auf, zwischen deren Gipfeln das Auge unwillkürlich den Paß sucht, auf dem ein Übergang möglich sein möchte. Die Nuancen sind Eigenschaften; aber sind sie eigentlich solche des Gegenstandes, also objektiv; oder sind sie nur von uns eingebildet, also subjektiv? Oder sind sie Einbildungen, aber doch Stellvertreter von etwas dort Seiendem? Oder kommen Sie nur dem Menschen und seinem Erkenntnisvermögen zu oder auch den Dingen, lebenden, aber auch leblosen? Oder sind sie durch Messen, Denken, Physik zu ersetzen, und soll der Begriff warm durch eine Thermometerzahl ersetzt werden, oder soll er umgekehrt durch eine Nuance als das eigentlich Reale ersetzt werden? Und so weiter.

Wir verweisen diese Fragen und die Antworten an den Schluß und beschäftigen uns zuerst mit der Mannigfaltigkeit, mit den Nuancen selbst. Was aber ist eine Nuance? Das aus einer benachbarten Sprache genommene Wort ist ins Deutsche nicht recht übersetzbar. Eine Anthropologie der Nuance stammt nicht aus einem Begriff, sondern einer Lebenserfahrung, und zwar der folgenden: Wenn jemand als Richter oder als Arzt oder als Erzieher wahrhaft menschlich sein will, dann verläßt er sich mehr auf sein Gefühl als auf einen Begriff, dann folgt er den Imponderabilien, den nur subjektiv sich ausweisenden Eindrücken, nachdem er die objektiven Tatbestände an den Begriffen des Gesetzes, der Natur, der Ethik gemessen hat. Jetzt kann er sich auch klarmachen, daß die entmenschte Artung der Begriffe ihm einen Dienst erwiesen hat, nämlich den, daß (nach dem Prinzip der Gegensätzlichkeit) durch die Begriffe erst sich das Unbegriffliche der Nuancen herausstellte. Aber der Nachdruck dabei liegt doch auf der Ausarbeitung der unbegrifflichen Nuance: Sie bleibt das Wünschenswerte, Wertvollere.

Man kann diese Erfahrung noch direkter aussprechen. Eine Nuance ist immer ein Mittel, um ein richtigeres oder besseres Gefühl zu verteidigen. Wenn ich sage, jemand sei hart, so bekommt der Satz seinen Sinn, oder besser: dann wird sein Sinn erst dann recht verstanden, wenn verstanden wird, ob ich damit ein Lob oder einen Tadel aussprechen wollte. Denn dem bloßen Wortlaut nach kann er meinen, Jener sei zu hart, um gerecht zu sein, oder erfreulich hart, um

das Schlechte zu unterdrücken. Dieser sehnsüchtige, verteidigende, einsichtig fühlende und humane Charakter der Nuance zeigt, daß sie, um ein Wort der mathematischen Analysis zu gebrauchen, eine vektorielle Größe, eine gerichtete Kraft hat. Die Nuancen werden nur durch nuanciertes Empfinden richtig aufgefaßt. Zwar gibt es hier auch intellektuelle Einsichten wie die, daß ein guter Politiker die großen Ereignisse durch ganz kleine Fingerbewegungen lenkt, oder die, daß das feine Unterscheiden den groben Unterschieden überlegen ist, das Grobe also das Feine nicht erklären und bewegen kann, sondern das Feine das Grobe erklärt und entscheidet. Aber diese Intelligenz beruht wieder auf dem Gefühl für Nuance.
Wenn wir die nuancierten Menschen gegen die nicht-nuancierten verteidigen, dann geraten wir bald in Streit mit diesen. Die Humanität ist immer bestritten. Es ist ein geistiger Abglanz dieses Kampfes, daß die Nuance nun auch geistig zum Gegner bestimmter Begriffe, Ideale, Absolutheiten, Dogmen, zum Kämpfer gegen Macht- und Herrschaftspositionen wird. Mit dem Lob der Nuance geraten wir nicht in ein Friedensparadies, nicht in ein Haus, unter dessen Bewohnern Übereinstimmung herrscht. Die Nuance wirkt zerstörend auf alle absoluten Ideale, sie stumpft die Spitze ab, verwischt die Grenzen, relativiert die Gegensätze, ruiniert die schematischen Ordnungen.
Ich kann mir ganz gut jemanden vorstellen, der beim Lob der Nuance in ein teutonisches »Ach was!« ausbricht. Aber nicht wahr, ein klein wenig Sympathie tut uns doch wohl, wenn man unser Leiden nicht heilen und unser Leid nicht wegbringen kann? Diese Gabe ist klein, schwach und sehr bescheiden. Grade jetzt und grade hier aber hilft sie mir. Die Sympathie der Nuance ist wie verborgen; sie hat nicht die grobe Wut der Elemente, nicht die Statur eines fertigen Werkes. Daß die magistrale Lebenskunst die Selbstvernichtung des Lebens ist, das versteht nicht ein jeder gleich. Und daß im Decrescendo und Diminuendo der Musik allein die Ahnung der Fortsetzung des Lebens nach dem Tode blüht, ist nicht immer offenbar. Aber die Nuance ist also das Verschwindende. Daß sie ein kleinster Unterschied ist, das enthält die Vorahnung des Verschwindens und die Hoffnung des Fortwährens zugleich.
Für gewöhnlich freilich arbeiten wir nur im Groben. Was sollen wir auch anderes tun im Alltag? Aber – da ist ein Aber dabei: Und daß das Grobe nicht grob ende, daß der Schlußpunkt kein Fortissimo-Akkord sei, dieser vielmehr nur ein hilfloser Fluchtversuch vor dem

verschwindend-winzigen Punkte ist – dies wissen wir doch ganz genau; wenigstens können wir es wissen.
Freilich ist die Nuanciertheit selbst ein Gegensatz zum Nicht-Nuancieren. Man kann es eben ablehnen, den Schattierungen der Helligkeit, den Nuancen der Farbe, den feinen Abstufungen des Gefühls überhaupt nachzugehen. Man kann darauf aufmerksam machen, daß Nuancen in einigen Fällen nur möglich sind, wenn eine Richtung einseitig und eindeutig angegeben ist: Die Richtung zum Beispiel aufs Starke, aufs Große, aufs Viele – und damit deren Gegenrichtung aufs Schwache, Kleine und Wenige. Endlich kann man entdecken, daß jede, auch die feinste Nuancierung, einen Wahl- und Entscheidungscharakter hat, also bei der Bevorzugung von einer Spur helleren Strümpfen oder ein wenig dunkleren Haaren das Absolute selbst noch ins Feinste des Relativen hineingetragen wird. Es sind alle Übergänge da, bis zu den kleinstmöglichen Unterschieden; aber aus diesen Übergängen machen wir Unterschiede, aus den Unterschieden Gegensätze, aus den Gegensätzen Widersprüche, und der Widerspruch zwingt uns in der Wahl zu Ja oder Nein, zur unausweichlichen Alternative.
Und jetzt erhebt sich die neue Frage: ob es denn nicht Unterschiede, Gegensätze und Widersprüche gibt, die übergangslos und durch keine Nuance zu mildern sind? Gibt es Übergänge zwischen gut und böse, wahr und falsch, schön und häßlich, oder ist da ein Sprung, ein Entweder-Oder? Gibt es etwas zwischen gesund und krank, was beides ist? Gibt es, wenn es schon Abstufungen auf beiden Seiten gibt, einen neutralen Punkt, eine Indifferenzzone? Und wenn, wo liegt dieselbe? Wäre sie ein Punkt, eine Linie, oder wäre sie ausgedehnt und breit vorzustellen?
Es ist doch klar, daß wir gut daran tun, in vielen Fällen einen Kompromiß zu schließen und die goldene Mitte zu wählen. Aber es gibt doch auch Situationen, in denen dies ein Fehler wäre, weil durch Nachgiebigkeit noch größeres Unglück entsteht. Die praktische Politik, namentlich bei Kriegsgefahr, schwankt jedesmal nicht zwischen mehr oder weniger, sondern zwischen Nuancieren und gewaltsamem Entscheiden.
Es kommt noch etwas Weiteres hinzu. Wenn ich mir klargemacht habe, daß ein schwacher Hoffnungsschimmer in der größten Verzweiflung alles entscheiden kann, dann habe ich erkannt, daß die schwächste Nuance in Wirklichkeit stärker ist als jede noch so stark aussehende Gewaltanwendung. Also ist das Schwache in Wirklich-

keit das Starke (und umgekehrt). Danach würde es sich also nicht um einen Vorzug des Nuancierens als solchen, sondern um einen Vorteil besserer, weil wirklichkeitsgerechter Einsicht handeln. Dann aber ist die Nuance nur ein Hilfsmittel der Realitätsforschung gewesen und kein selbständiger Wert. Die Nuance, das Nuancieren an sich wäre gar nichts so Kostbares.

Das alles nun ist hier in Frageform vorgebracht worden. Aber leicht ist zu erkennen, daß diese Fragen versucherisch gestellt sind. Es ist nur ein Schritt zu der Antwort: Ja, nur das Absolute gilt, nur das Stärkere ist wirksam (und erscheine es auch im Gewande zartester Nuance), nur die Entschiedenheit ist auch kräftig, das Böse durchs Gute zu verjagen, das Falsche durch Wahrheit zu vernichten, das Häßliche durch Schönheit zu besiegen. Da möchte ich nun sagen, daß das lauter Fallstricke sind, welche den Sieg verherrlichen und die Niederlage verachten lehren. Denn es handelt sich nicht um den Sieg und die Niederlage, sondern um den Sieger und den Unterliegenden. Die gedanklich-begriffliche Erörterung ist hier asozial und lieblos geblieben. Die begriffliche Abstraktion verwickelt in die Fallstricke der Unmenschlichkeit. Wir lernen daraus soviel: Was eigentlich Nuance bedeutet, kann nur erkannt werden, wenn wir zuvor das Wesen der abstrakten Begriffsbildung erkannt haben. Dieser Umweg wird sich lohnen; er wird nämlich zeigen, daß die begriffliche Abstraktion, die Begriffsbildung ein humanes Problem, ein anthropologischer Vorgang ist. Der Mensch hat nicht nur Logik, sondern auch Einbildungskraft, Phantasie, und er hat nicht nur Geist, sondern auch Körper, nicht nur Gedanken, sondern auch einen Leib.

Stark und schwach

Der David von Donatello in Bronze, aufgestellt im Bargello zu Florenz, ist ein ganz herrliches Werk, und es zeigt die Hauptsache von dem, was hier gemeint ist: den Triumph des scheinbar Schwachen über den starken Riesen. Nicht einmal der prachtvolle Helm hat Goliath vor der Schleuder des eleganten, zarten, intelligenten und nur mit leichtem Lederhut bedeckten Knaben oder Jünglings geschützt; sein abgeschlagenes Haupt liegt noch bewehrt unter dem schlanken Fuß des Hirten. Nur ungern verlassen wir das vollkommene Bildwerk, um uns der grauen Abstraktion von Begriffen zuzuwenden, und wir fürchten bereits, damit allzuviel von der Fülle und Vollständigkeit, die dem künstlerischen Ausdruck verbleibt, einzubüßen. Welches Motiv treibt uns eigentlich zu solcher Abstraktion?

Ich persönlich ziehe den David des Donatello dem robusten des Michelangelo vor. Warum eigentlich? Auch dafür ist die Entscheidung bereits gefallen, bevor ich Gründe zusammensuche, die meine Vorliebe erklären können. Die Vorentscheidung meiner Vorliebe ist stärker; die möglichen Gründe bleiben schwächer. Und auch diesmal ist es ein Kräfteverhältnis, welches dem Geschmacksurteil den Vorrang über das rationalere Ästhetische oder Historische erteilt.

Diese Überlegungen stammen bereits aus dem Bedürfnis, das Unternehmen dieser anthropologischen Untersuchung zu verteidigen. Wir ziehen die Erfahrung heran, daß in Fragen der Sympathie ein Unbekanntes, nennen wir es Gefühl, Geschmack, Instinkt, Erlebnis, Sehnsucht oder wie immer, eine Entscheidungskraft besitzt, die man nur nachträglich begründen kann, so daß die Gründe bereits sich so ordnen, wie jenes Unbekannte vorher schon bestimmt hat. Es genügt auch nicht, zu sagen, *ich* liebe den David des Donatello mehr als den des Michelangelo; denn ich bin bereit zu behaupten, der erste *ist* schöner als der zweite. Der Rückzug auf ein Ich als ein Subjekt ist bereits eine Abschwächung, und ich bin bereit, mein Urteil gegen das eines anderen Menschen zu verteidigen. Ja, durch diese Verteidigung bewähre ich erst die Aufrichtigkeit und Stärke meiner Liebe.

Eine Antwort auf die Frage, warum trotzdem hier die begriffliche Struktur der Worte schwach und stark analysiert wird, fällt jetzt schon leichter. Wenn ich meine Vorliebe verteidige, so geschieht das eben, um sie zu bewähren, und nicht nur, weil die Verteidigung mir aufgenötigt wird durch Angriffe, die von außen kommen, sondern weil meine Liebe dadurch wächst. Wenn sie nämlich nicht wächst, so nimmt sie ab. Die Vorliebe für den Donatello beruht vielleicht gerade darauf, daß die Überwindung roher Muskelkraft durch geistige Überlegenheit, List, Treffsicherheit und Erspähen des schwachen Punktes am Feind vom Donatello reiner dargestellt wurde, und diese Erkenntnisse führen weiter als die bloße Freude im Anblicken des Kunstwerkes: sie machen seine Wirkung auf mich verfügbar für neue Einstellungen in anderen Situationen. Diese Erkenntnisse sind übertragbar, was die Kunstfreude noch nicht war.

Jetzt stellt sich heraus, daß die Freude an der Kunst des DONATELLO nur der erste Keim zu einem Bildungsvorgang war; eine Bildung wird möglich, die mich menschlich überhaupt weiterführen kann. Mit dieser Ausbildung gehe ich an irgendein neues Geschäft und werde nun in diesem empfänglich für den sonderbaren Zusammenhang von stark und schwach, der mich dort offenbar gefesselt und beglückt hat.

Dieser humane Bildungswert ist also das, was die Übertragung wertvoll macht; aber er allein ist nicht übertragbar, sondern übertragen wird er nur mittels einer bestimmten Struktur, eben der von stark–schwach. Der Bildungswert ist aber nicht das einzige, was die Strukturanalyse empfiehlt. Auch kann man gerade diese Art von Bildungswert anfechten. Man könnte sagen, vom MICHELANGELO geht ein vollkommenerer Bildungswert aus als vom DONATELLO. Wir sprachen vorhin von einem neuen Geschäft, in dem sich der Wert günstig auswirken soll. Welchem Geschäft? Wenn jemand Arzt ist, dann ist sein Geschäft die Krankenbehandlung. Jemand kann nun annehmen, es genüge, wenn er dieses Geschäft genug versteht; mit der Kunst des Quattrocento habe es nichts zu tun. Ebenso kann jemand sagen, eine medizinische Anthropologie habe den kranken Menschen zu beurteilen, mit der philosophischen Anthropologie habe sie nichts zu tun. Nun sind wir uns aber eben darüber klar geworden, daß es solche Übertragungen gibt. Kann es die nur geben, oder soll es sie, muß es sie, darf es sie geben? Wir brauchen keine dieser Fragen abstrakt zu beantworten und sagen kurz: es gibt sie. Und wir wollen hier nur wissen, was sich da eigentlich begibt, wenn es sie gibt. Und wir können auch gelegentlich einmal feststellen, daß der Arzt, welcher den MICHELANGELO mehr bewundert als den DONATELLO, eine andere Art des ärztlichen Handelns übt als der, welcher umgekehrt gewählt hat.

Jetzt haben wir ein zweites Motiv der Strukturanalyse gefunden. Das erste war, daß ein übertragbarer Bildungswert durch sie gefördert wird; das zweite ist, daß man sich solchen Übertragungen gar nicht entziehen kann. Das erste ist eine Möglichkeit, das zweite eine Tatsächlichkeit. Ein drittes Motiv ist gleichfalls mehr Tatsache als Wunsch. FREUD hat ihm den Namen »Unbehagen in der Kultur« gegeben. Es ist in der Tat zutreffend, daß damals ein Unbehagen in vielen Kulturtätigkeiten sich ausbreitete. Heute würde ich schon von einem Mißtrauen gegen die Kultur sprechen. In der Medizin breitete sich ein Mißtrauen gegen die wissenschaftliche, die Schul-

medizin, in den Patientenkreisen dann auch eine Kritik der Wissenschaft an der Wissenschaft bei den Ärzten aus. Ich selbst behaupte, daß eine Revision der wissenschaftlichen Grundbegriffe nötig wurde und versuche mit der Einführung des Subjektes in die Biologie, mit den pathischen Kategorien und hier den Nuancen andere Grundbegriffe aufzustellen. Aber nicht der Wert dieses Versuches steht hier zur Diskussion, sondern die Einsicht wird erstrebt, daß eine Strukturanalyse der Nuancen ein weiteres Motiv hat, nämlich das mit Unbehagen und Mißtrauen schließlich hervortretende Gefühl der Sorge und Angst um die Zuträglichkeit einer bestimmten gelehrten und überlieferten Art von Medizin. Wenn diese bestimmte Art aus einer menschlichen Bildungsform abstammt, dann haben wir gar nicht die Wahl, ob wir diese berücksichtigen wollen oder nicht, denn sie ist bereits wirksam, und es ist also gar nicht möglich, die medizinische Anthropologie von einer anderen, zum Beispiel der philosophischen oder soziologischen oder politischen gänzlich zu trennen. Denn sie alle sind im Zusammenhang, und zwar infolge der tatsächlichen Übertragungen einer oder der anderen menschlichen Struktur. Die ärztlichen oder medizinischen Situationen sind also nicht nur zufällig gewählte Beispiele für die konkrete Anwendung einer abstrakteren allgemeinen Anthropologie, sondern sie sind wirksame Verhaltungsweisen, die auf jede andere Verhaltungsweise, praktische und theoretische, weiterwirkt und von anderen bewirkt ist. (Es ist hier die Kategorie der Wechselwirkung der Realität viel näher als die der Kausalität.)
Danach können wir von der Motivierung der Strukturanalyse zu dieser selbst übergehen. Wie verhalten sich stark und schwach? Das Exempel von David und Goliath hat hier bereits etwas Zentrales gebracht: damit, daß der schwache David über den starken Goliath triumphierte, ist eine Bedeutungs*umkehr* und mit der Umkehrung ein Bedeutungs*wandel* eingetreten. Der erste Anblick zeigt Goliath als den Stärkeren; mit dem Siege des Geistes sehen wir ihn als den Schwächeren. Dies ist so einfach, daß eine genauere Ausführung langweilen würde. Damit, daß an Stelle der Muskelkraft die Geisteskraft tritt, wird der Schwächere der Stärkere. Damit ist schon klargestellt, daß es *nicht* die *Relativität* der Begriffe stark und schwach, sondern die in ihnen gemeinte *Realität* ist, welche zuerst falsch und dann richtig herausgestellt wurde: Der Übergang von einer Täuschung zu einer Wirklichkeit hat sich ereignet, und dazu war ein Kampf, ein realer Krieg nötig.

Sobald man dies erfaßt hat, können sich zahlreiche Assoziationen einstellen. Zum Beispiel fällt einem die Kriegsgeschichte ein, in der die Erfindung überlegener Waffen immer wieder den Sieg herbeigeführt hat. Oder die Wirtschaftsgeschichte, in der eine verfeinerte Finanztechnik (Kalkulation) über den Gewinn von Absatzmärkten entschied. Oder die Politik, in der eine raffinierte Psychologie der Wählermassen über die gute Sache triumphiert. Oder die Medizin, in der eine technische Erfindung die veralteten Methoden aus dem Felde schlägt. Aber ob auf diesen Gebieten menschlicher Tätigkeit jedesmal die Humanität gesiegt hat, dies ist so fraglich, daß jedenfalls auch das Gegenteil zu beweisen versucht wird. Im Falle einer wohlwollenden Einstellung bezeichnet man den Kulturprozeß als einen tragischen und rühmt dann den hohen Wert der Tragödie. Es sieht jetzt nicht so aus, als ob die Strukturanalyse uns von der Sorge um die menschliche Kultur befreien könnte.

Darum kehren wir nochmals an ihren Anfang zurück. Und da zeigt sich, daß ohne diese Analyse etwas sich ereignet, was wir in viel gewisserer Weise ablehnen müssen. Erinnern wir uns an den Fall, in dem die Umkehrung des Sinnes und die Umwandlung der Realität unterbleibt. Auch solches ereignet sich. Dem HIPPOKRATES wird das Wort zugeschrieben, wonach das, was die Arznei nicht heilt, das Messer, das, was das Messer nicht heilt, das Feuer heile. Bei seiner Vorliebe für Naturheilkunst ist kein Zweifel erlaubt, daß er die Steigerung der Stärke der Mittel nicht als wünschenswert, sondern in manchen Fällen als unvermeidlich angesehen hat, etwa in dem Sinne der Aufschrift der preußischen Kanonen: Ultima ratio regis. Es kommt also auf die Art und die Bösartigkeit der Krankheit an, welches Mittel nur helfen kann, und der Übergang zum stärkeren ist wünschenswert nicht wegen der Stärke des Mittels, sondern wegen der Stärke der Krankheit. Ein Vorrang des Chirurgen über den Internisten folgt daraus nicht, im Gegenteil: leider ist zuweilen die Chirurgie unvermeidlich. Bei dieser Gelegenheit zeigt sich aber ein bisher vernachlässigtes Moment. Die Umkehrung des Sinnes ist nicht Selbstzweck, und sie ist einer Realität untergeordnet. Wenn ein Fuß brandig ist, dann ist das Messer stärker als die Arznei, weil und nur wenn eine Wiederherstellung anders nicht möglich ist, und das Messer bekommt seine Stärke nicht durch sich selbst, sondern sie ist ihm verliehen von der Stärke der Krankheit. (Bei der Gangrän des Zuckerkranken kann es umgekehrt sein). Wenn die Psychotherapie wirksam ist, dann ist sie der Schocktherapie immer vorzuziehen. Wenn jemand trotzdem die Schocktherapie anwendete, so würden wir dies mißbilligen und ihm vorwerfen, daß er die Umkehrung von ursprünglich »stark« in schwach versäumte; das ist der Fall, den wir meinen, wenn wir die Sinnumkehrung verlangten. Der Grund ist der, daß der, welcher eine Sinnumkehrung versäumt, eine Realität verfehlt und bei einer Illusion stehenbleibt.

Nun kommt aber noch eine Ergänzung, die fast wie die Hauptsache aussieht. Handelt es sich denn bei der Wahl einer Waffe, einer Technik, eines Heilmittels um Nuancen? Sind Triumph über einen Feind, Beseitigung eines Konkurrenten, Heilung einer Krankheit nicht Beispiele, in denen die Umkehrung des Wortsinnes eine ganz radikale, selbst gegensätzliche Veränderung bedeutet und keineswegs nur eine Nuance? Wir erinnern uns jetzt daran, daß es, wenigstens auf den ersten Blick, nicht die Humanität war, welche die Wissenschaft mahnte, die Absolutheit im Urteil aufzugeben, also nicht zu sagen, das Pferd ist stark, und der Hund ist schwach, sondern lediglich in der Beziehung auf einen im übrigen willkürlichen Maßstab eine Realbestimmung anzuerkennen. Der Begriff der Pferdestärke ist, wenn er als Maß genommen wird, weder stark noch schwach, und stärker oder schwächer ist nur noch ein zahlenmäßiger Ausdruck für die numerische Beziehung. Die mathematische Physik also ist es, welche die menschlichen Bezüge zu ersetzen hat, die Kräfteurteile relativiert und die Gegensätze aufhebt. Von hier aus gesehen wäre also das, was wir Umkehrung der Bedeutung nannten, gar nichts als Ersatz eines Maßstabs durch einen anderen, also gar keine Umkehrung mehr. Dies ist das Relativitätsprinzip.

Einen weiteren Schritt tut Physik und Philosophie dann mit dem Kontinuitätsprinzip (Leibniz). Es ist eigentlich nur das zu Ende gedachte Relativitätsprinzip. Wenn eine Größe nur in Beziehung auf eine andere »klein« zu nennen ist, dann kann auch diese andere beliebig »groß« oder klein sein. Ein Unterschied kann beliebig klein genommen werden und doch ein Unterschied bleiben. Dies ist der Begriff des Infinitesimalen, und diese Beliebigkeit gestattet also niemals, bei einer endlichen Größe haltzumachen; immer sind endliche Größen als Summe oder besser Integral über beliebig viele und beliebig kleine Teilunterschiede zu betrachten. Wir verfolgen die Konsequenzen dieses Prinzips für die einzelnen Naturwissenschaften hier nicht, bemerken vielmehr, daß es alsbald auf die humaniora übergreift, so daß auch in Ethik, Geschichte u.s.w. ein Relativismus entsteht, demzufolge absolute Wertbestim-

mungen illusionär erscheinen. Obwohl diese Dinge vielfach durchdacht und dargestellt worden sind, so scheint mir doch das Schicksal der Nuance dabei nicht deutlich genug erkannt zu sein. Ich bin nämlich der Ansicht, daß die mathematisch-physikalische Rationalisierung die Nuancierung sowohl verfeinert wie vernichtet. Die Einsicht, daß unterhalb der erkennbaren Unterschiede noch beliebig kleinere (schwächere) liegen müssen, führt zu der Erwartung, daß diese irgendwie auch erkennbar gemacht werden können. Und diese Erwartung wird dann bestätigt: wir befinden uns im Jahrhundert der Erfindung des Mikroskops, Teleskops, der feineren Uhren, Waagen, Meterstäbe, Instrumente. Die Dynamik, also die Physik der Kräfte, vermehrt die erkennbaren Unterschiede, sie vernichtet die qualitativen und bereichert die quantitativen Unterschiede.
Damit wird also der Begriff der Nuance gespalten in eine qualitative und eine quantitative Bedeutung mit zweifelloser Bevorzugung der letzteren durch die Naturwissenschaft. Im Augenblick vereinfacht sich unsere Aufgabe dadurch sehr: Wir hätten nur zu entscheiden, ob wir den Verlust der qualitativen Mannigfaltigkeit im Naturbegriff ertragen, ob wir sein Übergreifen auf andere Gegenstände tolerieren wollen. Aber die Entscheidung wird unnötig und die Aufgabe zugleich wieder erschwert, sobald wir einsehen, daß bereits diese Spaltung und diese Alternative zwischen Qualität und Quantität ganz und gar nicht berechtigt ist, weil Qualität und Quantität gar nicht trennbar sind. So gewendet bekommt unser Problem der Nuance ein ganz eigentümliches Aussehen: wenn wir nämlich nuancieren, dann benutzen wir eine quantifizierende Methode, die uns aber zugleich zwingt, Qualitätsverluste auf uns zu nehmen.
Damit ist jedenfalls soviel klargestellt: die quantifizierende Methode ist, konsequent angewendet, zugleich eine, obwohl einseitig, so doch nuancierende Methode. Man kann das auch so ausdrücken, daß mit jeder Quantifikation eine neue Art der Qualifikation (eben die der Nuancierung) eintritt. Solange wir nicht sagen, was wir unter Qualität verstehen wollen, ist gegen diese Terminologie nichts einzuwenden. Aber es ist an der Zeit, die abstrakten Begriffe im konkreten Bereich selbst aufzusuchen. Halten wir uns an das Wortpaar stark–schwach. In dieser Form des Positivs ist es jedenfalls noch zu wenig nuanciert: die Komparative »stärker«, »schwächer« kommen weiter verfeinerten Unterschieden schon mehr entgegen, aber weitere Schattierungen kann die Sprache so jedenfalls nur schwer ausdrücken. Sie müßte sich mit »etwas stärker«, »ein wenig schwächer«

behelfen. (Der Superlativ »am stärksten« oder »am schwächsten« dagegen führt schon wieder zu den absoluten Positionen und steht dem einfachen Positiv dadurch näher.) Wenn nun hier das sprachliche Ausdrucksmittel sich als ein an Nuancierung recht armes erweist, wenigstens im Vergleich mit den Zahlen, die man durch das System der Dezimalstellen beliebig verfeinern kann (vgl. z.B. die Zahl π), so ist auch in diesem Falle das Urteil über die Sprache und ihre Ausdrucksmöglichkeit bereits blind gegen eine ganz andere Qualität der Mannigfaltigkeiten. Betrachten wir also die sprachliche Nuancierung unbefangener, um daraus den Begriff der Nuance weiterzuentwickeln.

Es wäre einfach, wenn ein Wort wie stark oder schwach dem Subjekte, welchem es als Prädikat beigelegt wird, immer die gleiche Eigenschaft zuteilte. Aber ein Wort kann in verschiedenen Zusammenhängen verschiedene Bedeutungen bekommen, was man in der Rhetorik als Tropus bezeichnet. Hier werden gelegentlich sechs Tropen unterschieden: 1. die Metapher, 2. die Katachrese, 3. die Autonomie, 4. die Allegorie, 5. die Metonymie, 6. die Synekdoche. Die in Wahrheit noch viel größere Anzahl von Variationen weist auf eine gemeinsame Wurzel hin; sie ist das, daß Worte und Sprache etwas *bedeuten*, also in jedem Falle in der Stellung der Stellvertretung (Repräsentanz, Symbol, Bild u.s.w.) sich befinden. Wenn nun die Sprache eines der vorzüglichen, den Menschen vom Tiere unterscheidenden Merkmale sein soll, so wäre es jedenfalls menschlicher, Bedeutung zu haben, als keine zu haben. Statt aber von Tropus, Bedeutungsänderung und -variabilität zu sprechen, wird es richtiger sein, ein Wort als Sammelpunkt vieler, aber in einem Punkte verwandter Bedeutungen zu betrachten. Wie das gemeint ist, wird die Strukturanalyse des Wortpaares stark–schwach leicht zeigen.

Luther übersetzt im Hohen Lied: denn Liebe ist stark wie der Tod (8, 6). Von dieser Bezeichnung des Todes strahlen Gedanken in unabsehbarer Menge und Richtung aus. Die Stärke des Todes ist nicht Einschränkung, sondern Erweiterung seines Begriffes; ja, der Sinn des Wortes Tod wandelt sich. Man sieht jetzt, daß der Tod von dem Beiwort »stark« nicht nur angefärbt wird, sondern die Nuance »stark« entkräftet, zum Beispiel die Nuance »Sieg der Waffe« (vgl. oben das Beispiel des David) in dem Maße, daß der unterliegend Getötete der Sieger, der eigentliche Sieger wird. Sobald man an die Idee des Opfers denkt, wird klar, was gemeint ist: wer sich opfert, oder wer geopfert wird, hat die Potenz der Überlegenheit, des Sieges erworben. Nuance ist also zwar stets Nachbarschaft von Ähnlichem, stets aber auch Ermöglichung von Umschlag ins Gegenteil. Sobald man eine Nuance in die Mitte, also als das Dritte inmitten zweier Nachbarn stellt, ist sie selbst zweideutig geworden: eine Kraft ist immer stärker als eine schwächere, aber auch schwächer als eine stärkere. Damit haben wir einen neuen Gewinn des Kontinuitätsprinzips und Relativitätsprinzips erkannt: die Nuance selbst bekommt dadurch einen selbst unendlichen Machtzuwachs: sie ist es, die jetzt alles entscheidet und stärker wird als der nur einseitig orientierte Begriff der Stärke oder Schwäche: alles, was stark schien, kann das Schwache werden und umgekehrt. Eine Paradoxie wird so zu einer Realität, denn die realen Verhältnisse sind so und nicht anders.

Hier zeigt sich noch einmal der Bildungswert der anthropologischen Darstellung. Was bloß formal erschien in der Abstraktion der Begrifflichkeit, ist jetzt sowohl als auch inhaltlich wie als realistischer erkannt. Die Nuance entbindet wieder die Realität der Qualität, aber auch den Sinn fürs Reale.

Es ist jetzt noch deutlicher, daß diese und weitere mögliche Strukturanalysen der Nuance auf deren Wert und Lob hinauslaufen. Der Weg geht zuerst über deren Relativierung, über die Gleichwertigkeit von stark und schwach, über die mathematische und infinitesimale Nivellierung des quantifizierenden physikalischen und abstrakten Analysierens. Aber er führt zur Restitution der Qualität und der Erhöhung der Realität. Bleibt nun gar kein Übergewicht übrig? Ist die Schwäche (oder die Stärke) schließlich nicht doch der wertvollere Begriff?

Warum sind wir eigentlich gestimmt, den Schwachen gegen den Starken zu verteidigen? Bei gleichem Wert würden wir die Überwältigung des Schwachen durch den Starken ungerecht schelten, würden eine spätere Rache fürchten, würden uns vorwerfen, nicht genug dem Schwachen geholfen zu haben. Wieder zeigt sich, daß die gegensätzlichen Nuancen nicht wie Plus und Minus, wie Nordpol und Südpol verschieden sind, sondern daß ein Ungleichgewicht immer bestehen bleibt, das einen Wesensunterschied verrät. Es ist dabei unerheblich, ob A viel oder wenig stärker ist als B, und der kleinste Kraftunterschied genügt, um alle Strukturen, die wir analysiert haben, zu mobilisieren. Ja, je kleiner der Unterschied ist, um so eindrucksvoller ist die Macht der Nuance. Welche Wirkung entsteht, wenn ein Liebhaber eine von zwei Zwillingsschwestern wählt! Welche Konsequenz hat das »Haar in der Suppe«!

Wir werden aber später einige der übriggebliebenen Besonderheiten der Nuancen besprechen. Eine davon ist die bevorzugte Rolle, die beim Lebewesen die Sinne spielen. Die Nuance der Stärke und Schwäche wird in der sinnlichen Erscheinung am populärsten, und es kann sich der Irrtum verbreiten, die Intensität sei selbst eine »Empfindungsqualität«. Hieran ist nur soviel richtig, daß, wie schon bemerkt, Quantität und Qualität sich gegenseitig bedingen und keins ohne das andere entstehen kann. Dies ist nur ein Beispiel für den allgemeinen Fall der Individuation, der mit jeder Determination gegeben ist. Individualisieren ist daher immer auch nuancieren, und dies geschieht durch Bestimmungen, in denen jedesmal ein sinnliches Datum begrifflich erfaßt wird. So auch bei stark und schwach.

Grob und fein

Die geräuschvollen Zerkleinerungsmaschinen, welche in Steinbrüchen und an Bauplätzen aus Steinblöcken Sand herstellen, lassen keinen Zweifel, daß beim Entstehen des Feinen aus dem Groben etwas Besonderes vor sich geht – Arbeit oder Krise oder irgend etwas Leidenschaftliches, Gewolltes oder Gesolltes. – Ebenso ist der Umschlag, wenn ein Wutentbrannter plötzlich leise und höflich spricht oder ein spielendes Gespräch in Beschimpfungen ausartet, ein besonderer Vorgang, der uns dann mehr fesseln kann als die Arten der Auseinandersetzungen selbst. Wir stoßen hier gleich zu Beginn auf eine Struktur, die uns schon im vorhergehenden Abschnitt noch mehr hätte interessieren können, und die dort als »Realitätswandel« immerhin nicht unbeachtet geblieben ist. Es läßt sich aber begründen, warum das Problem der *Synthese der beiden Gegensätze* erst jetzt in den Vordergrund kommt. Wenn nämlich dort noch fraglich schien, ob mit der Bezeichnung »stark« nicht gerade die Nuancierung schon vertrieben sei, weil ein starker Unterschied und damit das Gegenteil der Nuance behauptet werde, so zeigt sich beim Gegensatze von grob und fein, daß dieser nicht nur in sich selbst eine Problematik der Nuance enthält, sondern überdies auch den vorangegangenen von stark und schwach nuanciert. Das vorangegangene und das jetzt zu besprechende Begriffspaar stehen also in einer Verbundenheit und zwar in einer der Nuance zueinander. Es ist also zu überlegen, ob der Lärm der Zerkleinerungsmaschine oder der Schock der veränderten Gesprächsmanieren gerade das zutage bringen, was uns noch fehlt: die eigentliche *Bedeutung* des Nuancierens selbst, nachdem in dem bloßen Größenunterschied keine zulängliche Definition derselben zu finden war. Und diese Bedeutung besteht also in der Synthese eines übergegensätzlichen Wertes, einer außergegensätzlichen Realität, vielleicht in der Produktion einer anderen, benachbarten Nuancierung mit einem neuen Begriff. In der Tat liegt es schon in der Reichweite alltäglicher Assoziationen, das Starke zugleich schon als das Grobe, das Feine als das auch Schwache zu nehmen; auch wenn diese Assoziation sich später als unzutreffend erweist, stellt sie sich leicht ein. So spricht die Neurologie von grober Muskelkraft, die Sinnesphysiologie von feinen Farbunterschieden. Und der Alltag kennt den brutalen Rohling, den verzärtelten Schwächling u.s.w.

Freilich taucht nun sogleich eine höchst komplizierte Verflechtung vor uns auf. Zwar hängen das Starke und das Schwache irgendwie begrifflich nahe zusammen. Aber z.B. das Schwache gehört auch mit dem Feinen, dem Kleinen, des genaueren: dem Dünnen, Lockeren, Leichten, Flüchtigen u.s.w. zusammen. Es sind offenbar konkrete Dinge und psychische Charaktere, die den realen Kern solcher *Verflechtungen* und Assoziationen gebildet haben, und zu denen man zurückgehen müßte. Ein Ding und ein Charakter haben viele Eigenschaften, die nur als Einheit recht verstanden werden, und in dieser neuen oder vielmehr ursprünglichen Einheit läge das Geheimnis der nuancierten Individualität. Wir stehen jetzt vor der Wahl, nur diesem Originalen noch nachzugehen, oder aber die Strukturanalyse als das Unvollkommene, aber allein Ausführbare weiterzutreiben. In dieser Alternative stehend, soll jetzt das Grobe und das Feine doch in seinen Tiefsinn hinein verfolgt werden.

Diesmal noch deutlicher spüre ich bei der einen Gruppe der Worte ein leise tadelndes Übergewicht im Sprachgefühl. Der Tadel lag früher auf dem Worte »schwach«; diesmal liegt er auf dem Worte »grob«. Ist das nur eine persönliche Eigenheit von mir? Ich glaube nicht. Man merkt die Tendenz noch deutlicher in Verbindungen wie »stark, aber fein« oder »grob, aber schwach«. Das ist wie eine Summation des Lobes und dann auch des Tadels. Obwohl wir solche Worte am besten in Anwendung auf einen menschlichen Charakter oder ein Verhalten einer Person verstehen, ist das schwierigere Problem der Naturwissenschaft auch ertragreicher. Während wir im vorhergehenden Abschnitt nur soweit gelangt waren, die Nuancen stark und schwach in ihrer dialektischen Verstrickung mit dem *Qualitätsbegriff* zu erkennen, wird sich diesmal bei grob und fein ein bedrohlicher Einwand gegen die Quantifizierung herausstellen, und zwar in der Anwendung des *Kausalbegriffes*. Denn der Kausalbegriff ist unfähig, gerade diejenigen Quantitätsverhältnisse darzustellen, die in der historischen Wirklichkeit jedem Ereignis seine besondere und eigene Stelle mitverleihen, nämlich die Anhäufungen von gestauter und die Entladungen von ausgelöster Energie. Weder die Katastrophen noch ihre Vorbereitungen, weder Aufbau noch Niedergang ist quantitativ darstellbar, und ihre Erklärung nach Kausalgesetzen ist immer gescheitert. Hier ist die Auslösung der Katastrophe fein, sie selbst aber grob, und dieser Gegensatz ist nur quantitativ nicht zu erfassen, aber ohne Quantitätsurteil auch nicht ausreichend zu beschreiben.

Die bisher untersuchten Strukturprobleme der Nuance: die synthetische Funktion, die Verflechtungen und die Unzulänglichkeit, aber Unentbehrlichkeit quantitativer Kausalität haben das Gemeinsame, daß nun die einzelne Nuance nur noch in einem ganzen Zusammenhang ihren Sinn bekommt. Aber dieser ganze Zusammenhang ist verborgen. Damit, daß die Nuance auf Verborgenes hinweist, bekommt sie selbst eine Struktur: sie bedeutet etwas, was sie nicht ist, sie ist selbst Hinweis auf Verborgenes. (Die Vermutung, daß mit der Nuance »fein« der Fundamentalbegriff aller Nuancen getroffen sei, wird damit ausgeschlossen. Auch »grob«, auch »stark« sind originale Nuancen. Das wesentlich Nuancenhafte dabei ist nicht in der Verfeinerung, sondern in der Fähigkeit, auf ein Verborgenes hinzuweisen, enthalten.) Daraus entnehmen wir das Recht, eine Analyse, zunächst eine Strukturanalyse der Nuancen überhaupt vorzunehmen ohne Furcht, daß damit die Nuance selbst zerstört würde; denn die Analyse soll in Richtung auf das Verborgene geschehen, um dieses aufzudecken. Unsere erste Aufgabe wird so, Art und Ort dieses Verborgenen zu suchen, wobei der Fall von grob und fein der Beispielsfall ist.

Wir haben den tendenziösen Charakter der Nuancen schon mehrfach bemerkt. Die Bevorzugung der Stärke vor der Schwäche, der Feinheit vor der Grobheit, darf nicht überhört werden. Mit der tendenziösen, vektorartigen Nuance der Nuance bekommt jede von ihnen einen komparativen Charakter: »Vergröberung«, »Verfeinerung« zeigen den Komparativ, kehren ihn hervor und exponieren das Nuancenhafte dem Blick noch mehr. Der Wortstamm wird damit gleichsam empfindlicher gegen die in ihm angelegte Tendenz.

Eine »grobe Sinnlichkeit« müßte eigentlich verfeinert oder vergeistigt werden, ein Grobian kultiviert, ein Überfeinerter auch zur harten oder nackten Wirklichkeit erzogen werden, abgehärtet, ohne zugleich vergröbert zu werden. Das Werden ist also in der Nuance von Anfang an gegeben. Ist damit das Sein geopfert? Man sieht, wie ein ontologisch-philosophisches Grundproblem auftaucht. Wir weigern uns aber, seine Lösbarkeit oder Lösung vorauszusetzen. Wir achten nur darauf, daß die komparative oder tendenzartige Struktur, diese Nuance der Nuance nun unmittelbar einer Schranke begegnet: ihr Ausdruck in der Sprache hat eine Grenze. Das hätte schon anläßlich des infinitesimalen Charakters der quantitativ gefaßten Nuance bemerkt werden können. Die mathematische Teilbarkeit kann unendlich gedacht werden, die Sprache hat aber nur eine endliche Anzahl von Worten, sie ist vergleichsweise arm. Damit ist auch eine mögliche Erklärung fast widerlegt, nämlich die, daß es das Denken sei, welches die grenzenlose Sinnlichkeit verarmen machte, so, als ob wir durch das Denken die Nuance verjagen müßten. Denn der Begriff des Unendlich-Kleinen ist ein Denkbegriff, und dieser eröffnet gerade wenigstens *eine* Aussicht, die Armut der Wortsprache zu überwinden in Richtung auf unbegrenzte Abstufungen. Es bleibt dabei, daß eine Nuance zu zart, reich, individuell u.s.w. ist, »um in Worten ausgedrückt zu werden«. Die Künstlerschaft ist dies, daß durch sie auch das Unsagbare noch gesagt wird; das ist ihr Geheimnis, aber sie ist selten.

Wir sind damit der Art und dem Ort des mit der Nuance gemeinten Verborgenen noch nicht viel nähergekommen. Durch die bloßen Negationen der Existenzphilosophien wird es nicht weniger verborgen; man könnte sagen, diese machen nur seine Verborgenheit offenkundiger, also ein Nichts noch schwärzer und hoffnungsloser, als es zuvor war. Es gibt aber andere Werke, welche vorher Unsichtbares wirklich sichtbar machen! Und es gibt darin große und unsterbliche Werke; der Alltag selbst ist voll von ihnen. Und die Naturwissenschaft ist es, die sich gerade diesem Alltäglichen zuwendet, um von ihm dann wieder zu abstrahieren. Ganz ähnlich besitzt nun die Sprache im Worte ein Mittel, recht mannigfaltig Verschiedenes zu bezeichnen und dann doch wieder eine Gemeinsamkeit herauszuheben. Diese Fähigkeit ist vergleichbar dem Gelde, durch welches ich mit einer Münze vielerlei Ware kaufen kann. Ein älteres Dictionnaire führt zum Beispiel beim Worte »fein« folgende Bedeutungen auf: 1. geringes Volum, 2. aus kleinen Teilen bestehend, 3. sorgfältig ausgearbeitet, 4. in seiner Art vorzüglich, 5. von körperlicher Wohlgestalt, 6. gewandtes Benehmen, 7. gut, zahlungsfähig, sicher, 8. hübsch, 9. gute Gesellschaft, 10. gutes Metall, gute Wolle, 11. gehörig, wie es sein soll; man könnte noch manches hinzufügen. Eine etwas andere Gesamtrichtung bildet bei gleichem Wortstamm dann eine andere Nationalsprache aus; so findet man ebenda beim französischen »fin«: 1. dünn, zart, zierlich, gehackt, 2. auserlesen, gut, 3. gut, rein, 4. scharf (z.B. Gehör), 5. durchtrieben, schlau, gerieben, 6. würzig, 7. im tiefsten Grunde, entscheidend, 8. geheimes Vergnügen u.s.w. Soviel Zufälligkeit beim Einschluß und Ausschluß weiterer Bedeutungen hier wirken mochte – die eigentümliche Strahlung, die von dem Worte ausgeht, ist jetzt deutlich. Wir finden Pascal als den geistigen Ahnherrn, dessen Esprit de finesse eine wahre Philosophie der Nuance eröffnet, welche bestimmt ist, ihrem Gegner soviel Gebiet als möglich zu entreißen.

Damit ist die Frage nach Art und Ort des Verborgenen, worauf die Nuance zielt, insoferne beantwortet, als eben dieses »Zielen« zwar eine Richtung oder Tendenz, aber kein Gegebenes, auch kein Objektives meint. Die so verbleibende Dunkelheit liegt eben im Wesen der Nuance: ihr suchender Charakter gehört zu ihrem Wesen. Wir werden ihn im folgenden Abschnitt eigens zu besprechen haben. Hier sei nur noch eine Anwendung auf die Pathologie besprochen, damit aber auch schon das Folgende vorbereitet. Spielen die Nuancen des Groben und Feinen in der Krankheitslehre und Medizin eine Rolle? Daß es grobe Ärzte und feine Ärzte gibt, daß beide Gruppen gute und beide schlechte Ärzte enthalten, das scheint ja gerade zu zeigen, wie nebensächlich oder gleichgültig jene Nuance hier ist. Auch daß die Wehrmedizin, die Kassenpraxis gröbere Unterschiede macht, die individualisierende und in ihren Mitteln unbeschränkte der reichen Leute feineren Motiven folgt, das muß ja wohl aus Gründen so sein, welche die Medizin nicht beherrscht. Aber wir denken hier an die Erkenntnisse der wissenschaftlichen Pathologie selbst, zum Beispiel den Gegensatz von makroskopischer und mikroskopischer Anatomie, oder den von rein somatischer und psychologischer Forschung, oder den von statistischer und von kasuistischer Beweismethode, den von Sinneseindruck und Messungsverfahren, von einseitiger und vielseitiger Krankheitslehre. Erwägt man diese Gegensätze und denkt über ihr

Verhältnis im Sinne von grob und fein nach, dann findet man überall Anwendungsmöglichkeiten und darüber hinaus ein sehr ernstes Problem, nämlich das, auf welchem Wege man der Wahrheit näher, eventuell aber auch ferner rücke. Wenn zum Beispiel gestritten wird, ob eine Ätiologie oder ein Krankheitsprozeß einfach oder kompliziert sei, dann kann es geschehen, daß das eine richtig und das andere falsch ist. Eine berühmte Kontroverse war so, ob zur Erkrankung am Typhus »ganz einfach« das Eindringen von Typhusbazillen genügt, oder ob außerdem eine Virulenz der Erreger, eine Disposition der Erkrankten, eine psychische Empfänglichkeit oder eine physiologische Abwehrkraft wesentlich sei, dann ist die grobe Theorie falsch, die feine richtig. Ähnlich steht es mit der Beteiligung von psychischen Fehlleistungen am Zustandekommen der Unfälle. Die Deutung der Unfallstatistiken kann durch vergröberndes Weglassen dieser Ursache falsch werden. Umgekehrt kann ⟨*durch*⟩ die Verfeinerung einer Technik von Elektrokardiogrammen, von allergischen Reaktionen (etwa bei Tuberkulose) oder Rorschachtests mit der Überschätzung einer Befundart eine Fehldiagnose und Fehltherapie eintreten. Die Beispiele genügen zwar, um diese Irrtumsquelle zu kennzeichnen, sie genügen aber nicht, um den Riesenschaden sichtbar zu machen, den die theoretische Medizin der Praxis hier zufügt.

Abgesehen davon, daß wir die Pflicht haben, diese Vernachlässigung der Nuance fein und grob und ihre Folgen sehr ernst zu nehmen, wünschen wir aber auch etwas über ihre Ursache zu erfahren. Ich bin nun der Ansicht, daß *eine* Quelle die neuzeitliche Annahme ist, der pathologische Lebensvorgang müsse überhaupt durch den Verstand aufgeklärt werden. Das Übergewicht des Verstandes ist ein sozusagen naives Vorurteil; man erinnert sich nicht, daß der Verstand nur das Verstehbare und insoweit selbst Verstandesartige erfaßt. Dieses Thema wird in diesem Buch an seiner Stelle ausführlich behandelt; es geht als ein roter Faden durch dasselbe, daß diese Voraussetzung unberechtigt und unzutreffend ist. Die Apologie der Nuancen, soweit sind wir hier gelangt, verteidigt die nichtverstandesartige Beschaffenheit des zu begreifenden Gegenstandes. Die Nuancen grob und fein sind Mittelglieder zwischen Verstand und Nicht-Verstand und überbrücken die Kluft zwischen beiden.

Ein nicht unwichtiges Beispiel der Wertvertauschung sieht man, wenn jemand die Mechanik als »grob« bezeichnet; er will damit sagen, das Psychische, das Metaphysische, das Geistige sei im Gegenteil das »Feine«. Die Antithese von grob und fein, die auch hier wieder einen Wertunterschied ausdrücken soll, kann aber gar leicht zur Bemäntelung ganz anderer Ursachen mißbraucht werden. Es kann nämlich geschehen, daß der Wertentzug, der hier dem Mechanischen oder Mechanistischen angetan wird, dieselbe Ursache hat, wie wenn ein vornehmer, reicher und edler Mann von solchen verfolgt und erschlagen wird, die gering, arm und unedel sind. Der Ausdruck »grober Mechanismus« wird besonders angetroffen, wo jemand sich erkühnt, das Psychische oder Metaphysische in der Medizin zur Geltung zu bringen. Daß es sich hier aber um einen Versuch der Wertverschiebung und nicht um eine wirkliche Einführung von Psychologie und Metaphysik handelt, sieht man daran, daß völlig barbarische Arten von psychologischer Darstellung und ungeistiger Wesensbestimmung vorgebracht werden. (Z. B. in Lehrbüchern von BRUGSCH, STURM, WOLF und komplizierter in v. BERGMANN's Funktioneller Pathologie.)

Was hier gerügt wird, ist aber nicht der Versuch, den Wertakzent auch auf die seelischen und übersinnlichen Bereiche zu legen, sondern zu bemängeln ist der den »mechanistischen«, eigentlich physikalischen Analysen angetane Wertentzug im Hinblick auf die Nuancen fein und grob. Denn die physikalische Analyse ist jedesmal zunächst eine Auflösung des Groben ins Feine. Wenn also jemand den Anfall Angina pectoris als zusammengesetzt aus Krampf der Koronararterien, Hypoxämie im Herzmuskel, Koordinationsstörung im vegetativen Nervensystem darstellt und in diese Mechanismen auflöst, dann ist diese Forschung eine Verfeinerung des Verständnisses. Wenn er den Anfall aber als eine Folge von Angst erklärt, dann ist dies eine vergröbernde Einschränkung der Auffassung. Und erst wenn das Angstproblem mit der ganzen tiefenpsychologischen Kritik, Umsicht und Unvoreingenommenheit psychologisch analysiert wird, kann von einer feineren, die physiologische Forschung eventuell übertreffenden Wahrheitsforschung die Rede sein. Was die Feinheit betrifft, wird der Mechanismus in unserer Zeit ein Lehrmeister sein.

Ein ähnlicher uns weniger berührender Fall ist der pfäffisch-spießige Gebrauch des Wortes »grobsinnlich«. Die Sinnlichkeit ist grob beim Grobian, und die Vermutung, daß über der groben eine feine Sinnlichkeit aufgestockt sei, drängt sich bei Personen, die das Wort von der groben Sinnlichkeit im Munde führen, eigentlich weniger auf. Wir glauben vielleicht in ihnen einen Konflikt zu spüren, der seinem Wesen nach eher grob als fein ist, und jedenfalls scheint SCHILLERS Bemühen um die ästhetische Erziehung des Menschengeschlechtes hier keinen Erfolg gehabt zu haben. Doch spinnen wir dieses Thema nicht weiter und begnügen uns mit dem Ertrage, daß die Entgegensetzung von grob und fein, die polare Entfernung des einen vom anderen selbst eine Nuancelosigkeit ist. Nicht die abstoßende, sondern die anziehende Kraft bringt zutage, daß es alle Übergänge gibt und somit die Paarigkeit der Begriffe die Kontinuität und das Infinitesimale erst recht ans Licht bringen soll.

Klar und unklar

Je weiter wir in der Strukturanalyse der Nuancen vorankommen, desto übereinstimmender zeigt sich ihre große Anschaulichkeit, ja Sinnlichkeit. Bei »klar und unklar« stellen wir uns unwillkürlich ein Wasser, eine Luft vor. Sobald wir weniger sinnlich-anschauliche Objekte denken, ist die Nuance sprachlich eine Metapher. Gedanken sind »wasserklar« oder »nebelhaft«. Wenn das Bisherige eine Sympathieerklärung mit dem Schwachen und Feinen gewesen sein sollte, dann würde diesmal das Unklare auf diese Probe gestellt. Ist das nicht noch viel schwieriger? Wir antworten: wenn etwas klar ist, dann *ist nichts darin*, was die Klarheit trübt. Das Klare ist jetzt auch das Leere.

Überhaupt aber ist die große Verehrung, die man dem »clare et distincte« des DESCARTES entgegenbrachte, gar nicht unverdächtig. Die menschliche Realität drängt; aber sie drängt ins Dunkle so sehr wie ins Helle. Die Grottenkulte setzen orphische Kräfte der Seele voraus, und das kann man als psychologische Erklärung vorbringen. Was ist damit aber gewonnen? Doch nur eine Erklärung für den Verstand. Die Vorstellung eines außen vorhandenen Gottes soll nur eine »Projektion« sein? Aber es gibt doch Höhlen, Spalten und Löcher; hat man nicht gesehen, wie Kinder sie suchen, hineinkriechen, sich einbohren und in der ganzen weiten Welt »Verstecken« spielen? Und hat man nicht gesehen, daß die, welche den Arztberuf wählten, gerade solche waren, die schon als Kinder keine Angst hatten, tote Tiere zu sezieren, um sie dann feierlich zu begraben und das Grab zu schmücken? Asklepios hat zu den Höhlengöttern gehört, und wenn ihn auch der Blitzstrahl des Zeus traf, so wurde damit sein Leben doch nicht vernichtet, sondern nur entrückt (ROHDE 1891).

Es ist keine nur psychologische Frage, ob es und wie stark es in der Seele Kräfte gibt, welche vom Klaren, Hellen und Deutlichen zum Unklaren, Dunkeln und Undeutlichen drängen; sondern diese Kräfte wären nicht wirksam, wenn es nicht die Nacht und das in ihr Verborgene wirklich gäbe.

Diese Hinweise befreien uns von einer großen Irreleitung. Man könnte nämlich glauben, daß das Unklare einfach die Negation des Klaren, also ein purer Minusbegriff wäre, der einen Defekt und weiter nichts bezeichnet. Der Hang zum Unklaren führe dann zu nichts weiter als zum Nihilismus. Aber schon ein einfacher Formalismus macht uns dabei stutzig: kehren wir um und betrachten das Klare vom Unklaren aus, dann ist es das nicht Unklare. Duplex negatio affirmat. Man hat jetzt wenigstens den Weg frei, das Klare als das Beschränkte, Unvollständige und Unterdeterminierte zu analysieren. Betrachten wir, kurzerhand, die Mängel und Nachteile der Klarheit. Statt das Unklare zu verteidigen, greifen wir das Klare an.

Wenn mir eine junge Frau erzählt: »mein Mann ist Naturwissenschaftler«, dann verstehe ich, daß sie sagen will, für ihn sei alles klar, zu klar. Es entschuldigt ihn, hilft aber nichts, daß er mit der größten Gewissenhaftigkeit nur das behauptet, was ganz sicher ist, das nur Mögliche, nur Wahrscheinliche oder auch Unwahrscheinliche ausscheidet. Ihm genügt ein kleiner, aber dafür gesicherter Bereich des Erkennens; sie aber bleibt dabei eine unverstandene Frau. Hier steht die Klarheit im Brennpunkt einer zwischenmenschlichen Beziehung, und es ist nicht entschieden, ob die Klarheit des Mannes oder die (relative) Unklarheit der Frau anzuklagen sei für die Störung der Beziehung.

Im schwäbischen Volksmund gibt es eine Wendung »das ist klar wie Wurstbrüh«. Diese Ironie ist im Sprachgebrauch nicht selbst das, was der so Redende ausdrücken will; seiner burlesken Ausdrucksweise hängt nur die ein wenig freche Stimmung desjenigen an, der sich im Augenblicke des Triumphes selbst gefällt. Er scheint zu bezeugen: klar ist, daß ich recht habe, selbst wenn meine Gründe so unklar wie eine Wurstbrühe sind. Aber das darin betätigte praktische Verhalten führt jetzt einen Schritt weiter: das Klare und das Unklare sind nicht nur einander abstoßende Gegensätze, sondern sie brauchen einander, fordern einander, bilden sich gegenseitig; sollten sie einander sogar ergänzen? Es ist hier nicht nur so, daß durchs Klare klar wird, was unklar blieb, sondern indem ich etwas nicht nur weiß, sondern auch behaupte, bediene ich mich der Unklarheit selbst, um die Situation zu klären. Kraft Macht behaupte ich, was ich zu wissen meine; meine Überzeugung, Glaube und Gewißheit gehen über das Wissen noch hinaus, aber wodurch sie darüber hinausgehen, ist nicht gleich klar. Wenigstens zunächst ist es noch unklar. Und daß die Quelle dieser Kraft- oder Machtentfaltung noch unklar ist, scheint gerade eine Bedingung zu sein, daß meine Überzeugung, Glaube und Gewißheit Kraft haben und Macht bekommen. Es ist auch noch nicht entschieden, daß diese Quellen nur aus dem Subjekt oder Ich stammten; es ist zu vermuten, daß hier Subjektivität und Objektivität, Subjekt und Objekt auf eine besondere Art verschmolzen sind, sowie daß Kraft und Macht gemindert würden, wenn sie »nur subjektiv« oder »nur objektiv« wären.

Konkrete Beispiele führen weiter. Wir finden im Bestreben, das Nuancenpaar »klar – unklar« zu analysieren, als Barriere eben dies, daß »Analysieren« bereits die Parteinahme fürs Klare mit sich bringt; dadurch entsteht aber fürs Unklare ein schwerer Stand, denn es ist schon vorbelastet, wenn die Analyse eben nur eine Klärung sein kann. – Ganz anders stehen die Sachen, wenn wir die intellektuelle Klärung als eine Rationalisierung und damit als Zerstörung einer unberührten Gänze verstehen. Es ist dann so, daß gerade das Denken ein Zerdenken, ein Zerstören von etwas ist, was nur unangegriffen und ungeteilt seinen Wert behält, sei der Wert nun Wahrheit, Schönheit oder Güte. Sobald wir also den Gegensatz von klar und unklar mit der Nuance des Denkens anfärben, kann es geschehen, daß das gedachte Klare sehr viel schlechter ist als das ungedachte Unklare. Ein deutsches Wort, welches diesen erwünschten Zustand der Unklarheit glücklich ausdrückt, ist das Wort ahnen. Wie in der Malerei die scharfe Kontur die Wirklichkeit zerstören kann, weil sie dem Bilde die Atmosphäre nimmt, so kann ein transzendenter Gegenstand, wie etwa die Erlösung oder die Gerechtigkeit, unerreichbar werden, wenn wir, statt sie zu ahnen, zu wissen und zu besitzen behaupten. Was aber von der Ahnung gilt, das kann man auch vom Traum, von der Poesie, vom Sehertum und von vielen Arten des Überschritts übers Banale, Triviale, allzu Nahe und Hausbackene sagen. Schließlich ist der Schleier der Maja das großartigste metaphysische Gleichnis für die Erkenntnis, daß alles in der Welt nur als Verschleierung der Wirklichkeit genommen einen Sinn behält, indem es andeutet, hinweist – nicht *ist*.

Die Ausführungen dieses Buches sollen sich auf einer mittleren Ebene halten. Es gibt eine Rangordnung auch unter den Menschen, und ich spreche hier als akademischer Lehrer; nicht mehr und auch nicht weniger. Die Haltung, die dem Lehrer ziemt, ist dadurch umrissen: nach oben die Verehrung, nach unten der nützliche Dienst dem Lernenden gegenüber, der noch wenig weiß. Nach oben ist meine Situation klarer, nach unten unklarer. Die Namen des Moses, Homer, Cäsar, Paulus, Platon, des Luther, Pascal, Goethe sind für mich olympischer Art, und ihnen gegenüber gibt es kein Geltungsstreben. Die Verehrung der Verehrungswürdigen ist etwas, was weniger Maßstab als vielmehr Haltung und Gestaltung möglich macht. Sich in dieser Rangordnung zu irren, führt in den genannten und keiner kleinen Anzahl anderer Fälle zu Blamagen, die sich bald rächen, bald zu erkennen sind, weil sie sich schnell entlarven und rechtzeitig zu korrigieren sind. Der Pseudotitanismus des kleinen Menschen gegen den Großen ist allzu lächerlich und schnell entlarvt. – Viel unklarer bleibt das Verhältnis zu den Schülern, weil es Voraussicht heischt, die unmöglich ist. Daher ist es ein gefährlicher Beruf, zu dozieren. Unter den Hörern könnte ein großes Genie sein; auch ein Klügerer, einstmals wahrhaft Mächtiger, der mich jetzt noch ernst nimmt, aber später mich überwinden wird. In ihm wie in allen anderen begegnet mir die sicher überwältigende Macht der Zeit und der künftigen Epoche.

Wir sind jetzt soweit, daß wir begreifen, 1. die Prädikate klar und unklar bedingen einander gegenseitig, und 2. es komme darauf an, was für ein Gegenstand gemeint sei (welchem Subjekt das Prädikat zugeteilt sei). Klare Gedanken können der Gegensatz zu unklaren Gefühlen sein, aber klare Tatsachen können auch der Gegensatz zu unklaren Argumenten sein. Man sieht, wie die Prädikate klar und unklar die Stelle wechseln, insoferne das, was vorher unklar hieß, das Klare wird, und insoferne der Wertakzent bald auf dem einen, bald auf dem andern liegen kann. Immer aber mußten wir besonders unterstreichen, daß das Unklare keineswegs a priori das Minderwertige ist, und wir mußten das so betonen, weil wir uns wohl in der Wissenschaft insgeheim noch im Banne des kartesischen »clare et distincte« befinden, uns von diesem Banne aber befreien wollen. (Ein ganz ander Ding wäre, Descartes und seine Entscheidungen selbst zu begreifen. Da würde sich nämlich meines Erachtens zeigen, daß auch sein »clare« keineswegs abstrakt in der Höhe thront, sondern eine Ordnung herstellen soll zwischen dem, was unklar ist

und bleibt und sein und bleiben soll, und dem, was klar sein und bleiben soll. Mit anderen Worten: auch DESCARTES ist ebensosehr Mystiker wie Rationalist.) Im folgenden also können wir das bisher Gewonnene anwenden, indem wir dieses Aufeinander-Beruhen, diese Gegenseitigkeit von klar und unklar benutzend, bestimmte Aschenbrödel der modernen Wissenschaft wieder zu Ehren bringen, nämlich Mystik, Magie, Mythos, Psyche, Dämon. Wir werden nicht verlangen zu glauben, daß ein Blitzstrahl, der eine Adelsburg in Brand setzt, vom heiligen Antonius gesandt sei, zur Strafe für ihm angetane Beleidigung; wir werden auch nicht empfehlen, eine Typhusepidemie mit dem Schleim von Kröten oder ein Carcinom mit Gebeten zu heilen. Aber wir werden auch nicht übersehen oder verkennen, daß jeder moderne Mensch angefärbt ist von magischen, mythischen und mystischen Färbungen, daß also irgendeine magisch-mythische Welt koexistent mit der rational-humanen, rational-diesseitigen Welt geblieben ist – trotz Naturwissenschaft, Aufklärung und Geschichtsforschung. Das aber, was sozusagen aus der mittelalterlichen in die neuzeitliche Welt sich fast kontinuierlich herübererhalten hat, bezeichnen wir jetzt als Nuance, weil es uns im Hinblick auf die Worte stark – schwach, grob – fein, klar – unklar so paßt. In den Nuancierungen ist jenes fast verdrängte Element noch erhalten geblieben, in den Nuancen hat es die Gestalt angenommen, die zeitgemäß und praktisch wichtig ist.
Die Versuchung ist groß, bei dieser Gelegenheit die Themen der Magie, Mystik und des Mythos breit und selbständig aufzurollen. Der Zauber, die Vergottung und die Tragik sind aber drei übernatürliche und widerlogische Geschehnisse, die denn doch untereinander so ungleich sind, daß schon ihre Zusammenfassung eine unerlaubte Abstraktion bedeuten würde. Die Nebel der Camera magica, die Begattungs-ähnlichen Gefühle der Unio mystica und die Einstimmung mit dem tödlichen Schicksal in einem Amor fati – das sind jedenfalls drei Beispiele, die so verschieden untereinander sind, daß gerade an ihnen zu zeigen und zu erfahren ⟨*ist*⟩ daß jeder Vergleich, und sei es der, daß jedesmal ein Klares unklar und ein Unklares klar wird, das Bewußtsein der Unvergleichlichkeit erzeugen muß. Wir wußten schon aus den vorhergehenden Seiten, daß sich mit der Nuancierung etwas wie eine Spezifizierung und eine Individuation begibt; hier lernen wir hinzu, daß die Nuancierung auf klar und unklar hin einen Akt bedeutet, keine Subsumption formal-logischer Art. Wenn man erfahren hat, daß zwar in Magie, Mystik und My-

thos jedesmal etwas vorher Klares unklar wird und etwas vorher Unklares klar wird, so muß man auch gleichzeitig erfahren, daß die drei Akte der Verzauberung, der Vergottung und der Tragik so völlig verschiedene Akte sind, daß sie nicht unter die reziproke Wandlung von klar und unklar subsumierbar sind. Der Grund, warum dies nicht möglich ist, scheint der zu sein, daß es sich um Akte, nicht nur um Erkenntnisse handelt. Aber darüber hinaus ist eben jedem dieser Akte so ganz nur ihm Eigentümliches eigen, daß mit ihm eben der Höhepunkt der Einmaligkeit, der Gipfel der Einzigkeit solcher nuancierter Verschmelzung eintritt.

Geistesgeschichtlich wäre dann weiter auszuführen, daß die magischen, mystischen und mythischen Bestandteile der modernen Wissenschaften nicht etwa Relikte aus vorwissenschaftlicher Zeit sind, die mit der Zeit vollends zu verschwinden haben, sondern, daß sie erwünscht sind, unausrottbar mit dem Rationalismus koexistieren und daß sie uns warnen, den Weg der »Er-klärung« für den einzig richtigen, weil klaren, weil exakten, weil unanfechtbaren zu halten. Die Untersuchung der Nuancen klar – unklar kann dazu beitragen, diesen Übermut der Rationalisierung, namentlich der Naturwissenschaft, zu beseitigen; außerdem führte sie uns ein Stück weiter in der Erfassung des Nuancehaften überhaupt. – Wir wenden uns jetzt zu Nuancen, welche diese kritische Stellungnahme zur rationalen Abstraktion noch mehr herausfordern, weil sie aussehen wie Nuancierung des Rationalen selbst.

Mehr und weniger

Wenn die Sprache diese beiden Worte gebraucht, so tut sie es entweder mit dem achselzuckenden »mehr oder weniger« (z. B.: »er ist mehr oder weniger ein Schauspieler«) oder mit dem fingerdrohenden »Mehr Mut, weniger Grübeln!«. Im ersten Falle zweifle ich selbst, im zweiten Falle suche ich den Zweifel wegzubringen. Das Mittel aber, den Zweifel entweder auszudrücken oder mit ihm fertig zu werden, ist der Vergleich; die Nuance nimmt beim Begriffspaar mehr – weniger die Form des Komparatives an. (Der Superlativ – »am meisten« und »am wenigsten« – steht noch im Hintergrund und zugleich jenseits der Entscheidung; er tut so, als ob der komparative Zweifel entschieden, eventuell einseitig entschieden wäre.)

Als ein konkretes Beispiel, an dem diese Nuance erprobt werden

kann, sei hier das Alter eines Menschen gewählt. Da ein alter Mensch zuweilen als jugendlich, ein junger als früh gealtert bezeichnet werden kann, so ist der Relativismus im Begriffe des Alters evident. Die Komparative jünger als ..., älter als ... zeigen denselben Relativismus; es kommt darauf an, womit ich vergleiche und von wem aus ich vergleiche. Und unser Beispiel zeigt auch, daß mit der reinen Quantifizierung zwar eine gewisse qualitative Nuance zerstört, eine andere aber erzeugt wird. Vergleiche ich zum Beispiel das Lebensalter zweier Ehegatten, so vernichte ich mit der Hervorhebung ihrer Alterszahl im Vergleiche als solchem einen Augenblick lang ihren Geschlechtsunterschied, erzeuge aber durch grade diesen Vergleich eine Spannung ihres Geschlechtsunterschiedes; denn jetzt kann ich von ihrem Altersverhältnis sagen, es »passe« oder »er sei zu alt für sie« oder sie passen »trotz« des großen Unterschiedes, oder sie passen »wegen« desselben nicht u.s.w. Auch hier bewährt sich der Grundsatz, daß jede Quantifizierung eine neue Qualifizierung mit sich bringt[1].
Zweifel, Drohung, Vergleich, Realität, Qualifizierung durch Quantifizierung – das sind die ersten formalen Bestimmungen, die wir beim Überblick über dieses Nuancenpaar antreffen. Wiederum sind das Funde, welche auch für andere Nuancenpaare Geltung haben, und immer deutlicher wird die gewebeartige Verflechtung aller Nuancen miteinander. Es entsteht die Frage, ob in einer Lehre vom Menschen angesichts solcher Allverflochtenheit es gar keinen festen Beziehungspunkt, Maßstab oder Mitte gebe? Streit, Schuldverkettung und Tod müßten doch irgendwann und -wo zu einem Ende kommen! Kein Begriffspaar aber enthält so sehr wie dieses eine Anspielung auf die Zahlengröße. Die numerische Unterscheidung (3 ist nicht 5) wird hier auf die ganz besondere Art der Größenordnung nuanciert: 5 ist mehr als 3. Die Aussage des Mathematikers Kronecker: »die ganzen Zahlen hat der liebe Gott geschaffen«, enthält aber sowohl Verzicht wie kritisch schmollende Mißbilligung. Zu verzichten scheint er auf eine rationale Ableitung dieser Zahlen; zu mißbilligen scheint er aber dieses Vorrecht Gottes, keinen vernünftigen Grund haben zu müssen, denn der »liebe Gott« ist doch der, dem angeblich nur die Kinder trauen. Daß aber auch hier eine Ordnung herrscht, indem eine Zahl unbedingt größer ist als eine andere – diese Ordnung ist doch dem Menschen gegeben; aber

1 Vgl. S. 159.

man weiß nun nicht recht, ob sie eine göttliche oder eine menschliche Ordnung ist. Wie ja auch der Wert der Majorität etwas Fragwürdiges behält, ganz gleich, ob die politisch erwählte Ordnung eine demokratische oder eine monarchische sei.
Bei solchen Erwägungen nähern wir uns aber immer mehr dem Zustande, daß die Relativität der Nuance nach einem Absoluten schreit. Unentschieden bleibt nur, ob dies Absolute vom Denken gefordert oder vom Handeln ergriffen ist; ob beides zutrifft, und ob eines, keines oder beides recht hat. Solange ich nuanciere, habe ich jedenfalls den Vorteil, die Entscheidung für die Wahrheit hinauszuschieben, ihr also nicht vor der Zeit Gewalt anzutun und damit zu irren. Woher stammt aber diese Zurückhaltung? Die Zurückhaltung vor der Wahrheit stammt offenbar selbst aus der Wahrheit, nämlich aus der Wahrhaftigkeit. Das ist nun die fatale Situation des Menschen, daß er durch Wahrhaftigkeit sich selbst von der Wahrheit zurückhält. Solange dies nur ein mangelhafter Zustand ist, mit dem man immerhin leben, weiterleben kann, sieht die Sache erträglich aus. Wie aber, wenn dieser zugelassene Irrtum lebensgefährlich wird, wenn er schließlich das Leben kostet? Und tatsächlich ist der Mensch sterblich. Wie aber, wenn dieser Irrtum, die zugelassene Möglichkeit dieses Irrtums, die Todesursache wäre? Dies ist aber meine Behauptung, die ich zur Prüfung vorlege: die Todesursache des Menschen, der Menschen, aller Menschen ist der Irrtum.*

»Neues Weltbild?«

Das falsche Weltbild entstand immer dort, wo Menschen aussagten, die Wahrheit müsse eine Wirklichkeit zeigen, und wo sie dabei unter Wirklichkeit eine Realität verstanden, welche gar nicht existiert. Die Welt selbst ist ein Symbol. Sie zeigt auf etwas, aber sie *ist* nicht, sondern nur ein solches Zeigen, Hindeuten. Woher kommt dann aber die Verehrung der Wissenschaft? Weil sie für die Leute ein letzter Gott ist; aber sie ist ein falscher, kein wirklicher Gott. Es ist nun nicht gut, seine ganze Zeit mit dem Kampfe gegen falsche Götter zu verbringen. Im Kampfe wird man dem Gegner immer ähnlicher. Wer dauernd mit Hochstaplern kämpft, wird schließlich selbst einer. Es fehlt in der Solidarität die Gegenseitigkeit, die ich zum Nachfolger der christlichen Liebe erwählt habe, um diese sowohl zu schonen wie zu erklären.

Nun entstammen dieser Bemühung – den Symbolismus der Welt und die Gegenseitigkeit des Lebens zu zeigen – auch eine Anzahl von Begriffen, die in der Wissenschaft und in der Medizin nützlich sein sollen. In der Wissenschaft: die Wirksamkeit des Ungelebten (Geschichtsphilosophie) und die Verwirklichung des Unmöglichen; in der Medizin das »Ja, aber nicht so« und das »Wenn nicht so, dann anders«. Daraus kann man dann auch Begriffe wie Funktionswandel und Gestaltkreis sowie die Begriffe der medizinischen Anthropologie und der Allgemeinen Medizin ableiten. Aber es wäre besser, wenn auch Symbolismus und Gegenseitigkeit als aus einem einzigen Begriff oder Wort herstammend bezeichnet würden. Polarität, Dialektik (Antinomien) sind noch duale Begriffe. Ebenso Leben und Tod, Mann und Weib. Wo steckt jener Ursprung in Einem?

Eine so gesuchte Einheit kann kein numerisches Ideal sein. Die Philosophie der Demokratie, der Pluralismus, ist ebensogut abstrakt zu begründen wie die des monistisch Absoluten; das heißt, gar nicht zu begründen. Wenn sich aber herausstellt, daß alle Gegenseitigkeit symbolisch ist, daß jedes Symbol eigentlich eine Gegenseitigkeit ist, dann haben wir kein Ideal gefunden, sondern etwas erkannt. – In der Gestaltkreislehre gab es schon immer eine Inkonsequenz. Sie bestand darin, daß Körper und Seele, Bewegen und Wahrnehmen einerseits gegeneinander verborgen sind, andererseits einander erkennbar vertreten oder ersetzen. Wenn also die gegenseitige Verborgenheit konstitutiv für den biologischen Akt ist und seine Struktur ausmacht, andererseits aber der Zusammenhang erkennbar ist, dann ist hier offenbar ein Widerspruch zwischen dem Erkannten und dem Erkennen anzutreffen. Da liegt nun der eigentliche Boden der Philosophie frei. Nämlich die Einsicht, daß Objekt und Subjekt nicht nur in der Wahrheit übereinstimmen sollen (welche »Namenerklärung« der Wahrheit KANT »schenkt und voraussetzt«)[1], auch nicht in einer Identität gegeben sind und nur durch wer weiß welche Tücke auseinandergerissen wurden; und dann, nach diesem Negativen, liegt die Einsicht frei, daß Sein und Erscheinen, Essenz und Existenz zwar durch eine (wahrscheinlich endliche) Anzahl von philosophischen Problemlösungen in ein Verhältnis gebracht werden müssen und können, daß aber kein Mittel da ist, um zwischen diesen paar Lösungen die einzig richtige zu wählen. Man kann also Kantianer sein und die Unerkennbarkeit des Dings an sich für sich aussuchen, oder man kann Identitätsphilosoph sein und HEGEL oder SCHELLING folgen (das Absolute erkennen), oder man kann HUSSERL und den Existenzphilosophen folgend die Erkenntnis des Daseins der des Seins vorausschicken, wobei die empirische Welt jetzt so aussieht wie die philosophische. Man kann aber diese drei Lösungen nicht so nebeneinanderstellen wie drei Schönheiten, von denen Paris eine erwählt. Sondern man kann jetzt begriffen haben, daß Paris wählen *muß*, wenn er nicht Junggeselle bleiben will. Aber als Junggeselle würde er zum »Mörder« ungeborener Kinder, wie er als Vater zum »Mörder« seiner geborenen werden muß. »Mörder« ist hier in einem erweiterten, die intellektuelle oder psychische Destruktion umfassenden Sinne gebraucht, aber auch in einem Sinne, der die handgreifliche und biologisch unmittelbar wirkende Tat samt Unfall und Zufall mitumfaßt.

Es ist also eine Annäherung an ein Haupt- oder Urprinzip gelungen. Früher pflegte ich das im Sinne der negativen Theologie so auszusprechen, daß alles aus einem Grunde stammt, der nicht Gegenstand, nie Gegenstand werden könne. Abgesehen, daß dies ein selbst negativer und nur repulsiver Satz ist, hat er auch noch den Nachteil, daß er allzuleicht auf eine nur erkenntnistheoretische Bedeutung einzuengen wäre. Wenn wir jetzt aber sagen, daß die Dinge und alle Dinge (die Welt) etwas *bedeuten*, dann ist der Weg zu einer positiven Theologie eröffnet, und wenn dieses »Bedeuten« eine Gegenseitigkeit sein muß, dann ist auch eine praktische Lehre (in der z.B.

1 I. Kant (1781) Kritik der reinen Vernunft. A 58.

Gebet, Zwiegespräch, Zeugung u.s.f. vorkommen können) vorbereitet.

Die Wurzel des Weltbildes ist eine pathische, keine ontische; also mehr Leidenschaft als Gedanke. Wie ich diese Urleidenschaft nennen soll, weiß ich nicht, denn bald sieht sie wie Haß aus, dann wie Liebe, bald wie Demut, dann wie Stolz. Für das Weltbild selbst, das ist nun ein Ergebnis der jüngsten Bearbeitung, ist eine Ansicht sehr wichtig geworden: nicht welches Bild jemand wähle, sondern daß er wählen muß, ist als wesentlich zu erkennen. Es mag sein, daß hier das Beispiel der deutschen Philosophie sich standortmäßig in den Vordergrund schiebt (und weil ich sie am besten noch kenne). Jedenfalls zeigt das Beispiel eine Dreiheit: die transzendental-kritisch empirische, die ontologisch-absolutistische und die existenzphilosophisch-wissenschaftliche. Man kann die beiden früheren, ja die letzte eigentlich nicht mehr wählen, es sei denn, daß man sich historistisch absentiert und das Rennen aufgibt. Wählen kann man nur ein Resultat, etwas noch zu Schaffendes. Das ist der Grund, warum ich weiterlebe, eigentlich fortfahre, mit dem Leben anzufangen. Trotzdem die Wurzel des Weltbildes hier eine mehr pathische als ontische genannt wird, habe ich die Antipathie gegen SCHOPENHAUER; wahrscheinlich also Leidenschaft gegen Leidenschaft. Auch mit SCHELLING geht es mir, wohl aus demselben Grunde, zuweilen ähnlich, obzwar seltener. Von alldem bleibt als Hauptüberlegung die, daß die wissenschaftlich denkende und forschende Generation jetzt das Einzelforschen philosophisch anfassen muß (Empirie und Philosophie dasselbe wurden, so daß man empirisch philosophieren muß), und daß die großen Probleme die Probleme des Alltags wurden, so daß man sich auch der Vielen annehmen müsse (da z.B. die Fabrikarbeit oder die ärztliche Praxis oder der Schulunterricht genauso bedeutsam sind wie die Tätigkeit der Elite).

Wir haben vom Neuen Weltbild nun bisher gesagt: 1. es ist symbolisch, 2. es ist eine Aufgabe der Gegenseitigkeit, 3. man muß wählen, 4. seine Wurzel ist leidenschaftlich. (Selbstverständlich ergeben sich nun negative Urteile über das naturwissenschaftliche oder das historische oder das biblische Weltbild nun von selbst aus diesem positiven Weltbild.) Ob man das noch ein Bild der Welt nennen soll, kann diskutiert werden; die Diskussion wird darauf hinauslaufen, ob man ein gebräuchlich gewordenes Wort noch in übertragenem Sinne anwenden soll oder nicht. Es ist das eine ähnliche Frage wie die, ob man das Wort Krankheit überhaupt noch beibehalten soll, wenn man es auf die Erscheinungen der Politik, der Moral, der Kultur u.s.w. ausdehnt bzw. auf deren Defigurierung einschränkt. Denn es kommt nun etwas in den Krankheitsbegriff hinein, was man bisher ästhetisch oder ethisch oder religiös genannt hatte. Die Terminusfragen lassen uns aber verhältnismäßig kühl. Aber Symbolismus, Reziprozität, Impossibilitätsprinzip, Pathosophie – das wären doch vier präzise neue Termini in einem Weltbild auch dann, wenn »Welt« jetzt mehr ein Verhalten als ein Sein, und wenn »Bild« jetzt mehr eine Lehre als eine Anschauung bedeutet. Statt Weltbild könnte man jetzt Verhaltenslehre sagen. Schon aber würde man bei diesem Worttausch merken, daß in dem Worte Verhaltenslehre zu viel von Moral, Schulmeisterei und modernem Knigge steckt, was uns sehen macht und bestimmt, die Suche nach dem neuen Worte fortzusetzen. Denn der Gedanke an Wissen, Erkenntnis, Anschaulichkeit, Begriffsschärfe läßt uns ja auch nicht los, und diese sollen nicht in den Wind geschlagen werden. Darum ist die Überschrift »Neues Weltbild?« in Gänsefüßchen gesetzt und mit Fragezeichen versehen worden. Um aber diesen terminologischen Mißverständnissen vorzubeugen, wäre es jetzt doch gut, die vier Eigenarten des sogenannten Neuen Weltbildes einzeln zu besprechen, um dann ihren Zusammenhang, die Art ihrer Einheit zu zeigen.

Symbolismus des Weltbildes ist eine Zumutung, welche die positiven Wissenschaften nicht abgelehnt haben. Aber sie haben sie auch nicht angenommen. Kirchhoff hat sich ihr sehr genähert. Auch Max Planck hat den Positivismus abgelehnt. Aber die theoretischen Physiker haben doch versucht, den Positivismus *so* einzuschränken, daß ihre Aussagen »nicht falsch« wurden, und dies hieß dann, daß sie in Beziehung auf die Realität nicht falsch wurden. Dabei setzten sie voraus, die Realität könne nicht widerlogisch sein; so zielte dieser Respekt vor der Widerspruchsfreiheit doch auch auf Realität. Ein schrankenloser Symbolismus dagegen, wie er von uns verlangt wird, würde immer sagen, daß die Erscheinung nicht das Sein ist, daß aber das, was sie zeigt, doch das Sein selbst ist; dies ist der Hintersinn von Kants Behauptung, das Ding an sich sei unerkennbar. Dieser Satz ist aber falsch; man kann ihn nur retten, wenn man ihn als vorläufige Andeutung für seinen Hintersinn nimmt. Dies ist dann viel klarer, wenn man die Aussagen der Wissenschaften schlechthin alle als Symbole, das heißt hier als Erscheinungen eines Seins, und nicht als ein Streben zum Sein selbst nimmt. Die

Wissenschaften sind also Erscheinungen wie andere, aber was in ihnen erscheint, ist doch das Sein selbst.
Nun ist der Begriff, ja bereits das bloße Streben nach einem Weltbild ein sehr bedenkliches, auch kontroverses Unternehmen. Diese Bestrebungen gehören hierher, weil der Vorgang einer Veränderung (Reform sagen die einen, Revolution die anderen) der Medizin oft so aussieht wie eine Veränderung eines Weltbildes. Einige tun so, als ob man den Vorgang sozusagen einfach konstatieren könne wie die Jahreszeiten. Daß aber jeder einzelne daran mitwirkt, ob er will oder nicht, fördernd oder hemmend, das wird gerne unterdrückt. Einige Leute sagen zum Beispiel »die Wissenschaft hat sich verändert«, als ob man so etwas unbeteiligt feststellen könne. Das hat in unserem Lande dann dahin geführt, daß an die Stelle des Wortes Weltbild der Ausdruck »Weltanschauung« trat, der dann in andere Sprachen gar nicht mehr recht übersetzbar war. Dann gab es auch besinnliche, aber hemmende Personen, die behaupten, über Weltanschauungen lasse sich nicht diskutieren, weil sie bereits eine Frage des Glaubens, nicht des Wissens seien. Abgesehen davon, daß die Trennung von Glauben und Wissen, die eben ein Trennen und kein Vollbringen der Aufgabe, oft nur eine Anlehnung an KANT ist, erfolgt hier auch eine subversive, heimliche Täuschung, indem man, statt die Wissenschaft weiterzuführen unmerklich statt dessen für etwas zu Wissendes etwas (nur oder sogar?) zu Glaubendes einschleicht.
Nun trennten wir für eine Weile Körper und Seele. Aber nicht der Gegensatz, nicht die Zahl zwei bei dieser Teilung, sondern das Spalten als solches ist hier wesentlich. Daß das Spalten als solches wesentlich ist, das wird sozusagen gerichtsnotorisch dadurch, daß man die Frage nach dem *Weltbild* einführt. Das All, das Alles als Kategorie erzwingt die Frage, ob es sich hier um eine reale Verschiedenheit handelt oder um eine deutlichere Unterscheidung von Realität und von Umgangsart mit dem Realen. Meine Antwort (z. B. in meiner Theorie der Es-Bildung) ist: das Reale und der Umgang mit ihm geschehen mit einem Schlage. Insoferne mag man diese Antwort eine ontologische Theorie nennen. – Weiter oben wurde gelehrt, das neue Weltbild sei 1. symbolisch, 2. gegenseitig, 3. notwendig wahlartig, 4. pathisch. Das sind nun sozusagen die präzisen gedanklichen Farben, mit denen das neue Weltbild gemalt wird. Jetzt gehen wir noch einen Schritt weiter (er läßt ahnen, warum gerade diese und keine anderen gedanklichen Farben gewählt werden müssen), nämlich den Schritt auszusagen, daß im Wissen der

Wahrheit selbst und immer der Wurm des Nichtwissenwollens steckt. So, daß z.B. im *Trennen* in Körper und Seele eben gar nichts anderes als dieser Wurm des Nichtwissenwollens sitzt. Wenn dem so ist, dann verstehen wir sofort auch jenen als W2 bezeichneten Widerstand, auch die Antilogik und auch die im Krankhaften immer zu entdeckende Selbstzerstörung. Auch jenen historisch in der Psychoanalyse unvermeidlichen Fortgang von der Libidotheorie zum Analsadismus als einer praeödipalen Formation. Auch die Einsicht, daß Harmonie und Schizophrenie vertauschbar sind, so daß der Schizophrene als der Gesunde, der Normale als der Kranke dasteht. Wieder ist es nicht die schlechthinnige gegenseitige Verborgenheit, sondern die Ersetzbarkeit des Einen durchs Andere, was für den Gestaltkreis bezeichnend ist. Wenn also ein neues Weltbild gezeichnet werden kann, dann nur, wenn man diese Ersetzbarkeit zeichnen kann, und das hieße dann soviel als das Symbolisieren, die Gegenseitigkeit, die unvermeidliche Wahl und die pathische Hervorbringung zu *zeichnen* vermögen. Was heißt hier »zeichnen«?
Dieses Zeichnen kann jedenfalls eine kasuistische Erzählung besser sein als eine Analyse; ein Kunstwerk kann es besser als eine Wissenschaft im alten Sinn; eine Geschichtsdarstellung besser als ein Gesetz u.s.w. Aber was hier gezeichnet wird, bedarf immanent des Symbolismus, der Gegenseitigkeit, der Wahlnotwendigkeit und -freiheit und der pathischen Umgangsart. Man könnte mit einigen bildenden Künstlern sagen, daß schließlich Zeichnung und Farben nicht zu trennen sind. Im Individuellen muß das Generelle durchscheinen, im Objektivieren die Umgangsart. Wenn das alles richtig ist, dann war auch bisher die Trennung beider immer nur scheinbar: man *kann* nicht trennen, ohne entweder zu irren oder krank zu werden; oder man hat eigentlich gar nicht getrennt. Und das gilt dann auch von der Trennung in Körper und Seele. Man kann sie unterscheiden, aber nicht trennen. Ebenso wie der Begriff der physischen Berührung die Unterscheidung von 1 und 2 vernichtet. Dieses Beispiel zeigt wieder die unvermeidliche Destruktion, welche in der Mathematik und der Logik als Selbstzerstörung auftaucht, sobald man die Anschauung beachtet. Aber die Zerstörung ereilt das Ontische durchs Pathische, aber auch das Pathische durchs Ontische. Man kann ein neues Weltbild also zeichnen, aber nicht ohne das Bild zu zerstören oder das Denken zu zerstören, und um das Zerstören zu zeichnen, muß man das Zerstören zerstören.
Zusammenfassung: Ein neues Weltbild, wenn es möglich ist, würde

von seiner Hervorbringung her *und* von seinem Inhalt her zu charakterisieren sein. Unter dieser Bedingung ist es vertretbar. Aber noch kürzer wäre der Weg, wenn wir sagten: wie lange noch sollen Physiker und Generäle unser Weltbild bestimmen statt Dichter und Maler? Die Wissenschaft nun scheint nach beiden Seiten verfügbar, und sie erscheint in diesem Gleichnis mehr als ein Mann, der am einen Arm nach links, am andern nach rechts gezogen wird. Das ist kein sehr anmutendes Bild. Keinesfalls kann das nun gesuchte Weltbild ein wissenschaftliches so unbefangen genannt werden, als bestände gar keine Meinungsverschiedenheit darüber, was Wissenschaft überhaupt sein soll.

Ferner ist »Weltbild« ein Ausdruck, in dem der Begriff »Welt« vorkommt. Wenn nun Welt das ist, was Gott geschaffen hat, oder für einen Menschen das ist, wofür er sie hält, dann ist die Welt beide Male auf etwas außer ihr oder exzentrisch in ihr Vorhandenes bezogen. Auch kann man den Pluralis »die Welten« bilden und jetzt vielerlei fragen, zum Beispiel, ob ein solcher Pluralis überhaupt zugelassen werden soll. Auch spricht man von Vorwelt und von Nachwelt, von Unterwelt und Überwelt. Sie alle sind etwas, was eine Beziehung zum Tode hat. Die Welt, welche wir hier ins Auge faßten, ist eine während der letzten Jahrhunderte von Naturwissenschaft und Geschichte abgebildete; an diesen Bildern üben wir nunmehr Kritik. Wir sagen zum Beispiel, daß die Lebewesen von der Physik her falsch abzubilden versucht wurden; oder wir sagen, daß die Geschichte sie von den möglichen Wirkungen her falsch abzubilden versucht habe. Auch bemerken wir eine Überschätzung des Werkes bei Forschern und bei Künstlern. Das alles ist Kritik.

Wir fanden dann, daß eine Kasuistik, ein Erzählen mehr Weltbild enthält als ein Gesetz oder eine Abstraktion oder eine Analyse. Aber zu entbehren sind diese auch nicht. Wie ist aber das Verhältnis zwischen kasuistischer Schilderung und abstraktem Gesetz? Das Verhältnis ist ein gegenseitiges. Den Prototyp einer Gegenseitigkeit glaubten wir zuerst im Verhältnis eines Menschen zu einem anderen Menschen zu entdecken; aber dann zeigte sich, daß dasselbe Verhältnis viel allgemeiner, schließlich in jedem Geschehnis vorliegt. Auch bemerken wir, daß in jedem als klein, unbedeutend eingeschätzten Ereignis sich ein Spiegel der ganzen Welt entdecken läßt. Und schließlich ist ganz zweifelhaft, ob es eine große Welt, einen Kosmos, überhaupt als von einer kleinen Welt, dem kleinen Einzelvorgang unterscheidbar gibt. Die Welthaftigkeit wird im Kosmos ganz im gleichen Grade beschränkt erscheinen wie im Einzelvorgang von kleinweltlichem Aussehen. Und Welthaftigkeit wird so eigentlich zu einem Merkmal, nicht zu einer Realität gestempelt. – Endlich haben wir mit dem Gefühl zu rechnen, daß die Welt noch gar nicht fertig sei, so daß wir uns im Hinblick auf die Welt in einem Status nascendi befinden. Das Ergebnis ist, daß derjenige ein Weltbild schafft, der am Hervorbringen eines Weltbildes beteiligt ist. Daraus ergibt sich nun ein sehr präziser Maßstab dafür, was weltbildlich ist und was nicht. Und worin die Beschränkung in solchen Hervorbringungen besteht. Zum Beispiel sind die besten Philosophen phantasielos, die besten Künstler begriffslos. Wer sich mit der Sprache sehr gut ausdrücken kann, ist kein bildender Künstler, und umgekehrt. Jede Steigerung eines Talentes bringt anderes Talent zum Verkümmern.

Logophanie und Eidologie. Impossibilitätstheorem

*

Auch das folgende Kapitel gehorcht einer Neigung, hinter unseren Gedanken bestimmte Gefühle zu vermuten, hinter der Logik die Leidenschaft zu spüren, hinter den Kategorien die Tendenzen zu suchen. Auch diese Einstellung kann man eine witternde, mißtrauische, ja hämische schelten, wenn man sich nicht damit begnügen will, ihre Wachsamkeit zu loben, ihre Illusionslosigkeit zu rühmen. – Wir betreiben aber nicht nur die analytische Entlarvung, sondern behaupten, einen Vorgang beobachten oder mindestens erschließen zu können, nämlich daß gewisse Kategorien, Denkformen und Anschauungsgesetze tatsächlich aus den triebhaften und emotionalen Kräften irgendwie hervorgehen. Nicht nur die quaestio juris, sondern die quaestio facti wird damit berührt.

Während also in einem ersten Abschnitte untersucht wird, welche leidenschaftlichen Tendenzen es sind, die für bestimmt genannte Grundbegriffe verantwortlich zu machen sind, so daß wir dieses Hervorgehen eines Logischen aus einem Nichtlogischen als »Logophanie« bezeichnen dürfen, wird in einem zweiten Abschnitte auch das Umgekehrte beachtet, nämlich, daß durch ein Bild, ein Gefühl oder eine Leidenschaft ein verborgener Denkakt ersetzt, aber eben dadurch auch zur Geltung gebracht wird. Solche Bilder, Gefühle oder Leidenschaften erweisen sich diesmal als Symbole für etwas dahintersteckendes Logisches, und wir fassen diese Fälle als »Eidologie« zusammen.

Was nun mit Logophanie und Eidologie gemeint und durch sie geleistet wird, ist nicht im voraus genau anzugeben. Dagegen muß wenigstens kurz gesagt werden, was beide in einer medizinischen Anthropologie zu suchen haben. Zwar haben wir bereits früher im allgemeinen bekundet, daß das Gesunde und das Kranke nicht so scharf zu trennen sind, daß man das Kranke als das Abnorme durch Vergleich mit dem Normalen bestimmen könnte. Es ist nicht ein Maßstab im Normalen gegeben, an dem das Pathologische zu messen wäre. Aber hier hat die Zuziehung von Logophanie und Eidologie doch noch einen besonderen Anlaß. Es ist nämlich dies, daß die Art, wie Leidenschaften in Gedanken erscheinen, fehlerhaft und krankhaft sein und also pathogen wirken kann; auch so, daß die Art, wie Logisches verbildlicht oder in Gefühlen und Affekten dargestellt wird, falsch und pathogen sein kann. Um also Pathologisches zu klären, muß auch die Art logophaner und eidologischer Vorgänge studiert werden. Erst nachdem dies geschehen ist, können wir dann auf die Frage zurückkommen, was hier unter »Art«, »fehlerhaft«, »falsch« zu verstehen sei.

A. Logophanie

Gegen Idealismus und Dogmatismus ist nun so viel gesagt und geschrieben worden, daß es an der Zeit ist, den Ursprung solcher verderblicher Haltungen zu suchen. Daß aber der Idealismus eine Folge bürgerlichen Besitzstrebens, der Dogmatismus ein Resultat kirchlichen Machthungers sei – dies so anzusehen gilt bei manchen als Marxismus; und wieder hat man dann eine Haltung diagnostiziert, statt eine Erkenntnis entschieden. Wenn die logischen und transzendentalen Formen des Denkens und Anschauens aus Leidenschaften stammen sollten und also eigentlich verstellte Passionen sind, dann brauchen sie darum noch nicht unzutreffend zu sein – im Gegenteil. Ganz anders wird die Sache, wenn bei dieser Verstellung ein wirklicher Irrtum unterläuft, so daß die Realität dadurch falsch dargestellt, das Weltbild, wie es bisher galt, sich als falsch herausstellt. Wer A sagt, muß auch B sagen. Wenn ich die physiologische Beschreibung des Organismus falsch nenne, dann muß ich dasselbe auch von der physikalischen Beschreibung der Natur sagen. Nur in einer Übergangsperiode kann man, etwa mit Hilfe der »Unbestimmtheitsrelation«, den Standpunkt zu halten suchen, daß die klassische Beschreibung nicht falsch, nur begrenzt gültig sei. Dann wird man aber dazu gedrängt, zuzugeben, daß sie in keinem Falle zutrifft.

Das Folgende ist nur eine Vorbereitung auf eine solche Vernichtung des naturwissenschaftlichen Weltbildes. Außerdem geht dieses in jedem Falle unter. Aber es muß von vorneherein klar sein: die Logophanie, das heißt die Ableitung der Kategorien aus den Passionen, läuft nicht auf eine Verstärkung, sondern auf eine Zerstörung des klassischen Weltbildes hinaus. Auch beschränkt sich diese Zerstörung nicht auf das Bild der Natur, sondern sie trifft auch die wissenschaftliche Geschichte. Ob ich das nun nur weissagend oder nur beweisend ausspreche – es kommt allemal auf eine Vernichtung, nicht auf eine Korrektur hinaus.

a) Die Reihenfolge, in der die Kategorien vorgenommen werden, ist ziemlich gleichgültig, und das heißt, sie ist nicht systematisch. Beginnen wir also nur, um zu beginnen.

Die *Kausalität*, in KANTS Kategorientafel in der 3. Gruppe, den Relationskategorien, als zweite aufgeführt, steht hier voran, weil sie assoziativ erschien, nämlich wohl im Weiterklang des destruktiven Tones, der bereits hörbar wurde. Kausalität und Dependenz, Ursache und Wirkung zu trennen, dann aber wieder lokal zu verbinden – das muß in jedem Falle einen Zusammenhang im Ganzen zerschlagen. Dabei kommt es zu einer täuschenden Zweideutigkeit im Wortgebrauch. Denn die »Ursache« ist dann eben keine Ur-Sache mehr; die Kausalität verleugnet den Ursprung des Alls, und nur darin, daß der Ursprung, Gott genannt, eine »Sache« sein soll, wird die Religion gleich im Gottesgedanken verleugnet und verjagt. Denn Gott ist keine Sache, sondern hier der Schöpfer. Eine Ursache ist also kein Ursprung, und der Schöpfer ist keine Sache.

Abgesehen von der Zweideutigkeit im deutschen Wort (von dem man sich dann gerne ins lateinische Fremdwort flüchtet) ist nun aber zu beobachten, daß das Denken einer Kausalität jedesmal ein destruktiver Akt ist. Diese Destruktion bezieht sich nämlich keineswegs »nur« auf das Ganze, die Welt, »die« Natur, das All, sondern aufs einzelne Ereignis. Welchen Sinn diese Behauptung eigentlich hat, das wird sofort deutlich, wenn man dem Konstruktionsversuche zusieht, der sofort nach jener Destruktion des Ereignisses folgt; der daher etwas von einem Versuche zur Rekonstruktion an sich hat. Das ist offenkundig, wenn behauptet wird, jedes Ereignis müsse zulänglich aus dem vorhergehend Geschehenen kausal abgeleitet werden. Es ist also die Aufgabe, welche der sogenannte Determinismus der Wissenschaft stellen zu dürfen meint. – Zeigt sich dann, daß nicht eine, sondern mehrere Ursachen zusammenkamen, um eine Wirkung hervorzubringen, dann ersetzt man den Ausdruck »die Ursache« zuweilen durch den »die Bedingungen«. – Daß dann der Determinismus eine wunde Stelle behält, zeigt sich darin, daß man zugibt, ihn nur in der Zeit vorwärts, nicht rückwärts vollziehen zu können; man könne von der Ursache oder den Bedingungen zwar auf die Wirkung oder die Folge schließen, nicht aber umgekehrt und in der Zeit rückläufig von der Wirkung auf deren Ursache. Dieser Determinismus schränkt sich dann selbst ein; er ist ein einsinnig gerichteter. – Dieser Abbau des von der Kausalität her konstruierten Determinismus geht aber dann noch weiter und muß sich zwangsläufig immer weiter einschränken. Zum Beispiel sieht man sich genötigt zuzugeben, daß die Vorhersage ihre Grenzen habe, indem wir ja nicht die Zukunft gewiß voraussagen können. Da aber jede Vergangenheit auch einmal Zukunft war, so steht es, wenigstens theoretisch, auch um den Determinismus der Vergangenheit nicht mehr so gut. Begriffe wie Zufall, Schicksal stellen sich ein. Wir verfolgen diesen Abbau des Determinismus hier nicht weiter. Denn wesentlicher ist hier, daß eine Destruktion des Kausalismus beim einzelnen Ereignis unvermeidlich ist.

Wenden wir uns dafür an psychologische Beobachtungen. Auch diesmal weisen sprachliche Zweideutigkeiten den Weg. Dieser Mensch ist schuld, daß der Krieg ausbrach; dieser Zufall ist schuld, daß er verloren wurde. Das Wort Schuld hat in der deutschen Sprache die Fähigkeit, die emotionale, die anklagende Wurzel des Kausalbegriffes sowohl zu verhüllen wie zu verraten. Zur Ursache gehört die Wirkung, zur Schuld aber die Strafe.

Eine hier wichtige Anwendung bezieht sich auf die Krankheiten. Einmal geschieht es, daß die Ursache der Krankheit vom Organismus ganz abgewälzt und in seine Umwelt projiziert wird. Dann heißt die Krankheit ganz exogen und gar nicht endogen. Es zeigt sich aber, daß dies auf die Länge nicht zu behaupten ist, und daß dem äußeren Faktor ein innerer entgegenkommen müsse; so bei den Infektionskrankheiten. – Wenn dann der intraorganische Vorgang wiederum als der wesentliche angenommen ist, kommt es auch hier wieder zu einer Spaltung mit der Tendenz, statt des Willens den willenlosen Körper zu belasten, so als ob jeder Mensch natürlich gesund sein möchte, ihm aber sein Körper leider eine Störung bereite. Die Kenntnis der Hysterie, der unbewußten destruktiven Strebungen hat dazu geführt, den Anteil der Personen an der Hervorbringung der Krankheiten anzuerkennen; und auch diesmal kam es zu einem zweideutigen Gebrauche von Worten wie Wille, Absicht, Tendenz, indem man ihnen eine positive und negative, eine konstruktive und eine destruktive Richtung, mithin eine Ambivalenz, zuerkannte, ohne doch den Worten Wille, Absicht, Tendenz jedesmal zuzufügen, ob die eine oder die andere Richtung gemeint sei. So entstand auch meine Aussage, daß der Mensch seine Krankheit nicht nur bekomme, sondern auch mache. In allen diesen Fällen ist aber der Gedanke der Verursachung aus einem Streben zur Belastung, einer Art von Anklage, Beschuldigung und Entschuldigung, Rache oder Verzeihung hervorgegangen, und man muß sich daran

gewöhnen, diesen leidenschaftlichen Bodensatz in jedem Falle freizulegen und sichtbar zu machen[1].
Während im totalen Determinismus die Kausalität ein Einzelnes herausschneidet und damit das Ganze zerstört; während in der Umkehrung der Ursachenreihe im Bewußtsein der Kranken die Ursache abgewälzt wird (statt »ich mache meine Krankheit« sagt das Bewußtsein »ich werde krank gemacht«), ist nun auf einer dritten Stufe des Denkens die Kausalität ein Mittel, wodurch die komplizierte Summe oder Menge kausaler Zusammenhänge vereinfacht und so ihre Mannigfaltigkeit niedergeschlagen wird. Es handelt sich diesmal also nicht um den Gegensatz von Ganzem und Teilen, von Welt und Einzelheit, von Totalität oder Universalität und Spezialität – sondern es handelt sich um den Gegensatz von primitiv und differenziert, von grob und fein, von einfach und kompliziert. Man kann die primitive Haltung nicht ohne weiteres als eine destruktive bezeichnen. Wenn ein Kind bei allem fragt »warum?«, wenn ihm als Antwort oft ein Wort genügt und es damit einer Art magischer Erklärung huldigt, dann kann man im Gegenteil darin eine Art von aufbauender Überwindung der zersetzenden Vielfalt der kausalen Zusammenhänge sehen. Ebenso aber liegt in der Simplifikation, mit der der nichtinformierte Einzelne den Minister oder den Kaiser dafür anschuldigt, daß das Papier teuer wird oder die Straßenbahn überfüllt ist, nichts unmittelbar Zerstörendes. Diese Erklärung kann auch dazu führen, daß keine Gewalt angewendet, keine Plünderung, Selbsthilfe oder Strafe versucht wird. Die ursächliche Erklärung im Gedanken ist jetzt im Gegenteil ein Ersatz für die motorische Gewalttat. Aber eben indem sie diese *ersetzen* kann, erweist sie doch ihre Beziehung zur aggressiven Handlung.
Es gibt noch einen weiteren Weg, um sich den Ursprung des kausalen Denkens in der Destruktion klarzumachen. Dies ist die Begleitmusik in dem psychischen Erlebnis. Es gibt eine ganze Anzahl von seelischen Zuständen, welche das kausale Denken entweder begleiten oder an seine Stelle treten können. Zu diesen Zuständen zählen wir zum Beispiel die Langeweile, die Neugier, den Neid und die Formen der List. Wenn wir uns und andere etwa beim Spiel beobachten, dann können wir leicht sehen, wie bei allen möglichen emotionalen Regungen das kausale Denken hervorsprießt wie die Pflan-

1 Vgl.: (1949) Der Widerstand bei der Behandlung von Organkranken. Mit Bemerkungen über Werke von Jean-Paul Sartre. (Bd. 6).

zenspitzen nach der Schneeschmelze. Warum gewinnt der andere? so fragen wir schon. Und wir sagen dann, *weil* er bessere Karten hat, *weil* er bessere Einfälle hat, *weil* er das größere Gedächtnis hat, *weil* er bessere Spielregeln befolgt u.s.w. Jedesmal soll also eine Erklärung die Niederlage und den Sieg erklären. Und je trivialer die Erklärung ist, um so mehr wird die Anstrengung des Denkens vermieden. Wenn man dann die Karten zusammenwirft, so riskiert man neue Langeweile, wenn man die Sitzplätze wechselt, so riskiert man abergläubisch die Lenkung durch magische Mächte. Auch die Technik und Psychologie der List ist an diesem Beispiel zu studieren. Die mehr intellektuellen Haltungen dabei sind durchgehend noch emotional gefärbt: Mißtrauen, Argwohn, Vertrauensseligkeit und Hoffnung gehören in diese Reihe. Aber auch objektive Vorstellungen und Begriffe, in denen man sich die subjektiven Haltungen projiziert deuten mag, tauchen auf: Geheimnis, Pech, Glück, Märchen und Sage, Mythen und Fabeln sind hier anzuführen.

Man wird bemerken, daß hier keine Entscheidung fällt, welche Kräfte nun als die grundlegenden, eigentlichen, allerrealsten u.s.f. anzusehen seien. Das kausale Erklären hat zwar oft eine solche Tendenz zum Grundlegenden oder zum Tiefsten oder zum Höchsten bei sich. Aber je mehr der Kausalbegriff als solcher ausgearbeitet wurde, um so weiter hat er sich von der Substantialität entfernt, um so mehr sich der reinen Funktionalität angenähert. Diese historische Entwicklung ist es dann auch, welche die Herleitung des kausalen Denkens aus Trieben, Emotionen, Leidenschaften, kurz, der ganze Begriff der Logophanie, beseitigen müßte. Wir werden diese Situation aber am besten verschieben, bis wir noch andere Kategorien in ähnlicher Weise durchgeprüft haben.

b) Die Wahl der *Zeit* empfiehlt sich als nächstes Beispiel deswegen, weil sie in der Kritik des kausalen Denkens bereits aufgetaucht war. Denn unvermeidlich wurde jede kausale Verknüpfung zu einer bestimmt, nämlich in der Zeit bestimmt, gerichteten. Nun ist auf die Vorherrschaft der mathematischen, das heißt homogenen Zeit eine Epoche gefolgt, in der neben diese eine oder mehrere andere Zeitarten gestellt wurden. Danach gäbe es also die physikalische, die biologische, die historische, die psychologische Zeit. Etwa die qualitative Verschiedenheit von Vergangenheit, Gegenwart und Zukunft würde die Zurückführung dieser drei Arten auf eine einzige als unangemessenen Zwang, als vergewaltigende Einzwängung zeigen und solches als unerlaubt hinstellen. Man hat dann die Wahl, ob man nur eine Art von Zeit anerkennen oder mehrere Arten tolerieren will.[1] Aber auch Anerkennung und Toleranz sind keine affektfreien Haltungen.

Am wichtigsten ist in der Praxis der Gegensatz von Natur und Geschichte. Hat auch die Natur eine Geschichte, oder spielt sich auch die Geschichte in der Natur ab? Oder muß man jede für sich gewähren lassen? Zwar kann es wie eine Schulmeisterei aussehen, solche Fragen überhaupt aufzuwerfen und damit ihre Beantwortung zu verlangen. Indes sind Urteile der Rechtsprechung, Beschlüsse der Politik, Kritiken der Heilkunst und anderes höchst praktische Entscheide, die uns lehren, daß es sich nicht um schulmeisterliche Quisquilien handelt. Die ernst genommene Annahme eines historischen Zeitbegriffes führt nämlich dazu, die mathematisch-physikalische Beschreibung einer Wirklichkeit nicht als auch erlaubt, sondern als entschieden falsch zu bestimmen. Dies muß näher ausgeführt werden.

Wir müssen dazu etwas weiter ausholen. Es ist nicht schwierig gewesen, eine Geschichtsphilosophie aufzustellen, derzufolge im geschichtlichen Prozeß am wirksamsten das ungelebte Leben, das Verwirklichte aber das als Unmögliches beurteilte sei. Wir müssen an dieser Stelle die Durchdenkung, Verteidigung, Beweisung als geschehen voraussetzen, denn es kommt jetzt darauf an zu zeigen, daß ein solcher Begriff der Geschichte mit dem klassisch gewordenen Naturbild unvereinbar ist. Wenn die Geschichte wirklich so ist wie vorgeschlagen, dann ist das Weltbild der Physik falsch. Weiter kommen wir im Augenblick nicht.

Wie vorhin schon angedeutet wurde, müssen wir bestimmte neuere Begriffe und Erkenntnistheorien der Physik als für längere Zeit unhaltbare Übergänge, also Zwischenlösungen ansehen. Solche sind der Dualismus in der Lichtphysik (Wellen und Korpuskel), ferner die Unbestimmtheitsrelation und endlich die Behauptung, das Wirkliche sei einzuschränken auf das Mögliche. Diese drei Begriffe hängen freilich eng zusammen, nämlich insoferne, als in jedem von ihnen ein Versuch vorliegt, zwar die universale Einheit der Natur zu retten, der Unvereinbarkeit der bei verschiedenen Gelegenheiten gemachten Beobachtungen aber doch auch Rechnung zu tragen. Um dieses Kunststück fertigzubringen, werden Kompromisse geschlossen. Der erste Kompromiß lautet, daß es auf die Art der Beobach-

1 Vgl.: (1942) Gestalt und Zeit. (Bd. 4).

tung, auf die Umgangsweise des Forschers mit der Natur ankomme, was diese zeigt. So wird der Beobachter ins Naturbild eingeführt. Um dann das Gesicht der Objektivität zu wahren, wird die so entstandene Ungewißheit über das Objekt in eine berechenbare Ungewißheit, die sogenannte Unbestimmtheitsrelation, umgedeutet; so als ob die Unsicherheit, weil berechenbar, selbst ein objektiver Sachverhalt wäre. Dabei wird zugestanden, daß man nicht mit Bestimmtheit voraussagen kann, wie ein Vorgang künftig verlaufen wird; aber so viel könne man wenigstens voraussagen, daß nur Mögliches, nicht Unmögliches geschehen werde. Dies ist dann der dritte Kompromiß, den wir als den Möglichkeitssatz bezeichnen wollen.
Die Unmöglichkeit gewisser Voraussage ist aber damit zugegeben. Damit ist von neuem der Determinismus ruiniert. Denn ein Ideal, wie das der zureichenden Bestimmung in jedem Falle, ein Ideal der gewissen Ableitung eines Vorganges aus dem Vorausgegangenen hat keinen Wert, wenn wir es niemals erfüllen können. Deshalb haben die scharfsinnigen Theoretischen Physiker auch immer mehr betont, daß solche Gedanken, die sich nicht in der Erfahrung verifizieren lassen, auch keinen Wert haben; deshalb ging der Streit lange Zeit darüber, ob die dualistische Physik prinzipiell für immer bestehen müsse oder nur eine augenblickliche Schwierigkeit sei – ein Streit, der in deutschen Kreisen meines Wissens zugunsten der Endgültigkeit des Dualismus als entschieden gilt, während EINSTEIN daran festhält, daß schließlich wieder ein Unitarismus kommen müsse; deswegen ist es auch an der Zeit, daß die Physiker nicht nur ihren Anspruch auf ein vollständiges Weltbild, sondern auch den Anspruch auf überhaupt ein Weltbild aufgeben.

Hier kann man nun nicht fortfahren »wie dem auch sei«. In dem Problem der Voraussage zeigt sich, daß das Zeitproblem in bestimmtem Sinne entschieden werden *muß*, wenn gesagt werden soll, ob die Physik eine Wirklichkeit darstellen kann oder nicht. Und was heißt hier »Zeitproblem«? Es heißt nicht, ob es nur einen oder auch noch andere Zeitbegriffe mit einigem Rechte gibt. Sondern Zeitproblem heißt: welcher Zeitbegriff ist der richtige? Meine Antwort lautet: der mathematisch-physikalische Begriff der homogenen Zeit zerstört den historischen. Logophan ausgedrückt heißt das: er soll und will ihn zerstören. Es ist ein Faktum daß er ihn zerstört, und dieses Faktum ist herbeigeführt durch die Leidenschaft jenes Zerstörungsdranges.

Es ist nicht allzu schwierig, dies in psychologischen Beispielen zu verdeutlichen. Die Angst vor dem Tode wird beschwichtigt durch die Vorstellung einer unendlichen Zeit. Der Haß gegen den Haß wird beruhigt durch die Vorstellung eines zeitlichen Endes aller Erscheinungen in der endlosen Zeit (»alles nimmt einmal ein Ende«). Die Liebe zur Liebe wird nicht mehr überanstrengt, wenn die Geschichte eine Wirkung hat, die selbst wieder eine Geschichte ist. Sowohl die Todesangst wie der Fortpflanzungsdrang werden sozusagen gemildert, mitigiert und relativiert, wenn sie nur eine fortgesetzte Wiederholung des Gleichen sind. Die irreligiöse Philosophie ward nicht müde, sowohl die Bedeutungslosigkeit des Todes wie die immerwährende Wiederkehr des Gleichen herauszustellen. Das alles aber sind Vernichtungen der geschichtlichen Zeit durch die unendliche Zeit. Ist die Logophanie der Zeit, das Hervorkommen dieses Zeitbegriffes aus der Leidenschaft, diese Zeit zu zerstören, eine psychologische Deutung? Ganz gewiß auch; aber nicht nur. Denn jetzt kommt es doch zu der Einsicht, daß der Tod selbst nicht mehr in der Reichweite der Psychologie ist. Ebensowenig aber in der Reichweite der Zeitvorstellung. Wenn also der Tod eine Realität ist, dann ist er nicht in der Zeit. Wenn der Tod aber zur Welt gehört, dann ist diese Welt nicht in der Zeit, sondern die Zeit in der Welt. Dies einsehen heißt dann aber auch die Aufgabe übernehmen, die mathematische Zeit ⟨*zu*⟩ vernichten, die Abbildung einer Welt in der Zeit als Schwindel ⟨*zu*⟩ entlarven.

Wir haben jetzt einzusehen versucht, daß der mathematisch-physikalische Zeitbegriff die geschichtliche Zeit zerstört, daß aber die Zerstörungsleidenschaft in der Selbstzerstörung jenes Zeitbegriffes sich austobt. Mehr ist über diese Logophanie der Zeit nicht zu sagen. Was wir über die Untersuchung der Kausalität hinaus hinzugewonnen haben, ist, daß die Destruktion hier Selbstzerstörung wird. Ein Rückblick kann dann die Frage aufwerfen, ob nicht auch schon in dem Hervorkommen des kausalen Denkens eine Selbstzerstörung tätig ist.

c) Der *Raum* ist schon immer als ein Bruder der Zeit behandelt worden, und Kant hat diese beiden als Anschauungsformen von den Kategorien des Verstandes unterschieden. Aber er wußte wohl, daß auch die Bezeichnung als Kategorie von Aristoteles nur uneigentlich übernommen war, und daß es sich dabei um äußerlich-terminologische Bezeichnungen, weniger um Begriffsbestimmungen handelte. Wir wagen es daher aus Zweckmäßigkeit, auch Zeit und Raum als Kategorien zu bezeichnen.

Die hier erhobene Frage ist dann, ob und aus welchem emotionalen Wunsche heraus die Kategorie des Raumes zu entstehen pflege. Hier und dort, nah und fern, groß und klein, – das sind solche räumlichen Bezeichnungen, bei denen wir nach einem jeweils wirkenden Affekte zu suchen haben. Welche Affekte sind es? Nicht die Spärlichkeit, sondern die Überfülle der Beispiele bedrängt uns hier. »Hier« – du verfluchter Kerl, bist du schon wieder da? »Dort« – also dort bist du jetzt, du liebes Wesen? »Nah« – so nah bist du mir jetzt wie nie zuvor. »Fern« – bist du mir näher, als wenn du nahe wärest. »Groß« – ist die Diana der Epheser, das heißt, sie halten sie für groß, also ist sie für sie groß. »Klein« – müßtest du sein, damit ich dich Mütterchen, Schätzchen nennen könnte. – Oben und unten, links und rechts, vorne und hinten, das sind zwar Dimensionen im anatomischen Raum, außerdem aber unvergleichliche Qualitäten, aus denen reiches Erleben zu entspringen scheint.
Und das soll nun alles im Raumbegriffe untergehen? Nirgends wie hier wird so deutlich, daß die Homogeneität des Raums ein Mord an dem Lokal ist. Wenn die Zeit ein Zelt für die Gefühle der Sehnsucht – der Sehnsucht der Gegenwart nach Vergangenheit und Zukunft – war, dann ist der Raum ein Gehäuse, das die freie Landschaft und die Intimität des inneren Lebens gleichermaßen verjagt. Die Doppelzüngigkeit fehlt auch diesmal nicht. *Ein* Raum ist nur ein Zimmer meines Hauses, in dem ich wohne; *der* Raum ist eine Abstraktion von Innen und Außen, ja eine Vernichtung jener unsäglichen Spannung zwischen Innen und Außen. Schon die euklidische Dimensionalität des geometrischen Raumes vernichtet diese Urqualität von Innen und Außen. Daß diese beiden nicht mehr im Raumbegriffe vorkommen, ist verdächtig. Dann aber ist das Wort »Ausdehnung« entstanden, in dem nicht nur Spannung, sondern Richtung, Drang spürbar ist. Also auch die gerichtete Sehnsucht mußte unterdrückt werden, so daß ein allgemeiner Expansionsdrang entstand. Beachtlich, wie hier die neuzeitliche Sentimentalität entsteht. Sie ist wirklich nur das Korrelat zu Galilei. Da drängt etwas, man weiß nicht wohin, ganz wie der Druck in einem Gase sich nach allen Seiten gleich auswirkt. Und der sentimentale Enthusiasmus ist ebenso blöde wie der des wissenschaftlichen Wissens.
Es ist rätselhaft, daß so viele weitere qualitative Bestimmungen sich irgendwie räumlich andeuten lassen. Da der Raum ohne allen Zweifel zu den logophanen Kategorien gehört, das heißt, aus einem leidenschaftlichen Untergrund erwächst, so ist die Vielfalt seiner Ver-

lötbarkeit mit qualitativen Bestimmungen insoferne ein neues Problem, als nun die Frage zu beantworten ist, ob dies daher komme, daß der abstrakte Raum aus vielerlei Leidenschaften oder nur aus einer einzigen stamme. Um dies zu beantworten, müssen wir jene Beziehungen zwischen Raum und Nichträumlichem noch weiter betrachten. Dafür ist die zuletzt besprochene Unterscheidung von Außen und Innen ein geeigneter Ausgangspunkt. Denn wenn ich mir in der Vorstellung Innen und Außen anschaulich im Sehbaren oder greifbar im Tastbaren zu vergegenwärtigen suche, dann komme ich jedesmal auf Bilder oder Gegenstände, die Form, Inhalt und Ort haben. Form, Inhalt und Ort tauchen also wie von selbst auf, und man kann dann weiters an ihnen eine dem Raum zugewandte und eine von ihm abgewandte Seite entdecken. Sie haben also etwas Räumliches an sich, ohne doch ganz im Raum aufzugehen. Um aber diese Prozedur, nämlich nach den beiden Seiten weiterzugehen, vollziehen zu können, müssen wir uns an ein ganz einzelnes bestimmtes Ding halten. Es mag davon viel oder wenig abhängen – die Auswahl ist nicht zu vermeiden, und so wählen wir hier den menschlichen Körper, wie ihn auch die Anatomie beschreibt. Da ist Innen und Außen, da auch Form, Inhalt und Ort.

Wenn wir so zum Beispiel den menschlichen Magen vornehmen, dann ist es gar nicht schwer, jede dieser vier Bestimmungen zu treffen. Was dabei völlig außer Sicht gerät, ist das Warum. Warum der Magen ein Innen und Außen, warum er gerade diese Stierhornform, diesen Inhalt (Kartoffeln oder Wasser), warum er gerade links und nicht rechts liegt, das wird durch diese räumlichen Bestimmtheiten nicht erklärt – ja man hat den Eindruck: durch sie gerade ausgeschlossen.

Suchen wir dann weiterhin nach einer Leidenschaft, welche sich dieser räumlichen Gegebenheiten so sehr bedient, daß sie nicht nur als beliebige, sondern sehr vollkommene Werkzeuge anzusehen sind, so stoßen wir beim Magen auf Hunger, Freßsucht. Vom Hunger und der Freßsucht her betrachtet, macht es einen großen Unterschied, ob der Magen voll oder leer ist, ob er einen Inhalt hat oder nicht. Hier ist also die Leidenschaft unschwer gefunden, von der aus die räumliche Bestimmung von Innen und Außen deutbar wird. Überlegt man sich, was sonst damit zusammenhängt: das Einnehmen, Essen, Kauen, Schlucken, Verdauen, Mischen, Weiterbefördern, so werden die Formen der Organe der Reihe nach sozusagen zu sprechen anfangen. Es kommt jetzt dazu, daß wir ein Zusammenwirken zu gemeinsamem Zweck dadurch begreifen, daß wir das in nur räumlicher Beschreibung sozusagen künstlich unbegreiflich Gemachte jetzt auch wieder nach Sinn und Zweck interpretierbar bekommen.

Eine besondere Erörterung verdient dabei der Ort im Raume. Zwar leuchtet die Reihenfolge der Organe vom Munde bis zum Mastdarm ernährungstechnisch ein. Auch ist verständlich, daß Aufnehmen, Zerkleinern, Verdauen (auch Umbauen im Stoffwechsel), dann Befördern, Trennen und Ausstoßen so und nicht anders aufeinander zu folgen haben. Aber der schon erwähnte Verlust der Warum-Frage macht sich nun doch geltend: wenn wir verstanden haben, wie wir uns ernähren müssen, dann haben wir damit doch noch nicht begriffen, warum wir uns überhaupt ernähren müssen. Und mit dieser Frage stoßen wir eben zusammen, wenn wir die Lokalisation als ein »So und *nicht anders*« verstehen. Warum nicht anders? Einen Schritt weiter kommen wir hier, wenn wir bedenken, daß mit jeder positiven lokalen Raumerfüllung eine Freigabe anderen Raumes, aber auch ein Ausschluß anderer lokaler Erfüllung gegeben ist. Die Undurchdringlichkeit der Materie ist ein physikalischer Grundsatz, das ôte-toi que je m'y mette ein moralisch-politisches Verhalten, welche beide dies ausdrücken: daß jede Lokalisation im Raum eine Exterialisation im andern Raum bedingt. Diejenigen also, welche zum Beispiel einen Machttrieb in der Welt oder im Menschen gefunden haben, anerkannten, daß hier ein Faktum oder ein Gesetz vorliege, welches in der Definition des homogenen, abstrakten, mathematisch-physikalischen Raumes zwar zu verleugnen versucht wird, aber damit doch in unbestreitbarem Zusammenhange steht.

Überblicken wir jetzt das, was hier über den Raum gesagt wurde, so ist dabei die Logophanie weiter erläutert worden. Im Gebrauche der Kategorie Raum ist immerfort bemerkbar, daß Raum hier Attribut von Dingen und Beziehungen wird, so daß diesen eine räumliche Bestimmung zugeschrieben wird; eben dadurch bekommt der Raum einen Januskopf: er hat eine diesen Dingen und Vorgängen zugewendete, aber auch eine der abstrakten Ordnung zugewendete Seite. Diese sonderbare Doppelrolle kann dem Raume zufallen, wenn er aus einer Leidenschaft geboren ist; welcher aber? Wenden wir uns an die Anatomie des Körpers, dann begegnet uns der Hunger. Denken wir über die Lokalisation nach, dann begegnet uns der Machttrieb. Hätten wir uns statt dessen den Geschlechtsorganen zugewendet, dann wären wir auf den Geschlechtstrieb gestoßen.

Innen und Außen, auch Oben und Unten, Inhalt, Form und Ort wären in wieder anderer Weise interpretierbar gewesen. – Die Vielfalt der Leidenschaften wäre noch leicht zu vermehren gewesen und dann wäre ganz offenbar geworden, daß wir noch keine Methode besitzen, um zu entscheiden, wie diese verschiedenen Leidenschaften zueinander stehen. Es bleibt dabei, *daß* der Raum leidenschaftlich entsteht, eine logophane Genese hat, nicht mehr. Wir müssen zusehen, ob die Fortführung der Untersuchung weiterhilft.

d) Wenn man, einem eingebürgerten Brauche folgend, die verschiedenen Begriffe in einer gewohnten Weise auseinander ableitet, dann kann man sich als glücklicher Besitzer eines Systems wähnen. So wäre der klassischen Mechanik zufolge der Kraftbegriff aus dem Bewegungsbegriffe, der Kritik KANTS zufolge aus dem Kausalbegriffe abzuleiten. Solches Systembesitzerglück haben wir hier nicht. Einigermaßen rhapsodisch also ist es, wenn hier nunmehr die Logophanie der *Kraft* an die Reihe kommt.

Da in den letzten drei bis vier Jahrhunderten der Begriff der Kraft besonders eindrucksvoll von der physikalischen Mechanik her entwickelt wurde, so ist hier die Verdrängung der emotionalen Wurzel auch eine besonders vollständige gewesen. Es ist aber eine geistesgeschichtlich erklärliche, doch sachlich nicht begründete Tatsache, daß in der Zeit, als FREUD die Grundbegriffe seiner Analyse aufstellte, diese Begriffe wie Anwendungen der klassischen Mechanik aussahen. Die Verdrängung, der Widerstand, die Energie der Libido, selbst die Übertragung und der Trieb – das sind durchweg Begriffe, welche der Mechanik entnommen sind. Wenn man dann aber die Psychologie der Psychoanalyse als eine Art von Seelenmechanik beurteilte und zum Teil als solche verurteilte, dann übersah man völlig, daß das, was da verdrängt wurde, Affekte, Emotionen, Gefühle und deren Strebungen waren, also eine quasi-mechanische Kraft gegen eine unmechanische Realität wirksam gedacht war. Mindestens hätten jene Kritiker dem Systeme anmerken müssen, daß es eine Mischung aus mechanischen und unmechanischen Dingen enthielt. Daraus bereits folgte, daß jene mechanisch klingenden Termini in übertragenem Sinne gebraucht waren und daher uneigentlich mechanische waren. Freilich mag es sein, daß FREUD durch diese Anlehnung an mechanisches Denken verhindert war zu erwähnen, daß diese Begriffe selbst aus der Tiefenpsychologie deutbar waren, daß sie selbst eine Produktion unbewußter Vorgänge waren und also, wie wir jetzt sagen, logophan entstanden.

Am Begriffe der Kraft läßt sich das in vielen Fällen leicht zeigen. Da aber so verschiedenartige Fälle vorkommen, müssen sie, wiewohl unvollzählig, doch einzeln aufgewiesen werden. Am handgreiflichsten ist die enge Verwandtschaft von Kraft einerseits, Macht, Gewalt, Wut andererseits. Gar kein Zweifel besteht, daß der feindselige Affekt es ist, der die Hand locker macht, so daß sie zuschlägt. Aber schon hier wird etwas sehr Wichtiges auch nicht zu übersehen sein. Wir sehen nämlich auch eine zweite Verwandtschaft. Es ist die von Kraft einerseits, Überlegenheit, Autorität, Königtum andererseits. Dort war es eine meistens mißbilligte, hier eine meistens gebilligte Anwendung der Kraft. Zwar kann man in der Parteiung und der sie begleitenden Parteilichkeit die erste Verwandtengruppe auch billigen, die zweite mißbilligen, und so den Wertakzent aufs Gegenteil verschieben. Aber die Gegensätzlichkeit in den Anwendungen der Kraft ist das, was bestehen bleibt.

Die Physik NEWTONS nun hat den Versuch gemacht, diesen Gegensatz zu eliminieren, und zwar mit Hilfe des Gleichheitszeichens. Sie lehrte, daß Kraft, nur meßbar an einer Gegenkraft, dieser *gleich* sei. Die Gleichheit von Wirkung und Gegenwirkung scheint nicht nur durch das Gleichheitszeichen die Gleichheit herzustellen, sondern auch die Umkehrbarkeit der Gleichung zu verschaffen. Man kann die Kraft durch diese ihr gleiche Gegenkraft ersetzen, ohne daß sich das Verhältnis der Kräfte ändert. Daß dies nicht richtig sein kann, habe ich dadurch zu beweisen versucht, daß es nicht dasselbe ist, ob ich eine Ohrfeige erhalte oder erteile. Die Gleichheit der mechanischen Kräfte beseitigt nicht diesen Unterschied. Dieses Beispiel beweist, daß die mechanische Gleichsetzung den Erfolg hat, die leidenschaftliche Qualitätsdifferenz fürs Denken zu eliminieren; das Verhältnis der Affekte dabei kann nur beseitigt, aber nicht annulliert werden; es wird nur verdrängt, nicht vernichtet. Umgekehrt kann man auch sagen: der Gedanke der Gleichheit von Wirkung und Gegenwirkung war ein – vergeblicher – Versuch, die emotionale Struktur des Vorganges zu vernichten, und das ist die logophane Entstehung dieses Kraftbegriffes.

Dieses ist nicht der einzige Fall, in dem wir die logophane Entstehung des Kraftbegriffes aufdecken können. Ein zweiter Fall erhellt aus den moralischen Bewertungen der Kraft. Sie wurden schon gestreift, als von dem Gegensatze der gemeinen Wut und der königlichen Überlegenheit die Rede war. Moralisch sagen wir überhaupt, es gebe gute und böse Kräfte. So kontrovers und parteiisch es befunden werden mag, ob jemand eine Handlung oder einen Gedanken gut oder böse nennt, – der Gegensatz im Urteil bleibt bestehen. Weiter kommen wir aber dann, wenn wir einsehen, daß böse Gedanken durch gute unterdrückbar sind, und daß sie, die guten, gerade daraus eine besondere Kraft erhalten. Auch das Umgekehrte kann vorkommen. Was man in der Psychologie die Überkompensation nennt, ist ein Sachverhalt, der wahrscheinlich eine sehr große Ausdehnung annimmt. Überkompensationen könnten schließlich alle Handlungen und alle Gedanken sein. Diesmal wird etwas Neues aufgedeckt: es ist die allgegenwärtige Polarität der moralischen Bewertungen und die Entstehung ihrer Kraft durch das jeweilige Gegenteil. Diesmal entsteht also Kraft nicht aus Leidenschaft, sondern durch Gegensätzlichkeit. Nur wenn Gegensätzlichkeit nichts anderes wäre als Leidenschaftlichkeit, hätten wir es mit einer einheitlichen Logophanie, also mit der Entstehung jedes moralischen Kraftbegriffes aus einer Leidenschaft zu tun.

Bevor wir uns ⟨*mit*⟩ diesem Thema, nämlich dem der Gegensätzlichkeit, befassen, sollen noch ein paar andere Beispiele aus dem großen Reiche der Kraftbegriffe untersucht werden. Ein naheliegendes ist dies, daß moralische Kraft meist im Gegensatz zu physischer Kraft konstatiert wird. In jedem Sportblatt kann man sehen, daß es sich dabei nicht nur um eine Alternative handelt. Es ist auch dort nicht so, daß man die physische Kraft immer deswegen höherstellte, weil sie eben physisch und nicht moralisch ist. Aber es zeigt sich, daß nur der als Sieger anerkannt wird, der sich innerhalb der moralischen Regeln, etwa des Fair play oder der Vorschriften des Kampffeldes, als der stärkere erwies. Trotzdem genügt die Moralität im Kampfe nicht. Man hat der Stärkere zu sein. Auf eine Vereinigung moralischer und physischer Kräfte kommt es an; sie müssen gleichlaufend gehalten werden. Auch im politischen Teile des Blattes ist dies erstrebt; aber im Sportteil sind die Entscheidungen gefallen. Diese Untersuchung der physischen im Gegensatze zur moralischen Kraft macht es überflüssig zu beweisen, daß in einer Alternative zwischen beiden entscheidbar wäre, welcher der höhere Wert zukäme. Da sie doch nie trennbar sind, ist es jetzt klar, daß eine absolute Bevorzugung nicht möglich ist. Vielmehr stellt sich heraus, daß der Sportsmann und der moralisch durch seine Guttaten Hervorstechende (möge er z. B. ein Quäker sein) nicht verschieden hoch in der Rangstufe der Werte gestellt werden dürfen um ihrer individuellen Berufe willen. (Es gibt ja auch schlechte Quäker und gute Sports-

leute.) Sondern erreicht ist jetzt eine Einsicht, daß es sich dabei nur um Berufsunterschiede, nicht um Wertunterschiede handelt.
Mit anderen Worten: Kraft ist eine Äußerung einer Leidenschaft, und ihre Bewertung muß auf die Wertung von Leidenschaften zurückgebracht werden. Damit wird aber Kraft keine meßbare, sondern eine wertbare. Was heißt hier »Wert«?
e) Kausalität, Zeit, Raum und Kraft sind Grundbegriffe jener Darstellung, welche die neuzeitliche Physik von der Welt zu geben unternahm. l, t, i sind ein Schema, nach dem man alles Wirkliche der Natur als das Gewisse, Erfahrbare, Exakte zu beschreiben behauptet hat. Da man dann die Mängel solcher Darstellung bemerkte, besonders den Zusammenhang der wirklichen Begebenheiten nicht erklären konnte, auch eine gewisse Vorhersage nicht zustande brachte, so hat man den Kausalbegriff ausgeschieden, aber die Darstellung zu retten versucht, indem man an Logik und Erfahrbarkeit festhielt. Das technische Hilfsmittel, um den Übergang vom Weltbild zur Aussagengewißheit zu vollziehen, war dann die Quantität. Was meßbar ist, das galt als erfahrungsgemäß sicher und als logisch anerkennbar. Es wird also jetzt nötig, zu untersuchen, ob die Quantifizierbarkeit und die Logizität eine realistische Wissenschaft herstellen oder nicht.
Die Untersuchung muß zuerst der *Zahl* gelten. Sie muß festzustellen suchen, ob auch die Zahl nur sekundär, das heißt aus Leidenschaft geboren, ob sie logophan entstanden ist. Dann wird sich zeigen, daß über die Zahl hinaus der Begriff der Quantität hier diskutiert werden muß, da ja Quantitätssymbole auftraten, die sich in anderem Gewande als dem der Zahl präsentierten.
Die Geschichte des Zahlbegriffes gehört in die Mathematik. Die Zahl wird hier nur als eine Darstellungsweise der Quantität betrachtet. Welches ist die Leidenschaft, die zu den Zahlen führt? FROBENIUS hat meines Erinnerns behauptet, daß die sogenannten Primitiven erst zu zählen anfingen, als sie im *Kriege* die Erfolgsaussichten nach der Anzahl der wehrtüchtigen Männer einzuschätzen sich gedrungen fanden. Also: Krieg als Vater der Zahl. Ein wirtschaftlich interessierter Kulturforscher wird dann Handel, Tausch und Geld aus dem Bedürfnis nach Steigerung – ja von was eigentlich? – ableiten. Das *Geld*, zunächst Tauscherleichterung – müsse gezählt werden können.
Es ist klar, daß mit jeder Anwendung von Zahlen die Individualität, Subjektivität, Einzigartigkeit und Einmaligkeit aufgehoben, igno-

riert und praktisch vernichtet wird. Man wird eine Nummer. Freilich bekommt man noch einen Stellenwert, für den die Zahlentheorie sich interessiert. Aber in solcher Vernichtung liegt immer durch die Destruktion selbst eine Befreiung für Wandlung. Insoferne kann man wie jede so auch diese Destruktion zwar nicht als Konstruktion, aber als Befreiung bezeichnen. Dies ist auch ein Grund, warum Krieg und Geld dieses sittliche Doppelgesicht bekommen. Wenn die moralische Ambivalenz unerträglich wird, dann flüchten wir in die Materialisierung, und diese hat dann auch das Doppelgesicht, sowohl nach der Vergangenheit zu eine friedenstiftende ⟨*zu*⟩ sein, wie nach der Zukunft gewendet einen neuen Kriegsanlaß zu bilden. Daher die antilogische Formel: ja, aber nicht so.

Es konnte nicht an Versuchen fehlen, auch jenen Rest von Originalität wegzubringen, den die ganzen Zahlen der Zahlenreihe noch an sich haben. Die Erhaltungsgesetze sind ein erster Schritt dazu gewesen; die Relativitätstheorie und die Ersetzung der Zahlen durch Funktionen halfen den Versuch zu vollenden. Ein totales Weltbild ist dadurch aber nicht wiedererstanden. Es entstanden sozusagen gute Manieren, doch keine unvergängliche Weisheit. Die Behauptung, es gebe nur *eine* Wahrheit, ist noch keine Weisheit.

Die Logophanie der Zahl besteht also wieder in einer Destruktion, in Auswirkung einer gegen die qualitative Einzigartigkeit gerichteten Wut. Aber auch diesmal haben wir etwas Neues hinzufügen können: die Destruktion wirkt Befreiung. Die verschiedenen Arten, in der Wirkung von Krieg, Geld, Macht erkennbar, haben in ihrer Vielfalt auch die Nebensächlichkeit dieser Vielfalt verstehen lassen: es kommt nicht darauf an, was zerstört wird, sondern darauf, daß jedesmal eine Freiheit erkämpft wird. Diese Paradoxie fordert zu weiterer Erforschung der Grundbegriffe auf, nähert diese Forschung aber auch ihrem Ende.

f) Es ist der Begriff der *Negation*, welcher damit in den Vordergrund rückt. Dieser, als ein logischer, drückt am unverblümtesten die sadistische Tendenz des logischen Denkens aus. Um so geschäftiger ist dann das logische Denken dabei, diese teuflische Tendenz mit mephistophelischer Maske zu verhüllen; vorzuspiegeln, daß das Grinsen nur ein Lächeln sei. Witz und Ironie helfen zur Täuschung der Dummen mit. Aber sind die Dummen unschuldig, weil sie dumm sind? Schon wer so fragt, hat gesagt, daß Dummheit eine Schuld ist. Das ist der Grund, warum die Beschränktheit, die Einsichtslosigkeit dazu führt, daß andere bluten und sterben müssen.

Dummheit der einen tötet die andern. Die Logik hat also den Januskopf, daß sie sowohl tötet wie befreit. Tötet sie, dann nennen wir sie böse, befreit sie, dann loben wir sie als Einfalt. Diesen Januskopf bekommt dann auch die Philosophie und die Wissenschaft. Diese verfallen dem Schicksal der Logik, der sie sich unterjocht haben. Der Sklavenhalter des Westens ist die Logik, und diese selbst versklavte sich der Negation: die Negation ist der Pferdefuß, der verrät, was vor sich ging. Die Logophanie ist also eine Realität, die sich verraten muß. Das ist das erste, was die Untersuchung der Kategorie Negation ergibt. Der Intuitionismus von Brouwer ist eine Dämmerung dieser Einsicht. Deswegen sind die Neinsager in die Stellung der höheren Wertverkünder im altwerdenden Europa gekommen. Die Nihilisten wurden sittlicher, die Atheisten gläubiger als ihre Gegner.

Das Nein ist die Leidenschaft, aus der logophan der Begriff des Ja hervorgeht. Diese Patho-geneität wirft auch auf das Ja ein Licht: das Ja ist nicht so leidenschaftlich wie das Nein; aber auch das Ja entstammt einer Leidenschaft, ist an sein Gegenteil gebunden und neigt wie dieses zur Übertreibung. Eine Art von Gleichgewicht oder Ausgleich kann nur eintreten, wenn Ja und Nein auf irgendeine Art verbunden werden. Versuche dazu, die im abendländischen Denken historische Gestalt annahmen, sind folgende: 1. die Begründung der Logik auf den Satz des Widerspruches (A = nicht non-A). 2. die dialogische Auseinandersetzung (die zum pragmatischen Pluralismus führen kann). 3. Die Antinomien Kants. 4. Die dialektische Ontologie Hegels. 5. Der Evolutionismus in Potenzen Schellings.

Da nun jeder dieser Versuche als logischer noch an Logik haftet, so bleibt es beim Versuch zur Emanzipation vom Logischen; der Versuch kann nicht ganz gelingen. Deshalb gelange ich zur Betonung der Antilogik. Antilogik ist also nicht ein Salto mortale ins Irrationale, sondern eine Anstrengung, zu einer gemäßigten Realität zu gelangen. Wie man das erreichen kann, muß in einer Reihe von gegebenen Situationen exemplifiziert werden und in diesen sich bewähren. Eine erste Situation ist die der Entscheidung und die der Beratung. Soll ich mich für links oder für rechts entscheiden? Soll ich jemand raten, etwas zu tun oder zu lassen? Die Übertreibung entsteht aus dem Entweder – Oder. Es handelt sich also darum, die Unentschiedenheit ins praktische Leben hineinzunehmen. Dafür gibt es auch einen nicht sehr geachteten Weg; es ist der goldene *Mittelweg*. Daß er sehr ernst zu nehmen ist, kann der ernsthafte Leser in

Platons σωφροσύνη, in Aristoteles' μεσότης lernen. (Selbst die ontologischen Übertreibungen des Parmenides – nach denen es weder Raum noch Zeit gebe – sind entwaffnet durch des Parmenides Sinn für naturwissenschaftlichen Realismus.) Wenn ich einem Frauenzimmer sage, sie solle weder prüde noch lüstern sein, dann habe ich ihr weder geraten, daß sie die Schwangerschaft um jeden Preis meiden müsse, noch ihr geraten, das Risiko einer solchen um jeden Preis auf sich zu nehmen. Wenn ich es ihr also überlasse, selbst zu entscheiden, dann habe ich sie mit meiner *Unentschiedenheit* belastet. Aber ich kann ihr auch noch sagen, daß sie die Bedeutung einer Schwangerschaft nicht übertreiben sollte. Die Unentschiedenheit, der goldene Mittelweg sind also weder logische, noch alogische, sondern antilogische Haltungen.

Es gibt noch zwei Wege zur Antilogik, nämlich die Unvorhersehbarkeit der Zukunft und den Ausweg ins materielle Faktum. – Es gibt auch noch einen dritten Weg zur antilogischen Haltung, den man aber mit den zwei vorgenannten nicht ohne weiteres zusammenfassen kann, das ist der Weg zum Tode. Weil nämlich der Tod als vorhersehbar gilt, so wäre, wenn dies als gewiß gilt, seine Einbeziehung ins Leben einem Versuche, etwas Vorhersehbares ins Leben einzubeziehen, gleichzuachten. Nun ist aber der Zeitpunkt des Todes ungewiß und das Fortleben nach dem Tode ungewiß. Zeitpunkt und Unsterblichkeit wären demnach von der Gewißheit als Ungewisses abzuziehen; man müßte irgendwie teilen. Jeder Mensch, der darüber nachgedacht hat, wird eine Entwicklung seiner Gedanken über dieses Thema feststellen können und dabei oft genug auch eine Veränderung seiner Gedanken. Mit der Absolutheit der Ansichten ist es hier nichts; man kann zwar einen Absolutheits*anspruch*, aber kein Absolutes konstatieren. Wenn der Tod ganz und in jedem Sinn gewiß wäre, dann wäre seine Einführung im Zusammenhang mit Unvorhersehbarem und mit Faktizitäten nicht möglich; aber er ist nicht ganz und in jedem Sinne gewiß. Dem entspricht auch der gefühlsmäßige, denkmäßige und praktische Umgang mit dem Tode. Wir gehen da nämlich ähnlich wie mit einer Ungewißheit und wie mit einer Faktizität mit ihm um. Ähnlich, jedoch nicht gleich wie mit der politischen Entwicklung oder wie mit Schicksalen nach der Art von Krankheiten, Glück und Unglück, Fortuna.

Halten wir uns zunächst an die Ähnlichkeit. Dann kann gesagt werden, es handle sich um eine eigenartige Haltung, in der es nur einen Umgang mit Wahrscheinlichkeiten, nicht mit Gewißheiten gebe. Es ist nur wahrscheinlich, daß morgen früh der Tag anbricht. Es ist nur wahrscheinlich, was wir berechnen können. Es ist nur wahrscheinlich, wie wir über ein Problem denken werden. Es ist nur wahrscheinlich, daß ein Protestant nicht katholisch wird. Es ist nur wahrscheinlich, daß ein lebender Mensch in 200 Jahren tot sein wird; u.s.w. Die zahlenmäßige Berechnung und Angabe einer Wahrscheinlichkeit führt zu keiner größeren Gewißheit. Die einzige Gewißheit ist diese allgemeingültige Ungewißheit. Jetzt sieht es sogar so aus, als hebe der Begriff der Gewißheit sich logisch selbst auf, aber dies ist nicht logisch, sondern antilogisch. Logisch wäre es, nur zu sagen: es gebe keine Gewißheit. Aber nicht einmal dies ist gewiß. Es könnte logisch eine Gewißheit geben, und man muß schon die Logik angreifen, um diese Folgerung zu verhindern. Man kommt nicht weiter als jener aufgeklärte Gläubige, der sagte, es sei sicherer, an Gott zu glauben, denn falls es ihn doch gebe, so würde er den voraussichtlich bestrafen, der nicht an ihn geglaubt habe. Man stößt hier nur auf ein Sicherungsstreben, nicht auf eine Wahrheit. Dieses Sicherungsbestreben ist nur eine Übertreibung. Andere übertreiben, indem sie sagen, sie wüßten gewiß, daß es keinen Gott gebe.

Es ist also nicht hinlänglich, den Begriff der Negation als Grundlagenbegriff zu korrigieren. Dies versuchte die Logik, die Dialogie, die Antinomienlehre, die ontologische Dialektik. Sondern man muß weitergehen und das Logische en bloc bekämpfen, man muß Antilogik betreiben und dann begreifen, daß die Negation überhaupt keine Grundlage, keine grundlegende Kategorie ist. Dies ist das Ergebnis dieses Abschnittes. Der polemische Ton wird sich dann aber auch auf die anderen hier erörterten Kategorien, nämlich die Kausalität, die Zeit, den Raum, die Kraft, die Zahl erstrecken. Auch diese sind, ursprünglich oder revidiert, keine Grundbegriffe, keine Grundlagen der Erkenntnis. Sie alle haben an dem Schicksale der Negation, nicht Grundlage zu sein, teil, und dieses Ergebnis hat ebenfalls etwas zu sagen. Es kann durchsichtig werden, warum mit der Negation dieser Zusammenbruch des absoluten Wissens verbunden ist. Negieren heißt logisch operieren, und wenn nicht negiert wird, dann ist auch nicht logisch umzugehen. Bevor dieser Triumph der Antilogik ausgenutzt wird, versuchen wir aber die Anschauung zu erörtern. Antilogismus scheint noch nicht auszuschließen, daß wir uns dem Intuitivismus anvertrauen. Dies wird unter dem Titel »Eidologie« hier geschehen.

B. Eidologie

Die Entstehung der logischen Kategorien aus verborgenem Vernichtungswunsch ist anstößig und zugleich anziehend. Etwas wie der Reiz des Verbotenen geht davon aus. Der im Gleichgewicht befindliche, sich gesundfühlende Mensch gerät ins Schwanken beim Anhören und Nachfühlen solcher Behauptungen. Einem derart Beunruhigten wären andere Kategorien schon recht, wenn sie nur Ordnung herstellen. Welche Ordnung, das ist von untergeordneter Bedeutung, solange sich der Stolz, der Charakter, das Selbstbewußtsein nicht gerührt hat. Wenn dann einmal die Gefahren des Relativismus, Libertinismus, Pluralismus erkannt worden sind, dann entsteht das, was man *Legitimismus* nennen kann. Und jetzt geht ein mächtiger Reiz vom Illegitimen aus, so wie vorhin vom Verbotenen. Was geht hier eigentlich vor sich?

Wo man eigentlich gewesen ist, das erfährt man nicht dort, wohin man gereist ist, sondern nach der Heimkehr. Man muß also hin- und zurückfahren. Darum machen wir jetzt, nachdem wir zu den Kategorien gereist sind, auch die Reise von den Kategorien zu ...? Ja, zu den Bildern, die *nicht* kategorial aussehen. Mehr können wir darüber im Augenblick nicht aussagen. KANT hat den Raum und die Zeit als Anschauungsformen bereits von den logischen Kategorien getrennt und dafür erhebliche systematische Schwierigkeiten in Kauf genommen. Denn er mußte zugeben, daß Anschauungen ohne Begriffe blind, Begriffe ohne Anschauung leer sind. Der Gegensatz ist nicht durchzuhalten. Der Gegensatz, auf den wir hier stoßen, erinnert ebenfalls noch an den der Phänomena und Noumena. Aber wie man zwischen den beiden hin und her gehen könne, ist doch noch wichtiger geworden als der Unterschied der Reiseziele. Man kann hin- und hergehen, und das ist der wichtigere Unterschied. Probieren wir also jetzt den Gegenweg. Was steckt eigentlich hinter Bildern und Gestalten? Es wurde schon angedeutet: die Tendenz zur Legitimität, so wurde vorweg behauptet, wird wirksam, wenn wir uns dem Bildhaft-gestalteten in die Arme werfen.

»In die Arme werfen« – das ist ein anschauliches, sogar ein sinnlich-anschauliches Bild. Es ist ratsam, nicht bei solchen wie zufällig aufgegriffenen Metaphern stehenzubleiben, sondern sich wenigstens eine Mehrzahl von solchen genauer anzusehen.

a) Die *Sinne* des Menschen sind aber bereits nicht so einheitlich, daß wir ohne Vorbehalt wagen dürften, von einer Sinnlichkeit schlechtweg zu sprechen. Das »Sensorium commune« war bald eine polemische These, die man beweisen oder auch widerlegen zu sollen glaubte. Zwar haben Menschen und Tiere, Kinder und Greise, Männer und Frauen viele Sinne gemeinsam; aber doch nicht alle, und dann gibt es dabei nicht nur ein Mehr und Weniger, sondern auch ein So und Anders. – Weiter fanden sich da auch Gegensätze in der Auffassung jedes einzelnen Sinnes für sich und aller Sinne, indem die einen das Sinnliche aus Elementen zusammengesetzt erklärten, andere aber jedes Sinnliche als Ganzheit, als Original, als ursprüngliche Gestalt auffaßten. Die als Gestaltlehre bezeichnete Forschungsrichtung bekämpfte jenen Elementarismus, damit auch den Unterschied von Qualität und Quantität, von Empfindung und Wahrnehmung. – Endlich betonten wir, daß Sensibilität und Motilität, passiv und aktiv auch in der Sinnesleistung *nicht* trennbar seien; daß Wahrnehmen und Bewegen stets eine Einheit seien. So, daß nicht Sensibilität und Motilität, sondern gegenseitige Verborgenheit der beiden eine Grundtatsache jedes biologischen Aktes und das für ihn bezeichnende sei.

Alle diese in der Wissenschaftsgeschichte auch gesondert auftretenden Einstellungen sind eben nur geschichtliche Phasen; sie alle zusammen machen erst eine Annäherung an das Ziel der Wissenschaft, nämlich die Erkenntnis der Wirklichkeit, aus. Jetzt kommt die Besinnung darüber, daß hinter der Entstehung der verschiedenen Sinnestheorien, ja hinter dem Begriffe der Sinne überhaupt, noch etwas anderes stecke. Daß ⟨*hinter*⟩ »sich sinnlich-verhalten« etwas anderes stecke wie hinter »sich denkend-verhalten«. Hier stehen wir jetzt: Was heißt das: sich so oder anders verhalten? Das ist etwas anderes als die naive Annahme, man »könne« eben sich sowohl sinnlich als denkend verhalten. Denn dieses »Können« muß doch auch einen Grund haben; die Entscheidung fürs eine oder fürs andere ein Motiv?

Wenn ich einmal eine Speise um ihres Geruches willen, ein andermal um ihres Aussehens willen, ein drittesmal um ihrer Hungerstillung willen vorziehe u.s.w., dann scheinen da ganz verschiedene Motive wirksam zu sein, und es ist nicht einmal zu behaupten, daß die Verschiedenheit der Motive eine sinnliche Verschiedenheit sei. Trotzdem kann zunächst kein Unglück passieren, wenn wir uns die bekannten und geläufigen Sinnesgebiete wie Gesicht, Gehör, Gefühl einzeln näher ansehen.

Der *optische* Sinn also, obwohl mannigfaltig genug, mag für eine

Weile als ein einheitlicher gelten. Läßt sich beobachten, daß im Gesehenen ein Logisches erscheine, daß im Gesehenen ein Begriff sich ausdrücke? Das kann nicht völlig abgelehnt werden. Ein Dreieck, ein Kreis, eine Kugel lassen daran nicht zweifeln. Gerade und krumm, eckig und rund, leer und voll, links und rechts, das sind Sichtbarkeiten, die begriffsträchtig sind.

Dann findet sich aber alsbald auch ein Eindruck, der auf eine Begriffsfremdheit, ja eine Begriffswidrigkeit führt. Da ist die Farbe, da ist die totale Unregelmäßigkeit der Uferlinie eines Kontinentes, da die Mischung zwischen Symmetrie und Asymmetrie im anatomischen Aufbau aller Lebewesen. Da ist die sonderbare Schwebelage des Begriffes »Gestalt«; denn die Geschichte dieses deutschen Wortes hat immer eine Spannung zwischen dem Gesetzmäßigen und dem originalen, produktiven Werden gezeigt.

Wenn der nach einer Sitzung Aufräumende die Kritzeleien betrachtet, welche die Herren auf ihren weißen Papieren hinterlassen haben, dann bekommt er mancherlei davon zu sehen. Einer hat da gradlinige geometrische Figuren gezeichnet, ein anderer ein vegetativ aussehendes Gekröse gekritzelt; ein dritter einen griechischen Tempel und ein vierter Fratzen, Karikaturen oder Phantasie-Tiere wiedergegeben u.s.w. – Es ist nun merkwürdig, daß die Richtung auf irgendeine Ordnung weit überwiegt, ja sogar, daß es fast allen unmöglich war, etwas schlechthin Ungeordnetes zu zeichnen. Ich bilde hier einen eigenen Versuch ab, die Möglichkeit, Gestaltloses zu zeichnen, ganz auszuschöpfen, und man sieht sofort, daß dieser Versuch mißlingt. Das Einzelne wie das Ganze läßt den Versuch zur Regellosigkeit, aber auch sein Mißlingen erkennen. (Jemand bezeichnete das auf dem Blatt Sichtbare als schön. – Dieses Urteil ändert sich nicht, wenn man nur das Einzelne oder nur das Ganze ansieht.) Wir dürfen jetzt sagen: die Eidologie ist beobachtbar. Denn wir können beobachten, daß das Logische im Sinnlichen durchbricht, sich durch Ausdruck Geltung verschafft oder zu verschaffen sucht, auch dann, wenn eine entgegengesetzte Absicht vorliegt.

Im *akustischen* Sinnesgebiet zeigt sich zunächst dasselbe. Man kann hier sehr zweifeln, ob eine größere Zahl von Menschen den ungeordneten Straßenlärm oder die übermäßig verordnete Radiomusik lästiger finden. Aber nicht zu bezweifeln ist, daß in beiden Fällen Ordnung und Unordnung untrennbar sind. Ob man dabei logophanisch urteilt, die Unordnung breche in die Ordnung ein, oder ob man eidologisch urteilt, die Ordnung durchstoße die Unordnung, das mag von der Beachtung abhängen. Aber daß beides zusammengehört, ist jedesmal zuzugeben. Aber die akustische Sphäre hat doch gegenüber der optischen etwas Neues zu bringen. DANTE sagte, sie sei weniger sündig. Andere versuchten den Unterschied im Gegensatze von Raum und Zeit auszudrücken; KANT nannte Raum den äußeren, Zeit den inneren Sinn.

Das sind nicht falsche, aber auch nicht endgültige Bestimmungsversuche. Was in ihnen vorkommt, ist die moralische und die ästhetische oder sinnliche Nuance. Was noch fehlt, ist die Transzendenz selbst, womit ausgedrückt sein soll, im Akustischen überschreite der Hörende die gewöhnliche, triviale oder banale Welt doch noch anders und entschiedener als im Optischen. Was hier gemeint ist, wird sehr deutlich in der Musik, bei der der Ton eine ganz andere Rolle spielt als die Farbe. Rot setzt sich selbst; gis ist nur in einer Relation etwas Gesetztes und hat keine absolute Qualität. Weniger entschieden ist diese nur relative Eigenart bei der Klangfarbe. Es gibt den Geigenton, den Sington, den Ton der fliegenden Mücke. Diesmal ist die Transzendenz keine Relation zur anderen Tonhöhe, aber eine zu einem Ding oder Wesen; man denkt an Harfe, Flöte, Geige, Mädchen dabei.

Das Originale des akustischen Sinnes in der Eidologie wird an der Sprache am deutlichsten. Deren Tendenz von Musik zu Rhythmus und von Ausdruck zu Grammatik, damit auch zu Logik, ist das Phänomenale der eidologischen Tendenz. Es ist auch klar, daß dabei die Zeitordnung eine Hauptrolle spielt; aber dies braucht nicht ausschlaggebend zu sein. Es gibt ja manche Sprachformen, die zeitlos gelten, wie zum Beispiel Ja und Nein oder ich, du, es, wir u.s.w. Auch ist die Zwei- und Mehrdeutigkeit der Sprache kein Beweis für ihre Zeitbindung, sondern für ihre Transzendenz. – Andererseits geht es nicht an, Sprache auf den Menschen zu beschränken. Es gibt Tiersprachen; es gibt die Anrede des Menschen an menschlose Natur; und es gibt einsames Sprechen (Selbstgespräch und Gebet) sowie Sprachverkehr durch Schrift. Aber in keinem Falle ist das Anklingen akustischer Vorstellungen entbehrlich.

Wenn Hautsinne, Geruch, Geschmack u.s.w. der Reihe nach erörtert würden, dann würde die qualitative Mannigfaltigkeit der sinnlichen Empfindungen voll in Erscheinung treten. Aber eben dann ist eine Kategorie der Qualität (wie sie in KANTS Tafel auftaucht) eine Unmöglichkeit. Daß sie trotzdem auftaucht, ist mehr ein Zeugnis für eine *Tendenz*, vom Eidos zum Logos zu gelangen, als ein Argument für die Richtigkeit dieser Tendenz. Hier zeigt sich, wieviel Grund es hat, in der Logophanie nicht die Geltung einer logischen Ordnung, sondern den Destruktionsversuch gegen die Logik zu erblicken. Daß ⟨*es*⟩ sich dabei um einen nicht ganz gelingenden Versuch handelt, wird im folgenden Abschnitt deutlicher, in dem wir die sinnlichen Formen behandeln.

b) Die *Formen* präsentieren sich zunächst je nach dem Sinnesgebiete sehr verschieden. Optisch sieht man zum Beispiel das Grade, das Krumme, das Eckige, das Rundliche, links und rechts, oben und unten; akustisch das Schnelle, das Langsame, das Stockende oder Fließende. Dann ist aber bald auch zu erkennen, daß die Sinnesgebiete nicht so völlig gegeneinander abgedichtet sind, sodaß dieselbe Form sowohl optisch wie akustisch wie sensibel ausgedrückt werden kann. Die sogenannte Synästhesie der Sinne, die sprachliche Metapher, auch die Formen, die man gar nicht vollständig genug in der sinnlichen Darstellung ausdrücken kann, wie zum Beispiel Abhacken, Wiederholen, Verwandeln lassen eine solche Allgemeinsamkeit hinter den Sinnen vermuten. Dazu kommt der Umschlag des sinnlichen in den motorischen Ausdruck; bei diesem Umschlag handelt es sich doch um Vertretung oder Ersatz des Sensorischen durch das Motorische. In jedem dieser Fälle kann man eine Strebung vom Eidos zum Logos erblicken, als ob die Sinnlichkeit auf ihrem Wege zur logischen Ordnung sich vor allem der Formen bediente. Dabei hat aber die Sinnlichkeit die Klarheit für sich, während unklar bleibt, welches Logische denn eigentlich angesteuert wird. Keinesfalls ist es hier nur eine ganz bestimmte Form, welche in dieser Strebung einen Vorrang hätte, nämlich die Zahl. Die Form des Mathematischen hat vielmehr die Physik erwählt, aber was dabei entsteht, ist eben Physik, weiter nichts. Die Formen der Sprache, der bildenden Künste, der Philosophie, der Motorik sind auch entstanden und könnten dasselbe Vorrecht beanspruchen. Eine Verbeugung, ein Kratzfuß, ein Erröten oder eine Krankheitsform könnten mit dem Zahlenschema jederzeit konkurrieren wollen.

Und doch ist der Ausdruck Eidologie nicht eine solche zunächst zufällig erscheinende Auswahl. Nur muß jetzt erst erkundet werden, welche »Logie« den Ausdruck rechtfertigt. Einige Male ist im vorangehenden das unverbindlichere Wort »Ordnung« benutzt worden. Welche Ordnung? Wenn in dem Abschnitte über Logophanie eine das Logische destruierende Macht als im Phänomen wirksam erkannt wurde, und wenn im gegenwärtigen über Eidologie eine konstruktive, vom Eidos zum Logos strebende, erkannt wird, dann sind wir offenbar in den Widerstreit geraten, der im Gegenüber einer destruktiven und einer konstruktiven Macht besteht. Dieses Gegenüber soll nicht verleugnet werden, und eine erklären-wollende Gesinnung will nun wissen, woher dieser Streit, woher Streit überhaupt komme.

So unterhaltend es wäre, den Formen und ihren jeweils einwohnenden Ordnungstendenzen von Fall zu Fall nachzugehen, so muß jetzt der Sinn jenes Widerstreits von Logophanie und Eidologie behandelt werden. Gehen wir direkt auf das Problem des Streites los. Der Streit stammt nicht aus einer kreatürlichen oder natürlichen Gegebenheit, sondern er ist ebenso gegeben wie in Freiheit gewollt. Man kann ihn ja auch jederzeit befrieden, indem man als Mensch von der Freiheit, ihn nicht zu führen, Gebrauch macht. Indem man sich versöhnt, indem man ihm ausweicht, indem man ihn nicht sucht und nicht findet. Aber diese friedfertigen oder demütigen Haltungen sind anfechtbar.

Sind nun die Formen ein Befriedungssymptom? Ohne allen Zweifel sind sie es in vielen Fällen. Tischordnungen, Höflichkeiten, Sitten – sie alle erleichtern das Leben, indem sie unnötige Übertreibungen der leidenschaftlichen und zänkischen Menschen ausschalten und ein ordentliches Zusammenleben zwischen Nationen, Völkern, Ehegatten, Bürgern u.s.w. begünstigen. Selbst die ehemals hohen Ideen der Gerechtigkeit, der Schönheit, der Klugheit sind von hier aus zu interpretieren. Auch die Objektivität der Erkenntnis, der Wissenschaft hat diesen friedenstiftenden Charakter und trägt zunächst ebensoviel zur Ruhe bei wie die selbst oft polemische Parole des Pazifismus.

Nun zeigt die Form aber nicht nur eine friedenstiftende, sondern auch eine streitwirkende Funktion. Am deutlichsten wird dies bei der Wirkung des Gesetzes; und zwar des moralischen sowohl wie des physikalischen Gesetzes. Was vom Gesetz abweicht, ist nicht recht. Man hat in Europa längst gemerkt, daß auch Gesetze »sich« ändern, das heißt von Menschen geändert werden müssen. Aber die Gesetzlichkeit, der Respekt vor dem eben jetzt noch geltenden Gesetze – diese Gesetzlichkeit bleibt als Wert bestehen, und mit ihr die Revolte gegen das eben jetzt noch geltende Gesetz. Daß also das Gesetz selbst das ist, was die Rebellion gegen das Gesetz durch den im Wandel der Zeiten hindurch perpetuierten Kampf gegen das Gesetz miterzeugt, ist leicht zu sehen. Die Inquisition, der Protest

gegen die Wahrheit der andern, die Ungerechtigkeit jeder Gesetzlichkeit führte dann zur Philosophie der Toleranz, der Demokratie und des Relativismus. Diese Formen der Wahrheitsfindung zeigen bereits deutliche Spuren der Einsicht, daß das Gesetz und der Absolutheitsanspruch selbst streitbar und friedenstörend sind.
Es gibt keine unlösbaren Probleme, aber die Fragen geraten in eine Sackgasse, und ihre Lösung kommt von einer unerwarteten Seite. So kommt auch die Frage, ob Formen auf absolute Gesetze deuten, unerwarteterweise zur Auflösung, indem an die Stelle der Metaphysik der Personalismus tritt. Sonderbar, daß man geglaubt hat, diesen Bruch mit einer Vergangenheit durch den zweideutigen Namen des Existentialismus überbrücken zu können. Aber es ist dem überschauenden Blicke erkennbar, daß in diesen Dingen ganz langsame, schrittweise Umschichtungen erfolgen. So hat FREUD zwar das Ich in seine Psychologie eingeführt, und ihm das Es gegenübergestellt. Aber daß dieses Ich auch als Du auftritt, daß dann auch das Du ein, sein Es hat, daß erst damit der Ersatz des Objektes durch das Es erfolgt, das hat er nicht gesehen. Nur indem er eine Massenpsychologie als nunmehr unvermeidlich erkannte, wirkte sich an ihm eine Art von Personalismus aus; denn wenn es Iche, Dus, also Plurale gibt, dann ist die Wir-Kategorie wenigstens in Reichweite. Freilich ist er nicht zu diesem Wir vorgestoßen. Darin hat JUNG einen Versuch gewagt; er ist ihm nicht gelungen.
Was aber hat dies mit dem Formen-Problem zu tun? Sie sind als starre Formen eine Art letzten Bollwerks für die in die Flucht geschlagene Absolutheit der Gesetze. Dort, wo die Formen nicht Naturgesetze ausdrücken wollen, sondern Umgangsarten, ist aber ebenfalls ein allmähliches Altern und Absinken an ihnen zu bemerken. Jugend, Reife, Mittelzeit und Herbst kann man an ihnen erkennen, Blüte und Frucht unterscheiden, Entfaltung, Wachstum, Fortpflanzung, Wandlung – das alles sind organismische oder naturphilosophische Prägungen, in denen der starren eine lebendige Form entgegengehalten wird. In ihnen kündigt sich bereits der Übergang von Form zu Stil und Gestalt an.
Eidologisch betrachtet, ist also Form immer auch expressiv. Wenn sie dann das ausdrückt, was wir sonst absolutes Gesetz oder das Logische nennen, dann ist Formen eigentlich ein Fliehen; wenn sie aber das ausdrückt, was wir sonst Wandel und Leben nennen, dann ist Formen ein Gestalten. Diese Zweideutigkeit des Formalen beruht auf einer unabwendbaren Gegensätzlichkeit, für die wir

noch keinen Namen fanden. Nämlich der Gegensätzlichkeit, die wir metaphysisch, psychologisch, biologisch, politisch auszudrücken suchen: metaphysisch zum Beispiel als Gegensatz von Sein und Werden, psychologisch als Gegensatz von Narzißmus und Alloerotismus, biologisch als den von Tod und Leben, politisch als den von Friede und Krieg, u.s.w. Damit ist dann Gegensatz ein in sich selbst begründetes Spiel; und das heißt Streit dann, wenn eine destruktive Phase gerade überwiegt. Spiel ist dann als mitigierter Streit, Streit als übertriebenes Spiel zu definieren. Formen schwanken deshalb zwischen Milderung und Übertreibung; so werden sie »schwankende Gestalten«. Es ist die Sophrosyne des PLATON, die Mesotes des ARISTOTELES, welche maßhaltend und den goldenen Mittelweg beschreitend, so auch formbildend, genauer die gute Form ermöglichend, wirkt. Stil und Kultur beruhen darauf. Eine solchermaßen gebändigte Zerstörung geschieht dann mit Ironie; Selbstironie, wenn die Selbstzerstörung gemeint ist, Ironie der Fremdbeurteilung, wenn Fremdzerstörung gemeint ist.

c) Nachdem nun die Eidologie zuerst im Felde der eigentlichen Sinnlichkeit untersucht, alsdann in den Formbildungen näher verfolgt wurde, müssen wir auch den Inhalten dieser Formen nachgehen. In der Sinnenwelt pflegt man diesen Inhalt die *Empfindungen* zu nennen. Nachdem viele Gründe dafür angeführt worden sind, daß die Formen des Sinnlichen (Wahrnehmungsformen von HELMHOLTZ), namentlich Raum und Zeit objektiv, kühl, meßbar sein sollen, wohingegen die Empfindungsqualitäten (Farbe, Ton, Geschmack u.s.w.) zwar wärmer, fühlbarer, aber auch unanalysierbarer und stets nur subjektiv seien, läßt sich jetzt, auch von der Sinnesphysiologie aus, recht vieles gegen eine solche Unterscheidung sagen. Die Hauptfrage ist, ob den beiden Gruppen von Merkmalen – formalen und inhaltlichen – die gleiche Gegenständlichkeit zukomme. Man darf nach dem heutigen Stande der Forschung diese Frage bejahen; wenigstens habe ich diese Ansicht vertreten. Aber in dem Augenblick, da an die Stelle der Objektivitätslehre der Erkenntnis eine personalistische, den Umgang also von Subjekt und Objekt meinende Erkenntnistheorie gesetzt wird – in diesem Augenblick tritt an die Stelle der Frage, »wie etwas in Wirklichkeit sei«, die andere, ihr nicht vergleichbare Forderung: »Ja, aber nicht so.« Während in der Objektivitätstheorie die Formen einen Vorrang dadurch genießen, daß nur sie eben objektiv und analysierbar sind, ist es in der Umgangslehre eher umgekehrt so, daß die Empfin-

dungsqualitäten dort auftreten, wo der Umgehende mit dem, womit er umgeht, eine nicht mehr zu überbietende Verschmelzung erfährt. Wenn ich blau sehe, gis höre, Wollust empfinde, Zerstörungswut erfahre, da ist das Ich seinem Gegenstande am nächsten – bis zur Abstandlosigkeit. Man sagt auch, der Gegenstand werde hier erlebt und Erleben sei mehr wie Erkennen. Die Kritiklosigkeit im Traum kommt dem näher als die sinnliche Wahrnehmung des Wachen.
Wenn nun in dieser Welt der Empfindungen eine nun erst aufzuspürende Eidologie gesucht wird, wenn also die Empfindung als Eidos, das dahinter Verborgene als Logos von vorneherein durch die Überschrift vorwegnehmend bezeichnet wird, dann ist hier noch deutlicher als bisher, daß durch dieses Aufspüren erst geklärt wird, was eigentlich unter Eidos und unter Logos verstanden werden soll. Während wir bei der Sinnlichkeit im allgemeinen vor allem die Destruktion des Logischen (im tradierten Sinne), bei den Formen eine Art Flucht vor solcher Destruktion bemerkten, ist es bei den Empfindungen wohl die Gegensätzlichkeit zum Logischen (im tradierten Sinne), die also einen Gegner sowohl anerkennt wie bekämpft. Hier fragen wir uns, ob die Dinge an sich farbig und tönend seien, oder ob sie nicht vielmehr gesetzmäßig, widerspruchslos und geordnet seien. Und wie ließe sich diese Alternative entscheiden?
Schon das Schwanken in diesem Zweifel kann uns mißtrauisch machen. Die Antwort könnte ja lauten: weder noch. Auch erinnern wir uns der Meinung KANTS, die dahin ging, die Dinge an sich seien überhaupt nicht erkennbar – eine Auskunft, die dann eine Resignation verlangt, deren die Menschen gar nicht fähig zu sein scheinen, die wir, bei offenbarem Mangel an Mut, auch nicht loben mögen. Dazu kommt, daß wir, nachdem die möglichst absolute Objektivität eine Zeitlang allein gerühmt wurde, unsere historische Aufgabe darin finden, nun auch einmal wieder die Subjektivität, die Leidenschaft, das kritiklose Risiko, den Mut zur Unvernunft zu erheben. Nach der Quantität endlich auch einmal wieder die Qualität zu bejahen. Nach dem Ontischen nun auch wieder ans Pathische zu erinnern. Wie ein Mensch, der seine Ketten zerreißt, und koste es das Leben. Also: ist das Sein vernünftig oder unvernünftig?
Der Doppeltitel dieses Kapitels enthält bereits die Antwort: beides ist richtig, und beides ist falsch. Beides richtig, wenn man sowohl als auch sagt, beides falsch, wenn man entweder oder sagt. Richtig ist der Widerspruch, falsch die logische Entscheidung. Darin liegt doch eine Antwort, wenn auch zunächst nur eine dialektische, also eine

allzu denkend-theoretische. Da es sich aber um den Umgang mit dem Empfindbaren der Welt handelt, so ist hier eine praktische Lösung mit vorgeschlagen. Nämlich die, daß der Umgang ein wirklicher Um-Gang sein soll, daß wir vom Phänomen zum Logos *und* wieder vom Logos zum Eidos gehen müssen. Es ist das nun ganz dasselbe wie in der Therapie, in der wir die Anweisung geben, sowohl vom Es zum Ich wie auch vom Ich zum Es zu gehen. Wenn das nun in dem empfindbaren Stoffe geschieht, dann ist hier eine Sublimierung nach dem Rationalen hin gar nicht möglich. Die Zurückführung der Farben auf Wellenlängen gelingt nicht, denn es ist nicht einzusehen, warum aus 546 mμ grade Grün entstehen soll. Andererseits bleibt eine irgendwie besonders feste Bindung dieser Wellenlänge an diese Farbe. Die Frage in der klinischen Pathologie: warum jemand grade hier an diesem Organ erkranke, ist ähnlich. Man kann die Lokalisation nicht psychologisch erklären, aber es ist kein Zufall, daß es so war.

Mehr läßt sich über die Eidologie der Empfindungen im Augenblick wohl nicht sagen. Es soll aber nicht unterdrückt werden, daß die vorwissenschaftliche Phantasie und der Metaphernbrauch der Sprache sich da doch viel mehr herausnimmt, ohne daß ein kritisches Recht bestünde, diese Deutungen der Empfindungsqualität als unzutreffend zu verurteilen. Man sagt rot wie Blut, weiß wie Schnee, man spricht von gelbem Neid und grüner Hoffnung. Man hört den Donnerton der Planetenbahn[1], man sieht das Grau des Elendes und so weiter. Die Dinge, welche hier mit Sinnesqualitäten geschmückt erscheinen, sind selbst unsinnlich. Aber die Sinnesqualitäten können auch als die Wesenheiten genommen werden, welche mit unsinnlichen Begriffen geschmückt werden. Es ist nicht einzusehen, was hier primär, was nur sekundär ist. Was Substanz und was Akzidens ist oder vielmehr als solches gilt, das hängt von meiner Einstellung ab. Wie ja auch in der Philosophie des ARISTOTELES die Formen das Wirkliche, die Inhalte das zufällig Erfüllende sind. (So auch noch im Begriff der formae in der Abendmahlslehre.)

d) Daß Formen mehr als Formen sind, hat die deutsche Sprache im

1 In GOETHE's Wiederfinden:
»Und er sprach das Wort: es werde!
Da erklang ein schmerzlich Ach!
Als das All mit Machtgebärde
In die Wirklichkeiten brach.«
Ähnlich im Faust-Prolog: »Die Sonne tönt nach alter Weise« u.s.w.

Worte *Gestalt* festgehalten. Dieses Wort ist wie ein germanischer Gegenschlag gegen das lateinische Wort. In der neuzeitlichen Naturwissenschaft hat der Begriff keine besondere Stelle bekommen. Mehr war dies in der neueren Literaturwissenschaft der Fall; unter GUNDOLFS Einfluß entstand ein Schrifttum über GOETHE, in dem der Gestaltbegriff als einer von GOETHE gefeiert und zur Interpretation unerläßlich angesehen wurde. Inzwischen hat auch die in vielen Punkten dem sinnesphysiologischen Ansatz folgende experimentelle Gestaltpsychologie diesen Begriff zur Charakterisierung »übersummativer« Leistungen hervorgehoben und zur qualitativen Überhöhung der quantitativen Analyse benutzt. Gestaltqualität wurde so ein nicht immer sehr klares Wort zur Bezeichnung psychophysischer Leistungen[1].

Hier soll nur untersucht werden, ob die Gestalten zur Eidologie etwas beitragen, was aus Sinnen, Formen und Empfindungen noch nicht abzuleiten war. Wenn der anthropologische Umgang mit Gegenständen ein destruktiver, ein fluchtartiger und ein wechselseitiger ist, dann sieht das aus wie eine Entfremdung, der eine Wiederversöhnung folgt. Die Gestalt der Erscheinungen liegt auf diesem Wege. Man kann sie dort sehen, wo der Umgang gleichsam eine Umzingelung geworden ist. Die Form kann auch offen sein; die Gestalt ist nur vollständig, wenn sie geschlossen ist. Sie gilt dann als Ganzheit.

Andererseits ist die Gestalt auch überanalytisch, mehr als die Summe ihrer Teile, hat einen Beigeschmack von Transzendenz. Was dabei und wohin transzendiert wird, bleibt freilich meistens ungesagt. Es ist also im Gestaltbegriff etwas von Allegorie, ein Geschmack nach leerer Apotheose. Man erwartet etwas, aber es zeigt sich nicht, wie beim niedergelassenen Vorhang eines Theaters. Diese Mängel fühlt man, wenn man von der Gestalt zur Form zurückgeht. Sie verschwinden, wenn man umgekehrt die Gestalt überschreitet in der Richtung auf Werk und Kunst. Ein materieller Körper erscheint jetzt als beseelt, eine Idee als verkörpert. Diese Stufe erreicht Gestalt noch nicht, denn sie ist Äußerlichkeit, Schale ohne Kern. Und doch ist sie, im Gegensatz zu Form, Gestalt von etwas, ist gestaltet und verkündet etwas Gestaltetes. Ihre Trächtigkeit macht aus ihr doch etwas Besonderes.

1 Vgl. auch von Weizsäcker ([4]1950, 1996) Der Gestaltkreis. Theorie der Einheit von Wahrnehmen und Bewegen. (Bd. 4, S. 31).

Was also wird gestaltet? Was ist gestaltbar? Es ist leicht zu sehen, daß dann, wenn es sich nur um die Verschiebung des Gestaltprozesses auf einen andern Stoff handelt, damit allein gar kein Gestalten verbunden ist. Wenn zum Beispiel bei einer Synästhesie nur festzustellen wäre, daß statt einer Reihenfolge von Tönen eine ebensolche Reihenfolge von Farben empfunden werde, dann wäre das eben eine Transferierung, keine Gestaltung und noch nicht einmal eine Umgestaltung. Weniger leicht ist zu durchschauen, wenn solche Transferierung von einem Stoffbereich in einen viel unähnlicheren, ja unvergleichbaren erfolgt. Ein Beispiel ist der Fall, in dem die sinnliche Erscheinung eine nicht erscheinende Bewegung repräsentieren soll. Das ist der Fall, wenn die Wahrnehmung an Stelle der Motorik auftritt. Hier müßte man sich fragen, ob die unterbliebene Bewegung durch eine Wahrnehmung ersetzt wurde, oder ob nur die unsichtbar gebliebene Bewegung sichtbar geworden sei; ferner ob das eine oder das andere nur als Ausdruck zu nehmen wäre, oder ob jenes Repräsentieren und Ersetzen selbst als ein Gestalten aufzufassen ist? Endlich ob das, was man krankhaft nennt, irgendeine Fehlleitung im Prozesse des Repräsentierens, Darstellens oder Gestaltens sei? Es wird nichts übrigbleiben, als zunächst von Fall zu Fall sich eine Ansicht zu bilden, ob hier bloß ein Ausdruck oder eine wirkliche Gestaltung, ob nur eine Umgestaltung oder eine radikale Neuschöpfung vorliegt. Dabei bleibt offen, ob bei solcher Kasuistik es sich darum handelt, daß jeder Einzelfall anders ist; ob also eine Art von schlechthinnigem Individualismus einzuhalten ist, oder ob Gruppen, Typen, Gesetze, ja. ein Grundgesetz gefunden werden. Schon in dem einfachen Beispiele der Wahrnehmung von Bewegung wird das Ergebnis verschieden sein, je nach dem, was man unter »Bewegung« eigentlich versteht.

Wenn dann ein Traum gedeutet oder eine Wachphantasie interpretiert wird, so hat man wieder eine solche Freiheit. Denn man kann darauf ausgehen, den latenten *Traumgedanken* oder das *Traummotiv* (also ein Wunschziel, eine Willensrichtung) oder eine nur im Träumen selbst realisierbare Lebensweise herauszuheben. Die Traumgestalten sind also Darstellungen von etwas Anderem, oder sie sind selbst dieses Andere. Im ersten Falle wird ein Es in ein Ich transferiert; aber man kann auch umgekehrt sagen: Ich werde in ein Es übergeführt.

Eine eidologische Beurteilung von Träumen, Phantasien wäre erst dann ganz schlüssig, wenn das hier als Gestalt Vorgeführte eine logische Kategorie wäre. Diese Überlegung kommt hier als letzte. Denn sie drängte sich bisher gar nicht auf. Ist es der Kausalbegriff, der in Gestalten selbst dargestellt wird? Zunächst: ist der Zusammenhang der Wirklichkeit selbst etwa ein ganz anderer als die Phänomene, die Eide, ihn vorstellen? Im Abschnitt »Logophanie« war es die Vermutung, daß in den Phänomenen das Logische dargestellt werde; dann ergab sich aber, daß das Logische hier nicht dargestellt, sondern zerstört wird. Im Abschnitt Eidologie war es die Vermutung, daß hinter dem Eidos ein Logos stecke; aber es blieb noch fraglich, ob nicht etwas anderes dahinterstecke. Jetzt sieht man, daß die beiden Abschnitte eigentlich auf dasselbe Ziel zusteuern und kaum noch erinnerlich ist, warum sie eigentlich getrennt wurden. Da war aber doch ein Unterschied, nämlich der, daß zuerst Leidenschaft als Wurzel des Logischen, dann Logisches als Wurzel von leidenschaftslosen Phänomenen gefaßt war. Ist es nun eigentlich an dem, daß Leidenschaft zu Logik, oder daß Logik zu Leidenschaften führte? Wenn beides stattfindet, dann könnte ihre Einung das eigentliche Ziel sein. Jedenfalls sind wir dahin gelangt, daß Gestalten zwar eine Annäherung, aber keine Erreichung dieses Zieles sind.

e) Ein *Kunstwerk* hat am meisten von dem an sich, was solche Wünsche zu befriedigen scheint. Es hat Sinnlichkeit, Form, Empfindung und Gestalt. Freilich muß es ein wahres Kunstwerk sein, nicht ein mißratenes. Der Vorwurf gegen das Kunstwerk, es finde Ziel und Maß im Bloß-Ästhetischen, wird oft dadurch zu entkräften versucht, daß diese ästhetische Werkart die Wahrheit, und zwar die einzige, zeige. Dann kommt der Zweifel leicht durch eine Hintertür geschlichen: Man fragt, was ist Wahrheit? Um dann diesem wiedergeborenen Zweifel zu entgehen, werden neue Wege beschritten, die wir hier nicht aufzählen. Die Logik andererseits kann ebenfalls so verschieden definiert werden, daß auch dabei eine Dehnbarkeit, Relativität, Pluralismus sich bemerkbar machen. In jedem Falle: Eidologie muß am Anschaulichen bleiben, und dies ist dann wenigstens *ein* fester Punkt. Ob Kunstwerke sich der Motorik oder der Wahrnehmbarkeit bedienen, sie sind wenigstens anschaubar. Ungewiß bleibt ihre Logizität oder die Art ihrer Logizität. Insoferne gehören sie zur Eidologie, nicht zur Logophanie.

Eine merkwürdige Tatsache ist, daß fast alle Kunstwerke etwas Aufregendes für den Zuschauer dadurch haben, daß Mord, Tod, Liebe, Streit in ihnen zur Darstellung kommen. Diese Beimischung von Sensationellem ist auffallend. Die berühmte aristotelische Ästhetik oder Philosophie der Ästhetik muß auch durch diese Beobachtung angeregt worden sein. Es gibt Kunstwerke und Zuschauer, es gibt Künstler und andere Menschen. Man sieht einem Vorgange zu, den man selbst nicht tut; wenigstens im Augenblick des Zuschauens nicht. Es gibt den Kunstgenuß. Daß der Genuß in so vielen Fällen an die ungeheuren Taten gebunden ist, welche im Kunstwerk getan, vom Zuschauer nicht getan werden, diese Vorbedingung der Katharsis ist nicht zu übersehen. Mit wollüstigem Beiklang sprechen die Journalisten und Pfarrer von »erschütternden« Bildern, und sie meinen dies. (Auch das Wort »tragisch« hat diesen Beiklang bekommen.) Es geht nach dem Gebete: »O heiliger Sankt Florian, verschon' mein Haus – zünd' andre an!« Diese Verteilung zwischen Zuschauer und Schauspieler hat aber etwas damit zu tun, daß niemand das tut, was sonst in der Welt geschieht. Wahrheit wird im Kunstwerk nicht realisiert, sondern dargestellt. Andererseits ist ein Kunstwerk als solches bedeutend, indem es überirdisch, zauberhaft, magisch oder mystisch, transzendent und überrealistisch ist; es muß sich über den platten Alltag erheben, so oder so; romantisch das Unwahrscheinliche, geisterhaft das Tolle u.s.w. darstellen. Durch Übertreibung des Möglichen, durch Darstellung des Unmöglichen wird die Wahrheit der Kunst erreicht.

Wieder ergeht es dem Kunstwerk so, daß nur in ihm eine höhere Stufe des Einungsstrebens von Anschauung und Begriff erreicht wird, daß in ihm aber gerade die Einung von Darstellen und Dargestelltem verfehlt wird. Die Art, wie Einung und Verfehlen der Einung im Kunstwerk geschehen, ist nicht dieselbe wie in Wissenschaft und in beiden wieder anders als in Religion. In allen dreien aber sind Einen und Nichteinen zu finden. Wir müssen jetzt noch einen Versuch wagen, die Hauptaufgabe zu lösen: bei Logophanie und bei Eidologie herauszufinden, welches Logische vernichtet wird, welches erscheint. Der dritte Abschnitt soll also Logophanie und Eidologie zusammenfassen.

C. Die Verwirklichung des Unmöglichen

Im Abschnitt A, *Logophanie*, wurden die Kategorien des Denkens aus Leidenschaften abgeleitet. Untersucht wurden Kausalität, Zeit, Raum, Kraft, Zahl und Negation. Die Hauptleidenschaft in jedem dieser Fälle war Destruktion. Zerstörung bringt auch Freiheit, und

da das Denken die Kategorien zerstört, so bleibt zwar Selbstzerstö-
rung, aber auch Platz für Aufbau. Bringt diesen der Eidos? In
Abschnitt B, *Eidologie*, wird dann gefunden, daß die in Sinnen, For
men, Empfindungen, Gestalten und Kunstwerk entstehenden Bil
der in bezug auf Logos eine Antilogik sind; in der Destruktion de
Logos stimmen diese beiden Abschnitte also überein; und da
Ergebnis *der* Wissenschaft, die sich Physik nennt, ist mithin auch
die Abschaffung eines Weltbildes, das als falsch dasteht.
Wir hätten uns auch bemühen können, die Zeichen und Bilder als
Darstellungen der Logik zu erweisen: zum Beispiel das Minus-Zei
chen als Darstellung der Negation, das Gleichheitszeichen als die
der Kausalität, die Dreiecke, Quadrate, Fünfecke u.s.w. als die der
Zahlen, die Geraden als die von Raum und Zeit, u.s.w. Aber im
anschaulichen Darstellen liegt stets auch die Abwehr des Begriffes
ja noch etwas mehr Abwehr als Zustimmung. Und das vom Logos
zum Eidos Treibende (wenn es so etwas gibt) ist dann nicht die voll
kommenere Darstellung, sondern die Überwindung. So sind alle
Zeichen, Bilder und Gestalten ein wenig mehr Widerspruch gegen
den Logos als Zustimmung zu ihm, und das Resultat der eidologi
schen Untersuchung ist daher eine Antilogik.
Bisher war nur davon die Rede, daß das Eidos sich als Widersacher
des Logos erweist, so wie eine Tischdecke, die immer entweder zu
kurz oder zu lang ist. Jetzt müssen wir auch beachten, daß das Eidos
ein Mittel sein kann, um Antilogisches auszudrücken. Als erstes
Beispiel dafür bringe ich den Streit. Solange man sich die Wirklich
keit unter dem Bilde der logischen Verneinung vorstellt, muß man
sich auch den Streit wie das Verhältnis von Position und Negation
oder wie den Widerspruch zweier Personen vorstellen. Die Formel
»A aut B aut non-B« scheint wirklich jeden möglichen Fall zu tref
fen. Und doch ist das nicht so. Zum Beispiel können zwei Freunde
gut übereinstimmen, und doch kann ein Dritter den einen bejahen
und den andern verneinen. Oder: A kann den B verfolgen, B den C
und C wieder den A gerne haben. Oder: wenn A = B und B = C ist,
dann braucht A nicht = C zu sein. Solche antilogischen Verhältnisse
sind logisch nicht zu denken, aber sie sind in der Anschauung dar
stellbar. Dabei zeigt sich, daß die dichotome, dualistische Darstel
lung des Logischen auf nur zwei Parteien beschränkt und darum
falsch bleibt. Aber dieser Fehler wird nicht dadurch beseitigt, daß
man zu drei Parteien übergeht. Das Antilogische wird auch durch
vier, fünf, sechs u.s.w. – beliebig viele Parteien ausgedrückt, nur

wird die Darstellung dann für die Anschauung unübersichtlich. Es gibt also eine zu große Vereinfachung, aber auch eine zu große Kompliziertheit für die anschauliche Übersicht, und diese Regel würde sowohl für die Darstellung des Logischen wie des Antilogischen gelten.

Noch bleibt hier offen, ob sich die Wirklichkeit nun logisch oder antilogisch, oder wie beides verhalte und so auch darstellbar sei. Wenn man so wissen will, wie die Sache sich denn nun eigentlich in Wirklichkeit verhalte, dann besteht man offenbar auf einer Aussage über das Wirkliche. Ist solche Aussage berechtigt? Ist eine Antwort möglich? Was ist, was heißt »wirklich«?

Jetzt stehen wir dicht vor dem Hauptsatze dieses Kapitels; er lautet: *Verwirklicht wird das Unmögliche*. Es ist am besten, zuerst von den Erfahrungen zu sprechen, welche auf diesen Hauptsatz hingeführt haben. Eine erste ist im Orgasmus des Geschlechtslebens zu finden. Wieso erfahren wir in ihm Verwirklichung des Unmöglichen? Die meisten Kulturmenschen scheinen ihn zuerst im Schlaf (Pollutionstraum) oder in der Onanie, also gleichsam narzißtisch, zu erfahren. Kommt er dann im Geschlechtsverkehr zustande, so erfahren die Kulturmenschen den Orgasmus zwar als Krönung eines Vereinigungsbestrebens; aber die Behauptung, hier geschehe solche Einung, bleibt nicht unwidersprochen. Denn die geschlechtliche Vereinigung, führt sie zum Orgasmus, hebt in ihm die Zwei wieder auf, zerreißt sie auch und stellt die narzißtische Befriedigung wieder her und hat eine Menge Spaltungen im Gefolge. Die Einung ist es, welche geteilt hat oder den Narzißmus wiederhergestellt hat. – Eine zweite Erfahrung ist die der Sozialität; dort, wo die Gerechtigkeit in der Verteilung von Besitz, Macht erstrebt und in der Wirklichkeit nicht erreicht wird. Man kann zwar sagen, es sei nur eine Frage der optimistischen oder der pessimistischen Einstellung, ob man im sozialen Leben mehr das Gelingen oder mehr das Mißlingen der erstrebten Gerechtigkeit hervorhebe. Aber in beiden Fällen ist es doch so, daß irgendein Gegenteil dann übersehen werden muß: bei optimistischer Einschätzung eines sozialen Zustandes dessen Mängel und bei pessimistischer Einschätzung dessen Gutes. Die Wirklichkeit selbst ist also in jedem Falle das Resultat solchen Weglassens – ob man nun sich dankbar oder undankbar zu ihr verhalte. Beides, dankbares wie undankbares Verhalten, muß anerkennen, daß das Unzulängliche Ereignis wurde. – Eine dritte Erfahrung bezieht sich auf Frieden und Krieg. Denn im Kriege befrieden sich diejenigen, welche sich im Frieden bekriegt hatten, und umgekehrt: im Friede bekriegen sich die, welche im Kriege Frieden geschlossen hatten.

Wenn also im Orgasmus und der sexuellen Einung, im sozialen un gerechten Teilen, im Frieden und im Kriege das Unmögliche als da Verwirklichte erfahrbar ist, dann sind diese Erfahrungsbeispiel zunächst nur als Sonderfälle aufgetaucht. Aber von ihnen aus mu man sich doch fragen, ob diese Bestimmung nicht eine so allgemei und durchgehend auffindbare sei, daß wir zu dem Satze kämen, alle Wirkliche sei ein Unmögliches. Das wäre dann eine Art von Defini tion des Wirklichen.

Damit bekommen Logophanie und Eidologie noch einmal ein neue Seite. Indem das Phänomen aus Leidenschaft geboren, das al Eidos Erscheinende aber aus Antilogik hervorgebracht ist, sin beide nun als Hervorbringung des unmöglichen Wirklichen charak terisiert. Auch diese beiden, Logophanie und Eidologie, sind jetz als Hervorbringungen des unmöglichen Wirklichen bezeichenba Um das einzusehen, scheint eine recht komplizierte und anstren gende Denk-Operation nötig; aber die Schwierigkeit liegt nich darin, sondern daran, daß wir sehr gewohnt gewordene Denkarte und Begriffe aufgeben müssen. Gelingt das, dann ist unser Satz ga nicht schwer zu verstehen. Auch strömen dann die Beispiele wi ungerufen in großer Zahl herzu. Um dies herbeizuführen, sei ei Trick erlaubt. Er bestehe darin, daß wir diese gewohnten Urteile un Erklärungen als triviale oder banale erklären, die uns so doch nich recht befriedigen. Wir können uns sozusagen überempfindlich ma chen gegen die gewohnte Trivialität[1]. Wenn also jemand sagt, »wen es regnet, wird es naß«, dann muß man sich gewöhnen zu assozii ren, daß dies falsch wird: wenn es auf das Dach regnet und man i Hause ist; auch wenn es in einen See regnet u.s.w. In solchen Fälle könnte man die Verallgemeinerung im Urteil anfechten. Aber jede Singularurteil enthält durch seinen Anspruch auf Wahrheit ebe diesen Charakter der Gültigkeit, und die Anfechtbarkeit derselbe genügt schon, um die Verwirklichung selbst ganz der Ableitung z entziehen. Daß damit aber die Verwirklichung selbst eine Unmög lichkeit wird, bedarf einer näheren Darlegung.

Kant hat in der 4. Gruppe die drei Kategorien möglich, wirklic und notwendig als Modalitäten vereinigt, dabei aber selbst gesehen

1 Zur Vorgeschichte: Trivium sind die drei niederen Künste Grammatik, Dialek tik und Rhetorik der mittelalterlichen Universität, denen Arithmetik, Geome trie, Musik und Astronomie als die vier höheren gegenüberstehen.

daß sowohl diese Zusammenstellung wie die Unterbringung in der Tafel der Verstandeskategorien bedenkliche Mängel aufweist. Es ist richtig, daß man das Wirkliche als ein Mögliches darstellen kann; das ist sogar eine triviale Selbstverständlichkeit, analytisch und leer. Aber daß die Verwirklichung das Mögliche treffe, das eben stimmt nicht – es sei denn, daß wir die triviale Deutung annehmen. Die Annahme, daß das Unmögliche verwirklicht werde, zerschlägt daher die Zusammenstellung der Tafel KANTS. Ein vollständiges System der Notwendigkeiten (im Sinne des totalen Determinismus) würde die Wirklichkeit ausschließen; eine Einschränkung des Verwirklichten aufs Mögliche würde das Unmögliche ausschließen.

Da es kein Wörterbuch gibt, um Begriffe in Bilder zu übersetzen, kann man auch den Begriff »Verwirklichung des Unmöglichen« nicht einfach übersetzen. Das ist auch der Grund, warum man das Hervorgehen der Gedanken und Kategorien aus Leidenschaften – die »Logophanie« – sowie das Hervorgehen von Bildern aus Begriffen – die »Eidologie« – nicht lexikalisch der Reihe nach vollziehen kann. Für unsere Lehrgewohnheiten ist es besonders überraschend und anstößig, wenn die Kategorie, die man sich in sich selbst ruhend vorgestellt hatte, aus Leidenschaften hervorgehen läßt. Dagegen ist die Vermittlung von Begriffen durch Bilder und die Interpretation von Bildern durch Begriffe (Sinn-deutung) etwas so Gewohntes und in beiden Richtungen Übliches, daß hier eigentlich nur methodische Schwierigkeiten, kein Protest gegen die vorhergenannte Prozedur der Logophanie auftaucht. Mit dem Hauptsatze von der Verwirklichung des Unmöglichen ist nun beides, der Protest gegen Logophanie und die methodologischen Zweifel an der Eidologie, auf *einen* paradoxen Nenner gebracht; es ist, als ob wir jetzt beides wie zwei Papiere auf die Spitze *eines* Degens gespießt hätten. Es ist deshalb ratsam, in lockerer Weise einiges über diese Paradoxie zu sagen. Statt der paar Erfahrungsbeispiele, die eingangs vorgebracht wurden, sprechen wir jetzt in freier Art über diese Verwirklichung des Unmöglichen. Man kann sagen, daß dieses Impossibilitätstheorem, wie man es etwas doktrinär nennen kann, eigentlich auch ein anderer Ausdruck für die Antilogik in der Gesinnung dieses Buches ist; aber ein deutscher, ein umfassender, ein nicht auf eine Idee der Philosophie eingeschränkter.

Man kann nicht behaupten, daß Gott »möglich« sei. Entweder ist er, oder er ist nicht; man kann ihn nicht in der Schwebe lassen, als ob er von Menschen erfunden sei und diese nun die Freiheit hätten, über ihre Erfindung günstig oder ungünstig zu urteilen. Ebenso aber ist die Erschaffung der Welt durch Gott kein Willkürakt, den er ebensogut hätte lassen können. Also auch die Schöpfung ist nicht möglich, sondern sie geschah oder sie geschah nicht. Die Existenz Gottes und die Erschaffung der Welt durch ihn müssen also als Verwirklichungen des Unmöglichen angesprochen werden, als Wunder. Verwandlung Gottes in einen Menschen, Opfer desselben für diese Welt, Erlösung durch ihn sind gleichfalls solche wunderartigen Unmöglichkeiten, und es ist höchst sonderbar, daß man es nach diesen Impossibilitäten wagen konnte, ein Weltbild des Möglichen zu malen, die Wirklichkeit der Heilsgeschichte zu verdrängen. – Am einfachsten kann man einsehen, daß Kunst das Unmögliche verwirklicht; schlechter, daß auch Wissenschaft davon abhängt, und am schwierigsten wäre es, die Technik so zu verstehen. Am leichtesten ginge es, das Impossibilitätstheorem als ein aus der abendländischen Geschichte hervorgegangenes darzustellen; dann wäre nämlich seine Nützlichkeit in der gegenwärtigen Lage zu zeigen. Es reizt, beunruhigt, neckt, ärgert und hilft dann über diese Umwege bessere Ordnungen als die von Staat, Kirche, Wirtschaft, Biologie vorgeschlagenen herzustellen. Außerdem kommen Hysterie, Wahn, Zwang, Krankheit, Verbrechen, Revolution, Krieg *in* die neue Ordnung hinein, statt wie drohende Grenzwächter außen aufgepflanzt zu stehen. Sie existieren als die sichtbarsten Unmöglichkeiten; dann aber zeigt sich, daß sie gar keine Sonderfälle sind; man kann sie ersetzen, aber nicht vernichten.

Das Impossibilitätstheorem soll also als nützlich und verwertbar in die Spezielle Anthropologische Medizin eingeführt werden. Dies wird die Aufgabe im dafür bestimmten Kapitel sein. Hier sollen nur die Bedingungen, unter denen dieses Theorem aufzudecken ist, besprochen werden. Da muß nun der Ausdruck »Bedingung« sogleich insoferne wieder abgeschafft werden, als er eine andere Bezeichnung für Möglichkeit ist; denn insoferne Bedingungen die Situationen sind, unter denen ein Ereignis eintreten kann oder stattfinden muß, sind sie eben gerade das, was der Verwirklichung abgeht. Es wird daher angemessen sein, statt von Bedingungen nur von Gelegenheiten zu sprechen. Auch über diese muß dann ein strenges Gericht ergehen, inwieferne sie dem Unmöglichkeitscharakter überhaupt entsprechen. – Aber die Unmöglichkeit ist selbst noch ein logisch gefärbter Begriff. Daß die Wirklichkeit selbst nicht mehr logisch ist – diesen Satz wird man akzeptieren, wenn man die Unvernunft des Wirklichen einmal aufrichtig wahrgenommen hat. Daß nun auch die Verwirklichung des Wirklichen unmöglich sei, das ist ja nur eine abgekürzte Redeweise. Denn jemand könnte den trivialen Schluß ziehen, daß es überhaupt dann keine Verwirklichung gebe. Gemeint ist aber, daß durch die Vernichtung der logischen Möglichkeiten hindurch die Verwirklichung geschehe.

Am einleuchtendsten geschieht solche Vernichtung im Verschmelzen der Gegensätze. Hingabe und Gewalt, Lieben und Hassen, Geliebtwerden und Lieben, Lust und Schmerz, Leben und Sterben werden *eins* in der Wirklichkeit. Insoferne kann man mit HEGEL sagen, sie seien in dieser Einheit aufgehoben; aber es hatte keinen Sinn, hier von Synthesis und von etwas Höherem zu sprechen; darin teilt HEGEL noch die SCHELLINGSCHE Aspiration der Potenzenlehre – so als ob man eine Treppe hinaufzugehen hätte, während man ebensogut von einem Hinabgehen zu immer tieferen und darum realeren Schichten sprechen kann.

Mit der antilogischen Vernichtung der logischen Möglichkeiten ist wohl nicht genug getan. Das Thema *Geld* würde ebenfalls zu der Frage führen, ob die Wirklichkeit mit oder ohne Geld zu verwirklichen ist. Ein anderes Thema, das zum gleichen Diskurs führt, ist das der *Willensfreiheit*. Ebenso wie man Geld gut oder schlecht erwerben und ausgeben könne, so könne man auch die Freiheit des Willens gut oder schlecht brauchen. Dabei läuft zunächst eine riesige Überschätzung des Willens und eine Übertreibung der Neutralität des Geldes unter. Es kommt ja in beiden Fällen auch nicht darauf an, ob man im Willen stark oder schwach, ob man viel oder wenig Geld besitze, sondern ob das Ideal oder Wunschziel so oder anders bewertet wurden. (Z.B. Keuschheits-Ideal der Askese oder tierhaftes Wunschziel der Fortpflanzung.)

Ein sonderbares Phänomen ist überhaupt die hohe Einschätzung des Logos. Hier interessiert mich nur die Frage, ob *ich*, der Autor dieses Buches, noch einmal ein Logos- oder ein Antilogos-Bekenner und -Bewerber sei. Dabei zeigt sich, dass das Talent zu solcher historischer Einordnung nirgends, auch bei mir nicht mehr existiert. Solche Einordnung wäre jetzt tendenziös, interessiert und daher suspekt. Mit einem ausreichenden Maaße von Resignation wäre dies zwar moralisch nicht zu bemäkeln. Aber es geht nicht, für einen intelligenten Menschen geht es nicht. Wenn ich bei Gelegenheiten sage, man möge damit warten, bis ich unpersönlich geworden bin oder historisch geworden bin, so ist das eine falsche Scham. Denn ich wünsche mir auch persönlich und historisch angesehen zu bleiben, kann darauf nicht verzichten und sollte das nicht verleugnen.

Zufall, Überraschung, Ratlosigkeit – das sind alles Erfahrungen, welche sich von der logischen Konsequenz abstoßen, diese also nicht ganz entbehren können. Auch wenn wir ein Versagen des Determinismus mit der Unübersehbarkeit oder der Kompliziertheit der Verhältnisse entschuldigen, rechnen wir mit jenen logischen Lücken als psychischer Gegebenheit. Andererseits ist das triebhaft genannte Verhalten gerade auf die Beseitigung der Reflexion, der Komplikation, der Determination gerichtet und kann also nicht selbst noch einmal durch reflektierte Gründe und determinierende Ursachen erklärt werden. Wäre der Trieb nicht antilogisch, so wäre er kein Trieb.

Das Impossibilitätstheorem hat also folgende Bedeutung: 1. Es weist der Wissenschaft einen neuen Platz an, nämlich den einer unvermeidlichen Destruktion. 2. Es gibt der Antilogik dabei eine Hauptrolle. 3. Es hofft so eine bessere Ordnung unserer Zustände zu ermöglichen und insoferne sich nützlich zu erweisen. 4. Es bereitet einen Zustand vor, in welchem wir nicht Idealismus und Realismus voneinander scheiden, sondern die konkrete Idealität des Kleinen, des Einzelnen, des Jeden zustande bringen. Jedes Wirkliche wird als Unmögliches verwirklicht. Auch umgekehrt: wo Unmögliches geschieht, da geschieht Verwirklichung.

Selbstverständlich wird damit dem Möglichkeitssatz der Wissenschaften eine ziemlich absprechende Kritik angedroht. Es kann nunmehr auch gezeigt und erklärt werden, warum die exakte Wissenschaft so regelmäßig nur Selbstverständliches ausspricht, die Eier nur dort findet, wo sie sie selbst versteckt hat und künstlich das kompliziert wiederholt, was sie schon vorausgesetzt hatte. Andererseits ist der moderne Beobachtungsempirismus bereits als Hinwendung zum Überraschenden, Neuen und als Abwendung vom Gesetzmäßigen und Logischen anzusehen. Das verlangt auch eine Kunst des Verdrängens, und immer wieder stößt man auf dieses Thema: auch das Verdrängen macht gesund, und das ist dann im Abschnitte über Eidologie besonders herausgekommen. Wir zeugen, wenn wir die Zeugung verdrängen. Wir können, wenn wir nicht wollen. Wir werden durch Verdrängen krank, aber auch durch Offenbaren. Die Erkenntnis der Wahrheit ist überschätzt worden. Gegenseitigkeit gibt es nur, wenn sowohl offenbart wie verdrängt wird.

Dritter Teil

Entwurf einer speziellen Krankheitslehre

Spezielle Pathologie

In der speziellen Pathologie haben wir in den letzten Jahren gefunden, daß das Verständnis der organischen Krankheiten von der zur Tiefenpsychologie fortgebildeten Psychoanalyse her auf einen unüberwindlichen Widerstand stößt, nämlich den, daß man die typischen Konflikte in jedem Menschen finde, also aus ihnen nicht erklären könne, warum der eine ein Herz-, der andere ein Lungen-, der dritte ein Nierenleiden bekommt u.s.w. Ferner, daß beim einen Herzkranken ein spezifischer seelischer Konflikt zu finden ist, beim anderen Herzkranken aber nicht. Also, schließt man, läßt die Spezifikation sich nicht psychologisch erklären, die Psychogenie ist da eine unbewiesene Hypothese. – Hieran ist die Beobachtung richtig, die Schlußfolgerung aber falsch. Erstens ist die angewendete Psychologie einer Verbesserung fähig, zweitens ist jeder Fall und jede Krankheit auch vom Organischen her zu interpretieren. Die Verbesserung der Psychoanalyse besteht darin, daß nicht nur die Folgen der Verdrängung, sondern die Biographie beobachtet werden muß, wobei sich zeigt, daß die Psychoanalyse zum Beispiel weder den Orgasmus noch das Kind, zusammengefaßt die Generation, in Betracht zog. Die Interpretation vom Organ her besagt dann, daß man durch das materielle Körpergeschehen erst belehrt wird, was hier eigentlich vor sich geht, wobei sich auch zeigt, daß der Körpervorgang nicht das ist, was die Physiologie dargestellt hatte.

Sowohl die Seelenlehre als ⟨*auch*⟩ die Körperlehre sollen reformiert werden, und man kann den Fortschritt nicht dadurch erreichen, daß man Psychologie und Biologie in der bisher gewohnten Form verbindet. Wenn also eine psychosomatische Medizin gestaltet werden soll, dann nicht durch die einfache Verbindung der beiden, sondern durch eine mit neuer Psychologie und neuer Somatologie vorzunehmende Zusammensetzung. Was damit nun gemeint sei, das läßt sich nur verdeutlichen, wenn man bestimmter aussagt, was eigentlich mit Psyche und mit Soma gemeint ist. Dieser Unterschied oder Gegensatz ist oft gebunden an einen älteren, den wir aber kritisieren müssen, nämlich den von Geist und Natur. So als ob mit der Seele der Geist, mit dem Körper die Natur doch besonders verbunden und so hereingebracht sei. Das kann aber so unklar und belastet mit geschichtlichen und tradierten Begriffen nicht einfach angenommen werden. Die Seelenkunde stützt sich auf Beobachtung des Natürlichen, die Naturwissenschaft ist eine geistige Operation. Man würde daher die Seelenkunde doch nicht als vorbestimmt durch den Geist, die Naturwissenschaft nicht als geistlos gelten lassen dürfen. Außerdem ist der lebende Mensch als ein Wesen mit beseeltem Körper zu erkennen; ein Leib ist beseelte Materie, und beide, die Seele und der Körper, sind vom Geiste betroffen.

Endlich hat die Medizin nun eine Aufgabe, die wir bisher nur durch eine Doppelformel auszudrücken vermochten: aus Es soll Ich, aber auch aus Ich soll Es werden. Wenn nun die naturwissenschaftliche Schulmedizin immer betonte, daß sie heilen und helfen, die Psychotherapie aber, daß sie freie Menschen ermöglichen wollte, dann fehlt beiden etwas. Denn jene organische Schulmedizin versäumte zu sagen, was denn eigentlich geheilt und wem geholfen werden solle, und die Psychotherapie versäumte zu sagen, inwieferne denn ein Mensch frei sein könne. Jene hatte keinen klaren Gesundheitsbegriff, diese keinen klaren Freiheitsbegriff. Und es ist keine klarere Auskunft, wenn man etwa sagt, Gesundheit sei Freiheit. Gesundheit worin? Freiheit wofür? Oben wurde behauptet, die Erfüllung einer Lebensordnung, nämlich der Generation, sei das Ziel der Medizin. Es ist klar, daß diese Formulierung zwar eine neue, aber noch längst keine im einzelnen durchgeführte und bewährte ist. Schon die hohe Einschätzung des Lebens als solchen, der Ordnung als solcher sind zunächst wie eine Vorbelastung zu empfinden; sie erscheinen als Vorwegnahme von etwas, was noch so wenig deutlich ist wie Gesundheit und Freiheit. Man erwartet eine Verdeutlichung, was unter Leben und was unter Ordnung verstanden werden soll.

Wenig Schwierigkeiten macht die Hereinnahme des Todes in den Lebensbegriff. Der Tod gehört so sehr zum Leben, daß wir eigentlich durch diese widerspruchsvolle Einheit nur aufmerksam werden, nicht Leben und Tod seien einander entgegengesetzt, sondern Geburt und Sterben. Das ist nun bereits eine Ordnung. Ist es die einzige? Da es offenbar zwei Arten gibt, den Tod wieder aus dem Leben herauszuschaffen, nämlich die Fortpflanzung und Unsterblichkeit, so müssen wir jetzt diese beiden Modi, mit dem Tode fertig zu werden, unterscheiden. Diese zwei Modi verhalten sich ganz eigenartig und sehr präzise zueinander. Nicht jeder Mensch gelangt dazu, sich leiblich fortzupflanzen; aber jeder Mensch hat Anspruch auf Unsterblichkeit, wenn es die gibt. Die Eingeschränktheit der leiblichen Fortpflanzung und die Ungewißheit der Unsterblichkeit – das sind zwei ganz verschiedene Arten der Beschränkung, und doch sind beide Beschränkung. Wenn es demnach zwei Arten von Menschen gibt, dann haben sie eine Beschränkung doch immer noch beide. In den Begriff Mensch müßte man irgendeine Beschränkung doch hineinnehmen. Es ist klar, daß diese Beschränkung etwas mit der Religion zu tun hat. Außerdem, daß sie auch etwas mit dem Pathos, auch mit dessen Sonderform der Krankheit, zu tun hat.

Aber innerhalb dieser Beschränkung ist doch eine reichhaltige Mannigfaltigkeit der Krankheiten zu bemerken, die man nicht gerne unmittelbar auf den göttlichen Ratschluß oder auf seine atheistischen Stellvertreter wie »Schicksal«, »Zufall« und dergleichen zurückführen möchte. Freilich gibt es da im Hausbrauch der Medizin einige Flickbegriffe, die man einsetzt, wenn man nichts Rechtes weiß; vor allem den Begriff der Anlage oder Konstitution. Soweit diese Flickbegriffe etwas einigermaßen regelmäßig Wiederkehrendes bezeichneten, sprach man von Vererbung, und ich leugne nicht, daß die Vererbungswissenschaft viele wichtige Tatsachen entdeckt hat, und daß sie gute Verbindungen zur experimentellen Biologie hat. Aber damit, daß etwas vererbt wird, ist noch nicht erklärt, wann und warum es entstand. In dieser Hinsicht wird der Mangel der Konstitutionspathologie auch durch die Erbpathologie nicht behoben. Keines der Probleme, welche diese neue Spezielle Pathologie aufwirft, ist von der Erbwissenschaft klar zu lösen, oder auch nur von ihr gesehen.

Vielmehr handelt es sich jetzt darum, die Spezifikation der Krankheiten selbst einzusehen, und es darf auch nicht als von vornherein gewiß vorausgesetzt werden, daß eine solche Einsicht von einem einzigen allgemeingültigen Prinzipe aus, auch nicht, daß sie im Gegenteil von einer unauflösbaren, eben hinzunehmenden vielfältigen Kontingenz aus anzunehmen wäre. Beides könnte sein; und nur so viel wird allerdings von der Struktur unseres Erkenntnisvermögens aus als wahrscheinlich bezeichnet werden müssen: eine Spezielle Pathologie und eine Allgemeine Pathologie werden einen unvermeidlichen Bezug zueinander haben müssen. Denn das Allgemeine muß aus dem Speziellen auch abstrahierbar sein, und im Speziellen wird man ohne die Anwendung von Allgemeinbegriffen nicht viel bestimmen können. Im übrigen aber bleibt ungewiß und nicht »spekulativ« entscheidbar, auf welchen Wegen die Spezifikation des Allgemeinen zu erfolgen hat.

Wenn man nun von der Beobachtung des speziellen Einzelfalles ausgeht, dann stößt man eben auf solche aufdringlichen Unterschiede, wie sie Anatomie, Physiologie, Psychologie, Psychosomatik hervorheben und in mehr oder weniger systematischer Weise darstellen.

Es bedarf einer großen neuen Anstrengung, um die Natur der Krankheiten nun so zu begreifen, daß Krankheiten als ein mächtiges Mittel erkannt werden, durch welches der Weltlauf in eine bestimmte Richtung gebracht wird. Welches Ziel diese Richtung habe, ist nicht direkt erkennbar; nur daß auch die Krankheiten auf diesem Wege unvermeidlich sind, scheint klar zu sein. Und wenn sie als Mittel genommen werden, dann kann man hoffen, aus ihrem besonderen Wesen einige Schlüsse auf das zu ziehen, was hier erreicht werden soll. Man kann dann aber auch sehen, daß die bisher gebräuchlichen Bezeichnungen, Unterscheidungen und Erklärungen ziemlich hilflose Gesichtspunkte verwerten, die jedenfalls nichts oder wenig zu jenen Rückschlüssen auf ein großes Endziel beitragen. Wenn es aber eine gute Regel ist, daß man sich zunächst einmal das ansehe, was andere vor uns geleistet haben, dann sind es hier die Hauptbegriffe der Biologie (im weitesten Sinne), denen wir uns zuzuwenden haben. Es sollte uns dabei nicht verwirren, daß diese Hauptbegriffe untereinander so unzusammenhängend geworden sind, daß man eher das Bild einer großen Unordnung zu Gesichte bekommt. Anatomie und Physiologie, animalisch und vegetativ, Atmung, Kreislauf, Stoffwechsel und Umgang mit der Umwelt stehen nebeneinander, nicht gerade beziehungslos, aber keineswegs so architektonisch oder systematisch, daß man von einem einheitlichen Grundplan oder Aufbau sprechen könnte. Überblickt man dann das Inhaltsverzeichnis eines Lehrbuches der Speziellen Pathologie, so wird man darin Überschneidungen und Zufälligkeiten in Menge gewahren. Bald sind es Organe, bald sind es Funktionen, bald Ursachen, bald Symptome, welche den Krankheiten ihre Namen, ja ihre Selbständigkeit geben; so daß das Ganze mehr wie eine Aufzählung, die Abfolge mehr wie eine Aneinanderreihung aussieht. Über die Art, wie solches historisch zusammenkam, wäre wahrscheinlich manch Interessantes noch zu entdecken. Man müßte dabei auf Geistesgeschichte, Wirtschaft, Politik und vieles andere[1] achten.

Ich weiß nun aus Erfahrung, daß wir vor allem in dem fortleben, was wir falsch gemacht haben. Für die Jugend ist ein Fehlgriff weit mehr

1 z. B. Landschaft, Individuen, Nationen, Institutionen u.s.w.

Anreiz zur eigenen Tätigkeit als eine unangreifbar scheinende Einsicht. Freilich sind die Grenzen zwischen angreifbar und unangreifbar verschieblich. Groß nennen wir eine Leistung, die für unangreifbar lange Zeit Geltendes doch wandelt oder vernichtet. Was da im Kleinen stattfand, wiederholt sich dann im Großen. Betrachten wir aber jetzt die Grundbegriffe näher, so erweisen sie sich sogleich auch als Gegensätze, und die paarweise Aufführung ist sehr auffallend, obwohl zum Beispiel das Beieinander der Organe gar keine solche duale Gegensätzlichkeit, sondern ein ganz originelles und zahlenmäßig nicht begrenztes Zusammen zeigt. Schon taucht also da ein Problem auf: wie kommt es zum dualen Gegensatz? Wir können also damit beginnen, in zwei Reihen Beispiele der unbegrenzten Aufzählung und Beispiele der dichotomen Gegenüberstellung nebeneinander zu setzen:

Herz	Anatomie	und	Physiologie
Lunge	Animalisch	und	vegetativ
Gehirn	Körper	und	Seele
Darm	nutritiv	und	generativ
Niere	akut	und	chronisch
Leber	Ich	und	Es
Zelle			
Gewebe			
Elemente		Mensch	
:		Leben	
.		Geist	

Während man in der linken Reihe nur unbegrenzt fortfahren kann, besteht in der rechten Reihe die weitere Möglichkeit, aus dem Gegensatze zum Dritten, einer neuen Einheit, Synthese oder Abstraktion, fortzuschreiten. Die Art, wie man zu diesem Dritten fortschreitet, ist dann näher an jenem Problem, wie es überhaupt zur paarweisen Bindung und Gegensatzbildung hier komme. Das Vorhaben, eine neue Medizinische Anthropologie im Entwurfe vorzuführen, ist also nur durchführbar, wenn man die bisher gebräuchlichen Grundbegriffe einer eigenen Kritik unterzieht, sie also nicht nur als Gegebenheiten nimmt, sondern auch ihr Zustandekommen aus Anlaß und Ziel untersucht.

Zunächst kann nun eine Vereinfachung der Problematik vorgenommen werden. Aus Gründen, die mir nicht ganz deutlich sind, hat die Antike eine Dreiteilung der Anthropologie vorgenommen, die bis

heute nachwirkt: die Einteilung in Körper, Seele und Geist. Wie früher besprochen wurde, ist die eigentümlich duale Gegensatzbildung ein Reservat des Geistes. Und wie an vielen Stellen gezeigt wurde, kann man eine Körper-Seelebiologie (und Pathologie) empirisch und ohne dialektischen Gegensatz aufstellen. Wenn wir nun *»Leib«* den beseelten Körper nennen, also von psychophysischer Einheit sprechen, dann verbleibt nur der Unterschied von Leib und Geist; an Stelle der Dreiteilung genügt die Zweiteilung. Und das Hauptmerkmal dieser Zweiteilung ist: der Leib, empirisch als Faktum oder Gegebenheit oder Wirklichkeit aufgefaßt, kennt keine Negation und keine antithetische Gegensätzlichkeit. Der Geist dagegen ist seinem Wesen nach dialektisch, antithetisch. So ist der entscheidende Unterschied von Leib und Geist eben dieser. Das Wort Natur wäre nur für den Leib, das heißt den beseelten Körper, zu brauchen. Das Wort Geist hätte in einer Naturwissenschaft, auch in einer biologisch oder psychophysisch reformierten, nichts zu suchen.
Eine so bequeme Regelung ist uns nicht geschenkt. Die Gegensätze von Struktur und Funktion, von Ich und von Es sind nämlich nicht nur empirische, sondern auch spekulative. Es ist also nicht zu vermeiden, daß wir Leib und Geist, Natura und Spiritus, Realität und Idealität, Materie und Sinn in Beziehung zueinander setzen, wenn wir nicht nur reden, sondern auch handeln wollen. Vorweg stellen wir auch fest, daß jene Einteilungen in Anatomie und Physiologie, oder die anderen in der Tabelle erwähnten, *geistige* Antithesen sind; obwohl es so aussehen könnte, als hätten empirisch erforderliche Methoden-Unterschiede zur Teilung geführt. Aber eben diese technischen Unterschiede entstanden aus geistigen Antithesen. Es ist eben ein geistiger Gegensatz, ob ich mich an die durch Sinne gegebenen Gestalten, oder an die kausalen Funktionen adressiere. Wenn ich mich fürs erste oder fürs zweite entschieden habe, so bleibt mir der Nachgeschmack, daß ich eines bevorzugte, ein anderes aber vernachlässigt habe. Die Verdrängung des jeweils anderen läßt ein Motiv fortbestehen, mich doch später wieder zu integrieren. Das zeigt sich dann darin, daß die Anatomen beginnen zu experimentieren, die Physiologen aber auf neue Strukturen achten. (In Physik und Chemie haben sich ganz analoge Rekurse abgespielt, wie etwa die Suche nach einem Atommodell und nach einem Benzolring, und andererseits die nach einer elektrochemischen Theorie oder den Energiesätzen u.s.w.)
Wenn also Natur und Geist ein Gegensatz ist, der nicht mehr unter

die Antithesen des Geistes selbst zu rechnen wäre, der aber als unausweichlicher Gegensatz in Forschung, Lehre und Praxis eingreift, dann stehen die Aussichten einer Speziellen Krankheitslehre sehr schlecht. Es ist jetzt nicht so, daß wir, vermöchten wir an die Stelle der empirischen Aufreihung der bisher benannten Krankheiten eine andere, ebenfalls empirische, zu setzen, gleichsam gerettet wären. Andererseits soll man die Schüler nicht einfach im Stiche lassen, sondern ihnen eine orientierende Ordnung für die nächste Zukunft bieten. Wir werden also einen Kompromiß schließen. Es gibt eine ganze Anzahl von Neuerungen, die zwar nicht endgültige, aber doch Fortschritte sind. Schon, daß sie anerkannt werden, daß sie auch nur diskutiert werden, ist ein Fortschritt. Solche sind die sogenannte Psychogenie der sogenannten organischen Krankheiten; der biographische Sinn aller Krankheiten; die Anerkennung einer unbewußten Psyche; die Anerkennung einer nachklassischen Physik; die Vereinung von Biologie und Physik. Daß die zwei letzten Vorgänge hier besonders figurieren, liegt in dem geschichtlichen Überwiegen der neuzeitlichen Physik, die das Mittelalter verdrängte, um sich zu behaupten, dann aber zu einer Gegenreaktion den markierten Feind abgab.

Nach solcher Vorbereitung dürfen wir wohl darangehen, eine neue Einteilung der Krankheiten vorzulegen. Sie sind ein Umgang mit der Umwelt, sie sind ein Umgang des Lebewesens mit sich selbst, und sie streben zu einem noch unbekannten Ziele. Vereinfacht: um zu einem Ziele zu gelangen, müssen die Lebewesen mit ihrer Umwelt sowohl wie mit sich selbst umgehen. Dies alles aber vollziehen sie nicht immer auf gleiche Art. Die Einteilung also wird festzuhalten haben, daß die indirekte Art, zum Ziele zu kommen, eine Mannigfaltigkeit enthält. Variatio delectat. Warum erfreut die Variation? Offenbar weil anders eine Lust nicht zu erhalten ist. Das Unglück ist eine Art der Lust; das ist auch eine Neuigkeit für die sentimentale Auffassung, als sei jenseits der Lust eine höhere Art, etwa die Wahrheit, oder die Schönheit, oder das Gute. Nichts ist es damit. Die Entdeckung, daß Unlust ein Abglanz der Lust ist, ist neu, aber richtig. Nicht weniger, aber auch nicht mehr haben die großen Leute des 19. und anfangenden 20. Jahrhunderts entdeckt.

Wenn dem so ist, und ich vertrete, daß Krankheit ein Streben zu letzter Lust, als Erfüllung, ist, dann ist die richtige Einteilung der Krankheiten nicht mehr die Graduierung auf dem Wege zum Tode, sondern eine Graduierung des Weges zur Lust (oder, wie die theologischen Systeme es nannten, zur Erlösung, oder, wie die Philosophien formulierten, zur Seligkeit). Je kränker, desto entfernter ist man vom Ziele der Lust. Je entfernter aber, desto größer der Drang zum Ziele.

Man kann die Entwicklung der Pathologie Stufe um Stufe zeigen, um zwar nicht ein Ziel, aber die Richtung zu erkennen. Das erste ist, daß die organischen Vorgänge nach Art der Leidenschaften verlaufen. Das zweite ist, daß sie auf ein Ziel zulaufen, das man als Todlust bezeichnen kann. Das dritte ist, daß die räumliche und zeitliche Lokalisation (das Grade-hier, die Organwahl u.s.w.) eine Wandlung erzwingt, nicht eine bestimmte Wirkung hat. Die Lokalisation ist also ein Mittel, keine bloße Wirkung und kein Zweck. Wenn also jemand nierenkrank ist, dann erzwingt die Nephritis eine bestimmte Wandlung. Man kann dabei zwar Gesetze finden, wie daß Todlust das letzte Ziel ist; auch das Gesetz der Ausscheidung bestimmter Substanzen durch den Sekretionsapparat (bzw. die Niereninsuffizienz). Aber ebenso unentbehrlich wie die Gesetzmäßigkeiten sind die Variationen. Man könnte von einem Variationstrieb sprechen. Dieser liegt dann allen Spezifikationen oder Individuationen zugrunde und hat auch etwas mit der Einführung des Subjekts zu tun. Um aber die Subjektivität und die Varietäten zu erfahren, können wohl mehrere Methoden angewendet werden. Und auch dabei sind gewisse Epochen der Geschichte da, welche sozusagen einen Stammbaum abgeben. Wenn wir zum Beispiel spüren, daß Neugierde, Langeweile, Eitelkeit, Haß und Liebe im Körpergeschehen vorhanden (nach mancher Leute Ansicht sogar durch Körpergeschehen verursacht) sind, dann tun wir gut, diese Emotionen oder Haltungen nicht trivial und nach irgendeinem Tagesbrauch anzuwenden, sondern ihre Abstammung von Psychologie, die Abstammung der Psychologie aber von Moralwissenschaft, diese vielleicht auch als abstammend von christlicher Anthropologie, von Mythen u.s.w. zu kennen. – Aber auch die anatomische Struktur, die physiologische Funktion u.s.w. enthält nicht nur Naturgesetze, sondern zeigt eine kontingente Mannigfaltigkeit, und auch an diese müssen Spezifikationen und Variationen anknüpfen.

Wenn wir jetzt endlich zur speziellen Pathologie selbst übergehen, dann ist nach dieser Vorbereitung klar, daß die pathologische Anatomie und die pathologische Physiologie auch solche historische Epochen repräsentieren, an welche anzuknüpfen ist. Neu aber wird immer sein, daß nicht nur negativ bestritten wird, die Grundlage der

Begriffsbildung und Forschungsmethode müsse die klassische Physik sein, sondern positiv wird vorgeschlagen, die Grundlage oder der Orientierungspunkt sei pathisch. Was darunter ungefähr zu verstehen ist, wurde im Kapitel »*Pathisches Pentagramm*« angedeutet. Ein Blick in die Meldungen einer Tageszeitung, oder eine Übersicht über eine Biographie, oder eine Anschauung des intimen psychischen Erlebens bringen gleichfalls solche andeutenden Bilder zu Gesichte; man erfährt daraus in erster Annäherung, was pathisch ist. Ein Politiker hat da zu entscheiden, ob er eine Handlung gegen seine Neigung vornehmen will, um – mit Risiko des Gelingens – einen höher bewerteten Zweck zu erreichen. In einer Lebensgeschichte mußte jemand entscheiden, ob er einen ihm unangenehmen Beruf wählen will, nur um leben zu können; oder sich zur Ehe zu entschließen, um die höher geschätzte Ordnung in sein sexuelles und erotisches Dasein zu bringen. Das interne Erlebnis zeigt Gewissenskonflikte, Schuld-Sühne-Relationen, die wie Kompromisse aussehen, u.s.w. In allen diesen Fällen ist ohne die Anerkennung der Leidenschaftlichkeit nichts zu verstehen. Aber vom Verstehen zum Begreifen kann man nur kommen, indem man auf irgendeine Art selbst leidenschaftlich fühlt, also »mitempfindet«, wie das Wort dann lautet. Einfach und klar erscheint dann diese Anknüpfung an Gewohntes. Andererseits ist keine große Gefahr, dabei verhängnisvolle Fehler zu machen. Es kommt weniger darauf an, an was angeknüpft wird, als wie es geschieht. Die solcherweise aufgegriffene Liste lautet:

Krankheiten von
- Atmung
- Ernährung
- Verdauung
- Stoffwechsel
- Kreislauf
- Nervöse Integrierung.

Man kann darin Ausscheidung, Fortpflanzung, Sinne und Motorium vermissen; das wird nichts schaden. Wichtiger ist, daß Anatomie und Physiologie bei jedem Thema eingeschlossen und verbunden sind. Nun sind die einzelnen Krankheitsgruppen zunächst dieser Liste gemäß der Reihe nach zu behandeln.

a) Die *Atmung* und die lokalisierbaren Krankheiten der Atmungsorgane sind nicht nur unwillkürlich so eingeteilt worden, daß die neu zu gewinnenden Prinzipien der Einteilung schon durchscheinen. Sondern es ist auch so, daß die Erfahrung Krankheitstypen zeigt, in welchen ebenfalls ein solches Durchscheinen zu bemerken ist. Akute und chronische, infektiöse und allergische, direkte und indirekte Störungen der Atmung treten miteinander auf oder sind selbständig realisiert. Und bereits aus diesem Verhalten läßt sich erkennen, daß Prinzipien einer Allgemeinen Pathologie nicht nur vom Forscher, sondern von der Natur selbst angewendet werden. Zu den akuten zählen wir die Pneumonie, zu den chronischen die Tuberkulose, zu den infektiösen diese beiden, zu den allergischen das Asthma bronchiale, zu den direkten die Infiltrationen, zu den indirekten den Hämo-, Pneumo- oder Serothorax oder die Verengung der oberen Luftwege. (Wir brauchen dabei nicht die Zuordnung der sogenannten inneren Atmung zu den Krankheiten der »Atmung« zu berücksichtigen.)

Nun ist ein zutreffender Begriff von der Atmung nur zu gewinnen, wenn beachtet wird: 1. daß es sich um *Umgang* mit einem *gas*förmigen Stoffe der Umwelt, der Luft handelt; 2. daß dieser Umgang ein *Austausch* ist, der durch die *rhythmische* Funktion, Einatmung abwechselnd mit Ausatmung, durchgeführt wird; 3. daß diese Funktion nur *Teil*funktion ist, daß sie die Verbrennung, Energielieferung und was von diesen weiter abhängt, *ermöglicht*, nicht selbst darstellt.

Diese dritte Eigenart ist vielleicht deswegen wichtig, weil dann, wenn die Atmung Symbolwert bekommt, diese Teilhaftigkeit und untergeordnete Dienststellung sehr wichtig sein könnte, so daß diese exquisite Gliedhaftigkeit auch auf die Symbolik der Atmung und ihrer Störungen abfärben könnte. Ist die Atmung conditio sine qua non? Dann wäre die so aufdringliche Erscheinung der Atemnot wieder verständlicher. Kaum eine einzige physiologische Störung führt so intensiv und rasch zur Todesangst wie die Atembeklemmung. Da auch viele, wohl die meisten anderen Funktionen eine conditio sine qua non des Lebens sind, ohne daß ihre Störung sogleich Todesangst mit sich führte, so ist es erwünscht, gerade bei der Atmung dafür eine triftige Erklärung zu suchen.

Die nunmehr für die nahe Verbindung von Atmung und Todesangst gegebene Erklärung ist insoferne typisch, als in ihr eine Art von Spekulation und zugleich eine Summe von Erfahrungen verwertet sind.

Das weist darauf hin, daß Spekulation und Erfahrung sich nicht feindselig entgegenzustehen brauchen, daß sie vielmehr übereinstimmen, wenn jede in ihrer Art sauber vorgenommen wurden. – Die Erklärung ist nun präzise die, daß es die Todesangst ist, welche durch das rhythmische Atmen ersetzt wird. Jene taucht also auf, wenn dieser Ersatz unmöglich wird. Dabei liegt ein Nachdruck auf dem Wort rhythmisch, indem hier eine monotone Wiederholung des Gleichen enthalten ist. Weder ist Angst vor dem Tode wünschenswert, noch unendliche Wiederholung des gleichen Ein und Aus, Hin und Her erwünscht. Beides ist Flucht, Ausweg-Versuch.
Wir benutzen also zur Erklärung der dritten Erfahrung (der Angst bei Atemnot) die zweite Erfahrung (die der Rhythmizität). Es ist dabei noch nicht beachtet die erste Erfahrung, nach der es sich um einen Umgang mit Luft handelt und nur um eine dienstbare Bedingung für die Ernährung, um eine indirekte Lieferung der Energien. Diese pneumatische Seite der Atmung ist es, aus welcher das hervorging, was man das Überirdische, Metaphysische, Transzendente des Lebens genannt hat. Was es damit auf sich hat, werden wir besser feststellen (oder auch in Frage stellen), wenn wir die Ernährung u.s.w. betrachtet haben.

b) Atmung, Ernährung, Verdauung, Kreislauf u.s.w. bekommen jetzt, obzwar als physiologische Funktionen, eine Art von geistiger Interpretation, in der sie nicht mehr als das Wirklichkeit sind, als was sie in der Physiologie erschienen waren. Bei der Atmung kam dieses schon zu Gesichte, insoferne wir sie als Umgang mit einer gasförmigen Umwelt und als indirekte, nur bedingende Funktion des Lebens erkannten; dazu gesellte sich dann jene eigentümliche und zunächst überraschende Beziehung zur Alternative von leben und totsein.
Die *Ernährung* nun ist auch ein Umgang, aber mit flüssigen, und mit weicheren oder härteren, sogenannten festen Substanzen. Trinken und Essen machen die Ernährung aus. Auch in diesem Umgang ist eine Rhythmizität von Einnehmen und Hergeben auferlegt; aber diese beiden sind räumlich getrennter und zeitlich distanter. Dabei ist überdies nicht ein für allemal festgelegt, *wie* wir zur Nahrung kommen, auch nicht, *was* wir essen und trinken. Störungen, Unterbrechungen wirken sich nicht so schnell aus; Ersetzungen sind in reicherem Maße möglich als bei der Atmung. Einem Erstickenden ist meist schwerer zu helfen als einem Verdurstenden oder Verhun-

gernden. Die Atembewegungen sind viel einförmiger als die mancherlei Handlungen und Bewegungen, welche zur Auffindung, Auswahl, Einverleibung der Nahrung gehören. Auch das Kauen und Schlucken gehören dazu; und in jeder dieser Etappen können sich fördernde oder hemmende Funktionen einschalten. Dasselbe kann auch bei Ausscheidung und Ausstoßung stattfinden. In jedem dieser Fälle ist dann zu erfahren, daß die Ernährung wie die Atmung auf irgendeine Art gewollt und auch sabotiert wird, daß dem Lebenstrieb ein Gegentrieb beigesellt ist, so daß eine Art von Entscheidungsfreiheit ins Spiel kommt. Die Folge ist, daß es Vegetarier, Asketen, Hungerkünstler gibt; daß es Menschen geben kann, welche die Lebensgefahr geringer achten als die Gefahr für Ehre, Tugend, Glaube. Die Funktion und ihr Funktionieren ist also nicht Alleinherrscher. Sie sind etwas Anderem, man kann es verborgen, tiefer, höher, geistig, übernatürlich nennen, untergeordnet oder mit ihm irgendwie verbundener als mit eben etwas anderem.

Nun aber enthält der Begriff der Ernährung doch noch etwas Besonderes, nämlich eben dies, daß das Lebewesen nicht aus sich selbst bestehen kann. Es lebt aus sich selbst, aber es lebt nicht weiter ohne ernährt zu werden, das heißt aber, von außen, von äußerer Zufuhr abhängig. Was an dieser Zufuhr die Hauptsache ist, das hat man in verschiedenen Forschungsepochen verschieden beurteilt; man hat die Energiezufuhr, man hat bestimmte Elemente, dann auch Vitamine und Wirkstoffe für ausschlaggebend oder jedenfalls unentbehrlich gehalten und wird jedem von diesen heute sein Recht geben. Aber keine dieser konditionalen Vorstellungen ändert etwas an der Grundvorstellung, daß ein Lebewesen, um fortzuleben, von außen ernährt werden muß. Dies ist so gewiß, daß die Ernährung ebenfalls in die nächste Beziehung zum Tode, aber auch zur Zeugung kommt. Nur wenn wir diese Beziehung erkennen, erfahren wir vollständig, was es mit der Ernährung auf sich hat. Was nicht ernährt wird, kann nicht leben, und was nicht lebt, kann nicht zeugen. Also ist die Ernährung auch eine Bedingung der Fortpflanzung.

Wie sehr dies der Fall ist, das erkennen wir in einer menschlichen Gesellschaft dort, wo diese beginnt, die Zeugung und die Ernährung in ein planmäßiges und quantitatives Verhältnis bringen zu wollen. Man sagt in der Zivilisation zum Beispiel: »Wir dürfen nicht mehr Kinder zeugen, als wir auch ernähren können.« Jetzt wird nicht der Zeugungsakt als ein Resultat des Lebens begriffen (daran denken die

Zivilisierten in der Regel gar nicht), sondern umgekehrt, er wird bejaht oder verneint, je nachdem das Gezeugte ernährbar sein wird. »Umgekehrt« insoferne als nicht die Ernährung (des Zeugenden) die Bedingung des (seines) Zeugens ist, sondern das Zeugen, die Folge der Ernährung, *als Aufgabe* aufgefaßt wird. Es wird also anstelle einer Naturfolge eine sozusagen moralische Folge, in vielen Fällen einfach ein Trieb zum Sorgen und Schützen der Nachkommenschaft vorausgesetzt. Geburtenstreik, birth control, Schwangerschaftsunterbrechung sind moderne Erscheinungen. Der Malthusianismus, der ihnen vorhergeht, scheint anzunehmen, daß man, auch ohne den individuellen Bewußtseinsvorgängen zu folgen, eine Art von völkergeschichtlichem Gesetz auffinden kann, demzufolge die Menschenzahl sich aus einer Proportion von Ernährungsmöglichkeit und Fortpflanzung herstelle: wenn es an Ernährung (Lebensraum, Wirtschaft etc.) fehlt, bleibt die Menschenzahl beschränkt, sei es durch Geburtenrückgang, sei es durch Völker- oder Bürgerkrieg.

Freilich gibt es immer auch Tatsachen zu beobachten, wonach die Geltung des Gesetzes von MALTHUS unrecht bekommt. Es kann zum Beispiel geschehen, daß die Ernährungsmöglichkeit schneller zunimmt als die Vermehrung. Oder daß die Fortpflanzung trotz hinreichender Ernährung abnimmt, so daß die wirtschaftlich Bessergestellten sich weniger vermehren als die Armen. Obwohl MALTHUS (der die Armenpflege mißbilligte) besonders von christlicher und sozialistischer Seite, also von ethischen und geistigen Ideen her, bekämpft wurde, kann man nicht sagen, daß er nur biologisch gedacht habe. Es können auch sogenannte sittliche und sogenannte unsittliche Motive sein, welche zur Geburteneinschränkung führen; ebenso kann ein Ansteigen der Geburtenzahl geistige wie ungeistige Gründe haben. In jedem Falle ist es nun nicht mehr möglich, die Frage der Ernährung von der der Fortpflanzung zu trennen. Trennt man sie aber nicht, dann kann man auch die physiologische Funktion nicht mehr unabhängig von dem spiritualen Inhalt setzen. Man kann das zwar künstlich so getrennt betrachten, aber man hat sich dann von der Wirklichkeit entfernt. Und was beim Menschen so ist, das könnte auch bei Tier und Pflanze so sein. Denn es ist zu bedenken, daß in den letzten Jahrhunderten es zwar üblich wurde, bei Tier und Pflanze nur biologische oder materielle Kräfte in Betracht zu ziehen. Aber dies könnte nur von einer bestimmten Einstellung des menschlichen Bewußtseins, nicht von den Tatsachen herrühren.

Auch Tiere und Pflanzen liegen im Krieg und verhalten sich dabei wie Kriegführende, leidenschaftlich und geistig.
Die Krankheiten der Ernährung stehen jetzt unter einem neuen Gesichtspunkte. Einschränkung der Ernährung kann, so lernten wir, Wert für und gegen die Fortpflanzung haben. Es gibt ein Besser-Essen, um weniger zu zeugen, es gibt auch ein Mehr-Essen, um mehr zu zeugen. Es gibt Eß-Askese und Freßsucht, frugale Neigung und Tafelfreudigkeit. So unerfreulich solche Vereinfachungen empfunden werden mögen – man kann ihnen auch ein Verdienst, die Dinge beim Namen zu nennen, anmerken. Und die Verbindung der Übertreibung in beiden Richtungen hat erfahrungsgemäß etwas mit den Wünschen und den Versagungen im Gebiete der Erotik zu tun; das ist besonders beim Genusse der alkoholischen Getränke leicht zu sehen. Die ästhetische Nuance braucht daran nichts zu ändern. Eine krankhafte Störung der Ernährung kann also immer einen Erfolg haben, der auch im Hinblick auf Fortpflanzung und Bevölkerungszahl eine Wirkung hat; diese Wirkung kann, je nach dem Standpunkte, als eine erwünschte und als eine unerwünschte beurteilt werden. Ist das Urteil, sie sei erwünscht, dann kommt in die Bewertung der Ernährungsstörung wieder jener dialektische Zug: Krankheiten können sowohl als erwünscht wie als unerwünscht gelten. Dies gilt aber nicht nur wegen des Seitenblickes auf die Fortpflanzung. Es gibt ein ganzes Bündel von Bewertungen, in denen Unterernährung, Hunger oder Hungertod von irgend jemandem in irgendeinem Falle gewünscht werden, und an dieser Beobachtung ändert sich gar nichts, wenn wohlmeinenden Leuten von wohlmeinenden Leuten ein Vorzug gegeben wird. So als sei selbstverständlich der destruktive Wunsch immer schlechter als der konservative. Überdies haben sich Theoretiker wie Ethiker, Idealisten wie Juristen immer Mühe gegeben, den Krieg, die Krankheit, dann auch die Hinrichtung, die Inquisition u.s.w. als hohe, *gute* Handlungen hinzustellen. Die Religionen haben sich darin immer hervorgetan, und die Philosophen, Theologen und Juristen sind ihnen darin gefolgt. Die Sprache hat sich in Worten wie Sühne, Opfer, Macht, Gewalt mit einer Doppeldeutigkeit vollgesogen oder ist den Theoremen darin vorangegangen. Die Medizin hat Begriffe, welche solche Zweideutigkeit gleichfalls erkennen lassen: Gift, Krise, Amputation gehören dazu. Im Gebiete der Ernährungspathologie finden wir entsprechend Hunger- und Mastkur, Wasserstoß, Diäten u.s.w. Gebote und noch mehr Verbote sind ärztliche Maßnahmen, welche

außerdem darauf hinweisen, daß man durch die Verborgenheit der Ursachen einer Störung gezwungen worden sei, Krankheit und Medizin auf verschiedene Menschen zu verteilen.

Der Begriff des *Klimas* hielt sich oder erneuerte sich, weil mit ihm gelingt, sowohl die Aufspaltung in einzelne Kausalitäten zu hemmen und mit Hilfe einer windigen Gesamtheit oder Ganzheit (eben durch deren Unklarheit) einen Strohmann für alles Gute wie Böse von der äußeren Natur zu treffen – wie auch dieses Etwas eben ganz nach außen zu lagern. Eine Trennung von Luft und Erde, von Temperatur, Besonnung, Feuchtigkeit, Landschaft, Bodenbeschaffenheit u.s.w. kann sich im Klimabegriff technisch und mit mäßigen Übertreibungen ausbreiten; und doch bilden sie alle zusammen ein geheimnisvolles Ganzes, so daß man, wenn man von Seeklima, Höhenklima u.s.w. spricht, man eben in der Schwebelage verbleiben kann: es *könnte* doch noch der materielle Faktor gefunden werden, der alles entscheidet, z.B. die Ionisierung der Luft oder ein seltenes Metall in der Erdtiefe oder eine chemische Nuance des Wassers. Womit freilich gerade der Ganzheitscharakter des »Klimas« wieder verloren ginge. – Das Thema erweist sich jetzt als eines, dessen Durchschauung am besten heute von der Psychologie her gelingt. Aber gerade in der Psychologisierung kündigt sich ein viel umfassenderes Problem an, dem wir auf die Dauer nicht ausweichen können.

c) Bisher hat die Analyse der physiologischen Funktionen immer wieder eine Kette der Abhängigkeiten gezeigt, und schon darin muß etwas der Physiologie Eigentümliches liegen, das vielleicht nicht oder nicht nur in der Natur des Gegenstandes, sondern auch in der Betrachtungsform begründet ist. Atmung, sicher im Wachen und Schlafen ein wahres Kriterium des Lebens, wird in solcher Analyse zu einer bloßen äußeren Voraussetzung des eigentlich inneren Lebensvorganges: wenn kein Sauerstoff herbeigeschafft wird, können wir nichts verbrennen. Ganz ebenso geht es dann mit den Ernährungsfunktionen; denn auch sie haben solche indirekte, konditionale Bedeutung eines Herbeischaffens. Wir kommen aber doch einen Schritt – so scheint es – näher an das eigentliche Lebensgeschehen, wenn wir jetzt uns der *Verdauung* zuwenden. Spaltung und Resorption, andererseits Abspaltung und Sekretion sind sehr großartige und ins anatomische Innere des Leibes gelegte Funktionen, die merkwürdigerweise durch Rössles morphologisch-vergleichende Studien eine Interpretation gefunden haben, die man, wäre sie spekulativ aufgestellt worden, nicht beachtet hätte. Rössle nämlich fand, daß die histologischen Vorgänge bei Verdauung, Entzündung, Wachstum und Befruchtung ganz ähnlich aussehen. Wenn das der Fall ist, was haben sie Gemeinsames? Die Sprache versagt nicht, dies auszudrücken: es ist die Auseinandersetzung des Eigenen mit dem Fremden, in der es zur Assimilation, Verschmelzung und Aneignung kommen kann, aber auch zur Trennung, Ausscheidung. Damit sind also Infektionskrankheit, Verdauung und Befruchtung einander so nahegebracht, daß man sie als drei verschiedene Darstellungen der gleichen Sache ansehen kann. Weshalb denn auch Rössle paradoxe Zwischenbegriffe, wie den der physiologischen Entzündung, bildet. Daß nun Entzündung eine Art von Verdauung, daß Zeugung eine Art von Entzündung und von Verdauung ist u.s.f., das ist eine Auffassung der Sache, die sich auch in der ärztlichen Psychologie zeigt. Es ist dann so, als ob Anatom und Psychologe, nachdem sie wie zwei Tunnelbohrer den Berg von zwei entfernten Punkten her angebohrt haben, schließlich doch irgendwo im Innern zusammentreffen.

Die im psychologischen und klinischen Studium sich aufdrängenden Zusammenhänge liegen auch nicht offen zutage; statt des Mikroskops verwenden wir eine Art von Psychoanalyse; und statt des Tierexperiments benutzen wir die Wechselfälle der biographischen Geschichte. Dann entdecken wir nun zunächst nicht Analogien (Ähnlichkeiten), sondern Stellvertretungen, die man mit Analogien freilich gut vergleichen kann. Wir sehen so zum Beispiel, daß jemand, der unglücklich liebt, appetitlos wird, oder daß jemand, anstatt glücklich ein Kind zu bekommen, eine Lungentuberkulose oder einen Krebs bekommt. Solches »anstatt« wird freilich nur bei einer bestimmten Zuwendung überhaupt wahrgenommen und bei einer gewissen Suchrichtung auch akzeptiert. Wenn also die biographische Nachbarschaft als Stellvertretung aufgefaßt und die Stellvertretung als eine Realität akzeptiert ist, dann kann man schließlich auch den Zusammenhang von Glück oder Unglück mit Krankheit als eine Wirklichkeit erfahren, die sich vor dem Kausalprinzip nicht mehr zu fürchten braucht. Dann sind wir aber so weit, daß wir uns die Krankheitsarten als Arten der Stellvertretung vorstellen und so auch einteilen.

Das, was in diesem Abschnitt über Verdauung hinzukommt, ist nun

einmal, daß es sich um eine Auseinandersetzung von Eigenem mit Fremdem handelt; dann, daß dabei eine Art der Auseinandersetzung die der bloßen Stellvertretung ist. Dies sei nun noch etwas genauer betrachtet. Wenn die Auseinandersetzung in bloße Stellvertretung mündet, so bleibt noch ganz ungesagt, ob ein solcher Lösungsversuch erwünscht, unerwünscht oder – in beiden Fällen – unvermeidlich ist. Außerdem müßte man, um weiterzukommen, wissen, was durch was vertreten wird. Wenn zum Beispiel statt einer Liebeserfüllung eine Lungentuberkulose eintritt, dann weiß man ungefähr, was durch was ersetzt wurde; dann will man auch noch urteilen wollen, ob die Liebeserfüllung erwünscht oder unerwünscht gewesen *wäre*. Hier wird ganz deutlich, daß der Irrealis, die Vermutung und die bloßen Hypothesen ein Urteil bestimmen müssen, wenn ein solches überhaupt gefällt wird. Hier sieht man auch, daß die erkenntnistheoretische Kritik ganz unentbehrlich ist. Man kann das alles auch einfach so ausdrücken: Die Beurteilung der Krankheit ist immer eine Bewertung, und eine Bewertung kann man nur durch ein Ideal vornehmen.
So hat auch die Analyse der physiologischen Verdauung herausgestellt, daß sie eigentlich etwas anderes ist, nämlich eine Auseinandersetzung von Eigenem mit Fremdem, in der die Entscheidung einem imaginären Werte zur Verwirklichung hilft. Man kann sie also kurz eine Wertverwirklichung nennen und dabei sagen, ob dieser Wert der höhere oder der niedrigere sei; das ist, ist die Entscheidung einmal gefallen, nur mehr eine Frage, keine Wirklichkeit mehr. Verdauungskrankheiten also sind Wertverwirklichungen, und das ist nun freilich ein Gesichtspunkt, der sich auch bei anderen als Verdauungskrankheiten anwenden ließe. Halten wir soviel fest, daß er sich uns gerade hier einleuchtend ergab.

d) Nach der Verdauung läßt der Physiologe den *Stoffwechsel* folgen. Der Stoffwechsel bedingt aber, namentlich bei Verbrennung, auch den Energiewechsel, und beides wird angesichts der nötigen Verteilung durch die Stoffbewegung, also den Kreislauf, ermöglicht. Wieder zeigt sich hier jenes bedingungsartige, konditional-indirekte Verhältnis der Funktionen, auf das wir schon mehrmals aufmerksam wurden, so als sei die Physiologie der Funktionen an dieses konditionale Vorstellen gebunden, freilich auch an die Tendenz, dadurch dem Lebenskerne immer näherzurücken.
Eben an dieser Stelle gebührt sich aber doch nun auch die Frage, ob

der Stoffwechsel nicht einen eigenen Lebenssinn habe, den man von der durch ihn freilich ermöglichten Energieproduktion zu trennen hat. So wie auch die Verdauung zwar den Stoffwechsel ermöglicht, aber auch den Eigen-Sinn der Auseinandersetzung von Eigenem mit Fremdem hatte. Auch klingt im Worte »Wechsel« etwas von jener Stellvertretung an, die, wie bei der Ablösung eines Postens, nicht nur unvermeidlich, sondern auch historisch wirksam werden könnte, denn trotz Uniform ist doch kein Mensch ganz gleich wie der andere, und im Falle eines unerwarteten Zwischenfalles kann ein Posten sich ganz anders betragen wie ein anderer. Diesmal dürfen wir auch die Kette der Bedingungen in entgegengesetzter Richtung verfolgen. Wenn zum Beispiel der Stoffwechsel davon abhing, daß in der Ernährung ein bestimmter Stoff ergriffen wurde, dann war also eine Willkürhandlung, nicht ein beliebiger Naturprozeß der Anfang und die Ursache. Eine sehr heterologe Zusammensetzung jener Kette muß angenommen werden. Zur Orientierung trägt auch bei, daß wir uns beim Wege von Atmung zu Ernährung, Verdauung und zuletzt Stoffwechsel immer weit vom Bewußten *weg* bewegt haben: eine psychische Begleitung des Stoffwechselvorganges ist – zunächst wenigstens – gar nicht zu bemerken. Zumindest ist sehr zweifelhaft, ob seelische Erlebnisse wie Hunger, Durst den physiologischen Prozessen der Verdauung, des Stoffwechsels oder noch mehr hinauf den nervösen Prozessen dabei zugeordnet sind. Die Forscher können darüber sehr verschiedener Meinung sein.

Wind-, Wasser- und Gestirnströmungen, Diffusionen, Mischungen sind Bewegungen der Materie, die man nicht als Stoffwechsel zu bezeichnen pflegt, weil sie nicht unmittelbar in den Dienst der Erhaltung von Lebewesen gestellt sind. Von Stoffwechsel sprechen wir also erst dann, wenn diese Dienstbarkeit vorliegt. Eine Stoffwechselkrankheit, wie sie beim Diabetes, der Gicht, den endokrinen Diathesen beschrieben werden, ist eine »Krankheit«, insofern sie Funktionsstörungen auf anderen Gebieten hervorruft. Andererseits ist die Tendenz mancher Pathologen unverkennbar, die Stoffwechselkrankheit als »eigentlich« durch lokale Organkrankheit bedingt zu definieren: der Inselapparat des Pankreas, die Hypophyse u.s.w. sei das, was eigentlich krankhaft ist. In jedem Falle ist der Stoffwechsel von der Materiebewegung unterschieden, und wir können mit einem Schlagwort sagen: Stoffwechsel bedeutet Stoffwandel. Gemeint ist damit, daß ein Stoff (im Gegensatz zu Materie) auch das ist, wozu er verwendet wird, und daß diese Verwendung sich ändern

kann, daß diese Veränderung ein Wandel sein kann. In diesem Sinne also ist Kohlenstoff, Stickstoff u.s.w. im lebenden Organismus dasselbe *und* etwas anderes als außerhalb desselben. Das ist die eine der Explikationen des Begriffes Stoffwechsel.
Eine zweite ist dann der Versuch, die Arten dieser besonderen organischen Verwendungen genauer zu bestimmen. Das Nächstliegende ist die Darstellung, daß dieser Stoffwechsel das Mittel zum Energiewandel sei. Wenn eine Einrichtung (Apparat, Maschine) in dieser Hinsicht beschränkt ist, also zum Beispiel unfähig ist, mechanische Kräfte wie die im strömenden Fluß, in Ebbe und Flut oder in der Planetenbewegung oder anderen zu übernehmen, auch nicht fähig ist, aus der Sonnen- oder Erdwärme mechanische Arbeit herzustellen, dann kann es ihm gelingen, solche Arbeits- oder Wärmeproduktionsmaschinen selbst herzustellen und zu benutzen. Dies ist bei den Lebewesen der Fall, und der Stoffwechsel ist also jetzt das Mittel, durch welches solche Hervorbringungen von bestimmten Energieformen gelingen. Sie zu beschreiben ist Aufgabe der Physiologie. Man kann sagen, daß dies bei der Herstellung von Wärme am besten, bei der Herstellung mechanischer Arbeit (in der Muskelmaschine) nur halb gelungen sei. Der Unterschied wird besonders scharf, wenn man der Verwendung des Sauerstoffs nachgeht.
Wirft man dann einen Blick auf die geläufigen Krankheitsarten, so wird immer deutlicher, daß die klinischen Krankheiten nur ausnahmsweise sich dem Einteilungssystem der Physiologie bequemen. Die Regel ist geradezu, daß, wenn eine Krankheit physiologisch analysiert wird, mehrere oder alle von der Physiologie abgegrenzten Funktionen betroffen sind. Um diesen Sachverhalt an einem Beispiel zu erläutern, wird der nun folgende Kreislauf sich hervorragend eignen.

e) Die Erkrankungen des *Kreislaufs* faßt man als solche zusammen, um die pathologische Anatomie in die physiologische Analyse doch noch hineinzuretten. Krehls »Pathologische Physiologie« hat eine Einteilung, die noch mehr organologisch als physiologisch ist, wenn auch nicht mehr ganz konsequent; man sieht da eine Mischung organisch-lokaler und physiologisch-funktionaler Prinzipien. Keinesfalls ist die organpathologische durch die physiologische Betrachtung ersetzt worden. – Wenn dann beim Kreislauf Herz und Kreislauf im engern Sinne getrennt werden, so ist hier bereits sehr deutlich, daß weniger die Unterscheidung als die Vereinigung der beiden Prinzipien den Störungsvorgang verständlich macht: zum Kreislauf gehört ein Motor, und ohne Kreislauf ist der Motor sinnlos. Dieses Aufeinanderangewiesensein ist also nicht nur so zu verstehen, daß die eine Funktion die andere voraussetzt, sondern daß etwas Lokales und etwas Unlokalisierbares einander fordern. Das gilt dann für jede Funktion und fürs Zustandekommen des Ganzen. – Es kommt noch etwas hinzu. Der Blutkreislauf dient der Blutversorgung, aber beim homoiothermen Warmblüter auch der Temperaturregulation. Beide wiederum sollen so erfolgen, daß Stoff- und Energieverteilung eine gewisse Intensität haben. Dann zeigt sich wieder, daß sowohl die Größe des Umsatzes wie die Geschwindigkeit desselben reguliert werden. Man kann also Raum und Zeit dieser Vorgänge zwar in der Betrachtung trennen, in der Wirklichkeit aber nicht. Die pathologische Physiologie des Fiebers zeigt das alles ganz deutlich. Alle diese Hinweise fundieren den Satz, daß es Krankheiten, die *nur* Herz- oder *nur* Kreislaufkrankheiten wären, nicht geben kann; diese Bezeichnungen sind Abstraktionen, die nur einer episodenhaften Interessenrichtung der Mediziner ihr Aufkommen verdanken. So ist auch ganz verständlich, daß die Digitalis früher einmal als ein Mittel gegen Wassersucht, dann als ein Herzmittel, dann als ein Kreislaufmittel, zeitweilig sogar als ein Schlafmittel galt. Dem allem trägt ein Arzt Rechnung, der den Kranken einfach fragt: »Wie geht's?«

Man könnte auch an die Kreislaufstörungen erinnern, in denen ein großes mechanisches Hindernis wie bei Thrombose, Embolie, Klappenfehler als die Hauptursache erscheint. Die Blutdruckveränderungen, die Stasen und die Aneurysmen sind weitere Beispiele für die Verstrickung grobmechanischer und chemischer Verhältnisse. Aber alle am Leitfaden der physiologischen Einteilung (Atmung, Ernährung, Verdauung, Stoffwechsel, Kreislauf) der Reihe nach besprochenen Funktionen führen Schritt für Schritt zu neuen Interpretationen derselben als Lebenszeichen, wobei sich eine Reihe von jenseits des Physiologischen liegenden Gesichtspunkten ergibt, die zu einer neuen Speziellen Pathologie beitragen werden. Wir müssen in diesem Hinblick beim Kreislauf noch einen sozusagen überphysiologischen Gedanken aufgreifen, den der Begriff Kreislauf besonders nahelegt. Das ist um so bezeichnender, als gerade der Begriff des Kreislaufes von Harvey stammt, der öfters als Anfang der modernen Physiologie gilt. Wieso ist eine Lebensfunktion – wenn es so etwas gibt – gerade ein Kreislauf? Das Leben läuft doch auch von der Geburt zum Tode des Individuums. Anfang und Ende sind so verschieden wie möglich, und von einer Kreisbewegung ist dabei gar keine Rede. Es ist eine sehr künstliche Auffassung, in diesen geraden oder krummen Weg von einem Start zu einem Ziel eine Kreisform einzuschalten; das Künstliche dabei scheint beinahe die Vermutung eines geheimen Motives oder Zweckes herauszufordern, als ob die historische Struktur des Lebens unterdrückt oder durch eine stabilere, ein Gleichgewicht oder etwas Unendliches herausstellende Struktur gar ersetzt werden sollte. Wir beurteilen damit den Begriff »Kreislauf« als einen tendenziösen. Die Tendenz führt vom wandelbaren und sich selbst überschreitenden Leben weg und hin zu einer Endlosigkeit, bestenfalls zu einer den Wechsel nur immer wiederholenden Gesetzmäßigkeit. Damit ist ein Physikalismus der Biologie statuiert, keine Biologie als Lebenslehre. Und hierin haben wir wieder einen Beitrag zu der Einsicht, daß die Physiologie weniger auf die Wirklichkeit zielt als auf ein gleichsam absichtliches und absichtlich falsches Bild der Wirklichkeit.

f) Zu einem gewissen Abschluß gelangt diese Einleitung, wenn als letztes die Funktion des *nervösen* Organs besprochen wird. Welches ist seine Funktion? Historisch kann man, wenn man sehr simplifiziert, sagen, eine erste Epoche könne eigentlich allein als in der Vorherrschaft des Funktionsbegriffes stehende genannt werden, nämlich die, welche mit DESCARTES den Reflex als die wesentliche Funktion des Nervensystems annimmt, während eine zweite Epoche die integrierende Leistung ihm zuschreibt; man kann ihre neuere Phase mit SHERRINGTON's Buch »The Integrative action of the Nervous system« (1906) beginnen lassen. Aber solche Datierungen zeigen nicht, daß fast jederzeit beide Antworten als Strömungen in den Forschern wirksam waren. Zum Beispiel hat Sherrington noch durchaus mit dem Reflexe gearbeitet, und sein Gebrauch des Wortes Nerven*system* zeigt außerdem, daß er einen Widerspruch zwischen Integration und System wohl gar nicht empfunden hat, obwohl ein System ja bereits eine Integration voraussetzt, also nur eine andere Art von Integration hervorbringen könnte. Eine andere Integration, die nicht auf einem vorgegebenen System beruhen kann, sondern aus etwas Systemlosem etwas in besonderem Sinne Ganzes herstellt.

Nun ist da schon immer eine Doppelsinnigkeit mit untergelaufen. Das Nervensystem soll einmal sich selbst, dann wieder den ihm irgendwie unterstellten Organismus integrieren. Diese Doppelsinnigkeit hat selbst einen gewissen Sinn insoferne, als Integration nicht nur Addition, sondern mehr als das ist. Dieses »mehr als«, die sogenannte übersummative Qualität, die dann auch als Gestaltqualität bezeichnet wurde, versucht auszudrücken, daß hier etwas Besonderes gemeint ist, welches die Teile oder die Teilfunktionen zwar umschließt, aber auch überragt. Man kann diesem Besonderen einen höheren Wertrang geben oder nicht – in jedem Falle muß man es unterscheiden, und daher eben stammt jener Doppelsinn. Da ich mich früher ausführlich über diese wissenschaftliche Bearbeitung der nervösen Vorgänge verbreitet habe, werde ich hier nur auf die in einer Pathologie eintretenden Folgen hinweisen. Auch die krankhafte Störung nämlich kann mechanistisch und übermechanistisch dargestellt werden. Im ersten Falle stellt man sich Leitungen unterbrochen, Zentren lokal zerstört vor; im zweiten geht man davon aus, wie Leistungen der Sprache oder des Handelns oder des Wahrnehmens verändert, ersetzt oder verhindert sind.

Da man nun das Gehirn, namentlich seine Rinde, in die nächste Beziehung zum bewußten Seelenleben setzte, so sind hier als einem psychophysischen Treffpunkte alle jene berühmten und von den Naturphilosophen bevorzugten Konflikte zwischen Geist und Materie bloßgelegt worden. Soweit es sich dann um die von den Wissenschaften – oft mit Arroganz – aufgestellten Probleme handelt, so ist charakteristisch, daß hier eine sozusagen perennierende Meinungsverschiedenheit erhalten blieb. Es sieht geradezu so aus, als seien die Fragen so formuliert worden, daß sie unlösbar bleiben mußten, und in der Tat kam man auch zu keinen dauerhaften Problemlösungen. Da wird behauptet, die Geisteskrankheiten seien Gehirnkrankheiten und auch das Gegenteil, sie seien keine. Da wird einmal die reine Somatogenie, andererseits die reine Psychogenie verfochten u.s.w. Die Behandlung der Antinomien durch KANT in seiner Kritik der reinen Vernunft ist ein bezeichnendes Beispiel für die sozusagen ewige Unauflösbarkeit in solcher Weise unauflösbar konstruierter Fragen. – Wenn man nun der nervösen Substanz zumutete, Ursache oder Träger solcher unlösbarer Fragen, genauer: nicht treffbarer Entscheidungen, zu sein, dann war schon damit die materielle Veranschaulichung ruiniert. Man kann doch wirklich nicht von einem mechanisch oder chemisch dargestellten Gebilde wie den Nervenzellen oder ihren Fortsätzen verlangen, daß sie sich benehmen wie ein Gewissen oder wie ein frei um sich schlagendes willkürliches Bewußtsein. Es ist, als ob der Intellekt auf sich selbst einhiebe, wenn er zuerst zur Materie sagt: sei kausal, und dann zu ihr sagt: und nun handle frei. Das ist es, was man mit der nervösen Substanz aber vornahm, nachdem man alle übrigen Gewebe des Organismus dem Physikalismus oder Chemismus überantwortet hatte. Auf diese Weise aber hatte die Wissenschaft in der Medizin sich ganz aufs Unlebendige und Unmenschliche zurückgezogen und es den Künsten, den Dichtern oder den Philosophen überlassen, über Leben und Mensch Wahrheiten auszusagen. Diese ihrerseits distanzierten sich dann auch von der Wissenschaft, so als ob es zwei oder mehr Wahrheiten gäbe. (Es schien noch einen Ausweg zu geben: das Genie. Das Genie allein verwirkliche das den anderen Menschen Unmögliche. Wir vertreten hier, daß alles, auch die anderen Menschen, auch das alltägliche oder jedes Ereignis diese Beschaffenheit habe, nämlich daß nur das Unmögliche verwirklicht wird.)

Der Vorgang im Nervensystem wird hier also nur als die letzte Festung der physiologischen Wissenschaft erkannt, in der sich der ursprüngliche Widerspruch von Materie und Geist noch einmal festsetzt und sich zu verteidigen sucht. Jetzt kommen wir an den Punkt, an dem das Pendel zurückschlägt und von dem ab sich derselbe Konflikt wieder auf jede Zelle, jede Funktion ausdehnt. Was also als Zellvorgang oder als Funktion abgehoben, isoliert, abstrahiert worden war, das erweist sich jetzt nicht als, eventuell durch eine nervöse Steuerung, ergänzungsbedürftige Beschreibung einer Realität, sondern in jedem Falle als falsche Beschreibung. Nicht als Beschreibung einer Wirklichkeit, sondern als Beschreibung eines Irrtums des Geistes. Da gibt es nun nur noch einen Ausweg: dieser Irrtum sei eine Art von Krankheit gewesen.

Schon jetzt ist entschieden, daß dieses Dilemma, dieser Konflikt (wenn anders es noch einer ist), nicht dadurch zu beseitigen ist, daß man der materiellen Substanz auf irgendeine Weise in Erweiterung des Gesichtskreises die seelische Substanz zugesellt. Wenn psychosomatische Medizin so verstanden wird, dann ist sie keine neue Medizin, nicht neu in dem Sinne, daß sie von jenem Konflikte befreit. Es ist vielmehr offenbar, daß man jenen Konflikt, um ihn zu überwinden, allererst haben muß. Trotzdem wird es nötig sein zu zeigen, daß nicht der Konflikt, sondern seine Überwindung gezeigt werden kann. Das Niveau, von dem aus wir an diese Arbeit herantreten können, ist auch dadurch charakterisiert, daß zu den Krankheiten nun nicht nur die Anginen, Tuberkulosen und Krebse gehören, sondern auch die naturwissenschaftliche Medizin selbst. Krankheiten haben auch Kulturen, Politiker, Künste, Wissenschaften und Religionen. Ob man das eine Erweiterung oder eine Verengerung des Krankheitsbegriffes dem Umfange nach nennen mag, verschlage uns wenig. Die Hauptsache bleibt, daß »Krankheit« etwas ganz anderes und Neues heißt. Damit würde wenigstens die Vieldeutigkeit des Wortes »krank« beseitigt, und so mag man das als eine Verengerung bezeichnen. Wenn die Neurose der Wetterwinkel in der Krise der Medizin genannt wurde, so ist ihr Anklang ans Nervöse jedenfalls bezeichnend; denn in der Tat haben sich von der Neurologie her die Wolken zusammengezogen, welche Blitz und Donner und befruchtenden Regen sandten.

Zusammenfassung

Erst jetzt ist eine Spezielle Pathologie in neuem Sinne aufzustellen. Man kann bemerken, daß man sie erst aufstellen kann, wenn man auch eine Allgemeine Pathologie formiert hat. Wenn jemand bei völliger klinischer Gesundheit doch eine kranke Idee, eine krankhafte Politik, Wirtschaft, Religion oder Erotik hat, dann sind eben auch die früher so genannten Krankheiten etwas anderes. Jemand also habe guten Schlaf, guten Appetit, gute Verdauung und keine Schmerzen irgendwo im Körper oder in seiner Seele; und doch ist sein Verhalten in einem der oben erwähnten Lebensbereiche eben krank: er habe eine falsche Idee, oder treibe eine falsche Politik, oder erlebe eine verkehrte Erotik (wir könnten auch die juristische, die ökonomische Sphäre heranziehen), dann nennen wir ihn eben auch dann krank. Das gibt dann einen neuen allgemeinen Krankheitsbegriff und eine neue spezielle Unterscheidung der verschiedenen Krankheiten.
Um dies durchzuführen, wird es nötig sein zuzugeben, daß es überhaupt Spezielles in der Welt gibt. Ich behaupte nicht, daß das Besondere mit den Begriffen individuell, konstitutionell, Anlage, Eigenheit, Schicksal, Situation u.s.w. bereits zulänglich erreicht sei. Und doch bleibt etwas von Einmaligkeit immer dabei. Etwas kann typisch, also wiederholt vorkommen; und doch bleibt unbekannt, warum jemand gerade diesen Typus und keinen anderen hat. Jetzt nähert sich der Begriff des Speziellen schon dem des Unbekannten. Was eigentlich ist unbekannt?

Es wäre ein nicht unbequemer Weg, wenn man sich einfach den Vorstellungen oder Begriffen wie Politik, Wirtschaft, Religion, Recht, Geschichte, Körper, Seele, Geist zuwendete, und in jedem dieser Bereiche dem nachspürte, was darin man als krankhaft empfände. Wie naiv und unberaten ein solcher Weg aber ausfiele, das können wir überall leicht, besonders leicht auf dem Gebiete der Kunst wahrnehmen. Ist Picasso, ist Klee krank oder normal? Sofort sieht man, daß dafür eben keine Norm existiert. Der erste Begriff, den wir hier fahren lassen müssen, ist der von normal und der von anormal. Wann ist der Fettansatz eines Menschen noch normal? Das hängt doch vom Ideal ab! Wovon aber hängt das Ideal ab? Wir drehen uns im Kreise, denn das Ideal hängt doch vom Vorhandenen ab! Mit anderen Worten: krank ist ein relativer Begriff. Dann ist aber zu fragen: welche Relationen sind gemeint? Auch damit drehen wir uns im Kreise, denn Relationen bestehen nur in Absolutheiten, diese aber sind wieder durch Relationen bestimmt.
Einfacher und klarer sieht die Sache in jeder Kasuistik aus. Wo die Abstraktion ungewiß ist, da ist der konkrete Fall eine Gewißheit, ein Anhaltspunkt. Wenn man mit ihm nur nicht in Gewissenskonflikte käme! Und diese Konflikte sind wieder von abstrakten Ideen hervorgerufen. Ganz gewiß scheint jetzt nur dies: daß man weder den konkreten Fall noch die abstrakte Forderung ⟨*übergehen*⟩ kann. Weder noch, das heißt sowohl als auch. Die Position von weder – noch ist freilich nicht identisch mit sowohl – als – auch.
Soweit wir in unserem persönlichen und intimen Denken und Fühlen gekommen sind, soweit reichen auch die Urteile, die wir bekanntgeben. Trotzdem ist da eine unbezwingliche Schranke, die besagt, daß wir etwas verschweigen und nur Symbolisches äußern. Das muß einen guten Grund haben.
Es sind für den Krankheitsbegriff überhaupt und die einzelnen Krankheiten also zwei neue Momente festzuhalten: 1. daß nicht nur der menschliche Körper krank wird, sondern alle möglichen Sphären des Lebens, und 2. daß jede Krankheit ein kasuistisches Original ist. Nimmt man diese beiden Neuigkeiten ernst, so muß hier jede von beiden eingehend erörtert werden. Auch müssen wir dem Rechnung tragen, daß nicht Abstraktionismus, sondern Symbolismus die Darstellung leitet. Für die Einteilung der Krankheiten sollte dann die anatomische und physiologische Systematik zwar nicht bestimmend, aber auch nicht zu ignorieren sein. Wenn jemand ein Magengeschwür hat, dann doch auch darum, weil es Magen und

Magenverdauung gibt. Das beweist noch nicht, daß der Begriff Magengeschwür als Krankheitseinheit zu Recht bestehe.

Die neuen für die Medizin zu erdenkenden Begriffe sollen auch die unlösbaren Dilemmen unnötig machen. Zum Beispiel, daß man nur ärztlich therapieren könne, wenn man die Tragik auf sich nimmt, den Aufenthalt im Jammertal zu verlängern. Dann müßte jeder Arzt sich gleich aufhängen; statt dessen genießt er wie ein Masochist seine Tragik, wie ein Schmerzliebender. Die Welt ist ihm kein Symbol, und wer ein falsches Weltbild hat, der ist eigentlich nur lächerlich. Die Welt ist aber ein einziger Symbolismus. – Oder das Dilemma, daß man Realismus veristisch auffaßt, so als ob die Wahrheit eine angebliche Wirklichkeit, ein Wahrheitstreben in einem Wirklichkeits-Sinn sich bewähre. Aber diese angebliche Wirklichkeit ist gar keine. Max PLANCK hat etwas gemerkt, als er den Positivismus ablehnte. Aber das ist nur eine halbe Maßnahme. Ich bin also kein distanzierter Respektierer der Physik und ihr Gegner. Und ich trenne auch nicht Person und Sache, sondern bin ein Feind auch der Physiker. Die vielbewunderte Anweisung KANTS, man solle wissenschaftlich sich streng innerhalb der transzendentalphilosophischen Kritik, also innerhalb der Bedingungen jeder möglichen Erfahrung halten, aber sich nicht einbilden, man könnte das Ding an sich erkennen – diese Anweisung hat doch einige große Bedenken gegen sich. Wenn man das Ding an sich nicht erkennen kann, dann wird aus dieser Anweisung leicht eine Philosophie des Als-ob, wie VAIHINGER das nannte. Und solche Erkenntnisse als-ob rutschen dann widerstandslos in eine Resignation, die Resignation in einen Nihilismus weiter ab. Ich pflege deshalb zu sagen: wir haben nur Erscheinungen des Seins, nicht das Sein selbst; aber das was so erscheint ist doch das Sein selbst. Das ist nun auch für die Krankheitslehre zutreffend. Immer erscheint da nur etwas; immer steckt hinter der Erscheinung etwas anderes; aber es ist nicht richtig, daß man das, was dahinter steckt, nicht herausfinden könne. Nur wenn man sich diese Arbeit ins Endlose fortgesetzt, als Sisyphus-Arbeit vorstellt, kommt man zu jenem resignierten Nihilismus. In der Krankheitslehre ist es eben auch so, daß hinter allem noch etwas anderes verborgen ist, und darin sind sich alle Krankheiten gleich; das ist der Grund, warum wir einen einheitlichen Begriff für alle Krankheiten bilden können. Aber weil wir diese Ermittlungen dessen, was dahinter steckt, ernst nehmen, deswegen sind auch alle Krankheiten als *Transfomierungen* zu erkennen. Solche Transformierungen finden also bei Neurosen, Biosen und Sklerosen statt, und sie sollen im einzelnen studiert werden. Bei diesem Geschäft hat sich uns nun eine Methode in letzter Zeit entwickelt, die, weil sie relativ jung oder neu ist, hier im besonderen besprochen werden soll: es ist die *biographische*. Nachdem wir erkannten, daß die sogenannte Psychogenie der organischen Krankheiten nicht recht gelingt; nachdem wir dann merkten, daß auch die Vertiefung der trivialen und der zu oberflächlichen Bewußtseinspsychologie zu einer Tiefenpsychologie sowie die Übernahme der Psychoanalyse die so erwünschte psychosomatische Medizin nicht herbeibringt; nachdem endlich die an einer Klinik und die in einer Praxis gegebenen Verhältnisse ihr schweres Gewicht geltend machten; nachdem schließlich auch die naturwissenschaftlich bisher erforschten anatomischen und physiologischen Tatsachen doch ihrer Eigenart nach nicht mehr einfach ignoriert werden konnten – nach alledem hat sich die sogenannte Biographik als ein ganz guter Weg ergeben, um in dem Verständnis der Krankheiten einen weiteren Schritt zu tun und an den Stellen, die von der klassischen Pathologie nicht geklärt werden konnten, weiterzukommen; besonders in den beiden Fragen: warum grade jetzt? und: warum grade hier? Prüfen wir besonders an diesen zwei Fragen den Wert, den bisher die Biographie gehabt hat.

Biographik

Ehe Einzelheiten besprochen werden, sei etwas gesagt, was unsere Schritte oft verzögert hat. Es beruht auf dem Verhältnis zur Psychoanalyse. Ich habe oft bemerkt, daß die Biographik als eine geringere Abart der Psychoanalyse aufgefaßt wurde. Man hörte dann etwa: »Eigentlich müßte hier eine vollständige Psychoanalyse gemacht werden; aber die kann ich nicht, weil ich sie nicht gelernt habe«, oder: »Ich könnte und müßte eigentlich, aber ich habe keine Zeit«. So entstand oft ein wahrer Minderwertigkeitskomplex gegenüber der Psychoanalyse, weil ja die Biographik ein schlechter, ja gleichsam unerlaubter Ersatz, ein Surrogat derselben sei. Ist das richtig? Es könnte sein, daß das Gefühl der Unterlegenheit begründet und der Komplex also berechtigt, ja erwünscht wäre; es könnte aber auch sein, daß die Biographik etwas anderes, eine nur noch nicht so gut entwickelte Methode ist. Das letztere ist meine Meinung; aber bei der Darstellung der Biographik wollen wir den Seitenblick immer wieder auf die Psychoanalyse fallen lassen.

A. Die Exploration

Es scheint nicht, daß das Gespräch zwischen Patient und Arzt in der ganzen Medizin seinen Stil verändert hat. Schon immer wurde von häuslichen Sorgen, von intimen Nöten, von beruflichen Spannungen, von wirtschaftlichen Schwierigkeiten gesprochen; aber es ist dann ein besonderer Schritt, solches für die Krankheit irgendwie verantwortlich zu machen. Für die Art, wie ein solches Gespräch sich herstellt, ist dann aber auch die Proportion zwischen Patient und Arzt, der Abstand der Klasse, des Typus, der Altersunterschied, des Geschlechtes u.s.w. bestimmend. Die Patienten sind in solchen Hinsichten untereinander verschieden; es gibt aber auch verschiedene Ärzte. Das ist ein weites Feld, und wir müssen es absuchen, um zu erfahren, was davon für die Medizin wichtig ist. Es gibt Städter, Kleinstädter, Dorfbewohner, Deutsche und Franzosen, und das Schicksal wirft sie durcheinander. Es gibt Industrielle, Ingenieure, Techniker; es gibt Arbeiter, Bauern, Soldaten; es gibt Akademiker wie Pfarrer, Ärzte, Richter, Professoren, dann auch Lehrer, Journalisten; es gibt Adlige und Bürgerliche; es gibt Damen und Frauen; es gibt Handwerker, gelernte und Gelegenheitsarbeiter. Es gibt Verheiratete und Ledige, Reiche und Arme. Und es gibt noch viele, die hier nicht aufgezählt sind. Nimmt man in jedem dieser Fälle noch Lebensalter und Geschlecht hinzu, dann kann leicht der Anschein entstehen, als sei die Fundamentalbedingung Nebensache: nämlich daß die ärztliche Leistung bezahlt wird und auf einer Art von Kaufvertrag beruht.

Die Gleichgestimmtheit von Arzt und Patient (es mag z. B. sein, daß beide Jäger oder beide Demokraten sind) oder die Überbrückung eines Abstandes (so, wie wenn der eine ein Herr, der andere ein Angestellter ist) werden zunächst ohne besondere methodische Veranstaltungen in die Konversation eingebaut und in einer Exploration mit mehr oder weniger Takt berücksichtigt. Von einer sachlichen Bedeutung wird das alles, ich wiederhole es, erst dann, wenn man die Besonderheiten von Klasse, Typus, Situation als etwas nimmt, was die Krankheiten mit verursacht. Zum Beispiel weist der Ausdruck »Zivilisationskrankheit« ganz in diese Richtung. Nun können aber in Pathogenese, Verlauf und Prognose zwei ganz verschiedene Wege eingeschlagen werden, die sich zunächst nicht gegenseitig ausschließen. Der eine ist der, daß man die Form und Entwicklung des Verhältnisses von Arzt und Patient für das Wichtige und Wirksame hält; der andere ist der, daß man von einer Biographie des Kranken ausgeht.

Daß nun das Verhältnis von Arzt und Krankem für die Krankheit wichtig ist, das ist, so allgemein gesagt, nicht schwer zu beweisen. Es kommt darauf an, daß der Arzt die richtige Diagnose stellt, und darauf an, daß seine Medizin von den Krankheiten die richtige Erklärung gibt. Auch darauf, daß er gut operiert, wenn er Chirurg ist, und ein gutes Rezept schreibt, wenn er Mittel verordnet. Aber in einem anderen Sinne ist jenes Verhältnis dort bedeutsam, wo Hypnose, Psychoanalyse verwertet werden. In der letzteren ist nämlich die Übertragung als ein wirksamer Heilfaktor und die Steuerung der Übertragung als wichtig für den Kurerfolg erkannt worden. Nachdem wir nun den weiteren Schritt getan haben, die Psychotherapie als einen Bestandteil jeder Medizin einzuführen (wenigstens im Idealfall), also die ganze Medizin als eine psychosomatische aufzubauen, wird jenes Moment der Übertragung für die Gesamtmedizin wichtig. In einem sehr umfassenden, im einzelnen auch sehr verschiedenen Sinne ist das Verhältnis von Arzt und Patient sozusagen ein Teil der Krankheit selbst und so auch der Lehre von den Krankheiten geworden. Im Lichte dieses Satzes ist nun auch die Exploration, ja die zu ihr hinführende Konversation und überhaupt die Begegnung in der Sprechstunde und bei der Visite nun ein Teil der Pathologie selbst.

B. Die so genannte Biographik

Was wird in dieser Begegnung und Unterhaltung von Arzt und Krankem betont? Zwar unterliegen wir wohl alle einem gewissen Herkommen, wenn wir den Kranken fragen, wann er erkrankt, wo er seine Beschwerde ⟨*hat*⟩ was das eigentlich sei, warum so etwas entstanden sei; auch wenn der Patient das Wann, Wo, Was und Warum zunächst vorbringt. Nachdem aber eine solche Erweiterung des Horizontes zugelassen wurde, so daß alle möglichen, sowohl natürlichen wie sozialen, sowohl persönlichen wie unpersönlichen Ereignisse für die Krankheitsvorgänge als mögliche Ursache in Frage kommen – danach ist ein embarras de richesse, eigentlich eine Verwirrung, ja ein Chaos der Freiheit entstanden. Und nun wollen wir auch wissen, was von all diesen Dingen eigentlich betont werden soll, weil es erfahrungsgemäß und wissenschaftlich kritisiert wesentlich ist; was davon unwichtig ist.
Mit der Frage, was in einer Lebensgeschichte für die Entstehung von Krankheiten und deren Verlauf wesentlich sei, ist eine gewisse Auswahl nahegelegt. Man sagt dann, die Mondphasen hätten mit dem Eintritt des epileptischen Anfalls nichts zu tun, oder die Infektion mit Typhusbazillen sei für das Entstehen eines Typhus notwendig. Wenn dann die gegenseitige Verborgenheit von Erscheinung und Sinn zum Wesen des Lebensaktes, auch zum Wesen des pathologischen Lebensaktes gehört, dann ist mit der Offenbarung ihres Zusammenhanges auch der Lebensakt selbst vernichtet; denn zu diesem gehörte ja gerade diese Verborgenheit. (Daher kommt auch die dialektische Struktur des Kurierens: wir machen den Kranken fähig, noch mehr vom Jammertal des Lebens zu erleben.) Es kommt dafür also ganz darauf an, ob ich eine optimistische oder eine pessimistische Stimmung habe, und das ist viel entscheidender als meine Behauptungen über den angeblich darstellbaren Zusammenhang von Körper, Seele und Geist. Ganz ebenso ist es einschneidender, ob ich dem Gefühl oder dem Verstand lieber recht gebe, als es ist, wie ich über die Richtigkeit einer materialistischen oder einer idealisti-

schen Weltdeutung denke. Am Problem des Streites ist einfach zu zeigen, daß die Bevorzugung des Kampfes vor der Ruhe, oder umgekehrt des Friedens vor dem Kriege nicht von einer Weltanschauung abhängt, sondern von einzelnen Situationen, in denen ein Mensch sich vorfindet und je nach denen er dann eventuell auch eine Weltanschauung bildet.

Was sind nun dies für Situationen? Denn in diesen Situationen sollen sich ja optimistische oder pessimistische Stimmungen, materialistische oder idealistische Weltanschauungen erst sekundär gebildet haben. In der klinischen Pathologie pflegt man zu sagen, es seien eben Aufregungen gewesen, die zur Psychogenese von Krankheiten geführt hätten. Aber das kann nicht stimmen. Das Fehlen gewisser Aufregungen, das Stagnieren kann ebenso krankheitsfördernd wirken. Welche Aufregungen sind denn störende? Welche Störungen sind pathogen? Da ist es nun wieder wie eine beliebige Wahl, ob ich eines oder ein anderes Ereignis der Biographie anschuldigen mag. Die statistische Häufigkeit bestimmter beobachteter Ereignisfolgen kann einen Ausweg aus der Unwissenheit bieten, aber er ist doch nicht überzeugend. Die Ausnahme kann, wenn ernst genommen, mehr sagen als die Regel. Wieder schwanken wir zwischen kasuistischer Beobachtung und System. Die Analyse sollte diesem Schwanken abhelfen, indem sie ein Gesetz zutage brachte.

Wenn man die Biographie psychoanalytisch ansieht, dann ist ⟨*es*⟩ die Sexualität, wenn man sie psychotherapeutisch beurteilt, dann ist es der Heilerfolg, wenn man sie naturwissenschaftlich auflöst, sind es die Kräfte, wenn man sie metaphysisch abwägt, sind es höchste Werte, die man als die wesentlichen wählt. Ich sehe nun kein Argument, um zu entscheiden, was hier in der Biographie betont werden soll, um eine Pathogenese zustande zu bringen. Nicht was man wählt, sondern daß man wählt, ist nötig, ja unvermeidlich. Führt das nicht zu einem Nihilismus? Nur zu einem Nihilismus der Theorie; denn eine Biographie hat doch ihre eigene Kontingenz: wir stammen von bestimmten Eltern ab, haben Liebeswahlen zu bestimmten Menschen getroffen, einen Beruf gewählt, uns in bestimmter Weise am Weltleben, an Gesellschaft, Volk und Staat beteiligt u.s.w. Die Biographie ist, soweit sie Vergangenes betrifft, von eindeutiger Faktizität. Man braucht das nicht individualistisch oder personalistisch zu nehmen; denn in allen diesen Fällen haben wir uns am Unindividuellen und Kollektiven beteiligt, wenn auch als Individuen. Damit ist nun doch geklärt, was in einer Biographie betont werden sollte:

es ist die faktische Vergangenheit – mehr nicht. Es mag im Augenblick wichtiger sein zu sagen, was also *nicht* als das Wesentliche betont werden darf: nicht der biologische Ablauf, nicht der psychologische Kontext, nicht die geistige Gestalt, nichts, was nach Ordnung, Regel und Gesetz aussieht, auch nicht die Eigenart und Besonderheit, wie etwa der sogenannte Charakter oder die Anlage eines Menschen. Sondern betont darf nur werden, was die Form der wirklichen Vorgeschichte angenommen hat, die in einer Vergangenheit entstandene Faktizität geworden ist. Alle jene Nicht-Angaben besagen nicht mehr und nicht weniger, daß keiner jener Bereiche Monopol in der Pathogenese bekommen, aber daß sie auch alle zugelassen sein sollen, wenn wir einen Krankheitsfall oder eine Krankheitsart interpretieren wollen. Damit ist das Thema der Betonung in der Biographie abgeschlossen. Es resultiert in der Auszeichnung der historischen Faktizität, und von hier aus müssen wir nun auch die Bedeutung dieses Historischen in der Pathologie noch näher erörtern.

C. Die Wirkung des Biographischen

Was in der Biographie ist das Wirksame? Wie wirkt es? Was wird in der Krankheit verwirklicht? Man sieht schon: es ist nicht die Frage, was der Mensch »ist«, oder was seine Lebensgeschichte »war«, sondern das »ist« und das »war« ist das, als was es im Umgang damit genommen, gesehen und fortgesetzt wird. Da nun die Krankheit, Krebs oder Tuberkulose, weder so vorhersagbar wie die Bewegung der Sterne noch wie der Tod ist, so ist sie auch nicht planbar. Man kann dies auch so ausdrücken, daß ein biographisches Verständnis der Krankheiten nicht zurückgeführt werden kann auf eine naturwissenschaftliche Erklärung. Obwohl auch diese nicht zu umgehen ist, so ist es doch nicht möglich, die Biographie als letzten Endes natürlich-kausal erklärlich, und nicht möglich, die Krankheit als das Produkt natürlicher Kräftewirkungen zu begreifen.

Einige Denker scheinen zu glauben, daß dies doch noch möglich sein wird, wenn die Naturwissenschaften selbst sich so verändern, daß ein anderes Weltbild entsteht. Aber ich sehe keine hoffnungsvolle Entwicklung dieser Art. Ein Beispiel ist die Anwendungsweise des Kausalbegriffes. Mit der überwiegenden Annahme des Prinzips Newtons von der Gleichheit von Wirkung und Gegenwirkung kam dann auch der Grundsatz der Gleichheit von Ursache und Wirkung (causa aequat effectum) in Aufnahme. Dann aber regten Erscheinungen wie Katalyse, Auslösung, Explosion die Überlegung an, daß kleine Ursachen große Wirkungen, oder auch, daß große Ursachen kleine Wirkungen haben können. Die berühmten Erhaltungssätze (von Materie, Kraft, Energie) waren doch nicht mehr hinreichend, um alles Geschehende vollständig zu beschreiben. Aber was heißt hier Gleichheit und Ungleichheit, und was wird so verglichen? Offenbar mit dem Erhaltungsprinzip doch etwas anderes als mit dem Auslösungsprinzip. Das, was in der Wirkung gleichbleibt, ist nicht dasselbe wie das, was bei einer Explosion sich verändert. Im ersten Falle beachten wir die möglichen Wirkungen, im zweiten die geschehenden; im ersten nennen wir Wirkung lediglich die Summe aller jener Möglichkeiten, im zweiten das Ereignis einer solchen Umsetzung auf begrenztem Raum und in begrenzter Zeit.

Übrigens ist es vorstellbar, daß man eines Tages einen Krebs oder eine Tuberkulose beim Menschen planmäßig und künstlich wird erzeugen können, wie eine Maschine. Dann bleibt trotzdem bestehen, daß wir diese zwei Krankheiten zwar anregen, auslösen, beherrschen können, aber dadurch um nichts klüger werden, was hinter ihnen eigentlich steckt. Wir würden dann eben die planmäßige Auslösung durch ein Experiment mit der bis dahin so genannten spontanen Entstehungsart vergleichen müssen und dann überlegen, ob die »experimentelle« und die »spontane« Entstehung doch auch etwas Gemeinsames enthalten. (Erkenntnistheoretisch-logisch stehen sich dann wieder zwei widersprechende Grundsätze gegenüber, nämlich verschiedene Ursachen, aber gleiche Wirkungen, und gleiche Ursachen, gleiche Wirkungen.) Wieder aber wird die Genese in die mechanische Kausalvorstellung nicht einzufangen sein.

Nun ist bis jetzt nur etwas Negatives gesagt, nämlich daß diese Darstellung der klassisch gewordenen Naturwissenschaften nicht fähig sei, die Pathogenese zu begründen. Jetzt soll auch positiv gesagt werden, wie sie erfolgt. Es sieht manchmal so aus, als sei es die Psychologie, wenigstens die Tiefenpsychologie gewesen, welche entdeckt habe, daß wir, indem wir das wünschen, was wir fürchten, auch (z. B. in einer Fehlleistung) das erzeugen, was wir nicht wollen. Indem man dies zunächst nur in besonderen Vorkommnissen erkannte, diese also als Ausnahme und Sonderfall beiseite schaffte, konnte auch der Anschein entstehen, normalerweise folge in der Welt auf den Wunsch seine Erfüllung, wie auch auf Absicht oder

Wille dessen Realisierung. Es ist nun aber zu sagen, daß diese psychologischen Ausnahmen die eigentliche Regel, und das, was hier im psychischen Bereich beobachtet wurde, die ganze Wirklichkeit betrifft. Wie sehr dies der Fall sein kann, läßt sich sehen, wenn man bemerkt, daß der metaphysische Satz des Leibniz von der besten aller Welten und der psychologische Satz Freuds von der Wunscherfüllung in allen Träumen (auch den Angstträumen) dasselbe behaupten, so daß ihre Vereinigung als Leibniz-Freudsches Prinzip[1] gerechtfertigt ist. Dies hat nun eine sehr weitgehende Konsequenz, auf die ich weiter unten unter dem Namen »Verwirklichung des Unmöglichen« eingehe. Vorderhand fahren wir fort in der positiven Beschreibung der Grundbegriffe unserer neuen Pathologie.

Diese Grundbegriffe, oder einige derselben, sind die folgenden. Zunächst ist es eine immer zu beobachtende Regel, daß bei jeder Entstehung, sei sie als Symptom oder als Krankheit betrachtet, sich etwas verwandelt. Krankhaftes also ist Transformation. (Wem das Wort Form im Ausdruck Transformation zu eng ist, der mag auch von Transfiguration oder Transsubstantiation sprechen; aber jeder dieser Termini ist von geistesgeschichtlichen Traditionen vorbelastet, die stören können. Wesentlich ist, daß etwas anderes dahintersteckt und daß dieses in der Umwandlung ein anderes Aussehen bekommt, für dessen Darstellung andere Vorstellungen zu benutzen sind.) Nennen wir diese Wandlung also Transformation, dann wollen wir nur damit sagen, daß ein Wesen dasselbe ⟨*blieb*⟩, seine Erscheinung eine andere wurde in der Pathogenese.

Die zweite Eigenart ist, daß das Krankhafte ein Subjekt, oder, noch vorsichtiger gesagt, eine Subjektivität enthält; daß das Krankhafte zwar als Objekt genommen sein will, aber als ein Objekt, das ein Subjekt enthält. Der Ausdruck Subjektivität ist hier mit Vorbedacht so gewählt, daß ihm nichts Numerisches anhaftet. Es soll darin kein Zwang enthalten sein, an die Zahl der Subjekte zu denken. Es kann so sein, daß wir in bestimmten Situationen oder in einem klassenmäßigen Zustande genötigt werden, Individuen zu unterscheiden oder zu zählen. Dann wird auch die von einigen Philosophen in den Vordergrund gestellte Beziehung eines erkennenden Subjektes zu einem erkannten Objekt erörtert werden müssen. Aber wir legen hier den Hauptakzent darauf, daß in jedem Objekt ein Subjekt enthalten sei. Eine kritische Philosophie oder Erkenntnistheorie muß,

1 Vgl.: (1947) Fälle und Probleme. (Bd. 9, S. 179).

was Kant nicht sah oder nicht wichtig fand, auch daran erkennen, daß ein jedes Subjekt auch ein Objekt, und ein jedes Objekt auch ein Subjekt »enthält«, und daß dies berücksichtigt werden muß, wenn man zu trennen sucht. – Wenn es so ist, daß die numerische Bestimmtheit erst in gewissen Forschungsbereichen einzuführen ist, dann ist auch klar, daß diese Einführung oder Anerkennung des Subjektes nichts darüber vorhersagt, ob es ein, zwei, noch mehr oder beliebig viele Subjekte »gibt«. Eine Subjektivität kann dann im Ich-Du-Verhältnis ebenso feststellbar sein wie in Begriffen wie Menschheit, Welt; die Pluripersonalität ist nicht mehr oder weniger subjektiv wie die Unipersonalität oder die Omnipersonalität.

Endlich enthält eine solche neue Pathologie eine Anwendung des Zeitbegriffes, die abweicht von dem der Physik oder Mathematik. Weil darüber schon viel geschrieben wurde, sei nur folgendes erinnert. Auch wenn man an die Stelle des homogenen oder isotropen Zeitbegriffes der Physik und des physikalischen Weltbildes den biologischen oder den historischen Zeitbegriff setzt, kann man nicht erwarten, dadurch allein schon die richtige Auffassung und die bessere Umgangsart mit der Krankheit zu erlangen. Denn auch die aus Vergangenheit über Gegenwart in die Zukunft durchschwingende Zeit bleibt eine obzwar dynamische Form; die wesentliche Verschiedenheit des Vergangenen vom Zukünftigen in Rechnung zu stellen, garantiert noch nicht, daß wir das Wesentliche und Wirksame einer Biographie herausgefunden haben. So bedingt zwar ein zutreffender Zeitbegriff die Sache, aber er garantiert nicht das Finden der essentiellen Biographie.

Nun kommt das eigentliche Kernstück dieser allgemeinen Darlegung über Biographik. Da zugleich der Biographie ein Platz verschafft werden soll, da ihre methodische Anwendung von dem Gefühl der Unsicherheit und der Minderwertigkeit befreit werden soll, so ist es besonders heikel, wenn ich nun eine Behauptung vorbringen muß, die ungewohnt, paradox, wissenschaftlich anstößig ist, und die ich mit keinem der üblichen Argumente beweisen kann. Es ist das die Behauptung, daß nicht das Gelebte, sondern das Ungelebte allein wirksam ist und daß nicht das Mögliche, sondern das Unmögliche verwirklicht wird – sowohl im kranken wie im nichtkranken Lebensgeschehen. Ja, ich behaupte, daß dies allein der Begriff von Wirkung ist, in welchem der Unterschied von krank und gesund verschwindet, aufgehoben und überflüssig wird. Es könnte sein, daß man dies letztere, die Überwindung des Unterschiedes von krank und gesund zum Ausgang für jene Wirkungslehre nähme, so als ob sie das Motiv derselben wäre; aber was ist ein Motiv? Um das zu sagen, müßten wir uns im Kreise drehen, da ja Motiv auch nichts anderes sein wird als eine Wirksamkeit der gesuchten Art.

Da diese Lehre, nimmt man sie umfassend und konsequent, wahrscheinlich große Folgen hat, so ist hier eine Beschränkung angebracht. Sie lautet: die Krankheit soll, und zwar ausschließend, als Wirksamkeit des Ungelebten und als Verwirklichung des Unmöglichen eingesehen werden. Eine richtige Biographie kommt nur zustande, wenn sie im Sinne dieser Geschichtsauffassung aufgestellt wird. In der richtigen Biographie ist, nach Überwindung des Gegensatzes von krank und gesund, auch die neue Pathologie enthalten. – Inwiefern kann man einsehen, daß Krankheiten die Wirkung ungelebten Lebens sind? Wenn eine Wut immer wieder unterdrückt wird und dafür eine arterielle Hypertonie entsteht, wenn eine erotische Kränkung dazu führt, eine Angina zu bilden, dann liegen hier Beispiele vor, wie etwas Unausgelebtes zur Krankheit führt. Man kann dies zwar so ausdrücken, daß man sagt, eine Wut oder eine Kränkung sei ersetzt worden durch einen Funktionenwandel. Aber man muß doch hinzufügen, daß bei diesem Wandel auch etwas Neues geschaffen wurde wie bei einer Schöpfung, wie bei einer Dichtung. Dieses Produktive sollte in den Worten Ersatz oder Stellvertretung nicht untergehen. Und wir fügen jetzt hinzu, daß diese Schöpfung nicht eine Konsequenz von früher Geschehenem ist, sondern daß sie etwas ganz Neues, Überraschendes enthält, und zwar immer. Sie ist also nicht als Folge oder Erfolg im Sinne einer notwendigen Kausalität erklärbar, auch nicht als der eigentliche Sinn dessen, was früher geschah, verstehbar. Sondern diese Schöpfung begegnet uns als Wunder. Wenn wir also in anderen Zusammenhängen sagen, jede Krankheit habe einen Sinn, dann müssen wir jetzt genauer und abwehrend sagen: nicht aus den vorhergehenden Tatsachen ergibt sich dieser Sinn, sondern aus etwas, was nicht Tatsache wurde. Ein solcher Sinn wird zum Beispiel in solchen paradoxen Deutungen wie der Selbstzerstörung, der Generation, der Wandlung gefunden.

Ein anderer Weg, dies deutlicher zu machen, findet sich bei der Analyse des Möglichkeitsbegriffes. Ich behaupte, nicht das Mögliche, sondern das Unmögliche wird verwirklicht. Man kann etwas erst dann negieren, wenn man es vorher präzisiert hat; aber daß man es präzisiert, ist kein Versprechen, daß man es nicht negieren wird. So verhält es sich auch in der Forschung: sie präzisiert einen kausalen Zusammenhang, zum Beispiel den zwischen Bazillus und Entzündung; dann aber sagt sie aus, daß der Bazillus nur wirksam wird, wenn ihm von seiten des Organismus etwas entgegenkommt; endlich folgt die Aussage, daß nicht der Bazillus *die* Ursache der Krankheit ist, sondern jenes rätselhafte beiderseitige Entgegenkommen, für welches keine Ursache feststellbar ist. Wenn ich nun sage, daß nur Unmögliches verwirklicht wird, dann ist damit zunächst dieser Hergang bei der Forschung gemeint. Positiv läßt sich die These so aussprechen: die Wirklichkeit selbst ist immer ein Wunder; weder planbar noch voraussagbar. Die ironische oder die witzige oder halb-unernste, die spielerische Haltung in der Wissenschaft ist ein Anzeichen solcher nicht notwendigen Beschaffenheit des Wirklichen. Man kann diesen Hergang nicht ernst genug, aber man kann ihn auch zu ernst nehmen. Die bisher übliche Selbstauffassung der exakten Wissenschaft war die: man sagte, ob etwas sich ereignen werde, das könne man freilich nicht sicher sagen; aber wenn sich etwas ereigne, dann sei es immer das als möglich Beurteilte, denn nur das Mögliche werde wirklich. Damit ist nun zu brechen. Es gibt nicht nur gelegentlich auch einmal ein Wunder (diese Halbheit führt regelmäßig entweder zur Schwärmerei oder zum völligen Unglauben). Sondern, so sagen wir nun, alles ist in der Wirklichkeit ein Wunder, nur Wunder werden verwirklicht.

Es gibt nur eine einzige Art, diese Lehre zu bestreiten, das ist nämlich die aristotelisch-thomistische Aussage, wonach das Wunder eben darin besteht, daß alles in der Welt nach Ordnung und Gesetz vor sich gehe. Diese besonders dann im romanischen Denken ausgebildete Auffassung müssen wir prüfen. Sie läuft darauf hinaus, daß es ein fortschreitend widerlegter Irrtum der Menschen in der Welt sei, es gebe so etwas wie das Böse, Häßliche und Irrige, es gebe die Unvernunft u.s.w. Denn schließlich sei, erkennbar oder zur Zeit noch unerkennbar – schließlich erweise auch das zuerst wie böse, irrig, häßlich und unvernünftig Erscheinende sich doch als in einem höheren Sinn oder einem vollständigeren Zusammenhang als gut, wahr, schön und vernünftig. Es ist nicht nötig und läßt sich nicht polemisch von der einen oder anderen Seite verwerten, wenn diese höhere Einsicht oder Gerechtigkeit als als von Gott befohlen oder geschenkt zuweilen bezeichnet wurde. Das optimistische und metaphysische Theorem von der besten aller Welten von Leibniz läßt sich auch aus dem Prinzip der Mechanik ableiten; wenn ich nicht irre, ist es im Maximum-Minimum-Prinzip im 18. Jahrhundert rein mathematisch entwickelt worden. Wir begreifen noch in der Wunsch-Erfüllungs-Theorie der Träume durch Freud einen Ausdruck davon. Augustin hat einen Wortwitz nötig gehabt, um die Ursachlosigkeit und reine Negativität des Bösen zu verdeutlichen: er sagte, beim Bösen gebe es keine causa efficiens, sondern nur eine causa deficiens.

Die Behauptung, daß die Wirklichkeit nur das Unmögliche verwirklicht, daß also allein das Unmögliche wirklich ist, kann ich also nicht mit Argumenten, logischen oder empirischen, beweisen. Ich kann nur anheimgeben, sie zu probieren. Als Nachsatz kommt nun noch ein Beispiel für solches Probieren; es ist die Aufgabe der Vorhersage, der prophetischen, proleptischen oder rationalen. Hier ist jedenfalls eine Gelegenheit, den Begriff des Unmöglichen auszuprobieren und zuzusehen, ob es sich verwirklichen läßt; auch ob nur dieses sich verwirklichen läßt. Natürlich drängt sich da gleich ein ganzes Heer von Erfahrungen hervor, in denen das Vorausgesagte auch wirklich eintraf: Sonnenaufgang, Jahreszeit, Ankunft bei einer Reise u.s.w. In der Medizin gilt als guter Arzt, wer in diesem Sinn viele richtige Prognosen stellt, und eine Art von Statistik soll es an den Tag bringen, wieviel öfter er richtig, wieviel seltener er falsch vorausgesagt hat. Das alles, und auch die von einem guten Arzt verbreitete Beruhigung, ändert sich freilich vollständig, wenn es sich um einen bestimmten geliebten oder als besonders wertvoll beurteilten Menschen handelt. Sein Schicksal wirft die Statistik über den Haufen. Wir wünschen jetzt nicht zu wissen, wie es meistens ist, sondern wie es in diesem Falle wirklich sein wird. Ob es lange oder kurz dauern wird, ob es mit Tod enden wird oder nicht. Wie durch ein Wunder, nur durch ein Wunder bin ich davongekommen. So sagen die Leute. Wenn es aber diesmal so ist, sollte es nicht immer so sein?

Ich habe den Eindruck, daß diejenigen, welche leidenschaftlich für Natur, Gesetzmäßigkeit, Vernunft, Wissenschaft kämpfen gegen andere Leute, gegen etwas anderes kämpfen. Ihr Affekt ist bemerkenswert, ist oft soziologisch deutbar, sieht aus wie ein Machtkampf. Der Kampf geht gegen Aberglaube, Beschränktheit, Phantasterei, Denkfaulheit und Kurzschluß zwischen Wunsch und Mittel. Auch dagegen, daß der Umgang mit dem Unabänderlichen ein schlechter ist; es gibt Leute, die trotz aller Vernunft, Einsicht und Aufklärung wünschen, daß das Unmögliche doch noch geschehe, und sie haben einen miserablen Begriff vom Wunder. Auf dem

Gefühl, in solchem Kampfe im Recht zu sein, auf dem Bewußtsein eigener Superiorität beruht dann das stolze Selbstgefühl, und diesmal ist es nicht nur ein materieller Machtkampf, sondern ein Selbstgefühl der im Geiste Besseren, was die leidenschaftliche Hartnäckigkeit erklärt. Es ist eine nicht grundlose Ahnung, daß die Dummen eigentlich auch die Bösen sind, welche solche Einstellung hervorbringen. Und eben diese Superiorität ist es dann auch, welche die rationale Prognose nicht nur erzeugt, sondern auch begrenzt: der gebildete Arzt verspricht lieber weniger als mehr, und oft ist er geradezu ein Skeptiker. Er sieht nicht nur das Mögliche, sondern auch das Unmögliche, wägt beide gegeneinander; das macht auch seine Vornehmheit aus.

Es ist also so, daß die biographische Krankengeschichte sich enthüllt, wenn es in ihr gelingt, ungelebtes Leben als das Wirksame, Unmögliches als das Wirkliche zu erkennen. Während das erstere leichter gelingen dürfte, weil bei ihm die Motivierung durch Wünsche als etwas ganz Geläufiges aufgegriffen werden kann, macht das zweite große Bedenken und kann auf kein solch vorbetretenes Gewohnheitsrecht zurückgreifen. Und doch gibt es nicht nur das Wundererlebnis als Beispiel zur Anknüpfung. Erlebnisse wie Erwartung, Überraschung, Einfall; Begriffe wie Zufall, Schicksal und Freiheit sind doch eine Luft, in der wir immer geatmet, ein Wasser, in dem wir immer geschwommen haben. Daß also eine wahrheitsgetreue Biographie von dem Unvorhergesehenen auch Kunde geben muß, ist nicht so überraschend. Wenn wir dann dazu übergehen zu behaupten, *nur* das Unmögliche werde verwirklicht, dann bedeutet dieses freilich eine sehr straffe Zusammenfassung und eine sehr harte Zumutung. Während man bisher sagen konnte, einiges von dem, was möglich ist, wird auch verwirklicht und beim Rest kann man nichts Bestimmtes voraussagen, ist es nun ganz anders: ein wahrer Schock entsteht, wenn verlangt wird, *nur* Unmögliches werde verwirklicht; und man wird gleich fragen: was heißt hier unmöglich, was heißt hier wirklich? Auch beginnt hier die große Gefahr, daß man solche Fragen und Antworten als Philosophie für Philosophen absondert, so als ob das sonst niemand etwas anginge. Da ich nicht übersehe, daß eine solche Auffassung mich von vielen anderen Menschen trennt, so komme ich durchaus in den Fall, durch Vergleichung meiner eigenen Lehre mit anderen Lehren zu keiner Entscheidung kommen zu können. Auch wenn ich es abwarten könnte, ob sich meine Lehre durchsetzt oder als abwegig unter den Tisch der allgemeinen Meinung fällt – auch dann wäre das keine Entscheidung, ob meine Auffassung der Biographie richtig ist oder nicht. Es bleibt dabei, daß ich mich auf die Umsicht und die Kraft und die Überzeugung verlasse, mit der ich meine Sache vertrete. Selbstverständlich würde die Zustimmung eine Freundschaft stiften, die sonst vielleicht nicht entstünde. Auch ist es denkbar, daß unter den verborgenen Motiven zur Bekanntgabe einer Paradoxie die Absicht keine geringe Rolle spielt, bestimmte Leute oder Denkgewohnheiten zu schockieren, zu erschüttern.

Man hat schon vor etwa hundert Jahren gespürt und ausgesprochen, daß der Versuch, die Wirklichkeit in Gesetzen auszudrücken, eigentlich nicht weiterführt als bis zur Aussage, was sich möglicherweise verwirklichen kann; ob es dann auch eintritt, das kann diese Art der Objektivität nicht sagen. Jetzt ist eigentlich nur das Vergangene ein Wirkliches; in der Gegenwart wird entschieden, die Zukunft ist ungewiß und weder entschieden noch wirklich. Das verführt dann dazu, die geziemende Einschränkung unserer objektiven Erkenntnis als eine bloße Zeitfrage zu betrachten und als solche für durchführbar zu halten. Aber das ist eine falsche Bescheidenheit; falsch, weil niemand wirklich so bescheiden ist noch sein kann. Wir alle hoffen, wünschen, fürchten, wollen beständig das, was sein wird, oder nicht sein wird; wir alle tun das ohne Rücksicht auf die sogenannte objektive Wißbarkeit, und wir werden nicht kultiviert, sondern feige, wenn wir auf die Freiheit und das positive Anpacken der ungewissen Zukunft verzichten. Nicht die Anklammerung an Sekurität macht uns kultivierter, sondern ein Mittelweg zwischen Sorge und Mut ist zu finden. Außerdem treibt nicht nur die Sehnsucht nach Wahrheit, sondern auch die nach dem Guten und nach dem Schönen uns vorwärts. Auch die nach dem Gesunden, Heilen, Ehrenvollen u.s.w., und dabei mischen sich englische und teuflische Geister im Stimmengewirr. Hier mag eine Gewaltsamkeit vorliegen, denn das Mögliche wird mit dem gesetzesgemäß Vorhersagbaren gleichgesetzt, und da *nichts* mit Sicherheit vorherzusagen ist, ist die Bedingung solcher Verwirklichung nichts davon. Was heißt nun hier eigentlich wirklich? Auch hier mag eine Gewaltsamkeit vorliegen: wir nageln diejenigen auf ihre Meinung fest, daß nur das, was geschehen ist, also das Vergangene, wirklich sein soll. Das ist nun diesmal nicht nur feige, sondern auch ungläubig. Und dagegen sagen wir jetzt: das Vergangene ist ja gerade das Unwirkliche, denn es ist ja vergangen. Darum ist es keineswegs unerlaubt, die andere

Behauptung zu versuchen, nur die Gegenwart sei wirklich, und da wir in ihr nach dem in der Zukunft Gewünschten entscheiden, sei dies Zukünftige eigentlich das Wirksame – selbst dann, wenn wir nach früher erfahrener Regel und daraus abgeleitetem Gesetze eine Wiederholung des Gleichen erwarten. Setzen wir jetzt zusammen, dann müssen wir sagen: das Unmögliche wird verwirklicht. (Denn die Unvorhersagbarkeit, diese Unmöglichkeit gehört dazu; sie ist die wirkliche Ursache, daß ich, feige oder mutig mich verhaltend, das Künftige entscheide.)

Man kann dies alles viel einfacher sagen, wenn man den Begriff der Freiheit expliziert. Aber dieser Begriff der Freiheit ist sehr vorbelastet durch reformatorische Theologie und spätere Philosophie. Auch der Formel von J. P. Sartre – »wir haben nicht die Freiheit, unfrei zu sein« – ist noch ein logisch-dialektisches Kleid anzumerken, wodurch jene Abschiebung in Philosophie für Philosophen begünstigt wird. Und man kann dann sich mit einer Art von Pflichtenverteilung zufrieden geben, so als ob es jemand gäbe, der diese Arbeitsteilung verordnen könne (so wie Jaspers einmal sagte: die Wissenschaft ist unfrei; worin dann der Verdacht aufsteigt, er dekretiere: ihr Sklaven der Wissenschaft müßt dem eben dienen; aber wir Existierenden sind Freie).

Diese Ausführungen gelten der Beschreibung dessen, was eine biographische Denkweise in der Medizin sein sollte. Zuletzt wurde gesagt, daß man einen Menschen nicht richtig beschreiben kann, wenn man ihn nicht als freien Menschen beschreibt. Auch in seiner Krankheit; das ist hier natürlich wichtig. Wir haben auch den Grundbegriff derjenigen Geschichtsauffassung ausgesprochen, der hier angewendet werden muß. Zum Schlusse nun sei ein Thema berührt, das wohl mehr sekundärer Art ist, aber, was bezeichnend ist, in unserer Zeit die Gemüter viel zu beschäftigen scheint: das ist eben das Thema der Vorhersage. Wird diese Krankheit bald heilen oder chronisch werden? Wird sie andere Krankheiten nach sich ziehen? Wird dieser Kranke daran sterben, und wann, oder nicht? Es sind das Fragen ärztlicher Prognose. In anderen Situationen taucht das Thema der Vorhersage in anderer Weise auf. Enthalten Träume ein Orakel, eine Prophezeiung, eine Weisung, was man tun soll? Geht der Körper mit seinen Erscheinungen der Seele zuweilen voran? Kann auch das Umgekehrte geschehen? Hat das Bewußtsein die Vorhand oder das Unbewußte? Das alles sind Fragen, für die es keine so ausgenommen selbstverständliche Antwort gibt, daß man

sich in Gesellschaft darüber streitet, daß die Meinungen darüber als subjektive gelten.
Es gibt eine Verteidigung der Vorhersage, die jetzt allgemein auf keinen Widerspruch stößt: man sagt ungefähr, daß Träume, wache Einfälle, Gedanken oder Phantasien nicht selten die Zukunft symbolisch vorbereiten; wenn dann jemand diese Vorzeichen ernst nehme und ihnen Einfluß auf sein Handeln einräume, dann verhelfe er ihnen zur Wirkung und veranlasse *so*, daß etwas, was nur geträumt oder phantasiert war, diese Wirklichkeit tatsächlich herbeiführe. Das ist nun eine Rationalisierung mit der Besonderheit, daß das Psychische hier als Realität genommen wird wie die Materie. Dabei fällt aber der Schock weg, den das Unbewußte oder das Unverständliche hatte, als man ihm die wunderbare Fähigkeit der Vorhersage zuerkannte. Dieses irrationale Wunder hat doch eine andere Dignität als die vorhin verständlich gewordene Zusammenhangsart. Gewöhnlich will man dann von jemand wissen, ob er auch an dieses unverständliche Wunder glaubt. Sagt er ja, dann nennt man ihn gläubig oder abergläubisch oder ein bißchen verrückt oder inkonsequent oder reicher begabt als die Durchschnittlichen. Eine sonderbare Rolle spielt dabei, daß die Prophezeiung ganz unbedeutender Ereignisse viel aufregender und erstaunlicher gefunden wird als die Prophezeiung eines Krieges oder gar des Weltunterganges. Es ist die scharfe Präzision, die wir nur kleinen Ereignissen geben können, welche da mitwirkt. Es ist dabei ähnlich wie bei telepathischen, okkulten Erfahrungen, die man auch als parapsychologische zusammengefaßt hat.
Es ist wohl in der Ordnung, daß alle diese Phänomene entweder überhaupt nicht sehr wichtig genommen oder als überwundene Bewußtseinsstufen der Geschichte behandelt werden. Eben in dieser letzteren Betrachtungsform wächst dann freilich die Erkenntnis, daß auch unser gegenwärtiges Weltbild sich nicht ewig halten wird und daß die Dinge doch ganz anders zusammenhängen, als wir derzeit meinen. Dazu bedarf es der parapsychologischen Phänomene nicht als Beweis, und es ist fraglich, daß sie der Kern sind, aus dem sich die nächste Stufe der Erkenntnis kristallisieren wird. Andererseits wird hier aber mit allem Nachdruck behauptet, daß die *proleptische* Struktur der Wirklichkeit nunmehr eingesehen werden muß. Da dies zur Biographik gehört, soll es noch ausgeführt werden.

D. Die proleptische Struktur der Biographie

Es liegt ein logischer Widerspruch darin, wenn ich einerseits behaupte, das Nichtgelebte sei wirksam, und andererseits, daß die Zukunft auf irgendeine Art und Weise vorweggenommen werde. Auch wenn wir uns keine übermäßigen Sorgen über logische Widersprüche machen, so geht es doch nicht an, jetzt zu behaupten, das, was die Zukunft herbeiführe, sei etwas Nichtvorhandenes, und im nächsten Satze, diese Zukunft sei irgendwie schon vorher vorhanden gewesen. Aber auch diese Ungereimtheit ist eine, durch deren Auffassung wir nun gerade zur Einsicht der Wirklichkeitsstruktur vordringen können. Und wenn wir begriffen haben, daß eben dieses Hindrängen das einzige ist, was wir mit Recht und Fug die Wirklichkeit nennen, eben dann verstehen wir auch, daß eine Sukzession, auch wenn das Frühere die Ursache des später Folgenden ist, eben nicht als eine Beschreibung des Wirklichen gelten darf. Und um das einzusehen, ist nun doch eine schwere Arbeit, eine Anstrengung und Überwindung von Denkgewohnheiten nötig. So wie wir uns die Sache vorgestellt hatten, ist sie eben nicht.

Wie soll ich das näherbringen? Man kann sehr vieles gegen die weithin akzeptierten Kausalketten, zum Beispiel gegen die Erblichkeit, gegen die Traumata, gegen den Zufall bei der Entstehung von Krankheiten vorbringen. Dann wird der Hörer immer die Möglichkeit ausnutzen können zu sagen: gut; also diese Kausalerklärung ist nicht richtig oder unzulänglich; welche andere ist besser? Solange du die nicht vorweisen kannst, bleibe ich bei meiner alten Vorstellung. Ganz anders wäre der Fall, wenn es gelänge, den Zuhörenden zum totalen Zweifel an Kausalketten zu bringen. Nochmals also: wie wäre das zu machen? Wenn also jemand eine Erbkrankheit oder eine Verletzung oder zufällig eine Infektion erleidet, wäre es annehmbar, daß damit nicht etwas auf ihn eingewirkt hat, das vorherging, sondern daß etwas geschieht, was nur und *nur* aus einem Zukünftigen plausibel wird? Ja, so ist es.

Ich weiß nicht anzugeben, wie mir diese Überzeugung zugekommen ist. Aber gewiß ist, daß wir nicht wissen, warum wir etwas tun, denken, und wer wir eigentlich sind. Diese eigentümliche Blindheit in unserem Leben ist nicht dadurch auszurotten, daß wir diese oder jene Einzelheit hernach besser verstehen lernten. Wir sind noch etwas anderes als das, was von uns wir verstehen lernten. Wir mögen verstehen, daß wir etwas taten oder dachten, nicht nur weil dies oder jenes auf uns wirkte, sondern weil wir etwas unbewußt zu erreichen strebten. Vieles davon ist durch ein unbewußtes Motiv, ein ungewußtes Ziel verursacht. Aber diese Art von teleologischer oder entelechialer Determination meine ich nicht. Sondern ich meine, daß nur das weder kausal noch teleologisch Aufklärbare unaufgeklärt bleibt. – Wenn es ewig unaufklärbar bleibt, hat es auch keinen Sinn mehr, danach zu forschen. Jetzt ist das Rätsel nicht das Unerforschte, sondern verständlich sollte werden, warum wir trotzdem fortfahren zu forschen. Das ist ein ganz anderes Problem. Man kann auch nicht das Unerforschliche ins Erforschliche einbauen. Man kann nicht die Haltung des Nichtforschens, z. B. die des Schweigens, in die warum-fragende Haltung einbauen, als ob sie ein Teil eines größeren Ganzen wäre. Nur umgekehrt wäre vielleicht zu sagen, warum das Schweigen nicht gehalten wird, sondern das Reden ins Schweigen eingebaut wird. Von hier aus allein ist bestimmbar, welche Rolle die Vorhersage oder der Vorausläufer in der Pathologie spielt. Diese proleptische Biographie hat zwar, weil sie dreihundert Jahre lang vernachlässigt wurde, einen polemischen Vorrang; es ist jetzt nötiger, ihr Geltung zu verschaffen. Aber von höherer Warte aus ist sie der kausal-naturwissenschaftlichen Analyse gegenüber nur gleichrangig. Das ist dann so, daß die geschichtliche und die natürliche Erklärung gleich schlecht sind. Wenn man etwas erklären will, ist man bereits heruntergestiegen zu dem Niveau, von dem aus man überhaupt erklärt. Aber ein Wert ist nicht zu erklären, sondern man kann ihn zeigen, wenn man ihn hat. Vom Wert aus hat die Zeit also überhaupt keinen Wert.

Träume, Prognosen, Erklärungen, auch Verständnis, daß hinter einer Krankheit etwas steckt, was sie nur repräsentiert und schlecht genug ersetzt, auch Läuterungen durch Leiden sind, soweit sie auf Künftiges weisen, keine Werte, höchstens Bedingungen zu anderen Werten, die aber nicht einmal die höheren zu sein brauchen. Es handelt sich also um eine Parität der proleptischen Interpretation, aber nicht mehr als um Parität. Aber sowohl die Irrealität der Zukunft wie die Realität von Träumen, Gedanken und Vorhersagen bestätigen einander und gehören (paritätisch) zusammen. Freilich nicht so, daß nur proleptisch in der Psyche Erschienenes auch verwirklicht würde; so etwas schien gelegentlich zu geschehen, und ein solcher Schein macht auf die proleptische Struktur aufmerksam, mehr nicht.

Aber noch ein Hinweis ist der Einsicht in die proleptische Struktur anzuhängen. Es ist der Hinweis darauf, daß man sagen kann: wenn das Unmögliche verwirklicht wird, dann wird auch formuliert werden können: das Unmögliche wird möglich. Freilich läuft wie immer in solchen paradoxen Formulierungen eine Äquivokation mit unter. Sie sind nur auszusprechen, solange man sich noch nicht klar darüber wurde, daß das Wort »unmöglich« in anderem Sinne gebraucht worden war als nachher das Wort »möglich«. Unmöglich erschien das Vorgehabte in seiner irrigen Projektion auf einen Begriff der Wirklichkeit, welcher sich nachher als unzutreffend erwies; und »möglich« wurde das Unmögliche insoferne und nachdem begriffen wurde, daß das Wirkliche anders aussieht als das, was man zuvor unmöglich und was man möglich genannt hatte. Was aber anhangsweise gesagt werden sollte, ist noch ein weiteres. Nämlich daß das Unmögliche wirklich möglich ist. Es ist darin ein optimistischer Zug, der sagt: mit Mut, Ironie und Hoffnung wird es euch vielleicht gelingen, das, was unmöglich schien, fertigzubringen. Ich würde nicht wagen, das Leibniz-Freud'sche Prinzip als eine Art von Gesetz zu verkünden. Aber so viel darf zur Ermunterung gesagt werden: die angeblich unlösbaren Probleme sind von den Erfindern derselben so aufgestellt, daß sie unlösbar scheinen müssen; ja es besteht Verdacht, daß da ein unbewußtes Motiv zum Scheitern gewirkt hat. Aber Friede, Ruhe, Fortsetzung, Ehe, das sind alles nur dann unlösbare Aufgaben, wenn nur »Mögliches« verwirklicht wird. Aber in jedem dieser Fälle wird Unmögliches möglich (so wie es Krock zeigt). »Den lieb ich, der Unmögliches begehrt« ist ein Satz, der die Ermunterung bis zur Liebe übertreibt, zugleich aber die Einschränkung auf eine Art von Aristokratie vornimmt. GOETHE hat die große Französische Revolution nicht ganz begriffen, sonst hätte er seine Liebe nicht auf die Ausnahmen beschränkt.

Da nun hier die Biographik in ihrem selbstständigen Werte vorgestellt, dabei aber ihr proleptischer Charakter als ein auszeichnender Zug hervorgehoben wird, so sei nun auch die methodische Sonderstellung der Biographie gegenüber der Psychoanalyse im einzelnen beschrieben. Es klingt nämlich jetzt manchmal so, als sei eine Konversation oder Exploration dann nur biographisch, wenn man sich auf die ersten oberflächlichen Aussagen im Bewußtsein des Kranken beschränkt, sie sei aber erst psychoanalytisch, wenn das so dargebotene Bild, nun tiefenpsychologisch korrigiert, gedeutet werde, wozu Träume, freie Assoziationen und Früherinnerungen, vor allem viel Zeit, lange, wiederholte Behandlung erforderlich seien. Diese Unterscheidung ist nun aber falsch. Die Biographie bringt nicht nur weniger, sondern auch mehr als die Psychoanalyse, und ein wichtiger, wiewohl nicht der einzige Punkt dabei ist die Prolepsis.

Bereits die Kinderfrage »warum« ist so umfassend, daß im späteren Leben sich beide, Ursache und Ziel, aus ihr entwickeln werden. Auch die Antwort »darum« wird dann sowohl die Kausalität als das Motiv umfassen. Es ist auch keinerlei triftiger Grund vorhanden, um dessen willen man bei der Krankheit nur das erste und nicht das zweite in Betracht ziehen sollte. Wenn dann beides getrennt wird, dann bleibt an den ursprünglich ersten Worten (warum und darum) eine Zweideutigkeit, eine Äquivokation hängen. Sie können sowohl die frühere Ursache wie das spätere Ziel bedeuten. Man kann dann ebensowohl sagen, daß ein Mensch seine Krankheit bekomme, wie daß er sie mache, Und wieder ist das Wort »bekommen« nicht ganz eindeutig, denn was ich bekomme, muß ich auch annehmen; und was ich mache, das kann ich unfreiwillig oder auch freiwillig gemacht haben. Diese Anfärbung von einer Zweideutigkeit ist also nicht ganz abzuwaschen; sie ist irgendwie unausrottbar.

Ein Resultat dieser Situation ist dann, daß mit der Krankheitsforschung sich herausstellt, daß hinter dem Symptom etwas anderes steckt. Hinter der Sepsis steckt der bakterielle Erreger, und hinter dem Wahn steckt ein Trieb. Jetzt kann das Symptom nur noch ein Zeichen für etwas hinter ihm Verborgenes sein. Jetzt wird auch die Erscheinung der Krankheit eine Art von Stellvertreter, ein Ersatz für etwas anderes sein. Ob es sich um die Masern oder um den Krebs oder um die Melancholie handelt – immer sind sie nun ein Ersatz für jenes ὑποκείμενον, für jenes in einer Tiefe verborgen liegende Sein. Kann man auch dieses herausbekommen? Es ist ein schlechtes Argument, zu sagen: »Wenn man es nicht herausbekommen könnte, dann wäre ja die ganze Forschung am Ende«; denn nirgends steht geschrieben, daß Forschung sein muß. Nur der Erfolg, nur die Bewährung entscheidet; und was dann Erfolg und Bewährung heißen soll, wird man erst dann sagen können, wenn sie eingetreten sind. –

Ein Mittel, den Hintersinn der Krankheit, das hinter ihren Symptomen Verborgene herauszubekommen, sind die Träume. Sie werden hier angeführt, weil sie gewöhnlich an die biographischen Berichte angeschlossen werden. Man könnte auch den Befund von Tuberkelbazillen anführen. Denn beide sind für die Prognose, aber auch für

62 *ein vom Epileptiker begangener Mord*
Die Verbindung zwischen gewalttätigem Verhalten und Epilepsie hat eine lange und widerspruchsvolle Geschichte, die literarisch in der Gestalt des Smerdjakoff in den Brüdern Karamasoff (FM Dostojewski, 1879-80) ihren Niederschlag gefunden hat, der in einem Status epilepticus – einem Zustand gehäufter Krampfanfälle – seinen Vater umgebracht haben soll. Dostojewski bezieht jedoch in einer minutiösen Analyse der Motive die Brüder in die Schuldfrage ein.
Dostojewski FM (1952) Die Brüder Karamasoff. München: Piper.

65 *Zweiseitigkeit des Lebens*
Weizsäcker bezeichnet die »Spannung der Zweiseitigkeit unseres menschlichen Daseins auch in der Krankheit« ... »als den Kernpunkt von allem«. In: (1948) Grundfragen Medizinischer Anthropologie. S 165 in: (1950) Diesseits und Jenseits der Medizin. (Bd 7, S 280). S auch S 54ff in: (1946) Anonyma (Bd 7, S 80ff).

67 *Umgang*
Am Beginn dieses Abschnitts steht im Manuskript das Datum: *26.III.48.*

68 *numerischen das sphärische Element*
s »16. Numerische und sphärische Begegnung« in: von Weizsäcker V (1946) Anonyma (Bd 7, S 62f).

den zyklomorphen Begriff des Lebens
Kreisförmig, hier im Sinne des Gestaltkreises, s Bd 4, S 99, auch Bd 3, S 624.

Die drei Teile der medizinischen Anthropologie
Auf S 137 von: (1948) »Grundfragen medizinischer Anthropologie« in (1950) Diesseits und Jenseits der Medizin (Bd 7, S 256) ausgeführt: »Beim ersten Teil handelt es sich also um physiologische Untersuchungen, beim zweiten um denkende, wenn Sie wollen, empirisch-philosophische Bestimmung von Grundbegriffen, beim dritten um die Erarbeitung einer bestimmten Art ärztlichen Denkens und Handelns«.

69 *Herr und Knecht*
Anspielung auf IV.A. »Selbstständigkeit und Unselbstständigkeit des Selbstbewusstseyns, Herrschaft und Knechtschaft«, in: Hegel GWF (1806) Phänomenologie des Geistes. WW II.

70 *pathische Kategorien*
Erstmals S 181ff in (1940) Gestaltkreis (Bd 4, S 310ff) und S 123, 127 in (1946) Anonyma (Bd 7, S 48f) in Andeutungen, dann mehrfach S 123, 127, 132 in (1947) Fälle und Probleme (Bd 9, S 175, 179, 187) und S 232, 279 in (1951) Der kranke Mensch (Bd 9, S 516, 558) begrifflich und klinisch konkretisiert.

pathisches Pentagramm
Pentagramm = fünfstrahliger Stern, magisches Zeichen, eigtl fünf Buchstaben. Diente den Pythagoräern als Erkennungszeichen und zugleich als Symbol für Gesundheit.
»Denken wir uns jene fünf pathischen Bestimmungen« – die fünf pathischen Kategorien – »in fünf Punkten konzentriert, dann entsteht ein übersichtliches

Schema, an dem sich manches Spezielle verdeutlichen lässt, wir können es das pathische Pentagramm nennen«. S 123 in: (1947) Fälle und Probleme. (Bd 9, S 175).
Vgl auch die mit »Das pathische Pentagramm« überschriebene Krankenvorstellung auf S 119ff in (1947) Fälle und Probleme. (Bd 9, S 170ff).

74 *nicht Binden, sondern Lösen*
»Binden« und »Lösen« sind zwei rabbinische Begriffe, die sich auf das Disziplinarverfahren der Exkommunikation (binden = den Bann verhängen; lösen = den Bann aufheben), aber auch auf die Lehr- und Rechtsentscheidungen beziehen (binden = als verboten erklären; lösen = als erlaubt erklären). Nach Matth 16, 19 wird Petrus bevollmächtigt, die Disziplinargewalt auszuüben.

»Übertragung« … zweifelhaft … ob man sich … ganz … befreien könne
Entsprechende Überlegungen in: Freud S (1937) Die endliche und die unendliche Analyse. WW XVI.

75 *wie Husserl sie vertritt*
Zur Relevanz von Husserls logischer Phänomenologie für die Psychologie s auch die Besprechung Weizsäckers (1948) von: Husserl E (1948) Erfahrung und Urteil. Untersuchungen zur Genealogie der Logik. Hrsg L Landgrebe. Hamburg: Classen u Goverts. In: Bd 1, S 556f.

76 *philosophando*
Auf philosophierende Weise.

77 *Freiheit gibt es nur im Termitenstaat*
Vielleicht eine Anspielung auf die von Maurice Maeterlinck vertretene These, dass die Summe der Regeln, die das soziale Leben der Termiten lenkt, eher höher stehe als in der vollkommensten menschlichen Gesellschaft. Dass die Freiheit der Termiten trotz und gerade in ihrer Gebundenheit an ein extrem durchorganisiertes »Staatssystem« grösser sei als die der Menschen, wird zwar nicht explizit behauptet, jedoch nahegelegt. Maeterlinck M (1927/28) Das Leben der Termiten. Übers v K Illich. Stuttgart Berlin Leipzig: Deutsche Verlagsanstalt.

78 *Honni soi qui mal y pense.*
Ein Schelm, der Arges dabei denkt. Devise des englischen Hosenbandordens.

80 *»Kein Mensch muss müssen«*
Aus Lessing GE (1779) Nathan der Weise; 1. Akt, 3. Auftritt, Vers 385.

82 *im Fleische, wie das Evangelium sagt*
Ausführlicher S 115: von Weizsäcker V (1947) Von den seelischen Ursachen der Krankheit. In: (1950) Diesseits und Jenseits der Medizin. (Bd 6, S 399 f).

83 *»Herr vergib ihnen, denn sie wissen nicht, was sie tun«.*
Luk 23, 34. – In Übereinstimmung mit dem griechischen Text steht in der von Weizsäcker gewöhnlich zitierten Lutherübersetzung »Vater« statt »Herr«.

»Unkenntnis des Gesetzes schützt nicht vor Strafe«
Iuris ignorantia nocet, facti non nocet. Paulus, Digesten 22, 6, 9 pr.

jenseits von Gut und Böse ... der Vorschlag
Nietzsche F (1885) Jenseits von Gut und Böse. Vorspiel einer Philosophie der Zukunft. WW III.

85 *Triumph des Willens*
Titel eines Filmes von Leni Riefenstahl über den Reichsparteitag der NSDAP 1934 in Nürnberg.

Nietzsche, sogar die Ethik selbst
In: Jenseits von Gut und Böse, und in: Zur Genealogie der Moral. WW III.

86 *Luther contra Erasmus*
Erasmus von Rotterdam (1524) Vom freien Willen (De libero arbitrio), dagegen: Luther M (1525) Vom unfreien Willen (De servo arbitrio).

Gnadenstreit in Frankreich
Gemeint ist der Streit um den Jansenismus. Cornelius Jansen (1585-1638, Hauptwerk: Augustinus seu doctrina S. Augustini de humanae naturae sanitate, aegritudine, medicina adversus Pelagianos et Massilienses. 3 Bde. posth. ersch. 1640) vertrat mit Rückgriff auf Michael Bajus (1513-1589) eine an Augustinus orientierte Gnadenlehre, in der die unwiderstehliche Gnade als alleinige Quelle alles guten Handelns bezeichnet wurde. Nach der Verurteilung seines Hauptwerkes durch Urban VIII. 1642 entstand die Bewegung des Jansenismus (der auch Pascal angehörte), die sich u a gegen den päpstlichen Zentralismus, die Jesuiten und das Staatskirchentum richtete. Besonders unter Ludwig XIV. bekämpft, endete die Bewegung erst mit der Neuscholastik nach der französischen Revolution.

Freiheit des menschlichen Willens
Vgl 3. Vorlesung, in: von Weizsäcker V (1926) Seelenbehandlung und Seelenführung. (Bd 5, S 118 f).

Die christliche Freiheit
»Dass wir gründlich erkennen sollen, was ein Christenmensch sei und wie es um die Freiheit bestellt sei, die ihm Christus erworben und gegeben hat, davon schreibt Paulus viel. Ich will das auf diese beiden Thesen bringen: Ein Christenmensch ist ein freier Herr über alle Dinge und niemandem untertan. Ein Christenmensch ist ein dienstbarer Knecht aller Dinge und jedermann untertan.« Luther M (1520) Von der Freiheit eines Christenmenschen. ([6]1967) Martin Luther. Werke in Auswahl. Hrsg v O Clemen, Bd II. Berlin: de Gruyter.

Freiheit nur im Termitenstaat
s Anm zu S 77.

Philosophenstreit des 19. Jahrhunderts
Die philosophische Reflexion im 18. Jahrhundert auf die Entwicklung der modernen Naturwissenschaft hatte mit der Definition der durchgängigen Gesetzmäßigkeit der Natur (Determinismus) das Problem der Willensfreiheit neu thematisiert als Antinomie von Freiheit und Notwendigkeit. Kant löste das

Problem durch die prinzipielle Unterscheidung von physischer und moralischer Determination: der kausale Determinismus in physikalischer Bedeutung ist strikt zu unterscheiden von der Determination durch das moralische Gesetz. Freiheit ist demnach nicht Indeterminismus, sondern Selbst-Determination, dh freier Wille in moralischer Hinsicht auf den Endzweck des Vernunftwesens Mensch.
Der philosophische Diskurs im 19. Jahrhundert unterläuft die Kant'sche Auflösung der Antinomie von Freiheit und Determinismus in unterschiedlicher Ausrichtung: Fichte hält zwar Kants Unterscheidung von physischer und moralischer Determination aufrecht, gründet aber – in seinen Vorlesungen zur »Staatslehre« (1813 gehalten) – Freiheit nicht auf das Sittengesetz, sondern auf einen göttlichen Weltplan zur sittlichen Bildung des Menschengeschlechts.
Eine andere Auflösung des Problems gibt Marx: Freiheit liege nicht in der geträumten Unabhängigkeit von den Naturgesetzen, sondern in der Erkenntnis dieser Gesetze und in der damit gegebenen Möglichkeit, sie planmäßig zu bestimmten Zwecken zu gebrauchen. (vgl Engels F: Herrn Eugen Dührings Umwälzung der Wissenschaft, in Marx K, Engels F, 1973, Werke. Berlin: Dietz, Bd 20, S 106) Diese Auffassung, Freiheit sei begriffene Notwendigkeit, kritisierte W James als »soft determinism« (Der Wille zum Glauben und andere populärphilosophische Essays. Stuttgart: Frommann 1899, S 125). Ebenso hatte schon Hegel Freiheit als erkannte Notwendigkeit bestimmt. (WW VIII, S 348 f).
Schopenhauer hatte die Antinomie mit der Grundannahme aufgelöst, »daß schon das Seyn und Wesen aller Dinge die Erscheinung eines wirklich freien Willens ist, der sich eben darin selbst erkennt« (WW 2, S 415) – eine Lösung des Problems, die Weizsäcker in diesem Abschnitt (s S 85) als Wortspielerei bezeichnet.
Nietzsche löst sich aus der metaphysischen Tradition. Sein Diktum »der Glaube an die Freiheit des Willens ist ein ursprünglicher Irrtum alles Organischen« (in: Nietzsche F (1879) Menschliches, Allzumenschliches, WW I, S 461) reflektiert die Wirkungsgeschichte der weiteren naturwissenschaftlichen Erkenntnis im 19. Jahrhundert, insbesondere der Evolutionsbiologie. Mit der Aufdeckung der »metaphysischen Irrtümer« gelangt er zu der Erkenntnis, »daß die Geschichte der moralischen Empfindungen die Geschichte eines Irrtums, des Irrtums von der Verantwortlichkeit ist: als welcher auf dem Irrtum von der Freiheit des Willens ruht.« (aaO S 480).

87 *Kants Freiheits-Antinomie*
Transzendentale Dialektik. Dritte Antinomie, A 444 ff, B 472 ff. In: Kant I (1781, [2]1787) Kritik der reinen Vernunft. WW II.

89 *Anwendung auf willkürliche Körperbewegungen … im Werden*
Beispiele in den »Beiträgen aus der Allgemeinen Medizin«, hrsg v V von Weizsäcker. Stuttgart: Enke: Christian P (1948) Vom Wertbewusstsein im Tun. Ein Beitrag zur Psychophysik der Willkürbewegung. H 4, 1-20. Christian P, Haas R (1949) Wesen und Formen der Bipersonalität. Grundlagen für eine medizinische

Soziologie. H 7. Derworth A (1948) Zur Psychophysik der handwerklichen Bewegungen bei Gesunden und Hirngeschädigten. H 4, 21-77.

Substanz und ... Funktion
Zur Diskussion dieser Grundlagenbegriffe vgl: Cassirer E (²1923) Substanzbegriff und Funktionsbegriff: Untersuchungen über die Grundfragen der Erkenntniskritik.

Wollen ... Leiden ... Schopenhauer
In Schopenhauers Pessimismus gibt es aus dem Leiden allen Lebens keine andere Rettung als die Verneinung des Willens zum Leben.
Schopenhauer A (1819) Die Welt als Wille und Vorstellung.

91 *Herr und Knecht*
s Anm zu S 69.

92 *dem Lebenstrieb den Todestrieb*
zB S 46f, 66 in: Freud S (1920) Jenseits des Lustprinzips WW XIII. – S 268f in: (1923) Das Ich und das Es. WW XIII. S auch die nach den Stichwörtern zu findenden klinischen Erörterungen im Bd 9 der GS von V von Weizsäcker.

93 *Widerstände in der Krankheit*
Vgl von Weizsäcker V (1949) Der Widerstand bei der Behandlung von Organkranken. Mit Bemerkungen über Werke von Jean-Paul Sartre. (Bd 6). – (1950) Zwei Arten des Widerstandes. (Bd 6).

Eubiosie
Kunst des Wohl-Lebens.

94 *Gegenspieler*
In einer als Spiel konstituierten Handlung bedingen sich Spieler und Gegenspieler. Im Drama z B ist der Antagonist eine Gestalt, die einen – meist negativen – Gegenpol zum Haupthelden bildet. Der Gegenspieler bedingt oder beschleunigt durch seine Handlungsweise die Katastrophe des Haupthelden oder bestimmt zumindest sein Schicksal wesentlich mit wie z B Mephistopheles in Goethes »Faust«.

96 *potentia besonders bei Aristoteles*
s insbes Metaphysik IX. Buch, 1045bff.

102 *erst vor vierzehn Jahren bemerkt*
Denkbar ist, dass Weizsäcker hier auf die Verbindung von Wissenschaft und Zeitgeschichte anspielt, die er 1944 in Natur und Geist (Bd 1, S 73) so beschreibt: »Zeitgeschichtlich sei daran erinnert, dass die Zuwendung unseres Laboratoriums zu diesem Thema« (die Leistung des Körpergleichgewichts) »zusammenfällt mit den zunehmenden politischen Schwankungen in Deutschland, und dass die erste ausführlichere und konsolidierte Darstellung der Gestaltkreis-Idee im Jahre 1933 erschienen ist (niedergeschrieben Ostern 1932). Ich kann nicht genau angeben, wie wir äusserlich dazu kamen, den optokinetischen Schwindel und die optokinetischen Reaktions- und Scheinbewegungen zu unserem Studium zu

machen; dass der unbewusste Grund dafür das historische Erdbeben jener Jahre war, ist mir nicht zweifelhaft«.

103 *Damaskus-Berichte*

Nach dem Beispiel der Bekehrung des Saulus bei Damaskus, Acta (Apg) 9.

natura non facit saltus

Die Natur macht keine Sprünge.

104 *Als Descartes einsah, dass er die Verhältnisse nicht ändern könne ...*

Im Discours de la Méthode (1637) 3.Tl, 4 schreibt Descartes: »Mein dritter Grundsatz war, stets bemüht zu sein, ..., eher meine Wünsche zu ändern als die Weltordnung und überhaupt mich an den Gedanken zu gewöhnen, daß nichts völlig in unserer Macht steht außer unseren Gedanken.« Im Unterschied zu dieser Bemerkung, auf die Weizsäcker sich beziehen könnte, heißt es aber im 1. Tl, 3: »Dagegen scheue ich mich nicht zu behaupten, daß ich glaube, ich habe insofern großes Glück gehabt, als ich mich seit meiner Jugend auf gewissen Wegen fand, die mich auf Überlegungen und Grundsätze führten, aus denen ich eine Methode entwickelt habe, in der ich ... ein Mittel besitze, meine Erkenntnis schrittweise zu erweitern und sie nach und nach zum höchsten Gipfel zu erheben ...«

S 5, 43 in: Descartes R (1996) Von der Methode des richtigen Vernunftgebrauchs und der wissenschaftlichen Forschung. (Die Texte in dieser Ausgabe sind gesondert paginiert.)

immer eine Kleinigkeit ... ändern

»Als vor einigen Jahren ein vorzüglicher Lehrer der jüdischen Mystik in Jerusalem einen Vortrag bei mir hielt, fragte ich ihn zum Schluss, was eigentlich das Jüdische sei. Nach kurzem Besinnen antwortete er: ›Jüdisch, das ist, dass in der Welt immer eine Kleinigkeit nicht ganz in Ordnung ist; man muss immer eine Kleinigkeit in Ordnung zu bringen suchen!‹ Später sagte er mir, das stehe auch im Talmud«.

In: von Weizsäcker V (1951) Das Missliche am Schmerz. (Bd 6, S 510).

»Grade hier«

s Anm zu S 27.

Teilen und Einen

Vgl Kap »Einen und Teilen« in: von Weizsäcker V (1949) Begegnungen und Entscheidungen. (Bd 1).

106 *Angina tonsillaris ... Liebesverlust*

Ausführlicher im 1. Kap von: (1935) Studien zur Pathogenese. S 11 ff (Bd 6, S 259 ff).

Rössle ... Entzündungen

Vgl auch: Rössle R (1944) Nachtrag zu den »Serösen Entzündungen« und nochmals zum Entzündungsbegriff. Virchows Archiv 311, 281-4.

110 *Bräutigam ... Magenkrankheit*

Bräutigam W (1948) Biographische und psychoanalytische Anamnesen bei

Magenkranken. Vorgetragen im Seminar bei V von Weizsäcker, nicht publiziert.

Lungentuberkulose ... Hochdruck

Bräutigam W (1956) Beitrag zur Psychosomatik der Lungentuberkulose. Fortschr Tuberk-Forsch 7, 184-211. Huebschmann H (1952) Psyche und Tuberkulose. Beiträge aus der Allgemeinen Medizin H 8. Stuttgart: Enke. Alexander F (1939) Psychosomatic study of a case of hypertension. Psychosom Med 1, 173-9. Wyss D (1955) Psychosomatische Aspekte der juvenilen Hypertonie. Nervenarzt 26, 197-210.

113 *Trieblehre ... von Anbeginn dualistisch*

»In der völligen Ratlosigkeit der Anfänge gab mir der Satz des Dichterphilosophen Schiller den ersten Anhalt, dass ›Hunger und Liebe‹ das Getriebe der Welt zusammenhalten.« S 476 in: Freud S (1930) Das Unbehagen in der Kultur. WW XIV. Ähnliche Zitate: VIII, 98; XIII, 230; XIV, 227, 476.
s auch Anm zu S 163.

114 *die kaptative Haltung bei Schultz-Hencke*

Es ist Schultz-Hencke, der vorschlägt, oral durch das Wort kaptativ (von capere – greifen, hinlangen) zu ersetzen und als Begriff für »eindeutig nicht sexuelle Strebungen und Haltungen habenwollender Art«, die ursprünglich auf die Nahrung bezogen sind, anzuwenden.
Ebenso ursprünglich wie das Habenwollen gilt ihm eine »retentive Tendenz«, dh eine emotionale Haltung des Behaltenwollens. S 19ff in: Schultz-Hencke H ([2]1947) Der gehemmte Mensch.
Vgl auch die Abschnitte: »Das kaptative, das orale Antriebserleben« (S 25ff), »Das retentive, das anale Antriebserleben« (S 28ff) in: Schultz-Hencke H ([5]1988) Lehrbuch der analytischen Psychotherapie.

die kaptativen und retentiven Vorgänge bei Franz Alexander

Im Vorwort zum »Lehrbuch der analytischen Psychotherapie« von Schultz-Hencke ([2]1970, S VI): »F. R. Alexander ... vertritt in seinen neuesten Veröffentlichungen wohl zu neunzig Prozent dieselben empirischen Auffassungen, die im vorliegenden Lehrbuch entwickelt werden.« – Franz Alexander verwendet in seinem Lehrbuch Psychosomatische Medizin (1951) die Begriffe »kaptativ« und »retentiv« nicht, obwohl er sich terminologisch und der Sache nach auf Oralität und Analität bezieht.

116 *ama et fac quod vis*

Liebe und tu was Du willst. – Ursprünglich: Dilige, et quod vis fac. Tract VII, Abschn VIII in: Augustin, In Epistolam Ioannis ad Parthos tractatus decem.

123 *Fortsetzung der seelischen Dramatik in der körperlichen*

Ausgeführt in: von Weizsäcker V (1933) Körpergeschehen und Neurose. Analytische Studien über somatische Symptombildungen. (Bd 6). Vgl auch die Beispiele in: von Weizsäcker V (1935) Studien zur Pathogenese. (Bd 6).

Restitutio ad integrum

Völlige Wiederherstellung.

125 *»Geisteskrankheiten sind Gehirnkrankheiten«*
»... so haben wir in den psychischen Krankheiten jedesmal Erkrankungen des Gehirns zu erkennen.« – 1. Buch, 1. Abschnitt »Über den Sitz der psychischen Krankheiten und die Methode ihres Studiums« §1 in: Griesinger W (1845, ^{5}1892) Die Pathologie und Therapie der psychischen Krankheiten für Ärzte und Studierende dargestellt.

127 *in einem Teil der psychoanalytischen Kreise*
Ein kleinerer psychoanalytischer Strom, der sich mit der Theorie und Behandlung Schizophrener befasste, lief eigentlich seit den Anfängen der Psychoanalyse mit (z B Jung, Tausk, Abraham, Fenichel, Ferenczi, P Federn) und schwoll bis zur Einführung der Neuroleptika in den 50er Jahren deutlich an – und zwar (nach der Emigration) in den USA (Hartmann, Kris, Loewenstein [Ich-Psychologie, die wesentlich zur theoretischen Fundierung der Psychosenanalyse beitrug], M Mahler, Sullivan, R Schindler, Rado, Jacobson, Winnicott, Bally, später Searles), aber auch in England (M Klein und Teile ihrer Schule, z B Bion). In Frankreich (Grunberger) gab es damals psychoanalytische Psychosentherapie, in der Schweiz war durch die Zürcher Schule eine engere Verbindung von Psychiatrie und Psychoanalyse etabliert.

»Organpsychose«
»Erfahrungen ... lassen vermuten, dass, wenn einmal die psychotherapeutische Auflösung und Heilung einer schweren Organkrankheit gelingt, im Gefolge ein Zustand eintreten kann, der an eine Psychose grenzt. Das wäre ein Sachverhalt, der in einer früheren Arbeit von Grote und Meng (1934) über Magersucht mit dem Worte ›Organpsychose‹ angedeutet wurde«. Aus: von Weizsäcker V (1949) Psychosomatische Medizin (Bd 6, S 461).

127/128 *Kasuistik der psychosomatischen Medizin*
Beispiele dafür bringt V von Weizsäcker in: (1935) Studien zur Pathogenese (Bd 6), in seinen Vorlesungen: (1947) Fälle und Probleme (Bd 9), (1947, 1948) Klinische Vorstellungen (Bd 9) und in: (1951) Der kranke Mensch (Bd 9).

128 *in deren präödipalen Funden*
zB 2. Abhandlung: Die infantile Sexualität, in: Freud S (1905) Drei Abhandlungen zur Sexualtheorie. WW V, S 73 ff.

130 *Früher ... »letzte Bestimmung«*
»Jede Krankheit ist eigentlich ein Teiltod, einem Stücke Vorbereitung auf jene ›letzte Bestimmung‹, jener eigentlicheren Wandlung, die mit dem Tode kommt, vergleichbar ... Aber man versäumt meistens die beiden Gesichtspunkte: Gesundmachen und Verwandeltwerden, vorletzte Aufgabe und letzte Bestimmung zu *verbinden*.«
S 411 f in: von Weizsäcker V (1947) Von den seelischen Ursachen der Krankheit. (Bd 6).

132 *jetzt fehlt ihm, dass ihm nichts fehlt*
Hinterfragt in: von Weizsäcker V (1928) Krankengeschichte. (Bd 5).

135 *Die Behauptung des Heraklit*
Vgl Fr 91: Man kann nicht zweimal in denselben Fluß steigen. In: ([3]1912) Die Fragmente der Vorsokratiker. Hrsg von H Diels, Bd I.

duplex negatio affirmat
doppelte Verneinung bejaht.

duplex positio negat
doppelte Bejahung verneint.

136 *Darwins Versuch*
s S 106.

139 *der Hut ... als Stellvertreter des Kopfes*
So zB der »Gessler«-Hut in Schillers »Wilhelm Tell«.

140 *Adoptivsohn des Caesar*
Octavian, der später mit dem Namen Augustus geehrte erste römische Kaiser, ein Neffe des Caesar, war von diesem adoptiert und zu seinem Erben eingesetzt worden.

146 *Primus inter pares*
Der Erste unter Gleichen.

148 *belehrt die Lebenden über das Leben*
Ergänzung des Mottos der Anatomen: vivos mortui docent. (Die Toten belehren die Lebenden).

149 *als Cannon zeigte*
»The results which I have just reported may seem more impressive because of the slight effects resulting from removal of the sympathetic system than because of the actual deficiency phenomena. It must be admitted, however, that the slight effects may be misleading. The animals, to be sure, continue to live, but they live in the protective confines of the laboratory where there are no marked temperature changes throughout the year and no necessity for struggle for food, no requirement of escape from enemies, no danger of hemorrhage. This is a very special and limited sort of existence. Judging by such observations we might easily draw the inference that the sympathetic system is of minor importance for the proper functioning of the body. Such an inference would be erroneous.« Cannon WB (1932) The wisdom of the body. S 283.

151 *das sogenannte morphologische Bedürfnis*
s Ernst P (1926) Das morphologische Bedürfnis. Die Naturwissenschaften 14, 1075-80.

153 *Zusammenhang von Wissenschaft und Politik ... Virchow*
Auf S 109 von: (1947) Die Medizin im Streit der Fakultäten, in: (1950) Diesseits und Jenseits der Medizin (Bd 7, S 207) verweist Weizsäcker darauf, dass Virchow analogiehaft Parallelen zwischen Zellstaat und Demokratie gezogen habe. In der

entsprechenden Anmerkung (Bd 7, S 437) ist vermerkt, dass Virchow zwar häufig den Organismus mit einem Gemeinwesen verglichen, dabei aber den Begriff »Demokratie« nicht verwendet habe.
s auch: Mazzaloni RG (1988) Politisch-biologische Analogien im Frühwerk Rudolf Virchows. Marburg: Basiliskenpresse.

Darwin

Auf S 99 von (1954) Am Anfang schuf Gott Himmel und Erde. Grundfragen der Naturphilosophie deutet Weizsäcker den Zusammenhang der von Darwin (1859) entwickelten Theorie der Variabilität und der Entstehung der Arten durch Anpassung der Lebewesen an ihre Umgebung mit der Ethik des angelsächsischen Utilitarismus an. (Bd 2, S 344 u Anm S 519).
Auf S 134 von (1947) Der Begriff der Allgemeinen Medizin (Bd 7, S 181) führt er aus: »Der Einfluss zum Beispiel des Darwinismus auf die Heilkunde war bedeutend, und es ist dann sehr belehrend, noch weiter zurückzugreifen und zu sehen, in welcher Weise Darwins Kampf ums Dasein, sein Selektionsgedanke von der englischen Philosophie oder die Affenabstammung des Menschen von der politischen Ökonomie abgehangen haben. Der Begriff der ›geistigen Einflüsse‹ ist aber zu eng und dann auch unzutreffend, wo sowohl Ursache wie Wirkung in einem *Dritten*, historisch Epochalen wurzeln. Jedenfalls kam Darwins (1859) ›Entstehung der Arten‹ in dem Zeitalter, in dem die bürgerliche Gesellschaftsform anfing, von ihrer sozialen Problematik durchsetzt zu werden, und der Begriff der *Art* verliert dann in gleicher Weise seine Unabänderlichkeit wie der der *Klasse*.«
s auch die entsprechenden Anm (Bd 7, S 433).

Pawlow

»Ein Beispiel sind hier die berühmten Versuche von Pawlow (1897), die noch immer vielen Ärzten als eine Grundlage für das Verhältnis leib-seelischer Zusammenhänge gelten. Pawlow zeigte, dass dressierte Hunde auf ein blosses Glockenzeichen Magensaft absondern. Man sprach jetzt von psychischem Magensaft, obwohl Pawlow selbst eine ganz andere Stellung eingenommen hatte: Er suchte eine rein mechanistische Reflextheorie damit zu begründen (1903). Ihm selbst war allerdings aufgefallen, dass der Versuch nur gelingt, wenn diese Tiere sich in Stimmung, dh in einer gierigen Erregung befinden und überhaupt eine ganz bestimmte Umwelt eingehalten wird. In einer merkwürdigen Verkennung dieser Verhältnisse verbiss er sich in eine reine Reflexologie und erklärte sehr konsequent und von ihm aus gesehen unanfechtbar die psychologische Betrachtung für unwissenschaftlich.« V von Weizsäcker (1944) Die Grundlagen der Medizin. (Bd 7, S. 22f).
Pawlow (1934) selbst zitiert Sherrington, der zu ihm gesagt habe: »Ihre bedingten Reflexe … riechen nach Materialismus« und bezeichnet seine eigene Einstellung als »Monismus, der sich in unseren bedingten Reflexen zeigt« (1935).
Pawlow IP (1897) Vorlesungen über die Arbeit der Hauptverdauungsdrüsen. In (1954) I.P. Pawlow Sämtliche Werke. Gesamtred dtsch Ausg L Pickenhain, Bd II/2. Berlin: Akademieverlag

Pawlow IP (1903) Experimentelle Psychologie und Psychopathologie bei Tieren. WW III/1.

Pawlow IP (1934/1935) aus dem Stenogramm des Mittwochkolloquiums vom 19. September 1934 (S 154) und vom 6. November 1935 (S 178). In: Pawlow IP (1972) Die bedingten Reflexe. Eine Auswahl aus dem Gesamtwerk bes v G Baader u U Schnapper. München: Kindler.

154 *Lionardo, Dürer ... Wurzel der Schönheit*

Dass der menschliche Körper als Mikrokosmos den gleichen Gesetzen proportionaler Massverhältnisse wie der harmonische Makrokosmos des Weltenbaus folgen müsse, hatte sich als Grundgedanke griechischer, antiker Philosophie auch im lateinischen Mittelalter lebendig erhalten.

Um 1500 knüpften Leonardo da Vinci oder Albrecht Dürer ihre Überlegungen zur schönen Menschengestalt an den sog Homo quadratus, eine Proportionsfigur, die in dem Architekturtraktat des römischen Baumeisters Vitruv beschrieben war. Dürer hat daraus geometrische Konstruktionsmethoden für den männlichen und weiblichen Körper entwickelt. Er hat seine geometrischen Konstruktionen aber nie von der Empirie getrennt, lebendige Menschen aller Altersstufen immer wieder zu vermessen; »wie die allerschönst Gestalt des Menschen möchte sein« schrieb er, »weiss nur Gott.« Schönheit erkennt Dürer in den Gestalten, bei denen die »Vergleichbarkeit der Teile« in die Augen springt. Daraus entwickelt Dürer den Kerngedanken von der bedingten menschlichen Schönheit beim Mann, Weib und Kind in ihren verschiedenen Altersstufen. Es gibt also nach Dürer »schöne dicke Menschen« und »schöne Dünne«, wenn nur die »Vergleichlichkeit der Glieder untereinander und zum ganzen Leib stimmig ist«.

Dürers »Vier Bücher von menschlicher Proportion« erschienen kurz nach seinem Tod (1528). Sie wurden ins Lateinische und Italienische übersetzt. Michelangelo, Rubens, Poussin und Velazquez haben sich mit Dürers Buch auseinandergesetzt, wenn es um die künstlerische Frage der Schönheit der menschlichen Gestalt ging, denn nur Dürers Traktat lag im Druck vor.

Parisurteil

Paris, Sohn des Königs von Troja, entschied den Streit zwischen den Göttinnen Hera, Athene und Aphrodite um die Schönheit zugunsten von Aphrodite. Vgl Euripides: Iphigenie in Aulis v 1284ff.

Die Büchse der Pandora

Der Pandora-Mythos wird von Hesiod in der Theogonie (571ff) überliefert. Hesiod: Theogonie. Werke und Tage. Griech u deutsch, hrsg u übers v A v Schirnding, München: Artemis u Winkler (1991).

155 *Haller*

Mit Albrecht von Haller (1708-1777) beginnt der nach Weizsäcker misslungene (1939) Versuch, die natürlichen Bewegungen von Tier und Mensch mit Hilfe einer experimental-physiologischen Analyse von Reflexen zu begreifen.

s Marx E (1939) Die Entwicklung der Reflexlehre seit Albrecht von Haller bis zur 2. Hälfte des 19. Jahrhunderts. Sitzungsber Heidelberger Akad Wiss Math-natur-

wiss Klasse, Jhrg 1938, 10. Abh, Heidelberg: Weiß'sche Universitätsbuchhandlung, S 3-8.
von Weizsäcker V (1939) Geleitwort zu einer Abhandlung von Ernst Marx. (Bd 4, S 72-5).

156 *milieu externe und interne*
s S 112f in: Bernard C (1878). Leçons sur les phénomènes de la vie communs aux animaux et aux végétaux.

158 *Lehre vom Od*
Carl Freiherr von Reichenbach (1780-1869) versuchte in zahlreichen Untersuchungen nachzuweisen, dass sowohl belebte wie unbelebte Materie ein kosmisches Fluidum ausstrahlen, das er Od (odpositive und odnegative Ladung) nannte. Zahlreiche Veröffentlichungen, z B:
Carl Freiherr von Reichenbach (1854/55) Der sensitive Mensch und sein Verhalten zum Ode.

tel quel
So wie es ist.

159 *Novalis*
Nicht in dieser Formulierung, aber sinngemäss zB: »13. BILD[UNGS] LEHRE D[ER] NATUR ... Die Natur soll moralisch werden. Wir sind ihre Erzieher – ihre moralischen Tangenten – moralischen Reize«. S 450 in: Aus dem »Allgemeinen Brouillon« 1798-1799. In: ([2]1981) Novalis Werke. (s auch S. 780ff, 874).

160 *wie Kant sagt*
»Gedanken ohne Inhalt sind leer, Anschauungen ohne Begriffe sind blind.« A51, B75 in: Kant I (1781, [2]1787) Kritik der reinen Vernunft. WW II.

161 *von hervorragender Stelle gesagt wurde, Gott sei tot*
Rede des toten Christus vom Weltgebäude herab, dass kein Gott sei. S 269ff in: Jean Paul ([2]1818) Siebenkäs. (1959) Werke, Bd 2. München: Hanser. – Aphorismus 108, S 115 in: Nietzsche (1882) Die fröhliche Wissenschaft. WW II und Abschnitt 2, S 279 in: (1883-1885) Also sprach Zarathustra. WW II.

162 *Gegenspieler*
s Anm zu S 94.

Pygmalion – dieses Symbol
Pygmalion liebte Aphrodite. Da sie als Göttin für ihn unerreichbar war, schnitzte er ihr Bild in Elfenbein, legte es in sein Bett und flehte es an, ihn zu erhören. Gerührt von soviel Ergebenheit, schlüpfte Aphrodite in ihr Abbild und belebte es mit menschlicher Wärme.

»Sein und Zeit«
Heidegger M (1927) Sein und Zeit.

»Sein und Nichts«
Sartre JP (1943). S auch V von Weizsäcker (1947) Jean-Paul Sartres »Sein und Nichts«. S 239-50 in: (1950) Diesseits und Jenseits der Medizin. (Bd. 1, S 424-34).

»Grundverhältnis«
S 181 ff in: (1940) Der Gestaltkreis (Bd 4, S 310 ff) und S 9 f in: (1946) Anonyma (Bd 7, S 47 f).

163 *Freud ... wie er sie nennt, spekulativen Vorstellungen*
So spricht Freud etwa in der »Selbstdarstellung« im Zusammenhang mit seiner Hypothese zur Gliederung des Unbewussten davon, dass »solche und ähnliche Vorstellungen zu einem spekulativen Überbau der Psychoanalyse (gehören), von dem jedes Stück ohne Schaden geopfert oder ausgetauscht werden kann, sobald eine Unzulänglichkeit erwiesen ist«. (WW XIV, S 58).

Mit Schiller bestreitet er nie
»Als ›Hunger‹ oder als ›Liebe‹ können wir nach den Worten des Dichters alle in unserer Seele wirkenden organischen Triebe klassifizieren«. In: Freud S (1910) Die psychogene Sehstörung in psychoanalytischer Auffassung. WW VIII, S 98.
»... befand sich dann in Übereinstimmung mit der populär gewordenen Aussage des Dichters, der das Weltgetriebe durch ›Hunger und durch Liebe‹ erhalten werden lässt« In Freud S (1923) »Psychoanalyse« und »Libidotheorie«. WW XIII, S 230.
»Sie erinnern sich an das Wort unseres Dichterphilosophen: Hunger und Liebe. Übrigens ein ganz respektables Kräftepaar!«. In: Freud S (1926) Die Frage der Laienanalyse. WW XIV, S 227.

Hunger und Liebe die Welt regieren
»Einstweilen, bis den Bau der Welt
Philosophie zusammenhält,
Erhält sie das Getriebe
Durch Hunger und durch Liebe.«
Friedrich Schiller: Die Weltweisen. In: WW I, S 221 ff.

164 *Lebenstrieb und Todestrieb*
s Anm zu S 92.

Eros und ἀνάγκη
»Eros und Ananke sind auch die Eltern der menschlichen Kultur geworden.« In: Freud S (1930) Das Unbehagen in der Kultur. WW XIV, S 460.

168 *das vollkommene Bildwerk*
»In der Statuenbildung bezeichnet der (um 1430 entstandene) *Bronzedavid* im Museo Nazionale (del Bargello) die Neueroberung des *Nackten* für die christliche Plastik ... Noch herb und streng, von einem fast schwerfälligen Ernst erfüllt, ist der David doch ›die erste, mit der Freiheit der Antike geschaffene nackte Figur‹.« S 122 in: Semrau M (1912) Die Kunst der Renaissance in Italien und im Norden. Esslingen: Nett.

169 *dem robusten des Michelangelo*
»Auf den ersten Blick gefällt der kolossale *David* vor dem Palazzo vecchio in Florenz (1501-1503) vielleicht noch weniger« (als der *Bacchus* im Bargello).

Burckhardt J (1855) Der Cicerone. Eine Anleitung zum Genuss der Kunstwerke Italiens. Basel: Schweighausen; hier: S 632 in (1927) Leipzig: Kröner.

170 *»Unbehagen in der Kultur«*
S Freud (1930) Das Unbehagen in der Kultur. WW XIV.

171 *David und Goliath*
1. Sam 17.

172 *Dem Hippokrates wird das Wort zugeschrieben*
»Was Arzneien nicht heilen, heilt das Eisen, was das Eisen nicht heilt, heilt das Feuer, was das Feuer nicht heilt, muss für unheilbar gelten.« 8. Abschn, 6 in: Hippokrates (1934) Die hippokratischen Lehrsätze (Aphorismoi).

Ultima ratio regis
»Das letzte Mittel des Königs«. Auf Calderón zurückgehende, sprichwörtlich gewordene Inschrift, die Ludwig XIV. seit 1650 auf französischen und Friedrich II. seit 1742 auf preussischen Kanonen anbringen liess.

179 *Erklärung nach Kausalgesetzen … Auslösung*
R Mayer (1876) Über Auslösung. Bes Beil Staatsanz Württemb Nr 7, S 104-7. In: ([3]1893) Die Mechanik der Wärme in gesammelten Schriften. Hrsg v JJ Weyrauch, Stuttgart: Cotta. – »R. Mayers Auslösungs- oder Anstoßkausalität: ›Auslösung‹ als eine besondere Form kausalen Wirkens«, S 55 ff in: Mittasch A (1940) Julius Robert Mayers Kausalitätsbegriff, seine geschichtliche Stellung, Auswirkung und Bedeutung. Berlin: Springer.

181 *Esprit de finesse*
»Difference entre l'esprit de géometrie et l'esprit de finesse« Fragmente 1-4 in: Pascal B (1670) Pensées.

182 *berühmte Kontroverse*
Vgl Wolter F (1910): Die Hauptgrundgesetze der epidemiologischen Typhus- und Choleraforschung in Rücksicht auf die Pettenkofer'sche und Koch'sche Auffassung der Typhus- und Choleragenese. München: Lehmann.
Darin auf S 4 f: Max von Pettenkofer (1889) vertrete die Ansicht, dass »die Lokalität Nährboden für den spezifischen Keim sein (kann), zeitweise etwas hervorzubringen, was diesem zu vermehrtem Wachstum oder zu erhöhter Virulenz verhilft oder auch die Menschen zum Erkranken mehr disponiert, aber auch etwas, das dem eingeschleppten Krankheitskeim geradezu feindlich ist, oder das die Menschen dagegen immunisiert«. Dagegen habe Robert Koch im November 1902 in seinem bekannten Vortrage über »die Bekämpfung des Typhus« erklärt, dass die Typhusbazillen wie die Cholerabazillen für den Menschen obligate Parasiten seien, die sich ausserhalb des menschlichen Körpers sowohl im Boden wie im Wasser nur kurze Zeit halten könnten und bald zugrunde gingen: ihr eigentlicher Nährboden sei der Mensch, d h die Gewebe des menschlichen Körpers.

Rorschachtests

Eine auf der Deutung von Tintenklecksen beruhende Methode zur Persönlichkeitsdiagnostik. H Rorschach ([4]1941) Psychodiagnostik. Bern: Huber.

184 *»clare et distincte«*

zB 2. u 4. Meditation in: Descartes R (1641) Meditationes de prima philosophia. (1996) Meditationen über die Grundlagen der Philosophie. In: René Descartes Philosophische Schriften, in einem Band.

Grottenkulte

Grotten oder Höhlen dienten vielfach urzeitlichen, aber auch späteren Religionen (kretisch-mykenischen, persisch-römischen wie dem Mithras-Kult) als Kultstätten.

Asklepios ... zu den Höhlengöttern gehört

»Dem Homer und den Dichtern überhaupt gilt er als sterblicher Held, der die Heilkunst von Chiron erlernt habe. Im Kultus wird er zumeist den oberen Göttern gleichgestellt. In Wahrheit ist ursprünglich auch er ein in der Erde hausender thessalischer Ortsdämon gewesen, der aus der Tiefe, wie viele solcher Erdgeister, Heilung von Krankheiten, Kenntnis der Zukunft (beides in alter Zeit eng verbunden) heraufsandte. Auch er hat den Übergang zum Heros leicht gemacht. Den Heros Asklepios trifft des Zeus Blitzstrahl, der hier ... nicht das Leben völlig vernichtet, sondern den Getroffenen zu erhöhetem Dasein aus der sichtbaren Welt entrückt«. S 76 in: E Rohde (o J) Psyche, Seelenkult und Unsterblichkeitsglaube der Griechen. Leipzig: Kröner.

185 *Duplex negatio affirmat*

s Anm zu S 135.

186 *Schleier der Maja*

In den Falten des Schleiers der Maja, der Mutter von Buddha, sind die Bilder aller erschaffenen Wesen enthalten. S auch Anm zu S 416 in Bd 4.

188 *Blitzstrahl ... vom heiligen Antonius gesandt ... zur Strafe*

»Auf dem Wege sahen wir Festungen, Schlösser und Häuser, die der Blitz zerstört hatte, weil ihre Bewohner die vorbeiziehenden Pilger belästigt hatten; denn dieser grosse Nachfolger des Elias (sc. Antonius) hat, wie jener, die Gewalt, mit derselben Leichtigkeit diejenigen, die ihn beleidigen, mit dem Feuer zu strafen, wie die zu heilen, die ihn anrufen.« Ein Passus aus der Beschreibung der Pilgerfahrt des Bischofs Hugo von Lincoln nach St. Antoine im Jahre 1119, als Erweis, dass St. Antonius schon bald nach Gründung der ersten Antoniterbrüderschaft (1095) als Herr des Feuers auch im strafenden, rächenden Sinn angesehen wurde. S 75 in: Kühn W (1948/49) Gestalt und antike Vorbilder des Antonius Eremita. Psyche 2, 72-96.

190 *»die ganzen Zahlen hat der liebe Gott geschaffen«*

»Die ganzen Zahlen schuf der liebe Gott, alles Uebrige ist Menschenwerk.« Zitat aus einem Vortrag Kroneckers bei der Berliner Naturforscherversammlung 1886.

§19 in: Weber H (1893) Leopold Kronecker. Jahresber d Dt Mathematiker-Vereinigung 2. Stuttgart, Leipzig, Wiesbaden: Teubner.

191 *Irrtum*
danach folgt im Manuskript ein durchgestrichener Absatz:
Greifen wir sogleich zu einem Beispiel, an dem man diese These prüfen kann. Eine grosse Anzahl von Menschen muss wegen der Annahme veralteter Ideen sterben. Wenn eine Epoche annimmt, dass die Pest die Folge von Sünden sei und dann die Sünden unterlassen würden, so müssen viele mit und ohne diese Sünden an der Pest sterben. Man kann sie retten, wenn man die Verbreitung der Pestbazillen verhindert; aber der Pestbazillus ist erst 1894 durch Kitasato und Yersin entdeckt worden. Jetzt gelang es, Pestepidemien zu verhindern. Oder:

193 *»Namenerklärung« ... der Wahrheit Kant*
»Die Namenerklärung der Wahrheit, daß sie nämlich die Übereinstimmung der Erkenntnis mit ihrem Gegenstande sei, wird hier geschenkt, und vorausgesetzt; man verlangt aber zu wissen, welches das allgemeine Kriterium der Wahrheit einer jeden Erkenntnis sei.« In: Kant I (1781, [2]1787) Kritik der reinen Vernunft. Transzendentale Elementarlehre, II. Teil: Die Transzendentale Logik. Einleitung (A 58, B 82). WW II.

Paris
s Anm zu S 154.

im Sinne der negativen Theologie
Theologischer Ansatz, der ausgehend von der Unerkennbarkeit Gottes, durch Verneinungen deutlich zu machen versucht, wie unzulänglich menschliche Begrifflichkeit Gottes Wesen ausdrückt. In der mystischen Theologie des Pseudo Dionysios Areopagita (5./6. Jh.), dem Begründer der Strömung der negativen Theologie, führt die via negationis zur unio mystica, die als Erleiden (pati divina) einer unaussprechlichen Erfahrung Gottes interpretiert wird.

195 *modernem Knigge*
von Knigge A (1788) Über den Umgang mit Menschen. Hannover: Hahn. (1996) Nachdruck. Frankfurt/M: Insel.

Kirchhoff hat sich ihr sehr genähert
Vgl Max Planck: »Ihren prägnantesten Ausdruck hat sie (scil.: die andere Methode der Naturbetrachtung) wohl gefunden in Gustav Kirchhoffs bekannter Definition der Aufgabe der Mechanik als einer ›Beschreibung‹ der in der Natur vor sich gehenden Bewegungen.« Aus: Die Einheit des physikalischen Weltbildes (1708). In: Planck M (1969) Vorträge und Erinnerungen. Nachdr d 5. Aufl 1949. Darmstadt: Wissenschaftliche Buchgesellschaft, S 29.

Max Planck hat den Positivismus abgelehnt
Vgl zB »Positivismus und reale Außenwelt« und »Religion und Naturwissenschaft« in: Planck M (1969) Vorträge und Erinnerungen. Nachdr d 5. Aufl 1949. Darmstadt: Wissenschaftliche Buchgesellschaft, S 228 ff und S 325 ff.

Vgl auch das ausführliche Zitat und die Erläuterung in: von Weizsäcker V (1926) Der Arzt und der Kranke. (Bd 5, S 20f).

Kants Behauptung, das Ding an sich sei unerkennbar
Kants These, dass wir die Dinge nicht erkennen, wie sie »an sich« sein mögen, ist das Ergebnis seiner Reflexion auf die Bedingungen der Möglichkeit der Erfahrung.
Kants Antwort – Raum und Zeit als Formen der Anschauung und die Kategorien als Funktionen des Denkens konstituieren Erfahrung als Erkenntnis von Gegenständen – erklärt, dass die Dinge uns erscheinen, ihr Sein ist Erscheinung.
Weizsäckers Aussage, dass »was sie (die Erscheinung) zeigt, doch das Sein selbst ist«, ist entweder nach Kants Verständnis eine unzulässige Behauptung (wir können nicht die Bedingungen, unter denen wir überhaupt Erfahrung von Dingen haben können, wieder »abziehen« und vom Sein selbst reden) oder eine Tautologie: Erscheinung ist das Sein selbst, wie es erscheint.

196 *Trennung von Glauben und Wissen … oft nur eine Anlehnung an Kant*
Kant hatte als Ergebnis seiner Kritik der reinen Vernunft mit der Unterscheidung von theoretischer und praktischer Vernunft den spekulativen Vernunftgebrauch – »ihre Anmaßung überschwenglicher Einsichten« – zurückgewiesen.
Die Kritik richtet sich gegen das Schein-Wissen dogmatischer Metaphysik mit dem Ziel, den praktischen Vernunftgebrauch auf »Gott, Freiheit und Unsterblichkeit« als den »wahren Quell« aller Moralität zu begründen (vgl hierzu: Vorrede zur 2. Auflage der Kritik der reinen Vernunft. WW II, B XXX).
Dies ist der Sinn des vielzitierten Satzes: »Ich mußte also das Wissen aufheben, um zum Glauben Platz zu bekommen …« (ebd).

197 *als W_2 bezeichneten Widerstand*
wird auf S 393 als unbrechbarer von W_1 als einem brechbaren Widerstand getrennt. S auch S 1 ff in: von Weizsäcker V (1950) Zwei Arten des Widerstandes (Bd 6, S 477ff). Bei Freud ist der diesem ähnliche in »Die endliche und die unendliche Analyse« erwähnte »Widerstand vom Es« (WW XVI, 87) als der vierte von »fünf Arten des Widerstands« bezeichnet worden. (in »Hemmung, Symptom und Angst«; WW XIV, 192f).

Analsadismus als einer praeödipalen Formation
Zuerst beschrieben in: Freud S (1913) Die Disposition zur Zwangsneurose. WW VIII, S 446f, zuletzt in: (1953) Abriss der Psychoanalyse. WW XVII, S 76.

die Ersetzbarkeit des Einen durchs Andere
Auch als Prinzip des Ersatzes oder der Aequivalenz ausführlich erörtert im »Gestaltkreis« Bd 4, S 282ff.

199 *Status nascendi*
Entstehungszustand.

200 *Logophanie und Eidologie. Impossibilitätstheorem*
Unter der Überschrift folgt ein Abschnitt, der durchgestrichen ist:

In diesem Buche folge ich einer Neigung, hinter den Gedanken und ihren logischen Kategorien gewisse leidenschaftliche Tendenzen zu enthüllen. Wenn wir zum Beispiel denken, ein Hund sei dumm, weil er fortwährend bellt, so steckt dahinter, so däucht mich, eine Tendenz, durch die Erklärung mit seiner Dummheit auf irgend eine Art mit der Störung fertig zu werden, welche uns dieses Gebell bereitet. – Wenn nun hinter den Gedanken und ihren Kategorien Leidenschaften stecken, so

quaestio juris ... quaestio facti
s Anm zu S 11.

bereits früher im allgemeinen bekundet
In der Einleitung II, S 14ff.

201 *»Unbestimmtheitsrelation«*
Mit dem Terminus Unbestimmtheitsrelation bezeichnet W Heisenberg (1927) die prinzipielle Unmöglichkeit der gleichzeitigen Messung eines bestimmten Ortes und eines scharfen Impulses. Heisenberg W (1927) Über den anschaulichen Inhalt der quantentheoretischen Kinematik und Mechanik. Z Physik 43, 172-98.

202 *Kants Kategorientafel*
»Des Leitfadens der Entdeckung aller reinen Verstandesbegriffe dritter Abschnitt.« »§10 Von den reinen Verstandesbegriffen oder Kategorien« A77, B102ff in: Kant I (1781, ²1787) Kritik der reinen Vernunft. WW II.

203 *meine Aussage*
Im Sachverzeichnis von Bd 7 und 9 finden sich unter Krankheit – bekommen, – machen zahlreiche Belegstellen. Exemplarisch:
»Wichtig war doch, dass die ganze Entstehung der Krankheit im Menschen eine Weise seines Menschseins ist, dass er seine Krankheit nicht nur hat, sondern auch macht, dass sie etwas mit seiner Wahrheit oder, um das Stichwort gleichzeitiger Philosophie zu brauchen, etwas mit seiner Existenz zu tun hat. Man sah, wie aus Lebenslügen Krankheiten werden.« Aus: (1944) Die Grundlagen der Medizin. (Bd 7, 21).
Oder: »Damit komme ich abschliessend zu jener Spannung der Zweiseitigkeit unseres menschlichen Daseins auch in der Krankheit. Man könnte das als den Kernpunkt von allem bezeichnen. Der Kernpunkt wäre der formulierte Satz, dass ich meine Krankheit nicht nur bekomme und habe, sondern auch mache und gestalte; dass ich mein Leiden nicht nur dulde und fortwünsche, sondern auch brauche und will.« Aus: (1948) Grundfragen Medizinischer Anthropologie. (Bd 7, S 280).

205 *Substantialität ... Funktionalität*
Vgl Cassirer E (²1923) Substanzbegriff und Funktionsbegriff.

206 *Quisquilien*
Belanglosigkeiten, Kleinigkeiten (übersetzt: Müll).

eine Geschichtsphilosophie aufzustellen
s auch S 117f in: von Weizsäcker V (1950) Erinnerung an Alexander von Humboldt. (Bd 1, S 451f).

206/207 *Dualismus in der Lichtphysik ... Unbestimmtheitsrelation ... Einstein ... Unitarismus*
Bohr hatte die mit der Entwicklung der Quantentheorie entstandene neue Situation in der Physik mit dem von ihm geprägten Begriff der Komplementarität interpretiert: Welle und Teilchen sind komplementäre Modi der Natur des Lichts, dh Modi der physikalisch-begrifflichen Beschreibung. Diese Interpretation erforderte die Einführung des Subjekts in die Theorie des Experiments. Vgl hierzu: Bohr N (1931) Atomtheorie und Naturbeschreibung. Berlin: Springer.
Heisenbergs Unbestimmtheitsrelation interpretiert diesen Sachverhalt: Ort und Impuls sind notwendige Bestimmungsgrößen eines Teilchens, können aber nicht gleichzeitig experimentell scharf gemessen werden. Den aus diesem Sachverhalt resultierenden prinzipiell statistischen Charakter quantentheoretischer Erkenntnis bezeichnet Weizsäcker als »berechenbare Ungewißheit« (S 207) und bezieht sich damit auf den Wahrscheinlichkeitscharakter quantentheoretischer Vorhersagen; diese sind Aussagen über die Eintrittswahrscheinlichkeit möglicher Zustände eines Objekts. Die gewöhnliche kausale Raum-Zeit-Beschreibung der klassischen Physik ist ein Grenzfall. Diese, später so genannte Kopenhagener Deutung der Quantentheorie (Bohr, Heisenberg, CF von Weizsäcker), versteht den »Dualismus« nicht als eine vorübergehende Schwierigkeit, sondern als prinzipielle »Schwierigkeiten menschlicher Begriffsbildung«, die »in der Trennung von Subjekt und Objekt« begründet seien (vgl N Bohr, a a O, S 59).
Heisenberg W (1927) Über den anschaulichen Inhalt der quantentheoretischen Kinematik und Mechanik. Z Phys 43, 172-98. Heisenberg W, Bohr N (1963) Die Kopenhagener Deutung der Quantentheorie. Dokumente der Naturwissenschaft, Abt Physik Bd 4, Stuttgart: Blattenberg.
Einstein hat der statistischen Deutung als letztgültiger Erkenntnis der Wirklichkeit entschieden widersprochen: Gott würfelt nicht! Bohr dagegen zu Einstein: Es ist nicht die Frage, ob Gott würfelt, sondern die Frage ist, was wir meinen, wenn wir sagen, Gott würfelt (mündliche Mitteilung von CF von Weizsäcker). Vgl A Einstein: Reply To Criticisms. In: (1970) Albert Einstein: Philosopher-Scientist. The Library Of Living Philosophers Vol VII. Ed by PA Schilpp. London: Cambridge University Press, S 663ff.

207 *Möglichkeitssatz*
»Das erste Postulat ist das Postulat der Möglichkeit der Dinge« (A219, B 265); »Alles Wirkliche ist möglich ...« A 291, B 283 in: Kant I (1781, [2]1787) Kritik der reinen Vernunft. WW II.

208 *immerwährende Wiederkehr des Gleichen*
zB: »Denken wir diesen Gedanken in seiner fruchtbarsten Form: das Dasein, so wie es ist, ohne Sinn und Ziel, aber unvermeidlich wiederkehrend, ohne ein

Finale ins Nichts. ›*die ewige Wiederkehr*‹. – Das ist die extremste Form des Nihilismus: Das Nichts (das »Sinnlose«) ewig!«
In: Nietzsche F: (1956) Aus dem Nachlass der Achtzigerjahre. WW III, S 853.

Raum … Zeit … Kant … Anschauungsformen
Vgl u a Kritik der reinen Vernunft. A 50, B 74, WW II..

Bezeichnung als Kategorie von Aristoteles … übernommen
Vgl Kritik der reinen Vernunft. A 80, B 105 und A 81, B 107, WWII.

209 *»Gross« – ist die Diana der Epheser*
Acta (Apg) 19, 28.

211 *ôte-toi ‹de là› que je m'y mette*
Geh' weg von da, dass ich mich dahin setze. Aus: Saint-Simon Ch (1823) Catéchisme politique des industriels.

212 *der Kraftbegriff … der Kritik Kants zufolge*
Vgl »Zweites Hauptstück der Metaphysischen Anfangsgründe der Dynamik« (A 31 ff) und Drittes Hauptstück der Metaphysischen Anfangsgründe der Mechanik, insbesondere A 119 ff; in: (1786) Metaphysische Anfangsgründe der Naturwissenschaft (WW V).

213 *habe ich dadurch zu beweisen versucht*
»Die Gleichheit von actio und reactio besagt nicht, dass es dasselbe ist, ob ich eine Ohrfeige erteile oder empfange. Hier muss zunächst klargestellt werden, dass ebenso wie in der quantitativen Gleichsetzung einer Gleichung ein qualitativer Unterschied überrannt, gleichsam vernichtet wird, so auch in der qualitativen Unterscheidung eine quantitative Gleichheit überrannt und gewissermassen vernichtet wird«. Aus: (1948) Zum Begriff der Arbeit. (Bd 8, S 238 f).

214 *Überkompensation*
»R. Adler hat mit Recht geltend gemacht, dass die Wahrnehmung eigener Organminderwertigkeiten anspornend auf ein leistungsfähiges Seelenleben wirkt und auf dem Wege der Überkompensation eine Mehrleistung hervorruft«. Freud S (1914) Zur Einführung des Narzissmus. WW X, S 166.
Adlers Begriff der Überkompensation gründet sich auf seine »Studie über Minderwertigkeit von Organen.« (1907, Berlin: Urban u Schwarzenberg) (Vgl Einleitung I in: Über den nervösen Charakter. 1912, Wiesbaden: Bergmann) Im Zusammenhang mit dem Streben nach Macht kommt es zur Überkompensation (Menschenkenntnis. 1927, Leipzig: Hirzel), die schließlich auch zu genialen kulturellen Leistungen führen kann. (Adler A, Furtmüller C: Heilen und Bilden. 1914, München: Reinhardt).

215 *l, t, i sind ein Schema*
l = longitudo (Länge), t = tempus (Zeit), i = inertia (Trägheit der Masse).

Frobenius hat … behauptet
Nicht gefunden.

216 *die antilogische Formel: ja, aber nicht so*
In von Weizsäcker V (1951) Medizin und Logik (Bd 7, S 355 ff) werden die drei auf die ärztliche Erfahrung zurückgeführten Formeln: »ja, aber nicht so«, »wenn nicht so, dann anders«, »also so ist das« in ihrer logischen Struktur dargestellt. In (1951) Der kranke Mensch (Bd 9, S 318 f, 391 f) werden diese Formeln zu Maximen einer medizinischen Ethik: »Das sind drei Formeln, die ich vorschlage, um sich klar zu werden, dass sich die medizinische Ethik ändert« (S 392).

Die Erhaltungsgesetze
s Anm zu S 49 (*Energiesätze*).

217 *Intuitionismus von Brouwer … Satz des Widerspruchs … dialogische Auseinandersetzung*
Der Satz vom Widerspruch und der Satz vom ausgeschlossenen Dritten sind Grundsätze der klassischen Logik, die zuerst von Aristoteles formuliert worden sind (vgl Aristoteles Analytica priora I,1, bzw. Metaphysik Buch X,7, 1057a 33f, aber auch Buch IX). Der Intuitionismus stellt die Allgemeingültigkeit des Satzes vom ausgeschlossenen Dritten in Frage. Brouwers operativer Logik-Ansatz fordert ein Verfahren, mit dem ausgewiesen werden kann, daß eine Aussage wahr oder falsch ist; ob ein solches Verfahren gefunden werden kann, ist nicht sicher. Aus diesem operativen Ansatz folgt für die Mathematik, daß das tertium non datur für endliche, nicht aber für unendliche Mengen gilt. Vgl Brouwer LEJ (1949) Consciousness, Philosophy, and Mathematics.
Dieser Ansatz ist mit der dialogischen Begründung der Logik von P Lorenzen aufgenommen (vgl P Lorenzen, 1955, Einführung in die operative Logik und Mathematik. Berlin, Göttingen, Heidelberg: Springer) und mit K Lorenz weiter entwickelt worden (vgl P Lorenzen, K Lorenz, 1978, Dialogische Logik. Darmstadt: Wissenschaftliche Buchgesellschaft).

Satz des Widerspruchs
In: Aristoteles, Metaphysik. Buch IV, 1005b 19f.

Die Antinomien Kants
Vgl Kant I (1781, ²1787) Kritik der reinen Vernunft. Transzendentale Dialektik, Zweites Buch, 2. Hauptstück: »Die Antinomie der reinen Vernunft«, A 405 ff/ B 432ff.

Die dialektische Ontologie Hegels
Vgl Hegel GWF (1812/1816): Wissenschaft der Logik. WW XI.

Der Evolutionismus in Potenzen Schellings
Vgl hierzu: (1799) Erster Entwurf eines Systems der Naturphilosophie, insbesondere Dritter Hauptabschnitt; und Einleitung zu dem Entwurf eines Systems der Naturphilosophie, in: Schellings Werke (1927, 1958). WW II. Vgl auch Weizsäckers Schelling-Interpretation »Über F.W.J. Schelling«. (Bd 1, S 470ff).

Antilogik
s Anm zu S 54.

218 *Platons σωφροσύνη*
Sophrosyne – Besonnenheit; seit Plato (Politeia. Viertes Buch, 442 c-d, in WW III; s insbesondere Charmides, dessen zentrales Thema die Besonnenheit ist, in WW 1) neben Weisheit, Tapferkeit und Gerechtigkeit eine der vier Kardinaltugenden.

Aristoteles' μεσότης
Mitte – Aristoteles definiert die Tugend: sie sei »sowohl ihrem Wesen wie auch der Erklärung ihrer Natur nach eine Mitte ‚zwischen zwei Übeln', im Hinblick auf das Beste und die richtige Weise ‚des Handelns' aber das Höchste.« S Nikomachische Ethik. Zweites Buch. Kap 5, 1106 b 36 – 1107 a 9, in WW 6.

Parmenides Sinn für naturwissenschaftlichen Realismus
Diese Bemerkung Weizsäckers kann auf den zweiten Teil des Lehrgedichts des Parmenides bezogen werden mit dem Vorbehalt, dass die von Parmenides zitierten naturphilosophischen Ansichten nicht mit dem neuzeitlichen Verständnis naturwissenschaftlicher Erkenntnis und Realismus gleichgesetzt werden. Während der erste Teil des Lehrgedichts die »zuverlässige Rede und Erkenntnis im Horizont der Wahrheit« (B 8, 50/1) ist, stellt der zweite Teil (beginnend B 8, 52) die »menschlichen Ansichten« über die Natur bzw über den Kosmos dar. Vgl Parmenides: Peri physeos, in: Diels (Hrsg.) ([3]1912) Die Fragmente der Vorsokratiker. Bd I.

219 *jener aufgeklärte Gläubige*
»Ich würde mich eher fürchten, mich getäuscht zu fühlen (als ich nicht glaubte) und zu erfahren, dass die christliche Religion Wahrheit ist, als mich nicht zu täuschen, als ich sie für wahr glaubte.« Fragment 241 in: Pascal B ([6]1963) Über die Religion und über einige andere Gegenstände (Pensées).

220 *Kant hat*
s Anm zu S 208.

Anschauungen ohne Begriffe blind
s Anm zu S 160.

221 *»Sensorium commune«*
Organ, das die von verschiedenen Sinnesorganen eingehenden Empfindungen zu einer gemeinsamen Wahrnehmung vereinigt – nach Ansicht von Aristoteles das Herz, nach Ansicht anderer griechischer Philosophen, die von der scholastischen Doktrin aufgenommen und bis zum Beginn der neuzeitlichen Physiologie tradiert wird, das Gehirn.

Gestaltlehre
Der Gestaltbegriff ist 1890 von Chr v Ehrenfels als Fachterminus in die Psychologie eingeführt und durch zwei Kriterien charakterisiert worden:
1. Kriterium der Nichtsummativität: Die Gestalt ist ein Ganzes und als solches mehr als die Summe seiner Teile = übersummativer Charakter der Gestalt.
2. Kriterium der Transponierbarkeit: Die Gestalt bleibt als Ganzes auch dann

erhalten, wenn sie in eine andere Modalität transponiert wird, zB die Transposition einer Melodie in eine andere Tonart.
Von Ehrenfels Chr (1890) Über »Gestalt-Qualitäten«. Vjschr wiss Philos 14, 249-92.
Mehr darüber in Anm zu S 113 in Band 4.

Endlich betonten wir
In: von Weizsäcker V (1940) Der Gestaltkreis. Theorie der Einheit von Wahrnehmen und Bewegen. (Bd 4).

223 *Dante sagte*
Nicht gefunden.

Kant nannte Raum den äusseren, Zeit den inneren Sinn
Kritik der reinen Vernunft. A 26, B 42 passim und insbesondere B 66ff, WW II.

Kants Tafel
s Anm zu S 202.

224 *Die sogenannte Synaesthesie der Sinne*
»Noch am Anfang steht der Nachweis der grossen *intermodalen* Einflüsse oder ... der Transformationen zwischen den Hauptsinnen, die sicher bisher unterschätzt wurden. Man hat Auge und Tastsinn, Ohr und Auge, Vestibularsinn und Muskelsinn schon immer als stark aufeinander angewiesene und in die gleichen Aufgaben sich teilende Organpaare erkannt. Aber es handelt sich bisher immer um einzelne Synergien oder nur Beeinflussungen, noch nicht um eine umfassende Grundlehre einer allgemeinen Synaesthesie, wie wir sie für unvermeidlich halten.« S 79 in: von Weizsäcker V (1940). Der Gestaltkreis. Theorie der Einheit von Wahrnehmen und Bewegen. (Bd 4, S 192).

226 *Freud zwar das Ich in seine Psychologie eingeführt*
Vgl Freud S (1923) Das Ich und das Es. WW XIII.

Massenpsychologie ... unvermeidlich
Vgl Freud S (1921) Massenpsychologie und Ich-Analyse. WW XIII.

Jung einen Versuch gewagt
Anspielung auf den Begriff des kollektiven Unbewussten von CG Jung, das zwar allen Menschen gemeinsam ist, aber auch jedes konkrete »Wir« im Bereich des Unhistorischen begründet.

227 *»schwankende Gestalten«*
erste Zeile des Gedichts »Zueignung« (1797), das Goethe vor die Ausgabe von Faust I setzte. S 9 in: JW von Goethe (1808) WW III.

Sophrosyne des Platon, die Mesotes des Aristoteles
s Anm zu S 218.

Wahrnehmungsformen von Helmholtz
Vgl hierzu: von Helmholtz H (1879) Die Tatsachen in der Wahrnehmung.

habe ich diese Ansicht vertreten
zuletzt in: Christian P, Haas R, von Weizsäcker V (1948) Über ein Farbenphäno-

men. (Polyphäne Farben). Hier besonders in: »Kritik der ontologischen Dialektik« (Bd 4, S 515 ff). S auch: Vorwort zur 4. Auflage in: ([4]1950) Der Gestaltkreis. Theorie der Einheit von Wahrnehmen und Bewegen. (Bd 4).

228 *Meinung Kants ... die Dinge an sich ... nicht erkennbar*
s Anm zu S 195.

229 *Philosophie des Aristoteles*
s auch Anm zu S 55.

formae in der Abendmahlslehre
Im »Decretum de ss. Eucharistia« (1551) des Tridentinum heisst es zum Gemeinsamen der Eucharistie mit allen Sakramenten, dass sie die »invisibilis gratiae formam visibilem« (die sichtbare Form der unsichtbaren Gnade; im Lat AcI, deshalb dort Akkusativ) sei. (Denzinger: Enchiridion symbolorum, Nr. 876). Abgesehen von dieser Bestimmung, die das Abendmahl als Ganzes betrifft, hatte zunächst Augustinus signum (Zeichen) und res (Sache) unterschieden. Thomas von Aquin unterteilte dann das signum in forma und materia, wobei forma das wirksame Wort des Priesters meint. Auch diese Unterscheidung wurde vom Tridentinum übernommen. (vgl: Denzinger: Enchiridion symbolorum. Index systematicus zu: Eucharistia. Realis praesentia).
Kinder E (1961) Sakramente. I. Dogmengeschichtlich. In: Die Religion in Geschichte und Gegenwart. 3 Aufl, Bd V, Sp 1322 f, Tübingen: Mohr (Siebeck).

230 *Gundolfs Einfluss ... Schrifttum über Goethe, in dem der Gestaltbegriff als einer von Goethe*
»Der Deutsche hat für den Komplex des Daseins eines wirklichen Wesens das Wort Gestalt.« Aus: von Goethe JW (1817) Zur Morphologie. Die Absicht eingeleitet. In: WW XIII, S 55.
S auch: von Weizsäcker V (1942) Gestalt und Zeit. Bd 5.
Zur Rezeption in der »neuzeitlichen Naturwissenschaft« s Troll W, Wolf, KL (1940, [3]1950) Goethes morphologischer Auftrag. Versuch einer naturwissenschaftlichen Morphologie. Tübingen: Neomarius.
In der konservativen Geistesgeschichte wurde der Goethesche Gestaltbegriff seit Gundolf (1916) und Vertretern der George-Schule wie Wolters (1911) und Kommerell (1928), bei Cassirer (1921), Walzel (1925) und Jolles (1930) fast zu einem Modebegriff, in der sog morphologischen Literaturwissenschaft geradezu schulbildend (Müller 1944).
Wolters F (1911) Gestalt. Jahrbuch für die geistige Bewegung, 2. Jhrg, Berlin: von Holten, S 136-158. Kommerell M (1928) Der Dichter als Führer in der deutschen Klassik. Berlin: Bondi. Cassirer E (1921) Idee und Gestalt. Goethe, Schiller, Hölderlin; 5 Aufsätze. Berlin: Cassirer. Walzel O (1925) Gehalt und Gestalt im Kunstwerk des Dichters. Wildpark Potsdam: Athenaion. Jolles A ([2]1958) Einfache Formen. Legende, Sage, Mythe, Rätsel, Spruch, Kasus, Memorabile, Märchen, Witz. Tübingen: Niemeyer. Müller G (1944) Die Gestaltfrage in der Literaturwissenschaft und Goethes Morphologie. Halle: Niemeyer.

In die experimentelle Psychologie ist der Gestaltbegriff 1890 von Chr von Ehrenfels eingeführt und u a durch ihren übersummativen Charakter definiert worden (s Anm zu S 221). Die nachfolgend von Max Wertheimer, Wolfgang Köhler und Kurt Koffka (ab 1912) begründete Gestaltpsychologie versuchte, seelisches Geschehen als »Wirkungszusammenhang« zu erfassen, der sich in gegliederten Ganzheiten (»Gestalten«) organisiert.
Ausführlicher in Anm zu S 113 in Bd 4.

231 *den latenten Traumgedanken*
Ein auch mit »latenter Trauminhalt« identischer Begriff von Freud, den er u a wie folgt definiert: »Die latenten Traumgedanken sind der Stoff, den die Traumarbeit zum manifesten Traum umbildet«. Freud S (1917) Vorlesungen zur Einführung in die Psychoanalyse. WW XI, S 229.

235 *das Unzulängliche Ereignis wurde*
»Alles Vergängliche
Ist nur ein Gleichnis;
Das Unzulängliche
Hier wird's Ereignis; ...«
Schlussverse aus Faust II in: von Goethe JW (1953) WW 3, V 12104-7.

237 *Tafel der Verstandeskategorien*
s Anm zu S 202.

238 *im dafür bestimmten Kapitel*
s Spezielle Pathologie. Die proleptische Struktur der Biographie, S 285 ff (in diesem Band).

239 *Schellingsche Aspiration der Potenzenlehre*
s Anm zu S 217.

243 *zur Tiefenpsychologie fortgebildeten Psychoanalyse*
Weizsäcker meint hier seinen eigenen Ansatz, das »Es« der Psychoanalyse psychosomatisch zu interpretieren und »nicht nur die Folgen der Verdrängung, sondern die Biographie« zum Verständnis der Krankheit heranzuziehen.
Vgl S 334 in: von Weizsäcker V (1949) Psychosomatische Medizin. (Bd 6, S 455 f).

unüberwindlichen Widerstand
Vgl: von Weizsäcker V (1950) Zwei Arten des Widerstandes. (Bd 6, S 477 ff).
s Anm zu S 197.

244 *bisher nur durch eine Doppelformel*
zB S 341 in: von Weizsäcker V (1949) Psychosomatische Medizin. (Bd 6, S 462).

Oben wurde behauptet ... Lebensordnung ... Generation
Vgl S 243, sonst innerhalb der Pathosophie nicht gefunden. Vgl aber Anm zu S 295.

248 *Wie früher besprochen wurde ... duale Gegensatzbildung*
Vgl S 192. – Vgl den Abschn »Die Einschätzung der Vernunft« S 24 ff in: von Weizsäcker V (1947) Der Begriff der Allgemeinen Medizin. (Bd 7, S 167 ff).

249 *variatio delectat*
lat: Abwechslung erfreut. – Aus der »Rhetorik des Herrenius« (Verf unbekannt) 3, 12, 22 mit Bezug auf das Heben und Senken der Stimme beim Reden: »Auditorem ... varietas maxime delectat.«

251 *Kapitel »Pathisches Pentagramm«*
Möglicherweise wollte Weizsäcker den Abschnitt »Die pathischen Kategorien« mit der Überschrift »Pathisches Pentagramm« versehen. (vgl S 70).
Zum pathischen Pentagramm s Anm zu S 70.

vom Verstehen zum Begreifen
Vgl »Erkenntnistheoretischer Exkurs über Erklären, Verstehen und Begreifen«, S 249ff in: (1951) Der kranke Mensch. (Bd 9, S 531ff). S auch Fußnote u Anm zu S 38.

252 *conditio sine qua non*
lat: notwendige Bedingung, unabdingbare Voraussetzung.

255 *des Gesetzes von Malthus*
ThR Malthus (1766-1834) postulierte – wie bereits andere Autoren vor ihm (erstmals: G Botero, 1589, Della ragion di stato) – einen gesetzmäßigen Zusammenhang von Bevölkerungswachstum und Nahrungsmittelspielraum in: ThR Malthus (1798, [7]1872) An essay on the principles of population, as it effects the future improvement of society.

(der die Armenpflege mißbilligte)
Buch III, Kap V-VII: »Die Armengesetze.« S 460-506; Buch IV, vor allem Kap III: »Die einzige wirksame Methode, die Lage der Armen zu verbessern«. S 642-50 in: Malthus ThR ([2]1900) Versuch über das Bevölkerungsgesetz.

von christlicher und sozialistischer Seite ... bekämpft
Vgl: Smith K (1951) The Malthusian controversy. London: Routledge & Kegan Paul.

256 *Wasserstoß*
Teil eines heute nicht mehr üblichen Nierenfunktionstestes (Verdünnungsversuch u Konzentrationsversuch) durch Diurese-Provokation nach F Volhard (Internist, 1872-1950). Beim Verdünnungsversuch werden nach völliger Blasenentleerung 1000-1500 ml Wasser (sog. Wasserstoß) gegeben, um dann den zeitlichen Verlauf der Urinausscheidung und der Veränderung des spezifischen Gewichtes des Urins zu messen.

258 *der physiologischen Entzündung*
s S 106f in diesem Band.

263 *mit Descartes den Reflex*
Descartes kannte den Begriff des Reflexes noch nicht. Jedoch gilt seine Beschreibung der unwillkürlichen, komplexen Schutzbewegung eines sich verbrennenden Kindes (De homine. 1662) als Beginn der Reflexforschung, auch wenn diese Bewegung nicht als Reflex im Sinne der Neurophysiologie aufgefasst werden kann.

Figur 7, S 68 in: Descartes R (1969) Über den Menschen, sowie Beschreibung des menschlichen Körpers.

264 *Gestaltqualität*
s Anm zu S 221.

Da ich mich früher ausführlich
Anspielung auf: von Weizsäcker V ([4]1950) Der Gestaltkreis. Theorie der Einheit von Wahrnehmen und Bewegen. (Bd 4).

Leitungen ... Leistungen
Vgl »II. Die krankhaften Störungen im Nervensystem«, »2. Abbau motorischer Leistungen«, S 46-54 in: von Weizsäcker V ([4]1950) Der Gestaltkreis. Theorie der Einheit von Wahrnehmen und Bewegen. (Bd 4, S 152-163).

Gehirn, namentlich seine Rinde
Zusammenfassend: Kap 8 »Die Bedeutung der Hirnrinde für kognitive und symbolische Leistungen und für bewußte Erfahrung.« S 323-62 in: Creutzfeldt OD (1983) Cortex Cerebri. Leistungen, strukturelle und funktionelle Organisation der Hirnrinde. Berlin, Heidelberg, New York, Tokyo: Springer.

Geisteskrankheiten seien Gehirnkrankheiten
s Anm zu S 125.

und auch das Gegenteil, sie seien keine
Vgl Ch Müller (1959) Die Psychotherapie der Psychosen. Fortschr Neurol Psychiat 27, 363 – 91; I »Einleitung«, II. »Geschichtliches«, III. »Theoretische Grundlagen, Modellvorstellungen« S 291-342 in: Müller Ch (1972) Psychotherapie und Soziotherapie der endogenen Psychosen. In: Psychiatrie der Gegenwart. Forschung und Praxis. Hrsg v KP Kisker, J-E Meyer, M Müller, E Strömgren, Bd II, Tl 1, Berlin, Heidelberg, New York: Springer. – Vgl Bd 9, S 205.

Behandlung der Antinomien durch Kant
s Anm zu S 37.

266 *Neurose der Wetterwinkel*
s von Weizsäcker V (1927) Über medizinische Anthropologie (Bd 5, S 178).

267 *‹übergehen›*
Das Manuskript ist an dieser Stelle nicht lesbar.

286 *Max Planck ... Positivismus*
s Anm zu S 195.

272 *embarras de richesse*
wörtl: Verlegenheit/Verwirrung infolge von Reichtum/Reichhaltigkeit.

274 *des Prinzips Newtons*
3. Newtonsches Axiom der Mechanik, 1.Tl von: Newton (1687) Philosophiae naturalis principia mathematica.

275 *causa aequat effectum*
Die Ursache ist gleich der Wirkung.

Katalyse, Auslösung

J Berzelius (1836) Einige Ideen über eine bei Hervorbringung organischer Verbindungen in der lebenden Natur bisher nicht beachtete, mitwirkende Kraft. – Vgl: Mittasch A (1935) Berzelius und die Katalyse. Zum Gedächtnis der Aufstellung des Katalyse-Begriffs 1835. Leipzig: Akademische Verlagsgesellschaft; (1939) Kurzgeschichte der Katalyse in Praxis und Theorie. Berlin: Springer.
Zu Auslösung. s Anm zu S 179.

Die berühmten Erhaltungssätze

s Anm zu S 49.

276 *der metaphysische Satz des Leibniz*

zB S 101 in: Leibniz GW (1996) Versuche in der Theodicée. WW IV.

der psychologische Satz Freuds

zB III. »Der Traum ist eine Wunscherfüllung«, S 127ff in: Freud S (1900) Die Traumdeutung. WW II/III.

(auch den Angstträumen)

zB S 166f, 242f, 562f in: Freud S (1900) Die Traumdeutung. WW II/III.

Transfiguration

Aus der Vulgata übernommener Begriff für Metamorphose, den Luther mit »Verklärung« übersetzt (Matth 17, 1-9; Mark 9, 2-10; Luk 9, 28-36).

277 *den biologischen oder den historischen Zeitbegriff*

zB II, 3 »Der Funktionswandel als zeitliche Störung«, Abschn »Über Zeitbegriffe«; IV. 4. »Raum, Zeit und Form«, S 58ff, 134ff in: von Weizsäcker V (^{4}1950) Der Gestaltkreis. Theorie der Einheit von Wahrnehmen und Bewegen. (Bd 4, S 167ff, 256ff).

Wirksamkeit des Ungelebten … Verwirklichung des Unmöglichen

s Anm zu S 306.

278 *Wut … arterielle Hypertonie … erotische Kränkung … Angina*

Hypertonie vgl: S 166-74 in: von Weizsäcker V (1951) Der kranke Mensch. (Bd 9, S 458-65).
Angina: S 146 in: von Weizsäcker V (1933) Körpergeschehen und Neurose. (Bd 6, S 234). – 1. »Das Drama, sein Inhalt und sein Formalismus. Verschiebung der Erregung. Die Rolle der Sexualität und der Moralität (Angina tonsillaris)«. S 11ff in: von Weizsäcker V (1935) Studien zur Pathogenese. (Bd 6, S 259ff).

279 *Theorem von der besten aller Welten von Leibniz*

s. Anm zu S 276.

280 *Wunsch-Erfüllungs-Theorie der Träume*

s Anm zu S 276.

Augustin

XII, 7 in: Augustinus A (413-426) De civitate Dei libri XII.

283 *Formel von J.P. Sartre*

S 515 in: Sartre JP (1943) L'être et le néant. Hier übersetzt von V von Weizsäcker;

vgl: »Ich bin verurteilt frei zu sein. Das bedeutet, daß wir für unsere Freiheit keine andere Grenze als sie selbst finden können, oder wenn man will, daß wir nicht die Freiheit haben, aufzuhören, frei zu sein.« S 560 in: (1962) Das Sein und das Nichts. – Vgl auch S 764 in: (1993) Das Sein und das Nichts.

287 *(so wie es Krock zeigt)*
Vermutlich ist der als »Grock« bekannte Clown Adrian Wettach (1880-1959) gemeint, dessen bekanntester »Gag« es war, bei unmöglich scheinenden Szenen ein »Nit möglich« auszurufen.
Wettach, A (1951) Ein Leben als Clown. Meine Erinnerungen. Übertr v A Schatz in Zusammenarb m H Walz, Düsseldorf: Hoch; (1956) Nit mö-ö-ö-glich. Die Memoiren des Königs der Clowns. Bearb v E Konstantin. Stuttgart: Mundus.

»Den lieb' ich, der Unmögliches begehrt.«
Klassische Walpurgisnacht, V 7487 in: von Goethe JW: Faust II. WW 3.

Goethe ... Französische Revolution
Goethe zur Französischen Revolution: »Mir drückten sich gewisse große Motive ... so tief in den Sinn, daß ich sie vierzig bis fünfzig Jahre lebendig und wirksam im Inneren erhielt ... An eben diese Betrachtung schließt sich die vieljährige Richtung meines Geistes gegen die französische Revolution unmittelbar an, und es erklärt sich die gränzenlose Bemühung dieses schrecklichste aller Ereignisse in seinen Ursachen und Folgen dichterisch zu gewältigen.«
S 607f in: von Goethe JW (1893) Goethes Werke. Hrsg im Auftrage der Großherzogin Sophie von Sachsen. II. Abt. 11. Bd: Allgemeine Naturlehre, I.Thl., Weimar: Böhlau.

288 *jenes ὑποκείμενον*
das Zugrundeliegende.

289 *Gestammel um das Sein*
»... aber die Gestalt aller Gestalten ist nicht ihre Konsequenz, sondern ihre Selbstbegegnung in ewiger Heimkehr zum Ursprung. Dies war der unbewußte Grund, den Namen des Gestaltkreises zu wählen. Er ist die in jeder Lebenserscheinung erscheinende Darstellung des Lebenskreises, ein Gestammel um das Sein.« S 190 in: von Weizsäcker V ([4]1950) Der Gestaltkreis. (Bd 4, S 321).

295 *Einleitung. Von der systematischen zur enzyklopädischen Bemühung*
Die der »Einleitung« folgenden drei Abschnitte sind im Manuskript als 1.-3. Kapitel gezählt (1. Kap: Von der anthropologischen zur pathosophischen Form; 2. Kap: Künstlerischer und wissenschaftlicher Ausdruck; 3. Kap: Traum, Meditation, Gedanke). Diese drei Kapitel bilden zusammen mit der »Einleitung« eine Einheit im Sinne einer methodischen Einführung zum »Versuch einer Enzyklopädie« bzw. zur pathosophischen Form des Erkennens. Die Kapitelzählung bricht danach im weiteren Typoskript/Manuskript ab.

»Der kranke Mensch«
Zum systematischen Ansatz des Buches vgl die »Einleitung« sowie das 21. Kap

»Einheit der Krankheit und Krankheitseinheiten.« S 5-15, 364-8 in: von Weizsäcker V (1951) Der kranke Mensch. (Bd 9, S 315 ff, S 634 ff).

Gesundheit als eine Ordnung

»Lebensordnung ist aber die Verschmelzung von Solidarität des Todes und Gegenseitigkeit des Lebens als Ziel.« – Dies ist das Thema vom ganzen IV. Abschnitt: »Die Solidarität des Todes und die Gegenseitigkeit des Lebens«. S 361, IV. Abschn S 337 ff in: von Weizsäcker V (1951) Der kranke Mensch. (Bd 9, S 637, IV. Abschn S 610 ff).

von dem Wege zur letzten Bestimmung

Neben zahlreichen Stellen in früheren Texten (Bd 5-7) u. a. auch S 259 ff in: von Weizsäcker V (1951) Der kranke Mensch. (Bd 9, S 540 ff).
S auch S 130 u Anm zu S 130.

296 *Ich, Über-Ich und Es*

Freud hat in »Das Ich und Das Es« (1923, WW XIII, S 235-89) die Begriffe Es und Über-Ich eingeführt und damit im Unterschied zum topologischen Modell (Bewußtes – Vorbewußtes – Unbewußtes) das Strukturmodell der Psyche begründet. (In der Literatur manchmal auch als zweite Topik bezeichnet.)

Nietzsche ... Willen zur Macht

Unter dem Titel »Der Wille zur Macht« sind die Vorarbeiten und fragmentarischen Ausarbeitungen zu dem geplanten, aber nicht ausgeführten Werk zusammengestellt.
vgl K Schlechta »Philologischer Nachbericht«, S 1393 ff in: (1956) Friedrich Nietzsche. Werke in drei Bänden. WW III.

der letzte Metaphysiker

Heidegger hat Nietzsche als letzten Metaphysiker interpretiert in den Vorlesungen, die er in den Jahren 1936 bis 1940 gehalten hat; jetzt veröffentlicht in: Martin Heidegger. Gesamtausgabe. II. Abtlg: Vorlesungen 1923–1944. Bd 43: (1985) Nietzsche: Der Wille zur Macht als Kunst (WS 1936/37) Hrsg B Heimbüchel; Bd 44: (1986) Nietzsches metaphysische Grundstellung im abendländischen Denken: Die ewige Wiederkehr des Gleichen. (SS 1937) Hrsg M Heinz; Bd 47: (1989) Nietzsches Lehre vom Willen zur Macht als Erkenntnis. (SS 1939) Hrsg E Hanser; Bd 48: (1986) Der europäische Nihilismus (II. Trimester 1940). Hrsg P Jaeger, Frankfurt/M: Klostermann.

Pierre Bayle

Pierre Bayle (1647-1706) veröffentlichte 1697 (endgültige Fassung 1702, dtsche abgemilderte Bearbeitung 1741-44) seinen »Dictionnaire historique et critique«, der ursprünglich den seit 1674 vielfach herausgegebenen »Grand dictionnaire historique ou le mélange curieux de l'histoire sainte et profane« von L Moréri korrigieren und erweitern sollte. In den ausführlichen Anmerkungen zu den einzelnen Artikeln tritt an die Stelle von Dogmatik oder philosophischer Systematik die historische Analyse.

296/297 *in der intellektuellen Vorform der Französischen Revolution*
Anspielung auf die als ein Grundlagenwerk der Aufklärung geltende von Diderot und d'Alembert 1751-1780 herausgegebene Enzyklopädie.
(1751-1780) Encyclopédie, ou Dictionnaire raisonné des sciences, des arts et des métiers, par une Societé de gens de lettres. Mis en ordre et publié par M. Diderot, et, quant à la partie mathématique, par M d'Alembert. 35 vol, Paris: Briasson.

297 *des Konversationslexikons oder Baedekers*
Die wissenschaftlichen Enzyklopädien wurden im 19. Jh abgelöst von den Konversationslexika, die sich an den gebildeten Laien wendeten. Karl Baedeker gründete 1827 den Verlag für die nach ihm benannten Reisehandbücher.

300 *Geisterseher*
Gemeint ist F von Schillers Romanfragment »Der Geisterseher. Aus den Memoiren des Grafen von O**«. (1787-1789). WW V, S 48ff.

301 *»Tagesreste« ... belanglos*
Freud bezeichnet die Tagesreste als »ein notwendiges Ingrediens der Traumbildung«; auch wenn er »die Bedeutung der Tagesreste durch die vorstehenden Bemerkungen eingeschränkt« hat: »Um es in einem Gleichnis zu sagen: Es ist sehr wohl möglich, daß ein Tagesgedanke die Rolle des *Unternehmers* für den Traum spielt; aber der Unternehmer ... braucht einen *Kapitalisten*, und dieser Kapitalist ... ist alle Male und unweigerlich ... *ein Wunsch aus dem Unbewußten.*« S 568, 566 in: Freud S (1900) Die Traumdeutung. WW II/III.

302 *Untersuchung von Ellenberger*
H Ellenberger fordert in seiner Untersuchung »Der Tod aus psychischen Ursachen bei Naturvölkern (›Vodoo Death‹)« (1951), um diese Todesart verstehen zu können, eine »soziopsychosomatische Medizin« (S 343). Ein Hinweis auf die Traumartigkeit des Wachbewußtseins bei diesen Völkern findet sich jedoch nicht. Da die geschilderten Todesfälle an den Glauben gebunden sind, sterben zu müssen, kann der von Weizsäcker hergestellte Bezug zum Traum mittels Freuds Verständnis des Traumes als Wunscherfüllung nachvollzogen werden.
Vgl auch die Darstellung des Zusammenhanges von Magie und Wunscherfüllung: S 103-6 in: Freud S (1912/13) Totem und Tabu. WW IX.

Traum ein – obzwar zensurierter – Brief
Freud vergleicht die Traumzensur mit der politisch motivierten Textzensur: S 147ff in: Freud S (1900) Die Traumdeutung. WW II/III.

im Unbewußten
So im Abschn »V. Die besonderen Eigenschaften des Systems Ubw.« S 285-88 in: Freud S (1915) Das Unbewußte. WW X.

latenter Traumgedanke ... antilogischer Ungedanke
Nach Freud finden sich in den Traumgedanken die »mannigfaltigsten logischen Relationen«, die allerdings durch die Traumarbeit unkenntlich geworden sind. Die Traumdeutung hat die Aufgabe »den Zusammenhang wieder herzustellen«. S 317 in : Freud S (1900) Die Traumdeutung. WW II/III.

Realitätsprinzip
Erstmals in: Freud S (1911) Formulierungen über die zwei Prinzipien des psychischen Geschehens. WW VIII.

Kant ... Begriffe ohne Anschauungen
s Anm zu S 160.

303 *Bleuler ... früher Dementia praecox*
BA Morel gebrauchte erstmals in einer kasuistischen Darstellung singulär und ohne den Anspruch nosologischer Begriffsbildung die Bezeichnung »démence précoce«. Sie wurde von E Kraepelin mit dem Begriff der Dementia-praecox-Gruppe, auf die erst von E Bleuler (1911, Dementia praecox oder Gruppe der Schizophrenien) so genannten Schizophrenien angewandt und dem manisch-depressiven Irresein gegenübergestellt.
BA Morel (1860) Traité des maladies mentales. Paris: Masson. E Kraepelin (1896) Psychiatrie. Ein Lehrbuch für Studierende und Ärzte. 5. vollst umgearb Aufl, Leipzig: Barth.

Eliot
Nicht gefunden.

Freud
Vgl: »Der Wunsch, welcher sich im Traum darstellt, muß ein infantiler sein. Er stammt dann beim Erwachsenen aus dem Ubw.« S 559 in: Freud S (1900) Die Traumdeutung. WW II/III; oder zum Primärprozeß: »Wir halten diese (scil.: unbewußten seelischen Vorgänge) für die älteren, primären, für Überreste einer Entwicklungsphase, in welcher sie die einzige Art von seelischen Vorgängen waren.« S 231 in: Freud S (1911) Formulierungen über die zwei Prinzipien des psychischen Geschehens. WW VIII.

freie Assoziationen
zB S 104ff in: Freud S (1917) Vorlesungen zur Einführung in die Psychoanalyse. WW XI.

Guardini
Guardini verweist in seiner Interpretation von Platons Dialog Phaidon auf die Erfahrung der »Wesenheit« des Seienden, die sich im platonischen Denken ausdrücke: »In einem Uneigentlichen, ... tritt ein Eigentliches, Absolutes hervor ... Seine Gültigkeitsmacht ist so groß, daß sie die Realitätswucht des Erfahrbaren übersteigt, ja für das Gefühl des Erfahrenden den Charakter einer höheren Wirklichkeit annimmt. Das meint offenbar Plato, wenn er sagt, die Idee sei ›das eigentlich Seiende‹.« Dazu merkt Guardini an: »Darauf wird auch der meist so ungemäß beurteilte ontologische Gottesbeweis ruhen; als sinnvoll empfunden, sobald jene Erfahrung gegeben ist, als unsinnig, sobald sie fehlt. Oder will man im Ernst behaupten, ein Anselm von Canterbury habe den logischen Schnitzer nicht bemerkt, den Gaunilo ihm so sauber nachweist ...« – Auch wenn Guardini hier nicht den Begriff der Meditation verwendet, entspricht sein Verweis auf Anselm doch Weizsäckers Bestimmung der Meditation als »Übergedanken«.

S 158, Anm 1 in: Guardini R (1956) Der Tod des Sokrates. Eine Interpretation der platonischen Schriften Euthyphron, Apologie, Kriton, Phaidon. Reinbek: Rowohlt.
(Die Ausgabe enthält den bearb Text der 4. Aufl 1952; in früheren Auflagen findet sich die Anm nicht.)

Einheit Gottes und des Seins (ens realissimum)

vgl Anselm von Canterbury »Proslogion II-IV«; weder hier noch im »Monologion« findet sich jedoch der Begriff ens realissimum (1961 Proslogion, Lateinisch-deutsche Ausgabe hrsg v PFS Schmitt OSB. Stuttgart: Frommann; 1964 Monologion, Lateinisch-deutsche Ausgabe hrsg v PFS Schmitt OSB. Stuttgart: Frommann).
Einen direkten Hinweis auf Anselms Proslogion gibt Johann August Eberhard in seiner Schrift: Vorbereitung zur natürlichen Theologie zum Gebrauch akademischer Vorlesungen. Halle, im Waisenhause. 1781. Im Abschnitt 6 nennt Eberhard das Proslogion und erörtert in den Abschnitten 20ff den sog ontologischen Gottesbeweis unter Bezugnahme auf Anselm und Descartes.
Zu diesen Textstellen finden sich in Kants Handexemplar von Eberhards Schrift Kommentierungen, in denen er den Begriff des entis realissimi zur Kennzeichnung des Gottesbegriffs im ontologischen Gottesbeweis benutzt (vgl Kants Reflexionen zur Metaphysik Nr 6245-6249 und Nr 6287-6293 in Bd XVIII der Akademie-Ausgabe: Kants handschriftlicher Nachlaß Bd V, Metaphysik Zweyter Teil, Berlin und Leipzig 1928). Kant bezieht sich damit auf eine Begrifflichkeit in Baumgartens Metaphysik, die er in seinen Vorlesungen benützte (vgl. Metaphysica Alexandri Gottlieb Baumgarten, 3. Auflage 1757, Halle; hier: Pars III Theologia Naturalis. Caput I. Conceptus Dei, § 806).
Zu Kants Widerlegung des ontologischen Gottesbeweises s Kritik der reinen Vernunft: A 596, B 624.
Baumgartens Metaphysica ist in Bd XVII, S 157ff und Eberhards Schrift in Bd XVIII, S 491ff in: Kant's gesammelte Schriften hrsg v d Preußischen Akademie der Wissenschaften, Berlin und Leipzig 1926 u. 1928, abgedruckt.

»offenbares Geheimnis«

Goethes prägnanter Ausdruck für das In-Erscheinung-Treten der Idee als Urphänomen oder im Symbol »als lebendig-augenblickliche Offenbarung des Unerforschlichen«. Vgl insbesondere Nr 13, 15, 20, 749, 752 (nach der Anordnung von HJ Schrimpf) S 366f, 470f in: von Goethe JW ([12]1994) Maximen und Reflexionen. Textkrit durchges u komm v HJ Schrimpf. WW 12.
zB: »Offenbar Geheimnis« (1814, ursprünglicher Titel: »Mystische Zunge«), West-Östlicher Divan. S 24 in: von Goethe JW (1949) WW 2.

304 *Tod*

Im Manuskript fand sich, als Lesezeichen verlegt, das folgende »Einleitungsblatt« zum Abschnitt »Tod« (der ganze Abschnitt liegt als Typoskript vor):
Der frühere Gedanke war, dieses Buch Pathosophie zu nennen. Wenn man nun feststellt, dass jede Krankheit einen Sinn hat und man weiter feststellt, dass dieser

Sinn nicht in der Herstellung einer imaginären Ordnung, sondern in einer Erzielung derjenigen Ordnung ist, welche auch die Ordnung des Todes ist, dann ist der Sinn der Krankheiten der Sinn der Tode. Statt Pathosophie wäre dann der deutlichere Titel eine Thanatosophie.
Wenn man Gott schon im Bilde darstellen will, dann als Ehepaar oder Trinität oder Jahwe als die Toten, Erlösten oder Verdammten u.s.w. Sophia ist die weibliche Form des Heiligen Geistes, der in Abessinien noch heute als die Frau Gottes dargestellt wird. Es ist nicht richtig, dass diese Verbildlichung nur im Orient vorkäme. Die Hagia Sophia steht auf europäischem Boden. Es ist aber richtig, dass auf diesem Boden eine überwiegende Vermännlichung ausschliessend geworden ist, obwohl es Katholiken gibt, die in diesem Punkte eine Art Opposition gegen Rom und gegen den Protestantismus führen. Auch Frau Luna ist wohl mehr in der europäischen Kunst als Göttin erhalten geblieben. In der Bibel ist die Weisheit in den Sprüchen Salomonis vertreten, die, wenn es sich um Salomon handeln sollte, seine Freundschaft mit der Königin von Saba angeregt hat.
Selbstmord kann man nur dann verteidigen, wenn man feststellt, dass der Tod aller Menschen insofern ein Selbstmord ist, als alle Menschen, indem sie leben, auch töten, und also das, was wir später die Solidarität der Tode nennen werden, vorhanden ist. Sonst ist Selbstmord zu verwerfen, weil er keine Lösung der Aufgabe und weil er eventuell ein egoistisches und narzisstisches Wichtignehmen der eigenen Depression und Person verrät.
Da wir uns hier an der Grenze oder jenseits der Grenze des Wissbaren durch Erfahrung oder Beobachtung befinden, kann man uns immer den Einwand der Spekulation entgegenhalten.

Sophia ist die weibliche Form des Heiligen Geistes: Vor dem Hintergrund altorientalischer Weisheitstraditionen, des an die Personifizierung der Weisheit in den Proverbien des Alten Testamentes anknüpfenden jüdischen Weisheitsmythos und gnostischer Sophiaspekulationen, fand die Gestalt der Sophia Eingang in die Anfänge trinitarischen Denkens. Besonders in der Theologie der Ostkirche wird die Sophia in unterschiedlicher Weise als Modus göttlicher Wirksamkeit und Gegenwart gedacht.

Sprüche Salomonis … Freundschaft mit der Königin von Saba: Die Proverbien des Alten Testamentes bestehen aus mehreren Sammlungen, die israelitische aber auch nichtisraelitische Weisheitslehren aus mehreren Jahrhunderten vereinen. Sie wurden in der Überschrift (Prov 1,1) Salomo zugeschrieben, der, zum Weisen schlechthin verklärt (vgl 1. Kön 5, 9ff), als Autor einer über die Bibel hinausreichenden salomonischen Literatur galt. Die Erzählung vom Besuch einer, zumindest für das südarabische Saba nicht als historische Gestalt anzunehmenden, Königin von Saba (1. Kön 10, 1-13) handelt vor allem vom Ruhm der überlegenen Weisheit Salomos. Sie weist darüber hinaus auf die diplomatischen Beziehungen des salomonischen Staates hin. Von einer engen Beziehung zwischen Salomo und der Königin von Saba ist nur in den späteren legendären Ausgestaltungen der biblischen Erzählung die Rede.

Tartarus ... Asphodeloswiese

Tartarus: zB Homer: Ilias. 8. Gesang, V 13 ff; Asphodeloswiese: zB Homer: Odyssee. 11. Gesang, V 539.

305 *Brüder Grimm*

Gemeint ist das Märchen »Der Gevatter Tod«. J u W Grimm (1812/14) Kinder- und Hausmärchen. Berlin: Realschulbuchhandlung.

306 *wenn ich gelegentlich aussprach ... ungelebtes Leben*

Die Wendung »ungelebtes Leben« steht in den folgenden inhaltlichen Zusammenhängen (Textbeispiele): Zur Erläuterung des Impossibilitätstheorems sinngemäß S 331 in diesem Band; zur Erläuterung des Pathischen: S 43 in: (1951) Medizin und Logik. (Bd 7, S 351); im Kontext sittlicher Wissenschaft: S 43 in: (1948) Der Begriff sittlicher Wissenschaft. (Bd 7, S 253 f); im Sinne einer »Geschichtsphilosophie« S 206 in diesem Band; vgl dazu S 118 in: (1950) Erinnerung an Alexander von Humboldt. (Bd 1, S 451); zur Erläuterung des Krankheitsgeschehens: S 338 in: (1949) Psychosomatische Medizin. (Bd 6, S 460); S 338 in: (1951) Medizin und Logik. (Bd 7, S 358).

Zeitbegriff

Vgl hierzu Weizsäckers Ausführungen zur »biologischen Zeit«; insbes Abschn IV, S 22 ff in: (1942) Gestalt und Zeit. (Bd 4, S 339 ff).

Lösung ‹dieses› Problems

Im Typoskript steht unter 1. und 2. jeweils: ... *Lösung eines Problems ...*

307 *in Goethes Versen*

»Und so lang du das nicht hast,
Dieses: Stirb und werde!
Bist du nur ein trüber Gast
Auf der dunklen Erde.«

»Selige Sehnsucht« (1819, erw 1827). West-Östlicher Divan. WW 2, S 18 f.

308 *Plotins Wort*

»Der barmherzige Vater schuf ihr sterbliche Fesseln.« S 56, 164, 166, IV. Enneade: Buch 3, Abschn 12; Buch 8, Abschn 3 u 5 in: Plotin (1905) Enneaden. In Auswahl übers O Kiefer, Bd II, Jena, Leipzig: Diederichs.

(Freuds Todestrieb)

Freud benannte in »Jenseits des Lustprinzips« (1920, WW XIII) erstmals den Gegensatz von Lebenstrieb und Todestrieb. Vgl Abschn IV »Die beiden Triebarten« S 268 ff in: Freud S (1923) Das Ich und das Es. WW XIII.

diesem Dilemma auch so entgehen ... (»Geltung« von Hermann Lotze)

Dh, man kann dem Dilemma, den Tod nicht wahrhaben zu wollen, durch die Annahme der Geltung ewiger Wahrheiten entgehen. So interpretiert H Lotze den »Grundbegriff« des Geltens vor dem Hintergrund der platonischen Ideenlehre: »Nichts sonst wollte Plato lehren als ...: die Geltung von Wahrheiten ...; die ewig sich selbst gleiche Bedeutung der Ideen, die immer sind, was sie sind,

gleichviel ob es Dinge gibt, die durch Theilnahme an ihnen sie ... zur Erscheinung bringen ...«
3.Buch, 2. Kap: »Die Ideenwelt.« S 501 in: Lotze H (1874) Logik.

Erschaffung Adams von Michelangelo
Nach der Zählung von R Kuhn (1975, Michelangelo. Die sixtinische Decke. Beiträge über ihre Quellen und zu ihrer Auslegung. Berlin, New York: de Gruyter) die IV. Historie am Deckenspiegel. Weizsäcker vertritt hier die Deutung von H Thode, im Mantel des Schöpfers sei die präexistente Nachkommenschaft Adams dargestellt.
S 322 in: Thode, H (1903) Michelangelo und das Ende der Renaissance. Bd 3: Der Künstler und seine Werke. Berlin: Grote.

310 *Franz Rosenzweig*
Vgl Weizsäckers Erinnerungen an Rosenzweig: Abschn »Franz Rosenzweig« S 10-9 in: (1949) Begegnungen und Entscheidungen. (Bd 1, S 198 ff).

amyotrophische Lateralsklerose
Eine mit Muskelatrophien, schlaffen und spastischen Lähmungen aller Extremitäten einhergehende, auch Sprechen und Schlucken beeinträchtigende, in wenigen Jahren bis zu vollkommener Bewegungsunfähigkeit fortschreitende Erkrankung des Nervensystems, bei der das Bewußtsein bis zum Ende erhalten bleibt.

juste milieu
Die richtige Mitte. – Politisches Schlagwort zur Kennzeichnung des Regimes von Louis-Philippe; ursprünglich von ihm selbst geprägt, später Bezeichnung für falsche Kompromisse.

μεσότης
s Anm zu S 218.

311 *Else McCauley*
Nicht gefunden.

»Gaudeamus igitur«
Studentenlied, gebräuchlich in der Fassung von CW Kindleben (1781).

312 *Dostojewskij und Nietzsche*
Vgl Weizsäckers Bemerkung zur Gestalt des Kirilloff aus Dostojewskijs Roman »Besy« (1871/72; dtsch »Die Dämonen«) S 184 in: (1949) Begegnungen und Entscheidungen. (Bd 1, S 363).
Nietzsche bezeichnet den Selbstmord als »die Tat des Nihilismus«. »Aus dem Nachlass der Achtzigerjahre«, WW III, S 793.

Die Freudsche Empfehlung
»Wir erinnern uns des alten Spruches: *Si vis pacem, para bellum.* Wenn du den Frieden erhalten willst, so rüste zum Kriege. Es wäre zeitgemäß ihn abzuändern: *Si vis vitam, para mortem.* Wenn du das Leben aushalten willst, richte dich auf den Tod ein.« S 355 in: Freud S (1915) Zeitgemäßes über Krieg und Tod. WW X.
»Si vis pacem, para bellum.« – In antiken griechischen und lateinischen Schriften

verschiedentlich nachweisbarer Gedanke. Dem Wortlaut am nächsten kommt: Fl Vegetius Renatus:(ca. 400 n Chr) Epitome rei militaris. 3, prol: »Qui desiderat pacem, praeparet bellum.« – Wer den Frieden wünscht, der bereite den Krieg vor.

Todestrieb
s Anm zu S 308.

314 *Wortentstehung ... Magie ... Macht*
Etymologisch sind Magie und Macht »urverwandt« über das altpers. magus (Magier, Zauberer), gr. magos, lat. magus mit althochd. magan (können, vermögen).
Vgl S 565 »mögen«, in: Kluge F (^{25} 1995) Etymologisches Wörterbuch. bearb v E Seboldt. Berlin: de Gruyter.
Vgl auch: »Zusammenfassend können wir nun sagen: das Prinzip, welches die Magie, die Technik der animistischen Denkweise, regiert, ist das der ›Allmacht der Gedanken‹«. S 106 in Freud S (1912/13) Totem und Tabu. WW IX.

in eine Überlegung über Tod und Sterben
Im Typoskript findet sich hier ein Blatt ohne Zählung. Der Text wurde durchgestrichen:
Man kann auch einen Kampf mit dem Tod dort bemerken, wo dieser als ein körperlich-materielles Faktum bezeichnet wurde, indem dieser Kampf auch als einer mit dem Körper nahegelegt ist, umso mehr, wenn der Körper als Inkarnation erkannt ist. –
Auch dieser Kampf mit dem Körper hat sein Risiko, das an der Stelle beginnt, wo die körperliche Krankheit oder Schwäche als Träger des Gesamtvorganges bezeichnet wird. Das Risiko besteht dann darin, daß man in die Krankheit flüchtet, nicht nur, um daraus Vorteile (Krankheitsgewinn) in äusserem Sinne zu erzielen, sondern auch, um den geistigen Konflikten, die sich um den Sinn des Sterbens anspinnen könnten, sich zu entziehen. Eine Art von Krankheitsgewinn, die zur Flucht nicht nur vor äusseren, sondern auch vor inneren Kämpfen geeignet ‹sein› würde. Um dies noch anschaulicher zu machen, sei gesagt, daß das Risiko nicht nur in der Flucht vor geistigen Konflikten besteht, sondern auch darin, daß man eine körperliche Krankheit überfallartig bekommt. Wenn ich mit gebildeten Leuten spreche, so sprechen wir oftmals zwei Sprachen. Ein Patient sagt z.B., er sei ehrgeizig oder er sei sensibel, aber ich fühle durch, daß er seine Alltagspsychologie gebraucht, im Glauben zwar, mir etwas erklären und dadurch helfen zu sollen, in Wirklichkeit aber, um zu verhindern, daß ich noch mehr suche als die ihm bewußt gewordene Charaktereigenschaft, die im gegebenen Falle eingesetzt wird, um zu verhindern, daß ich das Dahinterliegende ausspreche, und dann als der dastehe, der mehr weiß. Und dieses Unterlegenheitsereignis soll verhindert werden, und deswegen sind solche scheinbar abträglichen Bekenntnisse nicht ernst zu nehmen.

Kurt Schneider
Kurt Schneider (1887-1967) war 1945-1955 o. Professor für Psychiatrie in Heidelberg.

317 *Paulus*
Paulus bezeichnet sich in Acta (Apg) 23,6 nach der krit Ausg v Nestle-Aland (Novum Testamentum Graece) als »Sohn von Pharisäern«. In Tarsos in Kilikien geboren (Acta 21, 39) wuchs er jedoch als hellenistischer Jude auf. Daher ist eine pharisäische Abstammung unwahrscheinlich, obwohl sich Paulus später zu den Pharisäern bekannte. Wahrscheinlich wurde Paulus in der Apostelgeschichte als geborener Pharisäer dargestellt, um das Außergewöhnliche seiner Bekehrung hervorzuheben. Die Übersetzung der Lutherbibel von Acta (Apg 23, 6) »eines Pharisäers Sohn« entspricht einer späten Textvariante (aus der sog Koine); sie findet sich in der Ausgabe des Erasmus, die von Luther zur Übersetzung herangezogen wurde.

Rilke … eigenen Tod
s S 714 in: Rilke RM (1920) Die Aufzeichnungen des Malte Laurids Brigge. WW 6.

meine eigene Lehre
Vgl S 16 in: von Weizsäcker V (1948) Grundfragen Medizinischer Anthropologie. (Bd 7, S 265).

an das Nacktsein denken
Vgl den häufig bei Todesfällen und Beerdigungen zitierten Vers Hi 1, 21.

318 *»Herr vergib ihnen …«*
s Anm zu S 83.

Freud, der behauptet hat
Freud bringt, in Analogie zu seiner Darstellung des Vatermordes in »Totem und Tabu« (1912/13, WW XVI), in »Der Mann Moses und die monotheistische Religion« (1937/39, WW XVI) die Wirksamkeit der mosaischen Religion mit der Verdrängung des Mordes an Moses in Zusammenhang. Die Moses-Religion habe den Juden vor dem Hintergrund des Triebverzichtes zu einem »Fortschritt in der Geistigkeit« (3. Abh, II. Tl, Abschn c) verholfen. Abschn c-e, S 219-33 (insbes S 222, 225, 231) in: Freud S (1937/1939) Der Mann Moses und die monotheistische Religion. WW XV.

Judas … Beutel
Joh 12, 6.

der geistige Mensch … nach dem Tode
Vgl hierzu Goethes Bemerkungen zu Eckermann: am 2. Mai 1824: »Mich läßt dieser Gedanke in völliger Ruhe, denn ich habe die feste Überzeugung, daß unser Geist ein Wesen ist ganz unzerstörbarer Natur …« (S 105), am 4. Februar 1829: »Die Überzeugung unserer Fortdauer entspringt mir aus dem Begriff der Tätigkeit …« (S 278), am 1. September 1829: »Ich zweifle nicht an unserer Fortdauer, denn die Natur kann die Entelechie nicht entbehren …« (S 335). In: Eckermann JP (1986) Gespräche mit Goethe in den letzten Jahren seines Lebens. Hrsg v H Schlaffer. In: Johann Wolfgang Goethe. Sämtliche Werke nach Epochen seines Schaffens. Münchner Ausgabe, Bd 19. München: Hanser.

319 *besser ... das Falsche zu glauben als das Wahre anzuzweifeln*
Vgl F von Müller: Zusammentreffen mit Julie von Egloffstein bei Goethe: »›Es ist besser, du glaubst an das *Falsche*, als du zweifelst am *Wahren*‹, sagte er bedeutend zu Julien.« 4674, S 109f in: (1971) Goethes Gespräche. Eine Sammlung zeitgenössischer Berichte aus seinem Umgang auf Grund der Ausgabe und des Nachlasses von Flodoard Freiherrn von Biedermann. Erg u hrsg v W Herwig, 3. Bd: 1817-1825, 1. Tl, Zürich, Stuttgart: Artemis.

»Der Tod ist der Sünde Sold.«
Röm 6, 23.

Befriedigung des Talion, die auch der Rache zukäme
Talio – lat: die (gleiche) Wiedervergeltung. Der Begriff bezeichnet das vielfach nachweisbare rechtliche Vergeltungsprinzip. Er ist im römischen Zwölftafelgesetz (451 v Chr, Tab VIII) erstmals nachgewiesen. Das Vergeltungsprinzip ist besonders aus der biblischen Talionsformel Ex (2. Mose) 21, 23-25 bekannt. Es ist nach seiner ursprünglichen Intention als Begrenzung der Rache zu verstehen.

vivos mortui docent
Die Toten belehren die Lebenden.

320 *Goethe ... sich nicht zum Besten halten können*
»Ich liebe mir den heiteren Mann
Am meisten unter meinen Gästen:
Wer sich nicht selbst zum besten haben kann,
Der ist gewiss nicht von den Besten.«
»Meine Wahl« (1893) WW 1, S 318.

Bemerkung ... Gretchen ... Ottilie
Vgl: Varnhagen. Tagebuch: »Goethe sagte einmal zu Rühle: ›Ich heidnisch? Nun, ich habe doch Gretchen hinrichten und Ottilien verhungern lassen, ist das den Leuten nicht christlich genug? Was wollen sie noch Christlicheres?‹« 3285, S 575 in: (1969) Goethes Gespräche. Eine Sammlung zeitgenössischer Berichte aus seinem Umgang auf Grund der Ausgabe und des Nachlasses von Flodoard Freiherrn von Biedermann. Erg u hrsg v W Herwig, Bd 2: 1805-1817. Zürich, Stuttgart: Artemis.

Feindesliebe
Matth 5, 44; Luk 6, 27 (vgl. auch Röm 12, 14-20; Prov (Spr) 25, 21 f).

Bach'sche Kantate
Es handelt sich um die Kantate: »Schlage doch gewünschte Stunde« BWV 53. Nach A Dürr ist die Kantate unecht und wurde mit Wahrscheinlichkeit von Georg Melchior Hoffmann komponiert. S 724 in: Dürr A (1971) Die Kantaten von Johann Sebastian Bach. Bd 2. München, Kassel: dtv-Bärenreiter.

Ein Vorgänger von mir
Gemeint ist Otfrid Foerster (1873-1941), Inhaber des Lehrstuhls für Neurologie an der Universität Breslau.

321 *»Les jeux sont faits«*
Das Drehbuch »Les jeux sont faits« (1947, dtsch. 1952: Das Spiel ist aus) wurde 1947 von J Delannoy verfilmt.

in meiner »Medizinischen Anthropologie«
Einführung des Todes: 19. Kap »Einführung von Tod und Leben« S 357ff in: von Weizsäcker V (1951) Der kranke Mensch. (Bd 9, S 628ff). Dualistische Spaltung der Begriffe aus der Geschlechtlichkeit: aaO S 352 (Bd 9, S 623).

Chronoskomplex
Freud erwähnt mehrfach die Kronos-Problematik im Zusammenhang der ödipalen Ängste und Todeswünsche, zB S 262f in Freud S (1900) Die Traumdeutung. WW II/III. – S 243f in: (1901) Zur Psychopathologie des Alltagslebens. WW IV. – S 240 in: (1926) Die Frage der Laienanalyse. WW XIV.
Vgl auch Hesiods Göttergenealogie S 19 in: Hesiod (1991) Theogonie. Griechisch und deutsch; hrsg u übers v A von Schirnding. München: Artemis & Winkler.

322 *»Bewußtsein als Verhängnis«*
H Prinzhorn gab 1927 wegen der guten Bekanntschaft mit Alfred Seidel (1895-1924) dessen Fragment gebliebenes Buch heraus. Nach dem editorischen und biographischen Bericht von Prinzhorn (aaO S 7-68) hatte Seidel eine desolate Kindheit und Jugend; er studierte in Heidelberg und promovierte bei Alfred Weber über »Produktivkräfte und Klassenkampf. Ein Beitrag zur Interpretation des historischen Materialismus von Karl Marx und Friedrich Engels.« (Auszug aaO, S 209ff). Kurz vor der geplanten Veröffentlichung seines Buches (vollständiger Titel: »Bewußtsein als Verhängnis. Fragmente über die Beziehungen von Weltanschauung und Charakter oder über Wesen und Wandel der Ideologien«, aaO, S 69) nahm er sich infolge einer mit schweren Depressionen einhergehenden psychischen Erkrankung das Leben.

»gesundmachende Verdrängung«
»heilsame Verdrängung« S 159 in: (1952) Über psychosomatische Medizin. (Bd 6, S 520). Einige Beispiele für diesen Gedanken finden sich in: (1947) Fälle und Probleme. Anthropologische Vorlesungen in der Medizinischen Klinik. (Bd 9, S 9, 90, 126ff, 133, 138). – Vgl auch die Umkehrung des Freudschen Satzes »Wo Es war, soll Ich werden« (WW XV, S 86) S 341 in: (1949) Psychosomatische Medizin. (Bd 6, S 462).

Karoline Schlegel
»... und das ist mein innerstes Wesen, daß ein Lächeln gränzen kann an die unsäglichste Noth.« 271. An Schelling [Braunschweig] Dienstag früh [Oktober 1800] S 7 in: (1913) Caroline. Briefe aus der Frühromatik. Nach G Waitz verm hrsg v E Schmidt, 2. Bd. Leipzig: Insel.

Ersatz einer Neurose
S 444 in: Freud S (1930) Das Unbehagen in der Kultur. WW XIV; S 195 in: (1910) Eine Kindheitserinnerung des Leonardo da Vinci. WW VIII.

Charaktereigentümlichkeit der Juden
3. Abh, II. Tl »Zusammenfassung und Wiederholung« S 211-46 in: Freud S (1937/39) Der Mann Moses und die monotheistische Religion. WW XVI.

323 *unverständliches Rätsel*
Vgl S 246 in: Freud S (1937/39) Der Mann Moses und die monotheistische Religion. WW XVI.

324 *»scientes bonum et malum«*
Übersetzung der Vulgata von Gen (1. Mose) 3,5. – Vgl Schülerszene, V 2047 in: JW von Goethe (1808) Faust I. WW 3.
Lutherbibel: »... an dem Tage, da ihr davon (scil.: vom Baum der Erkenntnis des Guten und Bösen) esset, werden eure Augen aufgetan, und ihr werdet sein wie Gott und wissen, was gut und böse ist.«

324/325 *Napoleon*
Nicht gefunden

325 *Paracelsus ... alle Leben gleich lang*
Sinngemäß: S 206f in: Theophrast von Hohenheim gen. Paracelsus (1929) Bruchstücke des Buches »Von den fünf Entien«, genannt »Volumen medicinae Paramirum de medica industria«. (Paramirum primum) In: Sämtliche Werke. I. Abt.: Medizinische naturwissenschaftliche und philosophische Schriften. Hrsg v K Sudhoff, 1. Bd: Früheste Schriften ums Jahr 1520 verfasst. München, Berlin: Oldenbourg.

früher mit der These der Solidarität des Todes
Weizsäcker führt den von ihm häufig verwendeten Begriff unter dem Titel »Moralisch-Anthropologisches« im Kontext der Frage nach dem Zweiten Weltkrieg ein: »Die Solidarität des Todes« S 180ff in (1949) Begegnungen und Entscheidungen. (Bd 1, S 359ff). Im IV. Abschnitt »Die Solidarität des Todes und die Gegenseitigkeit des Lebens« (S 337ff) in (1951) Der kranke Mensch. Eine Einführung in die Medizinische Anthropologie (Bd 9, S 610ff) erscheint er als ein Grundbegriff der Medizinischen Anthropologie.

Feindesliebe
s Anm zu S 320.

326 *von Freud als dämonisch bezeichnet*
Freud bezeichnet den Wiederholungszwang als dämonisch: S 36 in: Freud S (1920) Jenseits des Lustprinzips. WW XIII. S 251 in: (1919) Das Unheimliche. WW XII.

Zwangsvorstellung des Todes
S 452f in: Freud S (1909) Bemerkungen über einen Fall von Zwangsneurose. WW VII.

Ahasver
Name des sogenannten Ewigen Juden. Die Legende des bis zur Wiederkunft

Christi wandernden Juden verknüpft verschiedene Quellen und Erzählstränge. Im 13. Jahrhundert in Italien mehrfach schriftlich fixiert, dann in der Gestalt des Ahasverus vereinheitlicht (Kurtze Beschreibung und Erzehlung von einem Juden mit Namen Ahasverus. 1602), wird sie zur Quelle zahlloser Volkserzählungen in ganz Europa und seit dem 18. Jahrhundert Gegenstand immer neuer literarischer Verarbeitungen.

Mythos von Münchhausen

Dem sogenannten Lügenbaron Karl Friedrich Hieronymus Freiherr von Münchhausen (1720-1797) wurden, anknüpfend an seine Abenteuerberichte, Lügengeschichten mit phantastischen Abenteuern zugeschrieben, die in zahlreichen Versionen, romanhaften und dramatischen Bearbeitungen und auch mehreren Verfilmungen tradiert sind. Die für alle jüngeren Fassungen maßgebliche Sammlung stammt von Gottfried August Bürger.
GA Bürger (1786) Wunderbare Reisen zu Wasser und zu Lande, Feldzüge und lustige Abentheuer des Freyherrn von Münchhausen, wie er dieselben bey der Flasche im Cirkel seiner Freunde selbst zu erzählen pflegt. London: Raspe (Göttingen: Dieterich).

des Sinnes der Krankheit vom Tode aus … nur die Krankheit … definieren

Vgl von Weizsäcker V (1951) Der kranke Mensch. (Bd 9, S 551, 639).

Einführung der Unzulänglichkeit in die Wissenschaft

Vgl S 28 in: von Weizsäcker V (1948) Der Begriff sittlicher Wissenschaft. (Bd 7, S 253).

Hiob

Wahrscheinlich Anspielung auf die im Zusammenhang mit Todesfällen oft zitierte Stelle Hi 1, 21.

327 *Freud … Sadduzäer*

Weizsäcker bezeichnet hier Freud als Sadduzäer, weil er »Erkennen und Wissen allein gelten ließ«. Vgl dazu die folgende Charakteristik der Sadduzäer: »Die S. verwerfen die ›mündliche Lehre‹ (Halacha) der Pharisäer, deuten die hl. Schrift buchstäblich, ironisieren die darüber hinausgehenden pharisäischen Reinheitsvorschriften, lehnen (nach Apg 23, 8) die von außen eingedrungene Lehre von den Engeln und Geistern und der Auferstehung ab, leugnen (nach Josephus) die Vorsehung und verkünden die Alleinverantwortlichkeit des Menschen für sein Geschick.« Sp 1278 in: Dietrich EL (1961) Sadduzäer. In: Die Religion in Geschichte und Gegenwart. 3. Aufl, Bd V. Tübingen: Mohr (Siebeck).

»Si vis vitam … mortem«

s Anm zu S 312.

Mystik verdächtig

Vgl Weizsäckers Bericht über seinen Besuch bei Freud S 182 in: (1954) Natur und Geist. Erinnerungen eines Arztes. (Bd 1, S 145).

sich zum Besten haben

s Anm zu S 320.

Carlyle ... Hiob
Lecture II »The Hero as Prophet. Mahomet: Islam.« In: (1841) On Heroes, Hero-worship and the Heroic in History; S 48 f in: Carlyle, Th (1904); S 45 f in: Carlyle Th (1913) Helden und Heldenverehrung.

328 *»Du sollst nicht töten!«*
Ex (2. Mose) 20, 13; Dtn (5. Mose) 5, 17.

Verschmelzung von Tod und Leben
Vgl 20. Kap »Die Verschmelzung von Tod und Leben« S 361 ff in: (1951) Der kranke Mensch. Eine Einführung in die Medizinische Anthropologie. (Bd 9, S 632 ff).

als das, was schon ist.
Im Typoskript fanden sich, zusammen mit dem »Einleitungsblatt«, die folgenden, der Blattzählung nach (»Tod. Blatt 30« und »Tod. Blatt 31«) letzten Texte zum Abschnitt »Tod«.
Tod. Blatt 30:

II.
Früher habe ich in der Therapie vorgeschlagen, dass die Bestimmung des Menschen erzielt werden müsse. Dazu schien mir ein Wandel nötig. Als ich dann den konfessionellen und religiösen Fragen nachging, bestaetigte sich in mir immer mehr die Ansicht, dass die meisten Menschen sich eigentlich nicht bekehren könnten, vielleicht alle nicht. Wenn dem aber so ist, dann ist der einzige vollziehbare Wandel der zum Tode hin, d. h. in diesem Falle allein zum vollen Glauben hin. Es ist noch die Frage, ob man im ärztlichen Amte darin eine besondere Stellung oder einen besonderen Auftrag habe, demzufolge der Arzt unter allen Umständen für das Leben einzutreten habe. Ich glaube das nicht und glaube, dass er mit dem Tode einen Pakt habe und schliessen müsse, aber nicht ihn bekämpfen müsse. Der Arzt ist in diesem Falle dem Tode gegenüber in keiner Sonderstellung. Sondern er muss die Bedingungen des gesunden, und d.h. des wahren, guten und schönen Lebens in besonderer Absicht auf dessen Entfaltung kennen. Mehr nicht. Er ist also auch nicht jenseits dessen, was Ethiker und Juristen das Verbrechen nennen. Er ist es nicht: weder als Verführer, noch als Verführter hat er diese Sonderstellung. Eine Sonderstellung geniesst er nicht in Beziehung auf den Tod, sondern in Beziehung auf die Gesundheit. Dabei ist weder das Wahre noch vom Schönen noch vom Guten abtrennbar.

Früher habe ich ... Bestimmung des Menschen: s Anm zu S 295.

Tod. Blatt 31:

Wenn das ungewohnte Thema »Tod« hervorgeholt wird, muß man sich fragen, ob Schweigen nicht besser als Reden wäre. Einmal, weil Schweigen oftmals verdrängen ist, und dann, weil man über den Tod nichts weiß. Freilich wurde früher hier ausgeführt, daß es sich nicht um Definition, sondern um Verhalten in der Interpretation handelt.

Dann spielte auch eine gewisse Rolle die sogenannte Euthanasie. Und jetzt kommt mir der Gedanke, daß mit dem Reden über den Tod auch eine Sterbehilfe möglich ist, die auf andere Weise nicht zu erhalten wäre, und die dann nützlich ist. Wenn sich ein besserer Umgang, ein manierlicheres Gebaren einstellt, wird dies innerhalb und außerhalb der Medizin erreicht.
Nicht eine Schwächung, sondern eine Stärkung wird sich so ergeben, und das ist ein guter Grund, von diesem Tabu zu reden. Eine optimistische Stimmung verbreitet sich dann.
Auch ist dieses Reden kein Hindernis, daß jemand handle. Wenn, z.B., von politischen Einstellungen oder Entschlüssen die Rede ist, dann kann jemand, der viel von Sterben und Tod geredet hat, sowohl Pazifist wie Militarist sein, und es ist nicht gesagt, daß mein Pazifismus eine Konsequenz oder einen Inhalt meiner Lehre vom Tode zeitigt. Vielmehr behaupte ich nur soviel, daß die Freiheit zu solcher Entscheidung gewonnen werde. Und daß sie gewonnen werde aus vermehrter Freiheit *der Gefühle und der Gedanken. Und, daß eine bessere Verbindung von Gefühlen und Gedanken vorhanden sei als vorher.*
Interpretieren und Deuten wird also in seiner Überlegenheit gegenüber absolutem Wissen geübt. Und damit eine Art von Freiheit mehr betätigt als dies in gewissen politischen Programmen mehr versprochen als gehalten wird.
Es handelt sich hier scheinbar um den Tod. Aber mir scheint, und ich habe die Überzeugung, daß auch der Arzt mit der Krankheit besser verfahren kann, wenn er dem Kranken sein Bewußtsein vom Tode zwar nicht immer sagt, aber es hat. Er braucht dem Kranken zwar nicht zu sagen, daß er auch einmal sterben muß, und daß er, der Arzt, nicht weiß, wann und woran, aber der Kranke wird auch dann diesen Respekt fühlen und dadurch Stärke wieder empfangen, die Krankheit zu überwinden. Mehr vielleicht als er durch eine direkte Mitteilung religiöser Ansichten, die darum nicht ausgeschlossen werden, empfänge.

früher hier ausgeführt: vgl S 318f.

329 *Lasset die Toten*
Matth 8, 22.

330 *»Den liebe ich, der Unmögliches begehrt.«*
s Anm zu S 287. (Bei Goethe: »Den lieb' ich ...«).

331 *das Leibniz-Freudsche Prinzip*
s Anm (*Satz des Leibniz, Satz Freuds*) zu S 276.

Jucken und Kratzen
vgl II. Tl, 3. Kap »Die Wirksamkeit« S 207ff in: von Weizsäcker V (1951) Der kranke Mensch. (Bd 9, S 493ff).

332 *Theodor Haecker*
Nicht gefunden.

335 *selbst einmal einen Anfall von Menière'schem Schwindel*
s Anm zu S 35.

336 *aller dieser Gegebenheiten zu sprechen kommen*
Danach ist im Manuskript der folgende Beginn eines neuen, jedoch nicht fortgeführten, Absatzes gestrichen:
Frage ich mich oder einen anderen an Schwindel Erkrankten nun weiter, was fehle, so höre ich nicht nur »mir ist schlecht« Wir hören zum Beispiel die Aussage »es dreht sich alles«.

Füchse in der Nacht
Sprichwörtliche Redeweise für einen entlegenen Ort.

339 *Bewegungen und ... Wahrnehmungen*
Im Manuskript findet sich im Anschluß ein mit Bleistift geschriebener Nachtrag:
Sartres Nausée stellt den Ekel u. die Vagus-Symptome vor die Scheindrehung. Diese wäre nur ein Übergang zur Spaltung u. pathol. Identifikation. – Die anatom. Nachbarschaft von Deiters- u. Vaguskern ist hier wieder, psycholog.-symptomatisch, »kein Zufall«.

Sartres Nausée: Vgl Weizsäckers Überlegungen zu Sartres »La nausée« (1939, dtsch: Der Ekel. 1949) in (1949) Der Widerstand bei der Behandlung von Organkranken. Mit Bemerkungen über Werke von Jean-Paul Sartre. (Bd 6); die Symptome seien »nicht so präzise beschrieben, daß man bei Roquentin eine Diagnose stellen könnte«.
S 490 in: von Weizsäcker V (1949) Der Widerstand bei der Behandlung von Organkranken. (Bd 6, S 438).

Die anatomische Nachbarschaft: Zum Gedanken, daß die Nachbarschaft von Deiters'schem Kern (Kern des Nervus vestibularis) und Vaguskern (Kern des Nervus vagus) im verlängerten Mark (Medulla oblongata), der beiden für die Gehörs- und Gleichgewichtsempfindung und (in Verbindung mit dem Sympathicus) für die nervöse Magen-, Darm- und Blasenfunktion zuständigen Schaltrelais, »›kein Zufall‹« sei, vgl die genaueren Ausführungen in der Vorlesung »XXXIX. Geist (Menièrsche Krankheit)« S 191 ff in: von Weizsäcker V (1947) »Fälle und Probleme« (Bd 9, S 263 ff).

339 *In der Hysterielehre*
vgl S Freud: (1892/93) Ein Fall von hypnotischer Heilung, nebst Bemerkungen über die Entstehung hysterischer Symptome durch den »Gegenwillen«. WW I.
vgl E Kretschmer (1920) Die Willensapparate der Hysterischen. Z ges Neurol Psychiat 54, 251-80; (1923) Über Hysterie. Leipzig: Thieme; (1944) Hysterie, Reflex und Instinkt. Leipzig: Thieme; (1974) Hysterie. Begr v E Kretschmer, bearb u erg v W Kretschmer, 7. neugefaßte Aufl, Stuttgart: Thieme.

340 *Versuche haben gezeigt*
Vgl dazu S 124 in: von Weizsäcker V (1921) Über Willkürbewegungen und Reflexe bei Erkrankungen des Zentralnervensystems. (Elektromyographische Untersuchungen). Dtsch Z Nervenheilk 70, 115-30. (Nicht in den Gesammelten Schriften enthalten). Dort Verweis auf: H Piper (1912) Elektrophysiologie menschlicher Muskeln. Berlin: Springer.

Vgl auch die Bemerkungen zum Begriff der Ermüdung S 30f in: von Weizsäcker V (1929) Fortschritte zur Physiologie und Pathologie des Herzens. (Bd 2, S 206).

341 *als mystisch bezeichnete Kraft zwischen Körper und Seele*
mystische Kraft: vgl 22.VIII, S 152 in: Freud S (1938, unveröff Aufzeichnungen) Ergebnisse, Ideen, Probleme. WW XVII. – zwischen Körper und Seele: S 214 in: Freud S (1915) Triebe und Triebschicksale. WW X.

342 *Geschehnis und Erlebnis*
Anspielung auf: E Straus (1930,[3]1978) Geschehnis und Erlebnis. Berlin: Springer.

344 *Grund, den wir später*
Bezieht sich auf S 367: »Auch muß ich ein Versprechen einlösen ...«
Am Rande des Manuskriptes findet sich hier der Hinweis: *(bipersonal).*

345 *debet ... culpa*
Geschuldetsein (vgl debet als finanzielles Soll) vs. Schuld im Sinne einer Verfehlung.

348 *Darwins Frömmigkeit*
»Unter den Bildern, die sich tief in meine Erinnerung eingeprägt haben, übertreffen keine an Großartigkeit die von den Menschen noch nicht berührten Wälder, mögen es nun die von Brasilien sein, wo die Kraft des Lebens vorherrschend ist, oder diejenigen des Feuerlandes, wo Tod und Auflösung herrschen. Beide sind Tempel, die mit den großartigen Zeugnissen der Götter der Natur erfüllt sind – niemand kann in diesen Einsamkeiten stehen, ohne dabei zu fühlen, daß im Menschen noch etwas mehr existiert als der bloße Atem seines Körpers.« S 372 in: Darwin Ch (1988) Reise eines Naturforschers um die Welt.

349 *scientes bonum et malum*
s Anm zu S 324.

350 *Grundlagenwandlung der naturwissenschaftlichen Grundbegriffe*
Vgl S 11 ff in: von Weizsäcker V (1948) Grundfragen Medizinischer Anthropologie. (Bd 7, S 260ff).

Eine Theorie der Sexualität
Am Rande des Manuskripts steht, ohne weitere Kennzeichnung der dazu gehörigen Seiten, das Datum: *14. 9. 49.*

351 *Freud ... »polymorph-pervers«*
S 92ff in: Freud S (1905) Drei Abhandlungen zur Sexualtheorie. WW V.

352 *Frobenius*
Im 29. Abschnitt (»Die Welteltern«) seiner »Kulturgeschichte Afrikas« (S 153ff) berichtet Leo Frobenius über verschiedene Geschlechtszuweisungen von Himmel und Erde in afrikanischen und antiken Vorstellungen von der Entstehung der Welt.

355 *Wasser, Wurzel ... Revolver*
Zu »Wurzel« vgl Weizsäckers Ausführungen zu JP Sartre »La nausée« S 48f in: von Weizsäcker V (1949) Der Widerstand bei der Behandlung von Organkran-

ken. Mit Bemerkungen über Werke von Jean-Paul Sartre. (Bd 6, S 435). Das »Wasser« bezieht sich hier vermutlich auf die dort (ebd) erwähnte Verschmelzungserfahrung Hugo von Hofmannsthals. (»Göding, am 14. VI. abends« S 121 in: von Hofmannsthal H, 1959, Aufzeichnungen und Tagebücher aus dem Nachlaß. In: Aufzeichnungen. Gesammelte Werke in Einzelausgaben. Frankfurt/M: Fischer).Weizsäcker weist außerdem darauf hin (Bd 6, S. 435), daß er »vor etwa dreißig Jahren einige gleichartige« Erfahrungen gemacht habe. Er meint damit den in »Natur und Geist« geschilderten »sozusagen inspiratorischen Augenblick«, der sich beim Betrachten einer Patronentasche einstellte. Wahrscheinlich wird mit dem hier erwähnten »Revolver« auf diesen Augenblick angespielt. Vgl S 98 in: von Weizsäcker V (1954) Natur und Geist. (Bd 1, S 81).

356 *»Realitätsprinzip«*
s Anm zu S 302.

358 *»Arbeits- und Genußfähigkeit«*
Bei Freud: »Leistungs- und Genußfähigkeit«, zB S 8 in: (1904) Die Freudsche psychoanalytische Methode. WW V. – S 385 in: (1912) Ratschläge für den Arzt bei der psychoanalytischen Behandlung. WW VIII.

362 *Ding an sich*
s Anm zu S 195.

363 *»Überschätzung des Liebesobjektes«*
Bei Freud »Sexualüberschätzung« des »Objektes« oder »Überschätzung« des »Sexualobjektes«, zB S 49-53 in: Freud S (1905) Drei Abhandlungen zur Sexualtheorie. WW V.

367 *Definition Schopenhauers*
Kap 44 »Metaphysik der Geschlechtsliebe« in: Schopenauer A (1819) Die Welt als Wille und Vorstellung.

Dabei bewegen wir uns ... Geschlechter
Am Rande des Manuskriptes steht hier der Hinweis: *Androgynität Bisexualität.*

368 *Magna Mater ... im hermaphroditischen Kult, in der androgynen Sexualphilosophie*
Als Große Mutter wurde Kybele, eine phrygische Göttin, mit Rheia, der Mutter des Zeus gleichgesetzt und in einem über die antike Welt verbreiteten Kult als Fruchtbarkeitsgöttin verehrt. – Hermaphroditos, ein mannweibliches göttliches Wesen, nach dem späteren griechischen Mythos Sohn des Hermes und der Aphrodite, wurde seit dem 4. Jh v Chr in Athen verehrt. – Zur androgynen Sexualphilosophie vgl: Weininger O (1903) Geschlecht und Charakter.

370 *Eine Frage bleibt doch*
Am Rande des Manuskripts findet sich für die folgenden Seiten das Datum: *29. 9. 50.*

371 *Freud ... nach der präödipalen Genese*
Präödipale Genese des Zwangscharakters zB: Freud S (1908) Charakter und

Analerotik. WW VII. – Zwangsneurose und analsadistische Phase zB: Freud S (1913) Die Disposition zur Zwangsneurose. WW VIII. – Sadismus als Abkömmling des Todestriebes zB S 58 in: Freud S (1920) Jenseits des Lustprinzips. WW XIII.

Kants ... intellektuelle Anschauung
Transzendentale Elementarlehre II. Teil, 1. Abt, 2. Buch, 3. Hauptstück: »Von dem Grunde der Unterscheidung aller Gegenstände überhaupt in Phänomena und Noumena«. A 235 ff, B 294 ff, insbes B 307 in: Kant I (1781, ²1787) Kritik der reinen Vernunft. WW II; (1770) De mundi sensibilis atque inteligibilis forma et principiis. § 10, WW III.

373 *besorgte Religionsstifter*
Seit dem Rabbinismus im 2./3. Jh n. Chr. wurden im Judentum unter Berufung auf das 2. Gebot (Ex 20, 7; Dtn 5, 11) zahlreiche Ersatznamen und Ersatzbezeichnungen für Gott gebraucht.

Mahnung Goethes
Nicht gefunden.

373 *Sublimierung*
Zum Zusammenhang von Sublimierung und Kulturentwicklung s S 457 in: Freud S (1930) Das Unbehagen in der Kultur. WW XIV.
s auch Anm zu S 49.

374 *»Triumph des Willens«*
s Anm zu S 85.

375 *Audiatur et altera pars*
Auch die andere Seite soll gehört werden. – Vielfach belegter Grundsatz der Rechtsprechung, geht auf den Richtereid in Athen zurück.

377 *latenten Traumgedanken ... im Unbewussten*
s Anm zu S 231 u 302.

378 *Realitätsprinzip*
s Anm zu S 302.

psychische Realität
Der Begriff der psychischen Realität wurde von Freud (vor dem Hintergrund seines andersartigen Gebrauchs in der Philosophie und Psychologie des 19. Jahrhunderts) auf den unbewußten Wunsch bezogen. Besonders S 625 in: Freud S (1900) Die Traumdeutung. WW II/III.

384 *vier Arten der Freiheit*
»Die vier Freiheiten«. Rede des Präsidenten Franklin Delano Roosevelt am 6. Januar 1941, S 36-8, in: Roosevelt FD (1953) Amerika und Deutschland 1936-1945. Auszüge aus Reden und Dokumenten, hrsg im Auftrage der Regierung der Vereinigten Staaten.

385 *nach dem Worte Hiobs*
Hi 1, 21.

388 *Przywara soll kürzlich gesagt haben*
Vgl als mögliche Quelle oder als sinnentsprechende Äußerung von Erich Przywara (1889-1969): E Przywara (1948) Vier Predigten über das Abendland. »Siehe ich mache alles neu«. Geleitwort v HU von Balthasar. Christ Heute, 1.Folge, 3. H, Einsiedeln: Johannes-Verlag.

390 *Die willkürliche Bewegung*
Vgl IV. »Die Bedingungen der Bewegung« S 119ff in: von Weizsäcker V (^{4}1950) Der Gestaltkreis. (Bd 4, S 239ff).

Hammerschlag
vgl zum folgenden: Derwort A (1948) Zur Psychophysik der handwerklichen Bewegungen bei Gesunden und Hirngeschädigten. In: Beiträge aus der Allgemeinen Medizin, H 4, hrsg v V von Weizsäcker, 21-77. Stuttgart: Enke.

prima causa
erste Ursache. – In der Scholastik wird Gott in Anknüpfung an Aristoteles als causa prima von der Schöpfung als causa secunda unterschieden.

392 *Das zunächst hier Folgende stützt sich auf Experimente*
Vgl »Zur 4. Auflage« S X in: (^{4}1950) Der Gestaltkreis. (Bd 4, S 89).

393 *unbrechbaren Widerstand*
V von Weizsäcker (1950) Zwei Arten des Widerstandes. (Bd 6, S 477ff).
s Anm zu S 197.

400 *Die Sprache könnte doch ein Mittel*
Am Rande des Manuskripts findet sich hier der Hinweis: *οὐδὲν ἄφωνον* (Paulus) 1. Kor 14, 10: »... nichts ist ohne Sprache.« (Lutherbibel)

403 *der kartesische Mensch, der eine Problemlösung ankündigt*
Descartes formuliert vier »Vorschriften« zum Lösen von wissenschaftlichen Problemen im 2.Tl, Abschn 6-12 in: (1637) Discours de la méthode. (1996) Von der Methode des richtigen Vernunftgebrauchs und der wissenschaftlichen Forschung. In: René Descartes. Philosophische Schriften in einem Band.

405 Anm 1 *Kant Phänomenon und Noumenon*
Vgl »Von dem Grunde der Unterscheidung aller Gegenstände überhaupt in Phaenomena und Noumena« (A 235ff, B 294ff) in Kant I (1781, ^{2}1787) Kritik der reinen Vernunft. WW II.

406 *Da Aristoteles*
S 9, 11b in: Aristoteles (1984) Kategorien. WW 1, Tl 1.

406 Anm 1 *»Existentialien« bei Heidegger*
s 2. Abschn »Dasein und Zeitlichkeit« in: Heidegger M (1927) Sein und Zeit.

407 *Die Schöpfung ... aus dem Chaos ... Schöpfungsmythos*
Gen (1. Mose) 1, 1 ff. – Der erste (deuteronomistische) Schöpfungsbericht ist kein Mythos. Er berichtet über die Schöpfung mit Hilfe des Wissens seiner Zeit, jedoch greift er, auch was das Chaos betrifft, auf mythische Motive aus der altorientalischen Umwelt zurück, um auf diese Weise darzulegen, daß die Welt als

geschaffene nicht mythischen Mächten unterworfen ist, sondern ihren eigenen Gesetzen gehorcht.

409 *Hegel ... in einem Zeitungsartikel*
»Wer denkt abstrakt?« S 445-50 (hier: S 449) in: Hegel GWF (1958) WW 20.

410 *»Erkenne dich selbst«*
Inschrift des Apollotempels in Delphi.

412 *(z.B. L. Krehl, Pathologische Physiologie)*
Kap 2. »Verhalten des Organismus gegen das Eintreten fremder Substanzen.«, »I. Infektion und Immunität« S 25-93, (zB S 39, 44, 85, 90) in: Krehl L ([10]1920) Pathologische Physiologie.

413 *Imitatio Christi*
Nachfolge Christi. – Die Frömmigkeit der Nachfolge Christi im Sinne der Devotio moderna fand ihre literarisch wirksamste Ausprägung in dem nach der Bibel verbreitetsten christlichen Buch, der Thomas a Kempis (1380-1471) zugeschriebenen, wahrscheinlich auch von ihm zusammengefügten Lebensweisung »Vier Bücher der Imitatio Christi«.

Zerstörung der früheren Objektivität
s Anm zu S 206f.

Täuschung konstitutiv
Der Begriff der konstitutiven Täuschung wird definiert S 202 in: von Weizsäcker V ([4]1950) Der Gestaltkreis. (Bd 4, S 336).

414 *(»nicht alle Menschen sind liebenswert«)*
Freud formuliert als ein »Bedenken« gegen die »Bereitschaft zur allgemeinen Menschen- und Weltliebe«: »Und weiter: es sind nicht alle Menschen liebenswert.« – S 461 in: Freud S (1930) Das Unbehagen in der Kultur. WW XIV.

415 *bei der es Sieger und Besiegte geben kann*
Der folgende Satz ist gestrichen:
Diese drei Stadien gleichen ganz denen, die vorhin beim Geschlechtsakt beschrieben wurden.
Die Bemerkung bezieht sich auf S 345.

sondern darum, was wirklich ist
Im Manuskript steht an dieser Stelle der Verweis: *(vgl. 14. III. 48).*

felix culpa
»O felix culpa quae talem ac tantum meruit habere redemptorem.« – »O glückselige Schuld, die einen so großen Erlöser verdient hat.« Aus dem »Exsultet«. Katholische Liturgie: Osterlob zum Abschluß der die Osternacht eröffnenden Lichtfeier.

416 *in natura rerum*
In der Natur der Sache(n).

»Nicht alle Menschen sind liebenswert!«
s Anm zu S 414.

417 *(Siehe Abschnitt Kampf)*
Dieser Abschnitt ist im Manuskript nicht enthalten.

Wahn
S 169, 217 in: von Weizsäcker V (1949) Begegnungen und Entscheidungen. (Bd 1, S 348, 395).

418 *Fleischermeister*
S 154-7 in: von Weizsäcker V (1949) Begegnungen und Entscheidungen. (Bd 1, S 334-6).

»Credo quia absurdum«
Ich glaube, weil es widersinnig ist. – Ursprung: »Et mortuus est Dei Filius, prorsus credibile, quia ineptum est.« – Und gestorben ist Gottes Sohn, es ist gewiß glaubhaft, weil es widersinnig ist. – Kap 5, S 806 in: Tertullianus F (1844) De Carne Christi. In: Patrologia. Series latina Bd 2, Hrsg JP Migne, Paris. – »... tam multa fabulosissima et absurdissima, quia demonstrari non poterant, credenda imperari.« – ... soviel Erdichtetes und Absurdes, das nicht bewiesen werden kann, muß geglaubt werden. – VI, 5, S 722 in: Augustinus A (1877) Confessiones. In: Patrologia. Series latina Bd 32, Hrsg JP Migne, Paris: Migne.

Leugnung der Welt ... Parmenides ... Zenon
Vgl zu Parmenides: Fragmente, insbes 8,1-14; zu Zenon: die 4 im Wortlaut überlieferten Fragmente deuten auf die Fragwürdigkeit und Widersprüchlichkeit der Rede von der Vielheit der Dinge und der Bewegung; der Schluß auf die »Leugnung der Welt« ist ein Ergebnis der philosophiehistorischen Diskussion der »Zenonschen Paradoxien«, mit Aristoteles beginnend (vgl. Aristoteles Metaphysik B 4, 1001 b 7, und Physik 4. Buch, 209 A 23 ff; 210 B 22 ff; 6. Buch 239 B 10 ff). Parmenides: Fragmente, Zenon: Fragmente, in : Diels H ([12]1972) Die Fragmente der Vorsokratiker. 1. Bd.

Anführung einer Stelle von Freud
S 315 in : Freud S (1911) Psychoanalytische Bemerkungen über einen autobiographisch beschriebenen Fall von Paranoia (Dementia paranoides). WW VIII.

seit von Uexküll »Umwelt«
s Anm zu S 58.

419 *der Größenwahn, der Eifersuchtswahn, der Verfolgungswahn*
In der Reihenfolge der genannten Wahnformen S 309, 300, 299 in: Freud S (1911) Psychoanalytische Bemerkungen über einen autobiographisch beschriebenen Fall von Paranoia. WW VIII.

Freud ... Entfremdung oder Flucht vor der Realität
Vgl Freud S (1924) Der Realitätsverlust bei Neurose und Psychose. WW XIII. (Der Begriff der Entfremdung ist in Freuds GW im Zusammenhang mit dem Wahn nicht auffindbar.)

in der viskösen Substanz
lat viscosus – klebrig. – Viskosität: Zähigkeit, innere Reibung einer Flüssigkeit

oder auch eines Gases, hängt ua ab vom Dispersionszustand (Dispersion: feinste Verteilung eines Stoffes in einem anderen). zB Blut oder Blutserum als visköse Substanz. (vgl Bd 1, S 48).

420 *Existenzbeweis des Descartes*
s Zweite Meditation in: (1641) Meditationen über die Grundlagen der Philosophie. in: (1996) René Descartes: Philosophische Schriften in einem Band.

»Discours de la méthode«
Vgl hier insbesondere 1.Tl, 5.: »Es ist also nicht meine Absicht, hier die Methode zu lehren, die jeder befolgen muß, um seinen Verstand richtig zu leiten, sondern nur aufzuzeigen, wie ich versucht habe, den meinen zu leiten.« (1637) Von der Methode des richtigen Vernunftgebrauchs und der wissenschaftlichen Forschung. S 7 in: (1996) René Descartes, Philosophische Schriften in einem Band. (Die Texte in dieser Ausgabe sind gesondert paginiert.)

Kant hatte nicht recht
Zu Kants systematischer Auseinandersetzung mit Descartes' Existenzbeweis »Die transzendentale Dialektik.« Zweites Buch: »Von den dialektischen Schlüssen der reinen Vernunft.« 1. Hauptstück: »Von den Paralogismen der reinen Vernunft.« A 355f u B 422 Anm in: Kant I (1781, [2]1787) Kritik der reinen Vernunft. WW II.

423 *»zoon politikon«*
»Von Natur aus ist der Mensch ein politisches Wesen.« – Aristoteles: Politik. 1. Buch, 2; 1253a 2. WW 9.

Dictum des Herrn von Domaczewsky
Wahrscheinlich ist der Historiker Alfred von Domaszewski (1856-1927) gemeint, der seit 1887 Professor in Heidelberg war.

427 *»mauvaise foi«*
Première Partie, Chap II »La mauvaise foi« S 85-111 (vor allem: »III. La ‚Foi' de la mauvaise foi« S 108ff) in: Sartre JP (1948) L'être et le néant. In der neusten deutschen Übersetzung wird »mauvaise foi« mit »Unaufrichtigkeit« wiedergegeben. (vgl. Bd 1, S 428, Anm 1): 1. Tl, 2. Kap. »Die Unaufrichtigkeit [La mauvaise Foi]« S 119-60 (III. »Der ›Glaube [foi]‹ der Unaufrichtigkeit [mauvaise foi]« S 154-60) in: Sartre JP (1993) Das Sein und das Nichts.

Ding an sich
vgl Anm zu S 195.

428 *Apostel Paulus*
1. Kor 7, 1-9.

Molière … Vater … Tochter
zB Der Geizige (L' Avare. Uraufführung 1668); Der Tartuffe oder Der Heuchler (Le Tartuffe ou L'imposteur. Uraufführung d letzten Fassung 1669); Der eingebildete Kranke (Le malade imaginaire. Uraufführung 1673).

429 *Himmler*
»Über die Grenzen sonst notwendiger bürgerlicher Gesetze und Gewohnheiten hinaus wird es auch außerhalb der Ehe für deutsche Frauen und Mädel guten Blutes eine hohe Aufgabe sein können, nicht aus Leichtsinn, sondern in tiefstem sittlichen Ernst Mütter der Kinder ins Feld ziehender Soldaten zu werden, von denen das Schicksal allein weiß, ob sie heimkehren oder für Deutschland fallen.« SS-Befehl für die gesamte SS und Polizei, H Himmler am 28. Oktober 1939 (Bundesarchiv Koblenz. NS 20/30) S 153f in: Klinsiez D (1982) Die Frau im NS-Staat. Schriftenreihe der Vierteljahrshefte für Zeitgeschichte Nr 44, Stuttgart: Deutsche Verlagsanstalt.

430 *im Himmel nicht gefreit*
Matth 22, 30.

Himmelfahrt der Maria
Am 1. 11. 1950 wurde von Papst Pius XII. die Assumptio Mariae, die Aufnahme Marias mit Leib und Seele in die himmlische Herrlichkeit, als Dogma verkündet (Denzinger: Enchiridion symbolorum 2331-33).

431 *Platon in seinem Mythos im Symposion*
Der Mythos erzählt die Herkunft und das philosophische Wesen des Eros 202d ff; 210a-210d und 211b wird die homoerotische Liebe eingebettet in den Eros zum wahren Schönen; von Homosexualität im biologischen Sinne ist im Mythos nicht die Rede.

432 *phantastische Etymologie Schellings*
Nicht gefunden.

principium individuationis
Kap 27 in: Leibniz GW (1704) Nouveaux essais sur l'entendement humain. WW III.

433 *Psychoanalyse Freuds … Bleuler sen.*
Zu S Freuds Auffassung der Ambivalenz vgl zB S 528f in: (1931) Über die weibliche Sexualität. WW XIV.
E Bleuler (1914) Die Ambivalenz.

Gebot der Feindesliebe
s Anm zu S 320.

434 *Religionen … Mittel … sich eine Neurose zu ersparen*
s Anm zu S 322.

435 *credo ut intelligam … intelligo ut credam*
»neque enim quaero intelligere, ut credam, sed credo ut intelligam« – … denn ich begehre nicht zu verstehen, damit ich glaube, sondern ich glaube, um zu verstehen. – 1. I, 227 in: Anselm von Canterbury: Proslogion (entstanden um 1077/78). »intelligo ut credam« – ich verstehe, damit ich glaube. Diese Umkehrung des Sat-

zes von Anselm von Canterbury charakterisiert vereinfachend die Position von Petrus Abaelardus (1079-1142).

436 *freudisch aus Es ein Ich*
»Wo Es war, soll Ich werden.« S 86 in: Freud S (1933) Neue Folge der Vorlesungen zur Einführung in die Psychoanalyse. WW XV.

auch aus Ich ein Es
s Anm zu S 244.

437 *neueste Kontroverse um Euthanasie und Menschenversuche*
Wahrscheinlich ist die Debatte um die Dokumentation des Nürnberger Ärzteprozesses von A Mitscherlich und F Mielke gemeint: A Mitscherlich, F Mielke (1947) Das Diktat der Menschenverachtung. Eine Dokumentation. (Aus der Deutschen Ärztekommission beim amerikanischen Militärgericht I in Nürnberg). Heidelberg: Schneider; (1949) Wissenschaft ohne Menschlichkeit. Medizinische und eugenische Irrwege unter Diktatur, Bürokratie und Krieg. M e Vorw der Arbeitsgemeinschaft der Westdeutschen Ärztekammern. Heidelberg: Schneider; (1960, [7]1983) Medizin ohne Menschlichkeit. Dokumente des Nürnberger Ärzteprozesses. Frankfurt/M: Fischer Taschenbuch Verlag.
A Mitscherlichs Beiträge zur Kontroverse in der Göttinger Universitätszeitung: A Mitscherlich (1947) Unmenschliche Wissenschaft. In: (1983) Alexander Mitscherlich. Gesammelte Schriften. Hrsg v K Menne, Bd VI: Politisch-publizistische Aufsätze I. Hrsg v H Wiegandt, S 154–60. Frankfurt/M: Suhrkamp; – (1948) Absicht und Erfolg. AaO S 160-4; – (1948) Protest und Einsicht. AaO S 164-71. Mitscherlich nimmt Bezug auf: V von Weizsäcker (1947, »Euthanasie« und Menschenversuche. Bd 7) in: (1947) Unmenschliche Wissenschaft. AaO S 159. Die Auseinandersetzung um die Dokumentation wird von Mitscherlich in einem Vorwort zur Ausg 1960 dargestellt: Mitscherlich A (1960) Von der Absicht dieser Chronik. In: Gesammelte Schriften. Bd VI, S 174-87.

438 *Was Freud hier als »Trieb« bezeichnete*
Zum Selbsterhaltungstrieb zB Abschn »Gegensatz von Sexualtrieben und Ichtrieben« S 229f in: Freud S (1923) »Psychoanalyse« und »Libidotheorie«. WW XIII. Zum Zusammenhang von Selbsterhaltungstrieb und Todestrieb: S 41 in: Freud S (1920) Jenseits des Lustprinzips. WW XIII. Zum Zusammenhang von Sexualtrieb und Destruktionstrieb (Todestrieb): IV »Die beiden Triebarten« S268ff in: Freud S (1923) Das Ich und das Es. WW XIII.

440 *Max Stirner*
Max Stirner (eigentlich Johann Kaspar Schmidt, 1806-1865), zum sog Linkshegelianismus gehörend, entwickelte den Standpunkt eines extremen Individualismus.
Vor allem: M Stirner (1845) Der Einzige und sein Eigentum. Leipzig: Wigand; (1969) Der Einzige und sein Eigentum und andere Schriften. Hrsg v HG Helms. München: Hanser.

Gebot der Feindesliebe
s Anm zu S 320.

Bejahung der Samariterin
Joh 4, 9ff.

441 *J.-P. Sartre*
s Anm zu S 283.

Personenverzeichnis

Sachverzeichnis

Biographische Stationen

1886

Viktor von Weizsäcker, Enkel und Urenkel schwäbischer Theologen, wurde am 21. April als Sohn des späteren württembergischen Ministerpräsidenten Karl Weizsäcker (1916 in den erblichen Freiherrenstand erhoben) und seiner Frau Paula, geb. von Meibom in Stuttgart geboren.

1904

Militärzeit und Beginn des Medizinstudiums in Tübingen.

1906

Fortsetzung des Studiums in Freiburg, Arbeit am Physiologischen Institut bei Johannes von Kries über die Fortpflanzung der Erregung in den Nerven. Beginn der Freundschaft mit Franz Rosenzweig.

1908

Wintersemester in Berlin, Famulatur im Krankenhaus Am Urban, verstärkte Auseinandersetzung mit sozialen Fragen.
Fortsetzung des Studiums in Heidelberg.
Begegnung mit der südwestdeutschen Philosophie, Teilnahme an den Seminaren von Wilhelm Windelband. Freundschaft mit Hans Ehrenberg.

1909

Medizinisches Staatsexamen.

1910

Dissertation: *Beitrag zur Frage der Blutgeschwindigkeit bei Anämie.*
Assistent an der Medizinischen Klinik in Heidelberg bei Ludolf von Krehl. Zunächst ein Jahr (1910) am Physiologischen Institut in Freiburg bei J. von Kries. Experimentelle Arbeiten zur Herzphysiologie.

1914

Beschäftigung mit physikalischer Chemie bei R. Zsigmondy in Göttingen und physiologische Arbeiten in Cambridge bei A. V. Hill und J. N. Langley.
Mit Beginn des Ersten Weltkrieges Truppenarzt in Frankreich und Polen.

1915

Arzt in einem Seuchenlazarett an der Maas.

1916

Kritischer und spekulativer Naturbegriff.

1917

Versetzung in ein Lazarett in Montmédy unter der Leitung von L. von Krehl.
Habilitation für Innere Medizin: *Über die Energetik der Muskeln und insbesondere des Herzmuskels sowie ihre Beziehung zur Pathologie des Herzens.*
Erste neurologische Untersuchungen zur Entwicklung einer pathologischen Physiologie der Sinne.

1918

Französische und amerikanische Kriegsgefangenschaft in Virton (Belgien).

1919

Wieder Assistent an der Medizinischen Klinik in Heidelberg.
Vorlesung: *Am Anfang schuf Gott Himmel und Erde.*
Über einige Täuschungen in der Raumwahrnehmung bei Erkrankung des Vestibularapparates.

1920

Hospitation bei M. Nonne und A. Jakob an der Nervenklinik der Universität Hamburg.
Leiter der Nervenabteilung der Medizinischen Klinik in Heidelberg.
Heirat mit Olympia Curtius, geb. am 26. 12. 1887 als Tochter von Friedrich Curtius, Jurist, Präsident der evanglischen Kirche Augsburgischer Konfession im Elsaß, und Louise, geb. Gräfin von Erlach in Thann im Elsaß.

1921

Geburt des Sohnes Robert.

1922

Außerordentlicher Professor für Neurologie.
Erste Begegnung mit Max Scheler.
Das Antilogische.

1923

Über den Funktionswandel, besonders des Drucksinnes bei organisch Nervenkranken und über Beziehungen zur Ataxie.
Geburt der Tochter Ulrike.

1924

Über eine systematische Raumsinnstörung.

1925

Randbemerkungen über Aufgabe und Begriff der Nervenheilkunde.
Geburt des Sohnes Eckhart.

1926

Besuch bei Sigmund Freud in Wien.
Über neurotischen Aufbau bei inneren Krankheiten.
Der neurotische Aufbau bei den Magen- und Darmerkrankungen.
Psychotherapie und Klinik.
Gründung der Zeitschrift: »Die Kreatur« mit Martin Buber und Josef Wittig.
Darin: *Stücke einer medizinischen Anthropologie.*
Seelenbehandlung und Seelenführung.

1928

Auseinandersetzung mit sozialmedizinischen und sozialpolitischen Fragen.
Einrichtung von arbeitstherapeutischen Abteilungen in Heidelberg und Schlierbach.
Weitere Untersuchungen zur Physiologie und Pathologie der Sensibilität und Motilität.

1929

Über Rechtsneurosen.
Geburt der Tochter Cora.

1930

Persönlicher ordentlicher Professor für Neurologie.
Auseinandersetzung mit der dialektischen Theologie.
Medizin und Seelsorge.
Soziale Krankheit und soziale Gesundung.

1931

Ärztliche Gedanken zur Versicherungsreform.

1932

Der Gestaltkreis, dargestellt als psychophysiologische Analyse des optischen Drehversuchs.
Körpergeschehen und Neurose.
Was lehrt die neuere Pathologie der Sinnesorgane für die Physiologie der Sinnesleistungen?

1934

Ärztliche Fragen.

1935

Studien zur Pathogenese.

1936

Verleihung der Wilhelm-Erb-Denkmünze.

1939

Das Nervensystem und seine Korrelationen.

1940

Der Gestaltkreis. Theorie der Einheit von Wahrnehmen und Bewegen.

1941

Berufung auf das Ordinariat für Neurologie und Bestellung zum Direktor des neurologischen Forschungsinstituts in Breslau in der Nachfolge von Otfried Foerster.
Als Sanitätsoffizier Leitung und Beratung von Lazaretten während des Krieges, Einrichtung eines arbeitstherapeutischen Lazaretts für Hirnverletzte in Breslau.
Klinische Vorstellungen.
Arzt und Kranker I.

1942

Gestalt und Zeit.

1943

Wahrheit und Wahrnehmung. Über das Nervensystem.
Sohn Robert vermißt.

1944

Niederschrift von *Natur und Geist* und *Anonyma*.

1945

Verläßt Breslau auf militärischen Befehl, kommt in amerikanische Gefangenschaft in Heiligenstadt, Göttingen, Heidelberg. Niederschrift von *Begegnungen und Entscheidungen*. Verlust seiner Stellung, seines Besitzes sowie zahlreicher wissenschaftlicher Arbeiten. Rückkehr nach Heidelberg.
Sohn Eckhart gefallen.
Im Wintersemester 1945/46 Vertretung des Lehrstuhls für Physiologie an der Universität Heidelberg mit Hauptvorlesung, physiologischem Praktikum und einer Sondervorlesung über »Sigmund Freuds Psychoanalyse«.

1946

Berufung auf ein unter Mitwirkung des Freundes Richard Siebeck (Nachfolger L. von Krehls) eingerichtetes Ordinariat für Allgemeine klinische Medizin an der Medizinischen Universitätsklinik in Heidelberg.

1947

Euthanasie und Menschenversuche.
Fälle und Probleme.
Zum Begriff der Allgemeinen Medizin.
Die Medizin im Streite der Fakultäten.

1948

Zum Begriff der Arbeit.
Tod der Tochter Ulrike.

1949

Der Widerstand bei der Behandlung von Organkranken.
Psychosomatische Medizin.

1950

Funktionswandel und Gestaltkreis.
Diesseits und Jenseits der Medizin. Arzt und Kranker, Neue Folge.

1951

Medizin und Logik.
Der kranke Mensch.

1952

Emeritierung nach Parkinsonscher Erkrankung.
Ehrenmitglied der Deutschen Gesellschaft für Neurologie.

1955

Meines Lebens hauptsächliches Bemühen.

1956

Pathosophie.

1957

Am 8. Januar in Heidelberg gestorben.

Gesamtverzeichnis der Publikationen Viktor von Weizsäckers

Zusammengestellt, durchgesehen und ergänzt[1] von Peter Achilles

Die Bibliographie umfaßt alle bekannten Publikationen der Arbeiten Viktor von Weizsäckers einschließlich der Rezensionen, Diskussionsbeiträge, Eigen- und Fremdberichte über unveröffentlichte Vorträge.

Die Texte sind nach Erscheinungsjahren gegliedert. Es wurde jeweils versucht, sie in der Reihenfolge ihres Erscheinens zu ordnen. Rezensionen, Diskussionsbeiträge, Eigen- und Fremdberichte sind jedoch den Aufsätzen und Büchern nachgeordnet.

Überarbeitete Neuauflagen, Nachdrucke an anderen Orten, Auszüge, Übersetzungen sind, auch wenn der Titel geändert ist, bei der Erstveröffentlichung genannt. Unter dem Erscheinungsjahr der Neuveröffentlichung wird jeweils darauf zurückverwiesen.

Bei Teilsammlungen stehen ebenfalls Hinweise auf die Erstveröffentlichung der Beiträge. Wenn Teilsammlungen Erstveröffentlichungen enthalten, so werden diese gesondert angegeben.

Die Bände der vorliegenden *Gesammelten Schriften* werden ohne Inhaltsangabe aufgeführt. Die enthaltenen Texte sind der Inhaltsübersicht zur gesamten Ausgabe am Ende jedes Bandes zu entnehmen. Zusätzlich wird in der folgenden Bibliographie bei der Erstveröffentlichung bzw. der gewählten Textfassung auf die Wiedergabe der Texte in den *Gesammelten Schriften* (abgekürzt GS) hingewiesen.

1910

1. a) Beitrag zur Frage der Blutgeschwindigkeit bei Anämie. Leipzig: Vogel, 11 S. (GS 2)
   b) (1911) Deutsches Archiv für Klinische Medizin 101, 198-206. (Dissertation)

1911

1. Neovitalismus. Logos 2, 113-124. (GS 2)
2. Über die mechanischen Bedingungen der Herzarbeit. Pflügers Archiv für die gesamte Physiologie des Menschen und der Tiere 140, 135-157.
3. Arbeit und Gaswechsel am Froschherzen. Pflügers Archiv für die gesamte Physiologie des Menschen und der Tiere 141, 457-478.
4. Beitrag zur Frage der Blutgeschwindigkeit bei Anämie. (s. 1910, 1 b)

1 Bearbeitete und ergänzte Fassung der Bibliographie aus GS Bd. 1, S. 641-671.

1912

1. Arbeit und Gaswechsel am Froschherzen. II. Mitteilung. Wirkung des Cyanids. Pflügers Archiv für die gesamte Physiologie des Menschen und der Tiere 147, 135-152.
2. Arbeit und Gaswechsel am Froschherzen. III. Mitteilung. Ruhestoffwechsel, Frequenz, Rhythmus und Temperatur. Pflügers Archiv für die gesamte Physiologie des Menschen und der Tiere 148, 535-563.
3. (Besprechung von:) Vaquez, H.: Les Arythmies. (Paris: Baillières 1911). Deutsches Archiv für Klinische Medizin 106, 409.

1913

1. Über die Abhängigkeit der Strophantinwirkung von der Intensität der Herztätigkeit. Archiv für experimentelle Pathologie und Pharmakologie 72, 282-294.
2. Über den Mechanismus der Bindung digitalisartig wirkender Herzgifte. Archiv für experimentelle Pathologie und Pharmakologie 72, 347-360.

1914

1. Hill, A. V.; Weizsäcker, V.: Improved myothermic apparatus. The Journal of Physiology (Proceedings of the Physiological Society) (London) 48, XXXV-XXXVI.
2. The effects of various physical and chemical factors on the initial heatproduction of muscle. The Journal of Physiology (Proceedings of the Physiological Society) (London) 48, XXXVI-XXXVII.
3. Myothermic experiments in salt-solutions in relation to the various stages of a muscular contraction. The Journal of Physiology (London) 48, 396-427.
4. (Fremdbericht über:) Untersuchungen über Arbeit und Gaswechsel am Froschventrikel. Münchener medizinische Wochenschrift 61, 388.
(Vortrag. Naturhistorisch-medicinischer Verein zu Heidelberg, 16. 12. 1913)

1915

1. Neue Versuche zur Theorie der Muskelmaschine. Münchener medizinische Wochenschrift 62, 217-219, 257-259. (GS 2)

1916

1. a) Kritischer und spekulativer Naturbegriff. Logos 6, 185-209. (GS 2)
b) in: (1957) von Weizsäcker, V.; Wyss, D.: Zwischen Medizin und Philosophie. 117-146. (s. 1957, 1)

1917

1. Über die Energetik der Muskeln und insbesondere des Herzmuskels sowie ihre Beziehung zur Pathologie des Herzens. Sitzungsberichte der Heidelberger Akademie der Wissenschaften: Mathematisch-naturwissenschaftliche Klasse, Abt. B, 2. Abh., Heidelberg: Winters Universitätsbuchhandlung, 63 S. (GS 2) (Habilitationsschrift)
2. Einige Beobachtungen über die Verteilung sowie die arbeitssteigernde Wirkung von Herzglykosiden. Archiv für experimentelle Pathologie und Pharmakologie 81, 247-260.
3. Empirie und Philosophie. Die Naturwissenschaften 5, 669-673. (GS 2)

1918

1. (Fremdberichte über:)
   a) Über eine Störung der optischen Raumwahrnehmung bei Vestibularerkrankung sowie über Störungen des haptischen Raumsinnes. Münchener medizinische Wochenschrift 65, 947-948.
   b) Über eine optische Lokalisationstäuschung. Deutsche medizinische Wochenschrift 44, 984.
   c) Beziehungen zwischen statischem und optischem Raumsinn. Berliner klinische Wochenschrift 55, 895.
   (Vortrag. Naturhistorisch-medicinischer Verein zu Heidelberg, 7. 5. 1918)

1919

1. Über einige Täuschungen in der Raumwahrnehmung bei Erkrankung des Vestibularapparates. Deutsche Zeitschrift für Nervenheilkunde 64, 1-25. (GS 3)
2. Zum Begriff der Krankheit. Deutsches Archiv für Klinische Medizin 129, 359-368. (GS 1)
   (Besprechung von: Kraus, F.: Die allgemeine und spezielle Pathologie der Person. Klinische Syzygiologie. Nach gehaltenen Vorlesungen. Allgemeiner Teil. Leipzig: Thieme 1919)

1920

1. Wir und der Raum. Daimler Werkzeitung 2, 65-72.
2. Über das Prinzip der Beziehung zwischen Muskelmasse, Muskelform und Arbeitsform, besonders beim Herzen. Deutsches Archiv für Klinische Medizin 133, 1-8. (GS 2)
3. (Fremdbericht über:) Über spinale Koordination. Deutsche medizinische Wochenschrift 46, 672.
   (Vortrag. Naturhistorisch-medicinischer Verein zu Heidelberg, 16. 12. 19)

4. (Besprechung von:) Schrumpf, P.: Klinische Herzdiagnostik. (Berlin: Springer 1919) Deutsches Archiv für Klinische Medizin 131, 254-255.
5. (Besprechung von:) Schmidt, A. K. E.: Die paroxysmale Lähmung. (Monographien aus dem Gesamtgebiete der Neurologie und Psychiatrie, H. 18, Berlin: Springer 1919) Deutsches Archiv für Klinische Medizin 131, 255.
6. (Besprechung von:) Tendeloo, N. Ph.: Allgemeine Pathologie. (Berlin: Springer 1919) Deutsches Archiv für Klinische Medizin 131, 378. (GS 2)

1921

1. Über Willkürbewegungen und Reflexe bei Erkrankungen des Zentralnervensystems. (Elektromyographische Untersuchungen). Deutsche Zeitschrift für Nervenheilkunde 70, 115-130.
   (Vortrag. 10. Jahresversammlung der Gesellschaft Deutscher Nervenärzte in Leipzig, 17.-18. 9. 1920)
2. Ein ungewöhnlicher perakut verlaufender Fall von multipler Sklerose mit anatomischem Befund. Monatsschrift für Psychiatrie und Neurologie 49, 221-228.
3. Die Entstehung der Herzhypertrophie. Ergebnisse der Inneren Medizin und Kinderheilkunde 19, 377-421. (GS 2)
4. Wilhelm Erb †. Deutsche medizinische Wochenschrift 47, 1595-1596. (GS 1)

1922

1. Muskelkoordination und Tonusfrage. Deutsche Zeitschrift für Nervenheilkunde 74, 262 -267.
   (Nicht gehaltener Vortrag für die 11. Jahresversammlung der Gesellschaft Deutscher Nervenärzte in Braunschweig, 16.-17. 9. 1921)
2. Über Reflexbewegungen und ihre Dynamik. Verhandlungen der Deutschen Gesellschaft für Innere Medizin 34, 470-473.
   (Vortrag. 34. Kongreß der Deutschen Gesellschaft für Innere Medizin in Wiesbaden, 24.-27. 4. 1922)
3. (Eigenbericht:) Über Bewegungsstörungen, besonders bei Encephalitis (Experimentelle Untersuchungen). Zentralblatt für die gesamte Neurologie und Psychiatrie (Ref.) 29, 421-422.
   (Vortrag. 47. Wanderversammlung der Südwestdeutschen Neurologen und Irrenärzte in Baden-Baden, Mai 1922)
4. Wissenschaft und Volkshochschule. Offener Brief an den Herausgeber. Die Arbeitsgemeinschaft 3, 199-205. (GS 2)
5. (Einleitung zu:) G. Th. Fechner: Tages- und Nachtansicht. Frommann's philosophische Taschenbücher, 2. Gruppe: Geisterreich, Bd. 4, 5-17, Stuttgart: Frommann. (GS 1) (Der Band enthält eine Auswahl aus Fechners religiösen und philosophischen Schriften)
6. Hansen, K.; Hoffmann, P.; von Weizsäcker, V.: Der »Tonus« des quergestreiften Muskels. Zeitschrift für Biologie 75, 121-154.

7. Die Elastizitätsmoduln menschlicher Muskeln in normalem Zustand und bei pathologischem Rigor. Archives néerlandaises de physiologie de l'homme et des animaux (La Haye) 7, 547-551. (Livre jubilaire H. Zwaardemaker)
8. Neuere Forschungen und Anschauungen über Reflexe und ihre physiologische Bedeutung. Klinische Wochenschrift 1, 2217-2220. (GS 3)
9. Clauss, O.; von Weizsäcker, V.: Über das Verhalten von Reflex- und Willkürbewegungen bei der Einwirkung äußerer, die Bewegungen störender Kräfte. Deutsche Zeitschrift für Nervenheilkunde 75, 370-382. (GS 3)
10. (Besprechung von:) Kretschmer, E.: Körperbau und Charakter. (Berlin: Springer 1921) Deutsches Archiv für Klinische Medizin 138, 252-256. (GS 2)

1923

1. Über Gesinnungsvitalismus. Klinische Wochenschrift 2, 30-33. (GS 2)
2. (Einleitung zu:) Kant: Der Organismus. Frommann's philosophische Taschenbücher, 4. Gruppe: Natur und Mensch, Bd. 4, 5-20, Stuttgart: Frommann. (GS 1) (Der Band enthält eine Auswahl aus I. Kant: Kritik der Urteilskraft. Zweiter Teil: Kritik der teleologischen Urteilskraft)
3. Das Antilogische. Psychologische Forschung 3, 295-318. (GS 2) (Festgabe für Johannes von Kries zum 70. Geburtstag)
4. Über den Funktionswandel, besonders des Drucksinnes, bei organisch Nervenkranken und über Beziehungen zur Ataxie. Pflügers Archiv für die gesamte Physiologie des Menschen und der Tiere 201, 317-332. (GS 3) (Festgabe für Johannes von Kries zum 70. Geburtstag)
5. Johannes von Kries zum 70. Geburtstag. Klinische Wochenschrift 2, 1913-1914.
6. Über dynamische Untersuchungen zur Tonusfrage beim Menschen. Deutsche medizinische Wochenschrift 49, 1483-1486. (Teilweise nach einem Vortrag auf dem 11. Internationalen Physiologenkongreß in Edinburgh, Juli 1923)
7. Über die Sensibilität, insbesondere den Drucksinn, vom physiologischen Gesichtspunkte aus. Klinische Wochenschrift 2, 2109-2112.
8. (Besprechung von:) Bumke, O.: Kultur und Entartung. (2. umgearb. Aufl., Berlin: Springer 1922) Deutsches Archiv für Klinische Medizin 142, 139-141. (GS 2)
9. (Besprechung von:) Kretschmer, E.: Über Hysterie. (Leipzig: Thieme 1923) Deutsches Archiv für Klinische Medizin 142, 369-370. (GS 3)
10. (Besprechung von:) Pappenheim, M.: Die Lumbalpunktion. (Bücher der ärztlichen Praxis, H. 26, Wien, Leipzig, München: Rikola 1922) Deutsches Archiv für Klinische Medizin 142, 370.
11. (Besprechung von:) Kafka, V.: Taschenbuch der praktischen Untersuchungsmethoden der Körperflüssigkeiten bei Nerven- und Geisteskrankheiten. (2. verb. Aufl., Berlin: Springer 1922) Deutsches Archiv für Klinische Medizin 142, 371.

12. (Fremdbericht über:) Über Koordination und Ataxie. Münchener medizinische Wochenschrift 70, 348.
(Vortrag. Naturhistorisch-medizinischer Verein zu Heidelberg, 30. 1. 1923)
13. (Fremdbericht ohne Titel) Münchener medizinische Wochenschrift 70, 995-996.
(Vortrag über Sensibilitätsstörungen bei Encephalitis epidemica. Naturhistorisch-medizinischer Verein zu Heidelberg, 5. 6. 1923)

1924

1. Untersuchungen des Drucksinnes mit Flächenreizen bei Nervenkranken. (Phänomen der Verstärkung) Deutsche Zeitschrift für Nervenheilkunde 80, 159-167. (GS 3)
2. Über die Bedeutung quantitativer Sensibilitätsprüfungen für die pathologische Physiologie der Wahrnehmung und der Bewegung. Deutsche Zeitschrift für Nervenheilkunde 81, 97-99.
(Vortrag. 13. Jahresversammlung der Gesellschaft Deutscher Nervenärzte in Danzig, 12.-16. 9. 1923)
3. (Eigenbericht:) Panzel, A.; von Weizsäcker, V.: Über den Kraftsinn. Deutsche Zeitschrift für Nervenheilkunde 83, 323-324.
(Vortrag. 14. Jahresversammlung der Gesellschaft Deutscher Nervenärzte in Innsbruck, 24.-27. 9. 1924)
4. Über eine systematische Raumsinnstörung. (Der Fall H. B.). Deutsche Zeitschrift für Nervenheilkunde 84, 179-233. (GS 3)
5. (Besprechung von:) von Kries, J.: Allgemeine Sinnesphysiologie. (Leipzig: Vogel 1923) Deutsches Archiv für Klinische Medizin 143, 187-192. (GS 3)
6. (Besprechung von:) Nissl's Beiträge zur Frage nach den Beziehungen zwischen klinischem Verlauf und anatomischem Befund bei Nerven- und Geisteskrankheiten. Bd. 2, H. 1, Hrsg. F. Plaut, W. Spielmeyer; (Berlin: Springer 1923) Deutsches Archiv für Klinische Medizin 144, 107-108.
7. (Besprechung von:) Weigeldt, W.: Studien zur Physiologie und Pathologie des Liquor cerebrospinalis mit besonderer Berücksichtigung seiner örtlichen Verschiedenheiten im Zell- und Eiweißgehalt. (Arbeiten aus der Medizinischen Klinik zu Leipzig, H. 6, Jena: Fischer 1923) Deutsches Archiv für Klinische Medizin 144, 108.
8. (Besprechung von:) Spiegel, E. A.: Zur Physiologie und Pathologie des Skelettmuskeltonus. (Berlin: Springer, 1923) Deutsches Archiv für Klinische Medizin 144, 109.
9. (Besprechung von:) Diagnostische Technik für die ärztliche Praxis. Hrsg. J. Schwalbe, bearb. v. K. Amersbach (et al.). (Leipzig: Thieme 1923) Deutsches Archiv für Klinische Medizin 144, 109-110.
10. (Besprechung von:) Tilney, F.; Riley, H. A.: The Form and Functions of the Central Nervous System. Foreword G. S. Huntington. (New York: Hoeber ^{2}1923) Deutsches Archiv für Klinische Medizin 144, 317-318.

11. (Besprechung von:) Kowarschik, J.: Elektrotherapie. (Berlin: Springer [2]1923) Deutsches Archiv für Klinische Medizin 144, 318-319.
12. (Diskussionsbeitrag zu Goldstein, K.: Über die Störungen des Gewichtschätzens bei Kleinhirnerkrankungen und ihre Beziehung zu den Veränderungen des Tonus.) Deutsche Zeitschrift für Nervenheilkunde 81, 87.
(13. Jahresversammlung der Gesellschaft Deutscher Nervenärzte in Danzig, 12.-16. 9. 1923)
13. (Fremdberichte über:) Zur Pathologie des Raumsinnes.
a) Medizinische Klinik 20, 1754.
b) Deutsche medizinische Wochenschrift 50, 1784.
(Vortrag. Naturhistorisch-medizinischer Verein zu Heidelberg, 11. 11. 1924)

1925

1. a) Die Pathologie der Oberflächen- und Tiefensensibilität. Verhandlungen der Deutschen Gesellschaft für Innere Medizin 37, 33-47.
b) (Eigenbericht:) Deutsche Zeitschrift für Nervenheilkunde 86, 93-94. (Vortrag. 37. Kongreß der Deutschen Gesellschaft für Innere Medizin in Wiesbaden, 20.-23. 4. 1925)
2. (Schlußwort zur Aussprache über: Müller, L. R.: Über die Sensibilität der inneren Organe insbesondere des Gehirns.) Verhandlungen der Deutschen Gesellschaft für Innere Medizin 37, 94.
(37. Kongreß der Deutschen Gesellschaft für Innere Medizin in Wiesbaden, 20.-23. 4. 1925)
3. Ludolf von Krehl. (Anläßlich seiner Ernennung zum Ritter des Ordens Pour le mérite) Münchener medizinische Wochenschrift 72, 1252-1253.
4. Kronenberger, F.; von Weizsäcker, V.: Über die raumsinnlichen Leistungen im Gebiete des Drucksinnes der Haut. (1. Mitteilung) Deutsche Zeitschrift für Nervenheilkunde 86, 263-273. (GS 3)
5. Randbemerkungen über Aufgabe und Begriff der Nervenheilkunde. Deutsche Zeitschrift für Nervenheilkunde 87, 1-22. (GS 3)
6. (Besprechung von:) Schröder, P.: Bauplan und Verrichtungen der Großhirnrinde des Menschen. (Greifswald: Ratsbuchhandlung Bamberg 1924) Deutsche Zeitschrift für Nervenheilkunde 85, 105. (GS 3)
7. (Besprechung von:) von Hauff, W.: Sexualpsychologisches im Alten Testament. (Bonn: Marcus & Weber 1924) Deutsche Zeitschrift für Nervenheilkunde 85, 106. (GS 1)
8. (Besprechung von:) Adler, A.: Praxis und Theorie der Individualpsychologie. (München: Bergmann 1924) Deutsche Zeitschrift für Nervenheilkunde 85, 282-285. (GS 1)
9. (Besprechung von:) Bunnemann, O.: Über die Organfiktion. (Leipzig: Meiner 1925) Deutsche Zeitschrift für Nervenheilkunde 87, 123.
10. (Besprechung von:) Heyer, G. R.: Das körperlich-seelische Zusammenwir-

ken in den Lebensvorgängen. (München: Bergmann 1925) Deutsche Zeitschrift für Nervenheilkunde 87, 123-124. (GS 1)

11. (Besprechung von:) Straus, E.: Wesen und Vorgang der Suggestion. (Berlin: Karger 1925) Deutsche Zeitschrift für Nervenheilkunde 87, 124-125. (GS 1)
12. (Besprechung von:) Schultz, J. H.: Die Schicksalsstunde der Psychotherapie. (Stuttgart: Enke 1925) Deutsche Zeitschrift für Nervenheilkunde 87, 125-126. (GS 1)
13. (Besprechung von:) Dacqué, E.: Urwelt, Sage und Menschheit. (München: Oldenbourg 1924) Zwischen den Zeiten 3, 209-211. (GS 1)
14. (Besprechung von:) von Strümpell, A.: Leitfaden für die Untersuchung und Diagnostik der wichtigsten Nervenkrankheiten. (Leipzig: Vogel 1924) Deutsches Archiv für Klinische Medizin 147, 123.

1926

1. a) Über neurotischen Aufbau bei inneren Krankheiten. Deutsche Zeitschrift für Nervenheilkunde 88, 264-271. (GS 6)
   b) (italienisch:) (1990) Sulla struttura nevrotica delle malattie interne. Übers. v. L. Bottani, In: Viktor von Weizsäcker, Filosofia della Medicina; a cura e con una introduzione di Thomas Henkelmann. 121-128, Milano: Guerini e Associati.
   (Vortrag. 15. Jahresversammlung der Gesellschaft Deutscher Nervenärzte in Cassel, 3.-5. 9. 1925)
2. a) Seelenbehandlung und Seelenführung. Nach ihren biologischen und metaphysischen Grundlagen betrachtet. Studien des apologetischen Seminars, H. 16, Gütersloh: Bertelsmann, 83 S. (GS 5)
   b) (1955) Menschenführung. Nach ihren biologischen und metaphysischen Grundlagen betrachtet. Kleine Vandenhoeck-Reihe, Bd. 8, Göttingen: Vandenhoeck & Ruprecht, 84 S.; ^{2}1955, ^{3}1957, ^{4}1959, ^{5}1964, ^{6}1970, ^{7}1990.
   c) (1955) Grundlagen der Seelentherapie, Gedanken zur Menschenführung. Deutsche Zeitung und Wirtschaftszeitung (Stuttgart) 16. 4. 1955, 4.
   d) Der Irrtum der Degenerationslehre. Neue Lebensordnung 6, 134-136.
   e) (italienisch:)(1987) Biologia e metafisica. Istruzioni per la condotta umana. Übers. v. P.A. Masullo. Introduzione: P. A. Masullo. Salerno: Edizioni 10/17.
   (Vorträge. Hochschulwochen des apologetischen Seminars in Helmstedt, 6.-14. 10. 1925. b: geringfügige Textveränderungen; c: Auszug, d: Auszug, redaktionell bearbeitet)
3. Stein, H.; von Weizsäcker, V.: Über klinische Sensibilitätsprüfungen. Deutsches Archiv für Klinische Medizin 151, 230-253.
4. a) Buber, M.; Wittig, J.; von Weizsäcker, V.: (Vorwort der Herausgeber) Die Kreatur, 1-2. (GS 5, Anhang: 352-353)
   b) (1969) Die Kreatur 1, 1-2, Nendeln/Liechtenstein: Kraus Reprint.
5. a) Der Arzt und der Kranke. Stücke einer medizinischen Anthropologie. Die Kreatur 1, 69-86. (GS 5)

b) In: (1941) Arzt und Kranker. 62-88 (s. 1941, 4a,b)

c) (englisch:)The Doctor and the Patient. Transl. by K. Englesing von Rhau in coop. with M. Friedman. In: (1964) The Worlds of Existentialism. A critical Reader. Ed. M. Friedman, 405-406, New York: Random House.

d) (1969) Die Kreatur 1, 69-86, Nendeln/Liechtenstein: Kraus Reprint.

e) In: (1975) Was ist Krankheit? Erscheinung, Erklärung, Sinngebung. Hrsg. K. E. Rothschuh, Wege der Forschung Bd. CCCLXII, 214-232, Darmstadt: Wissenschaftliche Buchgesellschaft.

f) Il medico e il malato. Übers. V.G. Massazza. In: (1990) Viktor von Weizsäcker, Filosofia della Medicina; a cura e con una introduzione di Thomas Henkelmann. 81-96. Milano: Guerini e Associati.

(c: aus b, Abschnitte aus 79,82, 86-88)

6. a) Die Schmerzen. Stücke einer medizinischen Anthropologie. Die Kreatur 1, 315-335.

b) In: (1941) Arzt und Kranker. 89-119 (s. 1941, 4a,b). (GS 5)

c) (1969) Die Kreatur 1,315-335, Nendeln/Liechtenstein: Kraus Reprint.

d) (italienisch:) (1990) Il dolore. Übers. V. L. Bottani. In: Viktor von Weizsäcker, Filosofia della Medicina; a cura e con una introduzione di Thomas Henkelmann. 97-117, Milano: Guerini e Associati.

7. a) Bilden und Helfen. (Hippokrates und Paracelsus). Die Schildgenossen 6, 474-494. (GS 5)

b) (1930) Der Leuchter 9, 75-92.

c) In: (1941) Arzt und Kranker. 7-34. (s. 1941, 4a,b)

(Leuchter-Vortrag. Darmstadt 1923. b: geringfügige Textveränderungen. c: Abdruck von b)

8. a) Psychotherapie und Klinik. Die Therapie der Gegenwart 67, 241-248. (GS 5)

b) In: (1927) Psychotherapie. Bericht über den 1. Allgemeinen ärztlichen Kongreß für Psychotherapie 1926. Hrsg. W. Eliasberg, Halle: Marhold, 226-241.

(Vortrag. 1. Allgemeiner ärztlicher Kongreß für Psychotherapie in Baden-Baden, 19. 4. 1926)

9. Stoffwechsel und Wärmebildung des Herzens. Handbuch der normalen und pathologischen Physiologie. Hrsg. A. Bethe, G. von Bergmann (et al.), Bd. 7: Blutzirkulation, 1. Teil: Herz, 689-711, Berlin: Springer. (GS 2)

10. Einleitung zur Physiologie der Sinne. Handbuch der normalen und pathologischen Physiologie. Hrsg. A. Bethe, G. von Bergmann (et al.), Bd. 11: Receptionsorgane 1, 1-67, Berlin: Springer. (GS 3)

11. Die Analyse pathologischer Bewegungen. Deutsche Zeitschrift für Nervenheilkunde 95, 108-118. (GS 3)

(Vortrag. 16. Jahresversammlung der Gesellschaft Deutscher Nervenärzte in Düsseldorf, 24.-26. 5. 1926)

12. a) Der neurotische Aufbau bei den Magen- und Darmerkrankungen. Deutsche medizinische Wochenschrift 52, 2103-2105, 2150-2152.

b) (1927) Verhandlungen der Gesellschaft für Verdauungs- und Stoffwechselkrankheiten 6, 222-235. (GS 6)
(Vortrag. 6. Kongreß für Verdauungs- und Stoffwechselkrankheiten in Berlin, 13.-16. 10. 1926. a: unwichtige Kürzung, geringfügige Textveränderungen. b: Wortlaut des Vortrages)
13. (Besprechung von:) Katz, D.: Der Aufbau der Tastwelt. (Leipzig: Barth 1925) Deutsche Zeitschrift für Nervenheilkunde 91, 151-153. (GS 3)
14. (Besprechung von:) Jackson, J. H.: Eine Studie über Krämpfe. (Berlin: Karger 1926) Deutsche Zeitschrift für Nervenheilkunde 92, 155. (GS 3)
15. (Diskussionsbeitrag zu: Bumke, O.: Zur Revision der Neurosenfrage.) Deutsche Zeitschrift für Nervenheilkunde 88, 296-297.
(15. Jahresversammlung der Gesellschaft Deutscher Nervenärzte in Kassel, 3.-5. 9. 1925)
16. (Fremdbericht über:) Das Körpergleichgewicht, Pathologie und Klinik. Klinische Wochenschrift 5, 1732.
(Vortrag. Ärztlicher Verein München, 7. 6. 1926)

1927

1. a) Über medizinische Anthropologie. Philosophischer Anzeiger 2, 236-254. (GS 5)
b) In: (1941) Arzt und Kranker. 35-61. (s. 1941, 4a,b)
c) In: (1957) von Weizsäcker, V.; Wyss, D.: Zwischen Medizin und Philosophie. 97-116. (s. 1957, 1)
d) (japanisch:) (1975) Übersetzt von T. Hamanaka, mit einem Exkurs über die Geschichte der medizinischen Anthropologie. Seishinigaku (Psychiatrie) (Tokyo) 17, 1209-1220.
e) (japanisch:) (1984) In: Seishinno Kagaku (Psychiatrische Wissenschaft) Hrsg. von M. Iida (et al.), Sonderband, 247-277, Tokyo: Iwanami.
(Vortrag. Kölner Kantgesellschaft, Februar 1927. b: etwas gekürzt. c: Abdruck von a)
2. Stein, H.; von Weizsäcker, V.: Der Abbau der sensiblen Funktionen. Eine sinnesphysiologische Analyse der Hypästhesie. Deutsche Zeitschrift für Nervenheilkunde 99, 1-30. (GS 3)
3. Reflexgesetze. Handbuch der normalen und pathologischen Physiologie. Hrsg. A. Bethe, G. von Bergmann (et al.), Bd. 10: Spezielle Physiologie des Zentralnervensystems der Wirbeltiere. 35-102, Berlin: Springer.
4. Methodik der Stoffwechseluntersuchung am Herzen. Handbuch der biologischen Arbeitsmethoden. Hrsg. E. Abderhalden, Abt. 5, Teil 4, 2. Hälfte, 1019-1046; Berlin, Wien: Urban & Schwarzenberg.
5. (Besprechung von:) Strümpell, A.: Lehrbuch der speziellen Pathologie und Therapie der inneren Krankheiten. (Leipzig: Vogel ^{25}1926) Deutsche Zeitschrift für Nervenheilkunde 97, 313-315. (GS 2)
6. Psychotherapie und Klinik. (s. 1926, 8b)

7. Der neurotische Aufbau bei den Magen- und Darmerkrankungen. (s. 1926, 12b)

1928

1. Pathophysiologie der Sensibilität. Deutsche Zeitschrift für Nervenheilkunde 101, 184-211.
(Vortrag. 17. Jahresversammlung der Gesellschaft Deutscher Nervenärzte in Wien, 15.-17. 9. 1927)
2. Antwort 2 erteilt von Prof. Dr. med. Frhr. von Weizsäcker, Heidelberg. Ethik 4, 36. (Schriftliche Antwort auf eine Anfrage von Emil Abderhalden, eingeleitet durch: Abderhalden, E.: Psychoanalyse und Seelsorge, Ethik 4, 33-34)
3. a) Krankengeschichte. Die Kreatur 2, 455-473. (GS 5)
b) In: (1941) Arzt und Kranker. 120-148. (s. 1941, 4a,b)
c) (englisch:) History of Illness. Transl. by K. Englesing von Rhau in coop. with M. Friedman. In: (1964) The Worlds of Existentialism. A critical Reader. Ed. M. Friedman, 406-407, New York: Random House.
d) (1969) Die Kreatur 2, 455-473, Nendeln/Liechtenstein: Kraus Reprint.
e) In: (1980) Medizinisch-psychologische Anthropologie. Hrsg. W. Bräutigam, Wege der Forschung, Bd. CCXXVIII, 11-31, Darmstadt: Wissenschaftliche Buchgesellschaft.
(b: geringfügige Textveränderungen; c: nach b, Abschnitte aus 136-137, 145-146; d: Abdruck von b)
4. a) Medizin, Klinik und Psychoanalyse. In: Auswirkungen der Psychoanalyse in Wissenschaft und Leben. Unter Mitwirkung vieler Fachgelehrter hrsg. von H. Prinzhorn. Krisis der Psychoanalyse. Systematische Diskussion der Lehre Freuds. Hrsg. von H. Prinzhorn u. K. Mittenzwey, Bd. I, 262-282, Leipzig: Der neue Geist. (GS 5)
b) In: (1957) von Weizsäcker, V.; Wyss, D.: Zwischen Medizin und Philosophie. 23-50. (s. 1957, 1)
5. Stein, H.; von Weizsäcker, V.: Zur Pathologie der Sensibilität. Ergebnisse der Physiologie 27, 657-708.
6. Ein Spruch des Laotse. In: Aus unbekannten Schriften. Festgabe für Martin Buber zum 50. Geburtstag. 28, Berlin: Schneider.
7. Mystik, Magie, Dämonie. Zwischen den Zeiten 6, 540-544. (GS 1)
(Besprechung von: Dacqué, E.: Natur und Seele. München: Oldenbourg 1926; Dacqué, E.: Leben als Symbol. München: Oldenbourg 1927; von Görres, J.: Mystik, Magie, Dämonie, »Die christliche Mystik« in Auswahl. Hrsg. J. Bernhart, München: Oldenbourg 1927)
8. (Besprechung von:) Westphal, K., unter teilw. Mitwirkung v. Bär, R.: Über die Entstehung des Schlaganfalls. (Leipzig: Vogel 1926) Deutsches Archiv für Klinische Medizin 158, 249.
9. (Besprechung von:) Rindfleisch, W.: Die Differentialdiagnose der Krankheiten des Nervensystems: 1. Krankheiten des Gehirns, Rückenmarks und der

peripheren Nerven. (Praktische Differentialdiagnostik für Ärzte und Studierende, Hrsg. G. Honigmann, Bd. II: Rindfleisch, W.; Unger, W.: Differentialdiagnose in der Neurologie. Teil 1; Dresden: Steinkopff 1927) Deutsches Archiv für Klinische Medizin 158, 249.

10. (Besprechung von:) Geigel, R.: Gehirnkrankheiten. (München: Bergmann 1925) Deutsches Archiv für Klinische Medizin 158, 249-250.
11. (Besprechung von:) Rouqier, A. J. A.: (1927) Précis de Séméiologie neuropsychiatrique. (Paris: Doin 1927) Deutsches Archiv für Klinische Medizin 158, 250.
12. (Besprechung von:) Hesnard, A. L. M.: Les syndromes névropathiques. Préface H. Claude. (Paris: Doin 1927) Deutsches Archiv für Klinische Medizin 158, 250.
13. (Besprechung von:) Siebeck, R.: Über Beurteilung und Behandlung von Kranken. Vorträge. (Berlin: Springer 1928) Deutsches Archiv für Klinische Medizin 160, 252-253. (GS 1)
14. (Besprechung von:) Unger, W.: Differentialdiagnose der Psychoneurosen, funktionellen Neurosen und Erschöpfungszustände. (Praktische Differentialdiagnostik für Ärzte und Studierende, Hrsg. G. Honigmann, Bd. II: Rindfleisch, W.; Unger, W.: Differentialdiagnose in der Neurologie. Teil 2; Dresden: Steinkopff 1927) Deutsches Archiv für Klinische Medizin 160, 253-254.

1929

1. a) Kranker und Arzt. Eine Wirklichkeit der Gemeinschaft. In: Philosophie der Gemeinschaft. Sieben Vorträge, gehalten auf der Tagung der Deutschen Philosophischen Gesellschaft vom 1.-4. Oktober 1928 in Leipzig. Hrsg. F. Krueger, Sonderhefte der Deutschen Philosophischen Gesellschaft, H. 2, 99-119, Berlin: Junker u. Dünnhaupt. (GS 5)
   b) Berlin: Junker u. Dünnhaupt, 25 S.
   c) In: (1941) Arzt und Kranker. 149-179. (s. 1941, 4a,b)
   d) (englisch:) History of Illness. Transl. by K. Englesing von Rhau in coop. with M. Friedman. In: (1964) The Worlds of Existentialism. A critical Reader. Ed. M. Friedman, 407-409, New York: Random House.
   (Vortrag. Tagung der Deutschen Philosophischen Gesellschaft in Leipzig, 1.-4. 10. 1928. c: mehrfach gekürzt, d: nach c, Abschnitte aus 168-172, 176-177)
2. Epileptische Erkrankungen, Organneurosen des Nervensystems und allgemeine Neurosenlehre. J. von Mering's Lehrbuch der Inneren Medizin, hrsg. v. L. von Krehl, 16. Aufl., Bd. 2, 354-392, Jena: Fischer. (GS 6)
3. Elektrodiagnostik und Elektrotherapie. Neue deutsche Klinik 3, 68-84.
4. Johannes von Kries. Frankfurter Zeitung (Frankfurt/M.) 7. 8. 1929, 1-2. (GS 1)
5. Fortschritte der Physiologie und Pathologie des Herzens. In: Pathologie und Therapie der Zirkulationsstörungen. VI. Fortbildungs-Lehrgang in Bad Nauheim, 18.-20. 9. 1929, Leipzig: Thieme, 24-32. (GS 2) (Vortrag.)
6. Über Rechtsneurosen. Der Nervenarzt 2, 569-581. (GS 8)

7. (Diskussionsbeitrag zu: Magnus-Alsleben, E.; Schriever, H.: Zur Frage der Wernickeschen Tastlähmung.) Deutsche Zeitschrift für Nervenheilkunde. 11, 132.
(19. Jahresversammlung der Gesellschaft Deutscher Nervenärzte in Würzburg, 19.-21. 9. 1929)

1930

1. a) Medizin und Seelsorge. Zwischen den Zeiten 8, 120-133. (GS 5)
b) Die Schildgenossen 11, 31-42.
(Vortrag. Theologische Fachschaft der Universität Heidelberg)
2. a) Soziale Krankheit und soziale Gesundung. Berlin: Springer, IV, 52 S. (GS 8)
b) ([2]1955) Bearb. v. R. Piehler, Kleine Vandenhoeck-Reihe. Bd. 15, Göttingen: Vandenhoeck & Ruprecht, 75 S.
(Fremdbericht über den zugrundeliegenden Vortrag: 1930, 6; b: mit einigen Angaben auf die Verhältnisse von 1955 bezogen, einige Anm. vom Bearbeiter, Vorwort zur 1. Aufl. als Nachwort)
3. a) (Beitrag zu:) Franz Rosenzweig. Eine Gedenkschrift. Hrsg. E. Mayer. Frankfurt/M.: Vorstand der israelitischen Gemeinde, 23-24. (GS 1)
b) (2000) Franz Rosenzweig. A commemorative Writing. In: B. Galli (Ed.) Cultural Writings of Franz Rosenzweig. 79-82, Syracuse: Syracuse University Press.
4. a) (Diskussionsbeitrag zu mehreren Referaten) Deutsche Zeitschrift für Nervenheilkunde 116, 29-31.
b) (1931) Verhandlungen der Gesellschaft Deutscher Nervenärzte, 20. Jahresversammlung, 197-199.
(20. Jahresversammlung der Gesellschaft Deutscher Nervenärzte in Dresden, 18.-20. 9. 1930)
5. a) (Eigenbericht:) Funktionswandel bei Störung räumlicher Leistungen in der Wahrnehmung und Bewegung. Deutsche Zeitschrift für Nervenheilkunde 116, 59-60.
b) (1931) Verhandlungen der Gesellschaft Deutscher Nervenärzte, 20. Jahresversammlung, 227-228.
(Vortrag. 20. Jahresversammlung der Gesellschaft Deutscher Nervenärzte in Dresden, 18.-20. 9. 1930, in erweiterter Fassung veröffentlicht: 1931, 1)
6. (Fremdebericht über:) Über Rechtsneurose. Zentralblatt für Psychotherapie und ihre Grenzgebiete 3, 644-646.
(Vortrag. Berliner Psychotherapeutische Vereinigung, 23. 6. 1930; in erweiterter Form veröffentlicht: 1930, 2)
7. Bilden und Helfen. (s. 1926, 7b)

1931

1. Kasuistische Beiträge zur Lehre vom Funktionswandel bei stato-opto-sensiblen Syndromen. Deutsche Zeitschrift für Nervenheilkunde 117-119, 716-736. (GS 3)
(Festband. Max Nonne zum 70. Geburtstage)
2. Neurologie. Münchener medizinische Wochenschrift 78, 189-191.
3. Ataxie und Funktionswandel (mit Bemerkungen zur Frage der Eigenreflexe). Deutsche Zeitschrift für Nervenheilkunde 120, 117-130 (GS 3)
4. a) Biologischer Akt, Symptom und Krankheit. Deutsche medizinische Wochenschrift 57, 614-617, 670-672. (GS 4)
b) In: (1957) von Weizsäcker, V.; Wyss, D.: Zwischen Medizin und Philosophie. 51-66. (s. 1957, 1)
5. Über den sozialen Faktor in der Medizin. Wissenschaftliche Beilage, Ärztliche Mitteilungen aus und für Baden 85, 249-251.
(Vortrag. 8. Badischer Ärztetag in Baden-Baden, 17. 5. 1931)
6. Die Neuroregulationen. Verhandlungen der Deutschen Gesellschaft für Innere Medizin 43, 13-24.
(Vortrag. 43. Kongreß der Deutschen Gesellschaft für Innere Medizin in Wiesbaden, 13.-16. 4. 1931)
7. Leitung, Form und Menge in der Lehre von den nervösen Funktionen. Der Nervenarzt 4, 433-436, 526-530. (GS 3)
8. Über den Begriff der Arbeitsfähigkeit. Deutsche medizinische Wochenschrift 57, 1653-1657, 1696-1698. (GS 8)
(Vortrag. Verein für Innere Medizin, Berlin, 29. 6. 1931)
9. Arbeitsfähigkeit und Sozialpolitik. Fränkischer Kurier (Nürnberg) 6. 9. 1931, 1-2.
10. (Eigenbericht:) Über absolute Haltungen. Zentralblatt für Psychotherapie und ihre Grenzgebiete 4, 708-709.
(Vortrag. Arbeitsgemeinschaft von Medizinern und Theologen, II. Medizinische Klinik, Berlin, 1. 7. 1931)
11. Ärztliche Gedanken zur Versicherungsreform. Die Reichsversicherung 5, 350-354.
(Vortrag. Reichsarbeitsministerium, 16. 11. 1931) (GS 8)
12. L. von Krehl zum 70. Geburtstag. Klinische Wochenschrift 10, 2407.
13. Ludolf von Krehl zum 70. Geburtstage. Forschungen und Fortschritte 7, 466.
14. Medizin und Seelsorge. (s. 1930, 1b)
15. (Diskussionsbeitrag zu mehreren Referaten) (s. 1930, 4b)
16. (Eigenbericht:) Funktionswandel bei Störung räumlicher Leistungen in der Wahrnehmung und Bewegung. (s. 1930, 5a)

1932

1. Elektrische Untersuchung des Tonus. Deutsche Zeitschrift für Nervenheilkunde 124, 117-122.
   (Vortrag. Internationaler Neurologischer Kongreß in Bern, 31. 8.-4. 9. 1931)
2. Versicherung oder Sicherung? Soziale Praxis 41, Sp. 417-426. (GS 8)
3. Noch einmal: Versicherung oder Sicherung? Eine Berichtigung. Soziale Praxis 41, Sp. 890.
4. Kreislauf und Herzneurose. In: Herzneurose und moderne Kreislauftherapie. IX. Fortbildungslehrgang in Bad Nauheim, 16.-18. 9. 1932, Dresden, Leipzig: Steinkopff, 9-17. (GS 6) (Vortrag.)

1933

1. a) Körpergeschehen und Neurose. Analytische Studie über somatische Symptombildungen. Internationale Zeitschrift für Psychoanalyse 19, 16-116.
   b) (1947) Forschungen zur Psychoanalyse und Psychotherapie, Stuttgart: Klett, 151 S. (GS 6)
   c) (1969) Internationale Zeitschrift für Psychoanalyse 19, 16-116, Nendeln/Liechtenstein: Kraus Reprint.
   (b: Vorwort mit Briefen von S. Freud; wenige Querverweise gestrichen)
2. Was lehrt die neuere Pathologie der Sinnesorgane für die Physiologie der Sinnesleistungen? Zeitschrift für Sinnesphysiologie 64, 79-91. (GS 3)
3. (Eigenbericht:) Über Unfall- und Sozialneurosen. Vereinsblatt der pfälzischen Ärzte 45, 98-101.
   (Vortrag. Homburg/Saar, 12. 2. 1933)
4. (Fremdbericht:) Über Organneurosen. Medizinische Klinik 29, 825.
   (Vortrag. 3. Wissenschaftliche Tagung der Gesellschaft für Innere Medizin und Neurologie in der Tschechoslowakei, Prag, 1.-2. 4. 1933)
5. (Eigenbericht:) Sozialneurosen in klinischer Behandlung. Archiv für Psychiatrie und Nervenkrankheiten 98, 416-417.
   (Vortrag. 37. Wanderversammlung der südwestdeutschen Neurologen und Psychiater in Baden-Baden, 4. 6. 1932)
6. a) Vorlesungen über allgemeine Therapie. Deutsche medizinische Wochenschrift 59:
   I. Begriff der Therapie. 1168-1170.
   II. Angst, Symptom und Krankheit. 1204-1206.
   III. Gesundheit und Wahrheit. 1284-1285.
   IV. Symptom und Erziehung. 1322-1324.
   V. Über die ärztliche Grundhaltung. 1360-1363.
   VI. Über die ärztliche Grunderfahrung. 1431-1433.
   VII. Ich und Umwelt in der Erkrankung. 1503-1505.
   VIII. Die soziale Krankheit. 1567-1570.
   IX. Verflechtung der Therapieformen. 1605-1607.

X. Natura naturans. 1701-1703.

b) (1934) Ärztliche Fragen. Vorlesungen über allgemeine Therapie. Leipzig: Thieme, 90 S.

c) (1935) 2. durchges. Aufl. Leipzig: Thieme, 93 S. (c: GS 5)

d) (1935) Über die ärztliche Grunderfahrung. Psychotherapeutische Vierteljahresschrift 2, 106-110.

(b: an wenigen Stellen geändert und erweitert. c: Vorwort zur 2. Aufl.; nochmals an wenigen Stellen geändert und erweitert. d: Abdruck aus c)

7. Der Gestaltkreis, dargestellt als psychophysiologische Analyse des optischen Drehversuchs. Pflügers Archiv für die gesamte Physiologie des Menschen und der Tiere 231, 630-661. (GS 4)
8. (Fremdbericht über:) Bemerkungen zur Frage der Hirntumoren. Deutsche medizinische Wochenschrift 59, 1310.
(Vortrag. Naturhistorisch-medizinischer Verein zu Heidelberg, 20. 6. 1933)

1934

1. Ärztliche Aufgaben. Volk im Werden 2, 80-90. (GS 8)
(Nach einem Vortrag. Medizinische und philosophische Fakultät der Universität Freiburg, Dez. 1933)
2. a) Wege psychophysischer Forschung. Festrede bei der Stiftungsfeier der Akademie am 3. 6. 1934. Sitzungsberichte der Heidelberger Akademie der Wissenschaften: Mathematisch-naturwissenschaftliche Klasse 1934, 4. Abh., Heidelberg: Weiß'sche Universitätsbuchhandlung, 15 S. (GS 6)
b) In: (1941) Arzt und Kranker. 180-198. (s. 1941, 4a,b)
3. Geleitwort. Zu: Hollmann, W.: Die ärztliche Begutachtung in der Sozialversicherung. Beitrag zu ihrer Reform. Leipzig: Thieme, 5-11. (GS 8)
4. Ärztliche Fragen. Vorlesungen über allgemeine Therapie. (s. 1933, 6b)

1935

1. von Krehl, L.; Siebeck, R.; von Weizsäcker, V.: Zur Einführung. In: Curtius, F. (et al.): Über Erkrankungen des arteriellen Systems. Schriftenreihe zur Deutschen medizinischen Wochenschrift, H. 1, 3-4, Leipzig: Thieme.
2. Soziologische Bedeutung der nervösen Krankheiten und der Psychotherapie. Zentralblatt für Psychotherapie und ihre Grenzgebiete 8, 295-304. (GS 8)
3. a) von Auersperg, Prinz A.; von Weizsäcker, V.: Zum Begriffswandel der Biologie. Zeitschrift für die gesamten Naturwissenschaften 1, 316-322. (GS 4)
b) (1969) En torno a un cambio de las conceptas biologicos. Traduccion y commentarios. Übers. v. O. Dörr-Zegers. In: Revista Chilena de Neuropsiquatria 8, 59-64.
4. a) Studien zur Pathogenese. Schriftenreihe zur Deutschen medizinischen Wochenschrift, H. 2, Leipzig: Thieme, 89 S.
b) (^{2}1946) Wiesbaden: Thieme, 88 S. (GS 6)

c) Studien zur Pathogenese: Angina tonsillaris. In: (1985) Psychosomatische Medizin. Hrsg. P. Hahn, Wege der Forschung Bd. CCXXII, 123-142, Darmstadt: Wissenschaftliche Buchgesellschaft.
(c: 9-31 aus b)
d) (japanisch) (1994, [3]1996) Übersetzt von B. Kimura u. M. Ohara. Nachwort von B. Kimura, Tokyo: Kodansha.
5. Ärztliche Fragen. Vorlesungen über allgemeine Therapie. (s. 1933, 6c)
6. Über die ärztliche Grunderfahrung. (s. 1933, 6d)

1936

1. (Eigenbericht:) Disease and Work. Tubercle 17, 547-549.
(Vortrag. International After-Care Committee, Tuberculosis Association, Cambridge, 2. 4. 1936)
2. (Ansprache bei der Verleihung der Erb-Medaille) Zeitschrift für die gesamte Neurologie und Psychiatrie 158, 382-384.
3. Zur Klinik der Schmerzen. Der Nervenarzt 9, 553-559. (GS 3)
(Vortrag. 61. Wanderversammlung der Südwestdeutschen Neurologen und Psychiater in Baden-Baden, 4. 7. 1936)
4. Untersuchung der Zuckungswärme mit thermoelektrischen Methoden (sogenannte myothermische Untersuchung). Handbuch der biologischen Arbeitsmethoden. Hrsg. E. Abderhalden, Abt. V, Teil 5 A, 1. Hälfte, 107-170, Berlin, Wien: Urban & Schwarzenberg.
5. (Fremdbericht über:) Zur Pathogenese der traumatischen Erkrankung. Archiv für Psychiatrie und Nervenkrankheiten 105, 89-90.
(Vortrag. 60. Wanderversammlung der Südwestdeutschen Neurologen und Psychiater in Baden-Baden, 29. 6. 1935)

1937

1. Entstehung und psychophysische Behandlung sogenannter Organneurosen. Medizinische Klinik 33, 41-44. (GS 6)
(Vortrag. 8. ärztlicher Fortbildungskurs in den Kurorten der Hohen Tatra, 31. 5.-4. 6. 1936)
2. a) Ludolf von Krehl. Gedächtnisrede. Leipzig: Thieme, 14 S. (GS 1)
b) In: (1941) Arzt und Kranker. 199-212. (s. 1941, 4a,b)
c) In: (1950) Lesebuch für Ärzte. Hrsg. u. eingel. v. K. Hansen, Berlin: Henssel, 440-450.
d) In: (1961) Ludolf von Krehl zu seinem Gedächtnis am 100. Geburtstag. 26. Dezember 1961. 5-17, Stuttgart: Thieme. (Gehalten am 18. 6. 1937 an der Universität Heidelberg)
3. a) Über Träume bei sogenannter endogener Magersucht. Deutsche medizinische Wochenschrift 63, 253-257, 294-297. (GS 6)
b) (englisch:) (1964) Dreams in so-called endogenic Magersucht (Anorexia).

Übers. M. Heiman. In: Kaufmann, M. R., Heiman, M. (Ed.) (1964): Evolution of Psychosomatic Concepts. Anorexia nervosa: a paradigm. 181-197, New York: International Universities Press;
c) (1965) London: Hogarth Press.
(b u. c: gleicher Auszug)

4. Untersuchung der Sensibilität. In: Handbuch der Neurologie. Hrsg. O. Bumke, O. Foerster, Bd. 3, 701-746, Berlin: Springer.
5. »Romantische Medizin«. Zum Werk von Werner Leibbrand. Deutsche medizinische Wochenschrift 63, 1310-1311. (GS 1)
(Besprechung von Leibbrand, W.: Romantische Medizin. Hamburg, Leipzig: Goverts 1937)

1938

1. a) Klinische Vorstellungen. Hippokrates 9:
I. 302-304.
II. 362-363.
III. 440-443.
IV. 643-645.
V. 722-726.
VI. 768-770.
VII. 871-873.
VIII. 1013-1015.
b) In: (1941) Klinische Vorstellungen. (s. 1941, 3)
(Fortsetzung: 1939, 1a; 1940, 1a; 1941, 1a)
2. a) Über seelische Einflüsse auf den Ablauf der Kreislaufkrankheiten. In: Aktuelle Kreislauffragen. 14. Fortbildungslehrgang in Bad Nauheim, 23.-25. 9. 1938, Dresden, Leipzig: Steinkopff, 128-135. (GS 6)
b) (1939) Über »Seelische Einflüsse auf den Ablauf der Kreislaufkrankheiten«. In: Siebeck, R.; Schultz-Hencke, H.; von Weizsäcker, V.: Über seelische Krankheitsentstehung. Schriftenreihe zur Deutschen medizinischen Wochenschrift, H. 3, 42-56, Leipzig: Thieme. (Vortrag.)

1939

1. a) Klinische Vorstellungen. Hippokrates 10:
IX. 11-12.
X. 131-133.
XI. 177-179.
XII. 222-224.
XIII. 289-291.
XIV. 343-345.
XV. 395-398.
XVI. 425-427.

XVII. 486-488.
XVIII. 775-777.
XIX. 1023-1025.
b) In: (1941, ^{2}1943, ^{3}1947, ^{5}1955) Klinische Vorstellungen. (s. 1941, 3)
c) (1941, ^{2}1947, ^{3}1949) Soziale Krankheit. In: Arzt und Kranker. 213-219. (s. 1941, 4a,b)
d) (1941) Zwangsneurose und Infektion. In: Arzt und Kranker. 220-229. (s. 1941, 4a,b)
e) (1956) Klinische und ätiologische Krankheitseinheit – sogenannte spontane Subarachnoidalblutung. Der Landarzt 32, 228-229.
(Fortsetzung von 1938, 1a; Fortsetzung: 1940 1a; c: Vorstellung X;
d: Vorstellung XV, in 1941, 3a unter dem Titel: Krankheit und Gewissen;
e: Vorstellung XVI)

2. Über Ohr und Nervensystem. Zeitschrift für die gesamte Neurologie und Psychiatrie 165, 132-148.
(Vortrag. 4. Jahresversammlung der Gesellschaft Deutscher Nervenärzte und Psychiater in Köln, 25.-27. 9. 1938)
3. Geleitwort zur nachstehenden Abhandlung von Ernst Marx. In: Marx, E.: Die Entwicklung der Reflexlehre seit Albrecht von Haller bis zur 2. Hälfte des 19. Jahrhunderts. Sitzungsberichte der Heidelberger Akademie der Wissenschaften: Mathematisch-naturwissenschaftliche Klasse 1938, 10. Abh., 3-8, Heidelberg: Weiß'sche Universitätsbuchhandlung. (GS 4)
4. Individualität und Subjektivität. In: Individualpathologie. Die Konstitution des Einzelmenschen in ihrer Bedeutung für Entstehung und Verlauf von Krankheiten. Hrsg. C. Adam, F. Curtius; Veröffentlichungen der Berliner Akademie für ärztliche Fortbildung, Bd. 5, 51-59, Jena: Fischer. (GS 6)
(Vortrag: Berliner Akademie für ärztliche Fortbildung)
5. Die Tätigkeit des Zentralnervensystems. In: Handbuch der Inneren Medizin. Begründet v. L. Mohr u. R. Staehelin; Hrsg. G. von Bergmann, R. Staehelin, 3. Aufl. Bd. 5, 1, 1-18, Berlin: Springer. (GS 3)
6. Über »Seelische Einflüsse auf den Ablauf der Kreislaufkrankheiten«. (s. 1938, 2b)

1940

1. a) Klinische Vorstellungen. Hippokrates II:
XX. 251-252.
XXI. 431-433.
b) In: Klinische Vorstellungen. (s. 1941, 3)
(Fortsetzung von: 1938, 1a; 1939, 1a; Fortsetzung: 1941, 1a)
2. Über sogenannte Unfallneurosen. Zentralblatt für Psychotherapie und ihre Grenzgebiete 12, 209-222. (GS 8)
(Vortrag. Deutsches Institut für Psychologische Forschung und Psychotherapie, 17. 4. 1940)

3. Funktionswandel der Sinne. Berichte der physikalisch-medizinischen Gesellschaft zu Würzburg, N. F. 62, 204-219. (GS 3)
4. (Geleitwort zu:) Hebel, K.: Arbeitstherapeutische Erfahrungen. Eine Studie zur Fragestellung der Leistungspathologie. Schriftenreihe zur Deutschen medizinischen Wochenschrift, H. 6, 7-9, Leipzig: Thieme. (GS 8)
5. a) Der Gestaltkreis. Theorie der Einheit von Wahrnehmen und Bewegen. Leipzig: Thieme, VIII, 179 S.
b) (^{2}1943) Leipzig: Thieme, VIII, 191 S.
c) (^{3}1947) Stuttgart: Thieme, VIII, 208 S.
d) (^{4}1950) Stuttgart: Thieme, XXIII, 203 S.; unveränd. Nachdrucke 1967, 1968, 1986, 1996 (5.Aufl.). (GS 4)
e) (1973) Mit einem Vorwort von R. Denker, suhrkamp taschenbücher wissenschaft, Bd. 18; Frankfurt/M.: Suhrkamp, XXIII, 300 S.
f) (französisch:) (1958) Le Cycle de la Structure. (Der Gestaltkreis.) Übers. v. M. Foucault, D. Rocher, Preface: H. Ey, Bibliothèque neuro-psychiatrique de langue française, Bruges: Desclée de Brouwer, 230 S.
g) (spanisch:) (1962) El círculo de la forma. Teoría de la unidad de percepción y movimiento. Übers. v. A. Serrate. Prólogo: A. A. Villar; Filosofia, Psicologia, Pedagogia, Madrid: Ed. Morata, 279 S.
h) (englisch:) The Unity of Perception and Movement. Transl. by W. Hallo. In: (1964) The Worlds of Existentialism. A critical Reader. Ed. M. Friedman, 404-405, New York: Random House.
i) (japanisch:) (1975,^{3}1988, ^{4}1995) Übers. v. B. Kimura u. T. Hamanaka. Mit einem Kommentar von T. Hamanaka. Tokyo: Misuzu-shobo, 398 S.
j) (italienisch) (1995) La struttura ciclomorfa. Teoria dell'unità di percezione e movimento. Übers. v. P.A. Masullo. Introduzione: P.A. Masullo. Napoli: Edizioni Scientifiche Italiane, 272 S.
(b: Vorwort zur 2. Aufl.; geringfügige Änderungen und Erweiterungen bes. in den Anmerkungen. c: Vorwort zur 3. Aufl.; geringfügige Änderungen. d: ausführliches Vorwort zur 4. Aufl. e: Nachdruck der 4. Aufl. h: nach d, Abschnitte aus 171-188)
6. (Besprechung von:) Bilz, R.: Pars pro toto. Ein Beitrag zur Pathologie menschlicher Affekte und Organfunktionen. (Leipzig: Thieme 1940). Deutsche medizinische Wochenschrift 66, 1430-1431. (GS 1)

1941

1. a) Klinische Vorstellungen. Hippokrates 12:
XXII. 287-288.
XXIII. 400-402.
b) In: (1941) Klinische Vorstellungen. (s. 1941, 3)
(Fortsetzung von: 1938, 1a; 1939, 1a; 1940, 1a)
2. Nachruf auf Otfrid Foerster, gesprochen bei seiner Bestattung am 19. 6. 1941. Der Nervenarzt 14, 385-386.

3. a) Klinische Vorstellungen. Stuttgart: Hippokrates, 134 S.
b) (1943) 2. verm. Aufl., 125 S. ³1947, ⁴1955. (GS 3)
(a: Vorwort, Vorstellungen I-XXIII; b: 30 Vorstellungen, eingefügt: XXIV-XXIX)
c) (spanisch:) (1946) Problemas clínicos de medicina psicosomática. Übers. v. J. Solé Sagarra. Estudio preliminar sobre analogías en las ideas de Letamendi y Weizsäcker sobre antropología médica por R. Sarró. Prólogo: A. P. Pons. Barcelona: Ed. Pubul.
4. a) Arzt und Kranker. Leipzig: Koehler & Amelang, 232 S.
b) Arzt und Kranker I. 2. verm. Aufl. Stuttgart: Koehler 1947, 231 S., ³1949. (Vorworte 1. u 2/3. Aufl. GS 5 Anhang: 345-346, 346-347)
(2. u. 3. Aufl. sind nicht vermehrt, wurden aber im Blick auf den Folgeband 1950,11 als Bd I konzipiert. Enthält: Vorwort, in 1. u. 2./3. Aufl. verschieden; 1926, 7b; 1927, 1a, etwas gekürzt; 1926, 5a; 1926, 6a; 1928, 3a; 1929, 1a; gekürzt; 1934, 2a; 1937, 2a; 1939, 1a, X, XV = 1941, 3a X, XV)
5. (Eigenbericht:) Über die Determination räumlicher Ordnungen in der Wahrnehmung. Sitzungsberichte der Heidelberger Akademie der Wissenschaften, Jahreshefte 1936/40, 10-12, Heidelberg: Weiß'sche Universitätsbuchhandlung. (Vortrag bei der Sitzung der mathematisch-naturwissenschaftlichen Klasse am 1. 12. 1937)

1942

1. a) Otfrid Foerster 1873-1941. Deutsche Zeitschrift für Nervenheilkunde 153,1-23. (GS 3)
b) In: (1966) Zülch, K. J.: Otfrid Foerster, Arzt und Naturforscher 9. 11. 1873-15. 6. 1941. Berlin, Heidelberg, New York: Springer, 19-25.
(b: mehrfach gekürzt)
2. Wissenschaftliche Arbeiten von Professor Otfrid Foerster. Deutsche Zeitschrift für Nervenheilkunde 153, 175-188.
(Bibliographie, »nach dem im Nachlasse Otfrid Foersters befindlichen eigenhändigen Verzeichnisse bearbeitet und ergänzt«.)
3. a) Der Schlaf. Hippokrates 13, 80-85. (GS 6)
b) In: (1957) von Weizsäcker, V.; Wyss, D.: Zwischen Medizin und Philosophie. 67-80. (s. 1957, 1)
4. a) Gestalt und Zeit. Die Gestalt, H. 7; Halle: Niemeyer, 42 S. (GS 4)
b) (²1960) Kleine Vandenhoeck-Reihe, Bd. 92, Göttingen: Vandenhoeck & Ruprecht, 58 S.
c) (japanisch:) (1995) (zusammen mit »Anonyma« 1946, 3): Seimei to Shutai (Leben und Subjekt) Übers. v. B. Kimura, mit einem Kommentar v. B. Kimura, Kyoto: Jinbun-Shoin.

1943

1. Christian, P.; von Weizsäcker, V.: Über das Sehen figurierter Bewegungen von Lichtpunkten. Zeitschrift für Sinnesphysiologie 70, 30-51. (GS 4)
2. Arbeitstherapie bei Hirnverletzten. Hippokrates Bücherei, Bd. 6: Schriftenreihe über ärztliche Sonderfürsorge für Schwerverwundete, H. 1-2, 32-59, Stuttgart: Hippokrates. (GS 8)
3. a) Wahrheit und Wahrnehmung. Über das Nervensystem. 2 Vorträge. Leipzig: Koehler & Amelang, 54 S. (GS 4)
   b) In: (1950) Diesseits und Jenseits der Medizin. 3-30, 31-48. (s. 1950, 11) (Vorträge. Deutsche Philosophische Gesellschaft in Leipzig, 4. 7. 1942; Mühlheim a. d. Ruhr, Breslau, Dez. 1942)
   c) (italienisch:) Verità e percezione. Übers. v. L. Bottani, 155-174. In: Viktor von Weizsäcker, Filosofia della Medicina; a cura e con una introduzione di Thomas Henkelmann. Milano: Guerini e Associati.
4. Über Psychophysik. Der Nervenarzt 16, 465-476. (GS 4)
5. Der Gestaltkreis. (s. 1940, 5b)
6. Klinische Vorstellungen. (s. 1941, 3b)

1944

1. a) Die Grundlagen der Medizin. Medizinische Fachbeilage der Kurznachrichten für Frontstudenten (Breslau), Fachbeilage 1, Nov. 1944, 1-14.
   b) In: (1950) Diesseits und Jenseits der Medizin, 49-73. (s. 1950, 11) (GS 7) (Vortrag. Universität Breslau 1943. b: geringfügige Textveränderungen)

1946

1. a) Der Begriff des Lebens. Über das Erforschliche und das Unerforschliche. Die Wandlung 1, 132-143. (GS 7)
   b) In: (1950) Diesseits und Jenseits der Medizin. 83-96. (s. 1950, 11)
   c) (italienisch:) (1990) Il concetto di vita. Sull'indagabile e il non indagabile. Übers. v. G Massazza, 145-154. In: Viktor von Weizsäcker, Filosofia della Medicina; a cura e con una introduzione di Thomas Henkelmann. Milano: Guerini e Associati.
   d) (Japanisch:) (1995) Übers. u. mit Anmerkungen versehen von T. Hamanaka, Biosu (Tokyo) 1, 8-21. (Nach einem Vortrag an der Universität Heidelberg)
2. Psychoanalyse und Bild des Menschen: Der Bahnbrecher Sigmund Freud. Zur 90. Wiederkehr seines Geburtstages. Rhein-Neckar-Zeitung (Heidelberg) 19. 4. 1946, 3. (GS 1)
3. a) Anonyma. Sammlung »Überlieferung und Auftrag«, Reihe Schriften, H. 4; Bern: Francke, 65 S. (GS 7)

b) (italienisch:) (1990) Anonymi. Übers. v. L. Bottani, 177-216. In: Viktor von Weizsäcker, Filosofia della Medicina; a cura e con una introduzione di Thomas Henkelmann. Milano: Guerini e Associati.

c) (japanisch:) (1995) (zusammen mit »Gestalt und Zeit« 1942, 4): Seimei to Shutai (Leben und Subjekt). Übers v. B. Kimura, mit einem Kommentar v B. Kimura, Tokyo: Jinbun-Shoin.

4. Studien zur Pathogenese (s. 1935, 4b)
5. Problemas clínicos de medicina psicosomática (s. 1941, 3c)

1947

1. a) »Euthanasie« und Menschenversuche. Psyche 1, 68-102. (GS 7)
   b) Heidelberg: Schneider, 39 S.
2. Vorwort. Beiträge aus der Allgemeinen Medizin. H. 1 (1 S. ohne Zählung), Stuttgart: Enke.
   (GS 7 Anhang: 395-396)
3. Der Begriff der Allgemeinen Medizin. Einführung in die Schriftenreihe. Beiträge aus der Allgemeinen Medizin, H. 1, 1-44, Stuttgart: Enke. (GS 7)
4. Vorwort. Zu: Hantel, E.: Verborgenes Kräftespiel. Beiträge aus der Allgemeinen Medizin, H. 2 (2 S. ohne Zählung), Stuttgart: Enke.
5. a) Von den seelischen Ursachen der Krankheit. In: Siebeck, R.; von Weizsäcker, V.: Die Medizin in der Verantwortung. 2 Vorträge. Schriftenreihe der Evangelische Akademie, Reihe V: Naturwissenschaft und Medizin, H. 2, 27-44, Tübingen: Furche. (GS 6)
   b) In: (1950) Diesseits und Jenseits der Medizin, 115-135 (s. 1950, 11)
   (Vortrag. Vor der Ärzteschaft Württembergs, Tagung der Evangelischen Akademie Bad Boll, 5. 5. 1946)
6. a) Die Medizin im Streite der Fakultäten. In: Vom neuen Geist der Universität. Hrsg. K. H. Bauer, Schriften der Universität Heidelberg, Bd. 2, 158-170, Berlin, Heidelberg: Springer. (GS 7)
   b) In: (1950) Diesseits und Jenseits der Medizin, 97-114. (s. 1950, 11)
   c) (1950) Grundfragen der modernen Medizin. Universitas 5, 513-521.
   (Vortrag. Universität Heidelberg, 1946. c: gekürzt)
7. a) Fälle und Probleme. Anthropologische Vorlesungen in der medizinischen Klinik. Beiträge aus der Allgemeinen Medizin, H. 3, Stuttgart: Enke, 202 S., ^{2}1951. (GS 9)
   b) Klinische Vorstellungen. Psyche 1, 258-293. (Vorwort in GS 9)
   c) (englisch:) Cases and Problems. Transl. by K. Englesing von Rhau in coop. with M. Friedman. In: (1964) The Worlds of Existentialism. A critical Reader. Ed. M. Friedman, 409, New York: Random House.
   d) (Spanisch:) (1950) Casos y problemas clínicos. Übers. Vorwort und Anmerkungen von J. Solé Sagarra. Barcelona: Ed. Pubul.
   (a: Geringfügige Änderungen der Texte von b. b: Vorwort, nur in der Psyche; Vorstellungen 1-6 als Vorabdruck aus a: 1 = VIII, 2 = IV, 3 = V, 4 = III, 5 = IX,

6 = XII; Fortsetzung: 1948, 5; c: nach a, Vorl. XXXVIII: Geisteskrankheit?, Abschnitte aus 187-188)

8. a) Jean Paul Sartres »Sein und Nichts«. Die Umschau 2, 666-675. (GS 1)
   b) In: (1950) Diesseits und Jenseits der Medizin, 239-250. (s. 1950, 10)
9. a) Über das Wesen des Arzttums. Hippokrates 18, 351-354. (GS 7)
   b) In: (1950) Diesseits und Jenseits der Medizin, 192-201. (s. 1950, 11)
   (Vortrag. Arbeitstagung der Westdeutschen Ärztekammern in Bad Nauheim 1947)
10. Adolf Wallenberg. Zu seinem 85. Geburtstag am 10. November 1947. Der Nervenarzt 18, 529.
11. Körpergeschehen und Neurose. (s. 1933, 1b)
12. Der Gestaltkreis. (s. 1940, 5c)
13. Klinische Vorstellungen. (s. 1941, 3b)
14. Arzt und Kranker I. (s. 1941, 4b)

1948

1. Über die Hirnverletzten. Confinia neurologica 9 (Goldstein Anniversary Number), 84-107. (GS 3)
   (Festgabe zum 70. Geburtstag von Kurt Goldstein) (GS 3)
2. Zur Frage der »christlichen« Medizin. Tutzinger Ärztebrief Nr. 2, 9-15. (GS 7) (Brief an den Hrsg.; S. 6: Zitat aus einem Begleitschreiben)
3. Pette, H.; von Weizsäcker, V.: (Würdigung der Herausgebertätigkeit von Max Nonne). Deutsche Zeitschrift für Nervenheilkunde 158 (2 S. ohne Zählung)
4. Christian, P.; Haas, R.; von Weizsäcker, V.: Über ein Farbenphänomen. (Polyphäne Farben). Pflügers Archiv für die gesamte Physiologie des Menschen und der Tiere 249, 655-701. (GS 4)
   (P. Christian, R. Haas: A. Experimenteller Teil und Diskussion, 655-678; V. von Weizsäcker: B. Über die Realität der polyphänen Farben, 678-701)
5. Klinische Vorstellungen VII-X. Psyche 1, 560-581. (GS 9) (Fortsetzung von 1947, 7b: nicht in 1947, 7a enthalten)
6. Geleitwort. Zu: Von Gadow, E.: Irrenpflege. Schilling, F.: Selbstbeobachtungen im Hungerzustand. Beiträge aus der Allgemeinen Medizin, H. 6, 1-7, Stuttgart: Enke. (GS 6)
7. Zum Begriffe der Arbeit. Eine Habeas Corpus-Akte der Medizin? In: Synopsis. Alfred Weber, 30. 7. 1868-30. 7. 1948. Hrsg. E. Salin, Heidelberg: Schneider, 707-761. (GS 8)
8. a) Der Begriff sittlicher Wissenschaft. Forum Academicum, Frankfurt/M.: Schulte-Bulmke, 28 S. (GS 7)
   b) In: (1950) Diesseits und Jenseits der Medizin, 167-191. (s. 1950, 11)
   (Vortrag. Forum Academicum, Frankfurt/M. 1947)
9. a) Grundfragen medizinischer Anthropologie. Studiengemeinschaft der Evangelischen Akademie: Forschungen und Studien, Bd. 6, Tübingen: Furche, 34 S. (GS 7)

b) In: (1950) Diesseits und Jenseits der Medizin, 136-166. (s. 1950, 11)
c) (englisch:) Within and Beyond Medicine. Transl. by K. Englesing von Rhau in coop. with M. Friedman. In: (1964) The Worlds of Existentialism. A critical Reader. Ed. M. Friedman, 409-410, New York: Random House.
d) In: (1980) Medizinisch-Psychologische Anthropologie. Hrsg. W. Bräutigam, Wege der Forschung, Bd. CCXXVIII, 319-348, Darmstadt: Wissenschaftliche Buchgesellschaft.
(Vortrag. Evangelische Akademie Bad Boll, 1947. b: geringfügige Textänderungen c: nach b, Abschnitte aus 143-144, 147; d: Abdruck von b)

10. (Fremdbericht über:) Über psychosomatische Wissenschaft. Klinische Wochenschrift 26, 192.
(Vortrag. Frankfurter Medizinische Gesellschaft, 5. 11. 1947)

1949

1. Zur Studienreform. Deutsche Medizinische Wochenschrift 74, 353-354. (GS 6)
2. Der Widerstand bei der Behandlung von Organkranken. Mit Bemerkungen über Werke von Jean-Paul Sartre. Psyche 2, 481-498. (GS 6)
3. a) Psychosomatische Medizin. Verhandlungen der Deutschen Gesellschaft für Innere Medizin 55, 13-24. (GS 6)
b) Psyche 3, 331-341.
c) In: (1957) von Weizsäcker, V.; Wyss, D.: Zwischen Medizin und Philosophie. 81-96. (s. 1957, 1)
d) (italienisch:) (1990) Medicina psicosomatica. Übers. v. L. Bottani. In: Viktor von Weizsäcker, Filosofia della Medicina; a cura e con una introduzione di Thomas Henkelmann.129- 142, Milano: Guerini e Associati.
(Vortrag. 55. Kongreß der Deutschen Gesellschaft für Innere Medizin in Wiesbaden, 24. 5.-28. 5. 1949)
4. (Schlußwort zur Aussprache über V. von Weizsäcker: Psychosomatische Medizin). Verhandlungen der Deutschen Gesellschaft für Innere Medizin 55, 76.
(55. Kongreß der Deutschen Gesellschaft für Innere Medizin in Wiesbaden, 24.-28. 5. 1949) (s. 1949, 3)
5. a) Begegnungen und Entscheidungen. Stuttgart: Koehler, 222 S.
b) ([2]1951) Stuttgart: Koehler, 222 S. (GS 1)
(Geschrieben 1945. b: wenige Textänderungen)
6. a) Zur Farbenlehre. In: Goethe und Heidelberg. Hrsg. Direktion des Kurpfälzischen Museums. Heidelberg: Kerle, 351-360.
b) In: (1950) Diesseits und Jenseits der Medizin, 263-277. (GS 1)
(Festrede zur Jahresfeier der Heidelberger Akademie der Wissenschaften am 22. 5. 1949; s. 1959, 2; a: gekürzt)
7. a) An Leib, Seele und Ehre krank. Grundlagen einer neuen Medizin. Deutsche Zeitung und Wirtschaftszeitung (Stuttgart) 3. 9. 1949, 4. (GS 7)

b) In: (1950) Diesseits und Jenseits der Medizin, 202-213. (s. 1950, 11)

8. Zur Affäre Gröning. Heidelberger Tageblatt 20. 9. 1949, 5.

9. ert und Unwert der Psychoanalyse. Schweizer Rundschau 8/9, 723-732. (GS 7)

10. a) Nach Freud. Merkur 3, 1077-1086. (GS 1)
b) In: (1950) Diesseits und Jenseits der Medizin, 251-262. (s. 1950, 10)
c) (englisch:) After Freud. Transl. by K. Englesing von Rhau in coop. with M. Friedman. In: (1964) The Worlds of Existentialism. A critical Reader. Ed. M. Friedman, 410, New York: Random House.
(c: Abschnitt aus b: 258)

11. a) Der Mensch und seine Krankheiten. Deutsche Zeitung und Wirtschaftszeitung (Stuttgart) 3. 12. 1949, 4. (GS 7)
b) In: (1950) Diesseits und Jenseits der Medizin, 214-225. (s. 1950, 11)

12. (Besprechung von:) Binger, C.: The Doctors Job. (New York: Norton 1945). Psyche 3, 179-180. (GS 1)

13. (Besprechung von:) Husserl, E.: Erfahrung und Urteil. Hrsg.: L. Landgrebe (Hamburg: Classen & Goverts 1949). Psyche 3, 211-212. (GS 1)

14. (Fremdbericht über:) Psychosomatische Wissenschaft und ärztliche Praxis. Schweizer medizinische Wochenschrift 79, 155-156.
(Vortrag. Gesellschaft der Ärzte in Zürich, 1. 7. 1948)

15. Arzt und Kranker I. (s. 1941, 4b)

1950

1. Umgang mit der Hysterie. Deutsche Zeitung und Wirtschaftszeitung (Stuttgart) 14. 1. 1950, 4. (GS 6)

2. Studienreform der Medizin. Eine Reform des Studiums hat nur Sinn, wenn sie aus einer Reform der Lehre erfließt. Ärztliche Mitteilungen 35, 85-87. (GS 6)

3. Zwei Arten des Widerstandes. Psyche 4, 1-16. (GS 6)

4. (Beitrag zu:) Rundfrage über ein Referat auf der 66. Wanderversammlung der Südwestdeutschen Psychiater und Neurologen in Badenweiler. Psyche 4, 473-474.
(Stellungnahme zu einem Referat von M. Boss bei der 66. Wanderversammlung der Südwestdeutschen Psychiater und Neurologen in Badenweiler am 2./3. 6. 1950. Bericht von A. Mitscherlich auf S. 231)

5. Was fangen wir mit unseren Träumen an? Deutsche Zeitung und Wirtschaftszeitung (Stuttgart) 27. 5. 1950, 4. (GS 6)

6. Funktionswandel und Gestaltkreis. Deutsche Zeitschrift für Nervenheilkunde 164, 43-53. (GS 3)
(Vortrag. Tagung der Gesellschaft Deutscher Neurologen und Psychiater in Göttingen, 22.-25. 9. 1949)

7. Vorbemerkung. Zu: Die Handschrift Sigmund Freuds und das Problem der Graphologie; 1.: L. Weizsäcker: Analyse der Handschrift von Sigmund

Freud. Psyche 4, 161-162. (GS 1) (mit zwei Briefen Freuds an V. von Weizsäcker und L. Weizsäcker)

8. a) Erinnerung an Alexander von Humboldt. In: Schicksalswege deutscher Vergangenheit. Beiträge zur geschichtlichen Deutung der letzten 150 Jahre. Festschrift für Siegfried A. Kaehler. Hrsg. W. Hubatsch, Düsseldorf: Droste, 117-122.
b) In: (1950) Diesseits und Jenseits der Medizin, 278-284. (s. 1950, 11) (GS 1) (b: geringfügige Textänderung)
9. a) En torno a la medicina psicosomática. Medicamenta (Madrid) Nr. 191, 20. 11. 1950.
b) Actualidad Medica (Granada) 26, 919-922.
(Vortrag. Medizinische Fakultät Granada, 16. 11. 1950; b: Wortlaut des Vortrages; a: geringfügige Textänderungen)
10. a) Antropología médica. Actas luso-españolas de neurologia y psiquiatria (Madrid) 9, 195-199.
b) Actualidad Medica (Granada) 26, 923-926.
(Vortrag. Medizinische Fakultät Granada, 18. 11. 1950; b: Wortlaut des Vortrages; a: geringfügige Textänderungen)
11. Diesseits und Jenseits der Medizin. Arzt und Kranker/Neue Folge. Stuttgart: Koehler, 296 S. (Vorwort in GS 7, Anhang: 396-397)
(Enthält: Vorwort; 1943, 3a; 1944, 1a; 1950, 12, Erstveröffentlichung; 1946, 1a; 1947, 6a; 1947, 5a; 1948, 9a (engl. Auszug 1948, 9d), geringfügige Textänderungen; 1948, 8a; 1947, 9a; 1949, 7a; 1949, 10a (engl. Auszug 1949 10c); 1950, 13, Erstveröffentlichung; 1947, 8a; 1949, 10a; 1949, 6b, vollständige Veröffentlichung; 1950, 8a, geringfügige Textänderung; 1950, 14, Erstveröffentlichung. Folgeband von 1941, 4)
12. Das Antilogische. In: Diesseits und Jenseits der Medizin. Arzt und Kranker/ Neue Folge. 74-82, Stuttgart: Koehler. (GS 7) (Erstveröffentlichung. Als Beitrag zu einer Festschrift für Karl Jaspers 1942 geschrieben)
13. Die Bestimmtheit und Unbestimmtheit in der Medizin. In: Diesseits und Jenseits der Medizin. Arzt und Kranker/Neue Folge. 226-238, Stuttgart: Koehler. (GS 7) (Erstveröffentlichung. Vortrag im Hochstift, Frankfurt/M. 1950)
14. Über F. W. J. Schelling. In: Diesseits und Jenseits der Medizin. Arzt und Kranker/Neue Folge. 285-294, Stuttgart: Koehler. (GS 1) (Erstveröffentlichung)
15. (Besprechung von:) Zimmer, H.: The King and the Corpse. (New York: Wolff 1947). Zimmer, H.: Der Weg zum Selbst. (Zürich: Rascher 1944). Psyche 3, 911-912. (GS 1)
16. Ludolf von Krehl. Gedächtnisrede. (s. 1937, 2c)
17. Der Gestaltkreis. (s. 1940, 5d)
18. Grundfragen der modernen Medizin. (s. 1947, 6c)
19. Casos y problemas clínicos (s. 1947, 7c)

1951

1. a) Medizin und Logik. Dialectica 5, 25-58. (GS 7)
   b) In: (1957) von Weizsäcker, V.; Wyss, D.: Zwischen Medizin und Philosophie. 147-180. (s. 1957, 1)
2. Das Mißliche am Schmerz. Deutsche Zeitung und Wirtschaftszeitung (Stuttgart) 20. 1. 1951, 4. (GS 6)
3. Vida y sistema nervioso. Folia clinica internacional (Barcelona) 1, 59-61.
4. Über Traumdeutung. Psychologische Rundschau 2, 125-127. (GS 6)
5. Vorbemerkung. Zu: G. Groddeck: Psychosomatische Forschung als Erforschung des Es. Aus einem nicht gehaltenen Vortrag. Psyche 4, 481. (GS 1) (Gekürzte Fassung von G. Groddeck: Das Es und die Psychoanalyse. Die Arche 1, 1925, Nr. 10, 1-15)
6. Ein Recht der Neurose? Psyche 5, 270-277.
7. a) Der kranke Mensch. Eine Einführung in die Medizinische Anthropologie. Stuttgart: Koehler, 372 S. (GS 9)
   b) (1950) Über Psychisierung und Somatisierung. Psyche 5, 81-88.
   c) (1952) Arzt und Patient. Der Deutsche Arzt 2, 113-116.
   d) (1956) Arzt und Patient. Ärztliche Mitteilungen 41, 338-339.
   e) (Holländisch:) (1955) De zieke Mensch. Übers v. R. de Jong-Belifante. Met een woord vooraf van L. van der Horst. Amsterdam: Veen, 281 S.
   f) (Spanisch:) (1956) El hombre enfermo. Übers. v. V. Schulz, J. Soles, Prologo: R. Sarro, Barcelona: Miracle, XXII, 344 S.
   g) (japanisch:) (2000, ^{3}2000) Übers. von B. Kimura, Tokyo: Shinyosha.
   (Enthält im 1. Teil 23 klinische Vorstellungen als Fortsetzung von 1941, 3 und 1947, 7a; b: Auszug; c, d: Auszug, gleicher Text)
8. (Fremdbericht über:) Über die Lage der Medizin nach Eindrücken in Spanien. Verhandlungen des Naturhistorisch-medizinischen Vereins zu Heidelberg, N. F. 19, 24-35.
   (Vortrag. Naturhistorisch-medizinischer Verein zu Heidelberg, 30. 1. 1951)
9. Begegnungen und Entscheidungen. (s. 1949, 4b)

1952

1. Über psychosomatische Medizin. Psychologische Rundschau 3, 157-160. (GS 6)
2. a) Das Problem des Menschen in der Medizin. »Versuch einer neuen Medizin«. In: Lebendiges Wissen. Hrsg. H. Friedrich, 415-422, Hamburg, Bielefeld, Stuttgart: Freunde der Weltliteratur.
   b) (1953) Sammlung Dieterich Bd. 99, 415-422, Wiesbaden: Dieterich'sche Verlagsbuchhandlung.
   c) In: Kraft und Innigkeit. Hans Ehrenberg als Gabe der Freundschaft im 70. Lebensjahr überreicht. Heidelberg: Schneider, 123-128. (GS 7)
   d) (1954) Die Frage nach dem Sinn der Krankheit. Deutsche Kommentare.

Wochenzeitung für das ganze Deutschland (Stuttgart) 13. 2. 1954, 5.
e) (1954) Versuch einer neuen Medizin. Evangelische Welt 8, 399-400.
(a,b: Rundfunkvortrag. c: etwas geändert mit einem: »Brief an seine Mutter« vom 1. November 1908. d: etwas geändert. e: gekürzt und etwas geändert)

3. Geleitwort. Zu: Huebschmann, H.: Psyche und Tuberkulose. Beiträge aus der Allgemeinen Medizin, H. 8 (1 S. ohne Zählung) Stuttgart: Enke.
4. (Besprechung von:) Jung, C. G.: Antwort auf Hiob. (Zürich: Rascher 1952). Psyche 6, R 30. (GS 1)
5. Arzt und Patient. (s. 1951, 6c)

1953

1. Sicherung statt Versicherung. Sozialer Fortschritt 2, 11-13.
2. Geleitwort. Zu: Kütemeyer, W.: Körpergeschehen und Psychose. Beiträge aus der Allgemeinen Medizin, H. 9, III, Stuttgart: Enke.

1954

1. Über die Leere. Situation (Utrecht) 1, 147-149.
2. a) Am Anfang schuf Gott Himmel und Erde. Grundfragen der Naturphilosophie. Kleine Vandenhoeck-Reihe, Bd. 37/37a, Göttingen: Vandenhoeck & Ruprecht, 104 S., ²1954, ³1956, ⁴1956, ⁵1961, ⁶1963. (GS 2: nach dem Manuskript redigiert)
b) (1954) Die letzte Phase der Physik. Frankfurter Allgemeine Zeitung (Frankfurt/M.) 10. 8. 1954, 8.
c) (japanisch:) (1971) Übers. u. mit einem Nachwort vers. v. H. Ohashi, Tokyo: Misuzu-Shobo, 166 S.
(Vorlesungen aus dem Wintersemester 1919/1920, Veröffentlichung der ersten sieben Vorlesungen. b: Auszug)
3. a) Natur und Geist. Erinnerungen eines Arztes. Göttingen: Vandenhoeck & Ruprecht, 245 S., ²1955. (GS 1)
b) (1964, ²1971) Kindler Taschenbücher: Geist und Psyche, Bd. 2004; München: Kindler, 169 S.
c) (1954) Begegnung mit Sigmund Freud. Die Zeit (Hamburg) 23. 9. 1954, 4.
d) (1957) Reminiscenses of Freud and Jung. In: Freud and the 20th Century. Ed.: B. N. Nelson. New York: Meridian Books, 59-75.
(geschrieben 1944. c: Auszug. d: Auszug)
4. Die Frage nach dem Sinn der Krankheit. (s. 1952, 2d)
5. Versuch einer neuen Medizin. (s. 1952, 2e)

1955

1. Meines Lebens hauptsächliches Bemühen. In: Wegweiser in der Zeitwende. Selbstzeugnisse bedeutender Menschen. Hrsg. E. Kern, München, Basel: Reinhard, 243-263. (GS 7) (Um eine autobiographische Einleitung erweiterter Vortrag aus dem Jahre 1947)
2. Menschenführung. (s. 1926, 2b)
3. Grundlagen der Seelentherapie. (s. 1926, 2c)
4. Der Irrtum der Degenerationslehre. (s. 1926, 2d)
5. Soziale Krankheit und soziale Gesundung. (s. 1930, 2b)
6. Klinische Vorstellungen. (s. 1941, 3b)
7. De zieke Mensch. (s. 1951, 7e)
8. Natur und Geist. (s. 1954, 3a)

1956

1. Pathosophie. Für den Druck durchgesehen von Hellmut Beele. Göttingen: Vandenhoeck & Ruprecht, 405 S., ^{2}1967. (GS 10: nach dem Manuskript redigiert) (etwa 1948-1951 geschrieben)
2. Klinische und ätiologische Krankheitseinheit – sogenannte spontane Subarachnoidalblutung. (s. 1939, 1e)
3. El hombre enfermo. (s. 1951, 7f)
4. Arzt und Patient. (s. 1951, 7d)
5. Am Anfang schuf Gott Himmel und Erde. (s. 1954, 2a)

1957

1. von Weizsäcker, V.; Wyss, D.: Zwischen Medizin und Philosophie. Mit einer Gedächtnisrede von Wilhelm Kütemeyer. Göttingen: Vandenhoeck & Ruprecht, 290 S.
   (Enthält: 1928, 4a; 1931, 4a; 1942, 3a; 1949, 3a; 1927, 1a; 1916, 1a; 1951, 1a)
2. Menschenführung. (s. 1926, 2b)
3. Reminiscenses of Freud and Jung. (s. 1954, 3d)

1958

1. Le Cycle de la Structure. (s. 1940, 5f)

1959

1. Jahresbericht, erstattet vom Präsidenten Herrn von Weizsäcker. Festsitzung am 23. Mai 1948. In: Sitzungsberichte der Heidelberger Akademie der Wissenschaften, Jahreshefte 1943/55, 26. Juni 1943 bis 22. Mai 1955, 45-50, Heidelberg: Winters Universitätsbuchhandlung.

2. Jahresbericht, erstattet vom Präsidenten Herrn von Weizsäcker. Festsitzung am 22. Mai 1949. In: Sitzungsberichte der Heidelberger Akademie der Wissenschaften, Jahreshefte 1943/55, 26. Juni 1943 bis 22. Mai 1955, 62-66, Heidelberg: Winters Universitätsbuchhandlung. (Enthält die dort geringfügig veränderte Einleitung von 1949, 6a, b)
3. Menschenführung. (s. 1926, 2b)

1960

1. Gestalt und Zeit. (s. 1942, 4b)

1961

1. Ludolf von Krehl. Gedächtnisrede. (s. 1937, 2d)
2. Am Anfang schuf Gott Himmel und Erde. (s. 1954, 2a)

1962

1. El circulo de la forma. (s. 1940, 5g)

1963

1. Am Anfang schuf Gott Himmel und Erde. (s. 1954, 2a)

1964

1. Menschenführung. (s. 1926, 2b)
2. Dreams in so-called endogenic Magersucht (Anorexia). (s. 1937, 3b)
3. Natur und Geist. (s. 1954, 3b)
4. The Unity of Perception and Movement. Doctor and Patient. Cases and Problems. Within and Beyond Medicine. In: (1964) The Worlds of Existentialism. A critical Reader. Ed. M. Friedman, 404-410, New York: Random House (Textausschnitte aus verschiedenen Schriften: s. 1926, 5c; 1928, 3c; 1929, 1d; 1940, 5h; 1947, 7c; 1948, 9c; 1949, 10c).

1965

1. Dreams in so called endogenic Magersucht. (Anorexia). (s. 1937, 3c)

1966

1. Otfrid Foerster 1873-1941. (s. 1942, 1b)

1967

1. Der Gestaltkreis. (s. 1940, 5d)
2. Pathosophie. (s. 1956, 1)

1968

1. Der Gestaltkreis. (s. 1940, 5d)

1969

1. (Vorwort der Herausgeber) Zu: Die Kreatur. (s. 1926, 4b)
2. Der Arzt und der Kranke. (s. 1926, 5d)
3. Die Schmerzen. (s. 1926, 6c)
4. Krankengeschichte. (s. 1928, 3d)
5. Körpergeschehen und Neurose. (s. 1933, 1c)
6. En torno a un cambio de las conceptos biologicos (s. 1935, 3b)

1970

1. Menschenführung. (s. 1926, 2b)

1971

1. (japanisch:) Am Anfang schuf Gott Himmel und Erde. (s. 1954, 2c)
2. Natur und Geist. (s. 1954, 3b)

1973

1. (Briefe an Martin Buber vom 12. 7. 1925, 5. 4. 1926, 31. 5. 1926, 20. 6. 1927) In: M. Buber: Briefwechsel aus sieben Jahrzehnten. In drei Bänden, hrsg. u. eingel. v. Grete Schaeder in Beratung mit E. Simon u. unter Mitwirkung von R. Buber, Bd. 2, 229-231, 249-250, 258-259, 285-286, Heidelberg: Schneider. (GS 5, Anhang: 347-351)
2. Der Gestaltkreis. (s. 1940, 5e)

1975

1. (Brief an Martin Buber vom 26. 1. 1951) In: M. Buber: Briefwechsel aus sieben Jahrzehnten. In drei Bänden, hrsg. u. eingel. v. Grete Schaeder in Beratung mit E. Simon und unter Mitwirkung von R. Buber, Bd. 3, 296, Heidelberg: Schneider. (GS 5, Anhang: 351)
2. Der Arzt und der Kranke. (s. 1926, 5e)

3. (japanisch:) Über medizinische Anthropologie. (s. 1927, 1d)
4. (japanisch:) Der Gestaltkreis. (s. 1940, 5i)

1980

1. Krankengeschichte. (s. 1928, 3e)
2. Grundfragen medizinischer Anthropologie. (s. 1948, 9d)

1984

1. (japanisch:) Über medizinische Anthropologie. (s. 1927, 1e)

1985

1. Studien zur Pathogenese: Angina tonsillaris (s. 1935, 4c)

1986

1. Der Gestaltkreis. (s. 1940, 5d)
2. Viktor von Weizsäcker. Gesammelte Schriften. Hrsg. v. P. Achilles, D. Janz, M. Schrenk, C.F. von Weizsäcker. Bd. 1: Natur und Geist. Begegnungen und Entscheidungen. Bearb. v. M. Kütemeyer, W. Rimpa, unter Mitw. v. P. Achilles, D. Janz, W. Schindler, M. Schrenk. Frankfurt a. M.: Suhrkamp, 712 S.
3. Viktor von Weizsäcker. Gesammelte Schriften. Hrsg. v. P. Achilles, D. Janz, M. Schrenk, C.F. von Weizsäcker. Bd. 6: Körpergeschehen und Neurose. Psychosomatische Medizin. Bearb. v. P. Achilles, unter Mitw. v. D. Janz, M. Kütemeyer, W. Rimpau, W. Schindler, M. Schrenk. Frankfurt a. M.: Suhrkamp, 638 S.
4. Viktor von Weizsäcker. Gesammelte Schriften. Hrsg. v. P. Achilles, D. Janz, M. Schrenk, C.F. von Weizsäcker. Bd. 8: Soziale Krankheit und soziale Gesundung. Soziale Medizin. Bearb. v. D. Janz, W. Schindler, unter Mitw. v. P. Achilles, M. Kütemeyer, W. Rimpau, Frankfurt a.M.: Suhrkamp, 328 S.

1987

1. Biologia e metafisica. Istruzioni per la condotta umana. (s. 1926, 2e)
2. Viktor von Weizsäcker. Gesammelte Schriften. Hrsg. v. P. Achilles, D. Janz, M. Schrenk, C.F. von Weizsäcker. Bd. 5: Der Arzt und der Kranke. Stücke einer medizinischen Anthropologie. Bearb. v. P. Achilles, unter Mitw. v. D. Janz, M. Kütemeyer, W. Rimpau, W. Schindler, M. Schrenk, Frankfurt a. M.: Suhrkamp, 440 S.
3. Viktor von Weizsäcker. Gesammelte Schriften. Hrsg. v. P. Achilles, D. Janz, M. Schrenk, C.F. von Weizsäcker. Bd. 7: Allgemeine Medizin. Grundfragen medizinischer Anthropologie. Bearb. v. P. Achilles, unter Mitw. v. D. Janz, M.

Kütemeyer, W. Rimpau, W. Schindler, M. Schrenk, Frankfurt a.M.: Suhrkamp, 530 S.

1988

1. (japanisch:) Der Gestaltkreis. (s. 1940, 5i)
2. Viktor von Weizsäcker. Gesammelte Schriften. Hrsg. v. P. Achilles, D. Janz, M. Schrenk, C.F. von Weizsäcker. Bd. 9: Fälle und Probleme. Klinische Vorstellungen. Bearb. v. P. Achilles, M. Schrenk, unter Mitw. v. D. Janz, M. Kütemeyer, W. Rimpau, W. Schindler, Frankfurt a.M.: Suhrkamp, 752 S.

1990

1. Sulla struttura nevrotica delle malattie interne. (s. 1926, 1a)
2. Il medico e il malato. (s. 1926, 5f)
3. Il dolore. (s. 1926, 6d)
4. Il concetto di vita. (s. 1946, 1c)
5. Verità e percezione. (s. 1943, 1c)
6. Anonymi. (s. 1946, 3b)
7. Medicina psicosomatica. (s. 1949, 1d)
8. Viktor von Weizsäcker. Gesammelte Schriften. Hrsg. v. P. Achilles, D. Janz, M. Schrenk, C.F. von Weizsäcker. Bd. 3: Wahrnehmen und Bewegen. Die Tätigkeit des Nervensystems. Bearb. v. D. Janz, W. Rimpau, unter Mitw. v. P. Achilles, B. van Engelen, M. Kütemeyer, W. Schindler, Frankfurt a.M.: Suhrkamp, 850 S.

1994

1. (japanisch:) Studien zur Pathogenese. (s. 1935, 4d)

1995

1. (japanisch:) Der Gestaltkreis. (s. 1940, 5h)
2. La struttura ciclomorfa. (s. 1940, 5i)
3. (japanisch:) Seimei to Shutai. (»Gestalt und Zeit« und »Anonyma«) (s. 1942, 4c, 1946, 3c)
4. (japanisch:) Der Begriff des Lebens. (s. 1946, 1d)

1996

1. Der Gestaltkreis. (s. 1940, 5d)
2. (japanisch:) Studien zur Pathogenese. (s. 1935, 4d)

1997

1. Viktor von Weizsäcker. Gesammelte Schriften. Hrsg. v. P. Achilles, D. Janz, M. Schrenk †, C.F. von Weizsäcker. Bd. 4: Der Gestaltkreis. Theorie der Einheit von Wahrnehmen und Bewegen. Bearb. v. D. Janz, W. Rimpau, W. Schindler, unter Mitw. v. P. Achilles, M. Kütemeyer, Frankfurt a. M.: Suhrkamp, 680 S.

1998

1. Viktor von Weizsäcker. Gesammelte Schriften. Hrsg. v. P. Achilles, D. Janz, M. Schrenk †, C.F. von Weizsäcker. Bd.: 2: Empirie und Philosophie. Herzarbeit/ Naturbegriff. Bearb. v. P. Achilles, W. Schindler, unter Mitw. v. R-M. E. Jacobi, D. Janz, M. Kütemeyer, W. Rimpau. Frankfurt a. M.: Suhrkamp, 592 S.

2000

1. (japanisch:) Der kranke Mensch. (s. 1951, 7g)
2. Franz Rosenzweig. A Commemorative Writing. (s. 1930, 3b)

2004

1. (Briefe an M. Nonne vom 10. 5. 1934 u. 21. 10. 1934, H. Obersteiner vom 24. 7. 1941, A. Mitscherlich vom 7. 5. 1947) In: J. Peiffer (Hrsg.) Hirnforschung in Deutschland 1849 bis 1974. Briefe zur Entwicklung von Psychiatrie und Neurowissenschaften sowie zum Einfluss des politischen Umfeldes auf Wissenschaftler. Schriften der mathematisch-naturwissenschaftlichen Klasse der Heidelberger Akademie der Wissenschaften Nr. 13 (2004); Berlin, Heidelberg: Springer.
   (Briefe Nr. 1413: 936; Nr. 1436: 507 (Teilwiedergabe), Nr. 1685: 566 (Teilwiedergabe), Nr. 1826: 997f)

2005

1. Viktor von Weizsäcker. Gesammelte Schriften. Hrsg. v. P. Achilles, D. Janz, M. Schrenk †, C.F. von Weizsäcker. Bd. 10: Pathosophie. Bearb v. W. Schindler, D. Janz, P. Achilles, Frankfurt a.M.: Suhrkamp, 647 S.
   (s. 1956, 1)

Viktor von Weizsäcker
Gesammelte Schriften in 10 Bänden
Inhaltsübersicht

Band 1
Natur und Geist
Begegnungen und Entscheidungen

Natur und Geist. Erinnerungen eines Arztes 1954
Johannes von Kries
Südwestdeutsche Philosophie
Ludolf Krehl
Innere Medizin
Neurologie
Freud. Die Psychotherapeuten

Begegnungen und Entscheidungen 1949
Nach dem ersten Weltkrieg
Verhalten der bürgerlichen Bildungswelt
Einen und Teilen
Die psychologische Einstellung
Christliche Lehre und christliches Dasein
Gewissensfragen
Moralisch-Anthropologisches

Erinnerungen

Wilhelm Erb † 1921
Johannes von Kries 1929
Beitrag zu: Franz Rosenzweig. Eine Gedenkschrift 1930
Ludolf von Krehl. Gedächtnisrede 1937
Jean Paul Sartres »Sein und Nichts« 1947
Psychoanalyse und Bild des Menschen:
Der Bahnbrecher Sigmund Freud – Zur 90. Wiederkehr seines Geburtstages 1946
Vorbemerkung zu: Die Handschrift Sigmund Freuds und das Problem der Graphologie. L. Weizsäcker: Analyse der Handschrift von Sigmund Freud 1950
Nach Freud 1949
Erinnerung an Alexander von Humboldt 1950
Zur Farbenlehre 1950
Über F. W. J. Schelling 1950

Einleitungen und Rezensionen

Besprechung von F. Kraus: Die allgemeine und spezielle Pathologie der Person. Klinische Syzygiologie 1919
Einleitung zu: G. Th. Fechner: Tages- und Nachtansicht 1922
Einleitung zu: Kant: Der Organismus 1923
Besprechung von: E. Dacqué: Urwelt, Sage und Menschheit 1925
Besprechung von: W. von Hauff: Sexualpsychologisches im Alten Testament 1925
Besprechung von: A. Adler: Praxis und Theorie der Individualpsychologie 1925
Besprechung von: G. R. Heyer: Das körperlich-seelische Zusammenwirken in den Lebensvorgängen 1925
Besprechung von: E. Straus: Wesen und Vorgang der Suggestion 1925
Besprechung von: J. H. Schultz: Die Schicksalsstunde der Psychotherapie 1925
Mystik, Magie, Dämonie. Besprechung von: E. Dacqué: Natur und Seele; E. Dacqué: Leben als Symbol; J. von Görres: Mystik, Magie, Dämonie, »Die christliche Mystik« in Auswahl 1928
Besprechung von: R. Siebeck: Über Beurteilung und Behandlung von Kranken 1928
»Romantische Medizin«. Zum Werk von Werner Leibbrand 1937
Besprechung von: R. Bilz: Pars pro toto. Ein Beitrag zur Pathologie menschlicher Affekte und Organfunktionen 1940
Besprechung von: C. Binger: The Doctors' Job 1949
Besprechung von: E. Husserl: Erfahrung und Urteil 1949
Besprechung von: H. Zimmer: The King and the Corpse; H. Zimmer: Der Weg zum Selbst 1950
Vorbemerkung. Zu: G. Groddeck: Psychosomatische Forschung als Erforschung des Es. Aus einem nicht gehaltenen Vortrag 1951
Besprechung von: C. G. Jung: Antwort auf Hiob 1952

Band 2
Empirie und Philosophie
Herzarbeit/Naturbegriff

Herzphysiologie

Beitrag zur Frage der Blutgeschwindigkeit bei Anämie 1910
Neue Versuche zur Theorie der Muskelmaschine 1915

Über die Energetik der Muskeln und insbesondere des Herzmuskels sowie ihre Beziehung zur Pathologie des Herzens 1917
Über das Prinzip der Beziehung zwischen Muskelmasse, Muskelform und Arbeitsform, besonders beim Herzen 1920
Die Entstehung der Herzhypertrophie 1921
Stoffwechsel und Wärmebildung des Herzens 1926
Fortschritte der Physiologie und Pathologie des Herzens 1929

Naturphilosophie

Neovitalismus 1911
Kritischer und spekulativer Naturbegriff 1916
Empirie und Philosophie 1917

Kritische Wende

Am Anfang schuf Gott Himmel und Erde. Grundfragen der Naturphilosophie 1954
Wissenschaft und Volkshochschule. Offener Brief an den Herausgeber 1922
Über Gesinnungsvitalismus 1923
Das Antilogische 1923

Rezensionen

Besprechung von: N. Ph. Tendeloo: Allgemeine Pathologie 1920
Besprechung von: E. Kretschmer: Körperbau und Charakter 1922
Besprechung von: O. Bumke: Kultur und Entartung 1923
Besprechung von: A. Strümpell: Lehrbuch der speziellen Pathologie und Therapie der inneren Krankheiten 1927

Band 3
Wahrnehmen und Bewegen
Die Tätigkeit des Nervensystems

Klinische Vorstellungen 1941

Neurologische Arbeiten

Über einige Täuschungen in der Raumwahrnehmung bei Erkrankung des Verstibularapparates 1919

Neuere Forschungen und Anschauungen über Reflexe und ihre physiologische Bedeutung 1922
Über das Verhalten von Reflex- und Willkürbewegungen bei der Einwirkung äußerer, die Bewegungen störender Kräfte (mit O. Clauss) 1922
Über den Funktionswandel, besonders des Drucksinnes, bei organisch Nervenkranken und über Beziehungen zur Ataxie 1923
Untersuchungen des Drucksinnes mit Flächenreizen bei Nervenkranken. (Phänomen der Verstärkung) 1924
Über eine systematische Raumsinnstörung. (Der Fall H. B.) 1924
Über die raumsinnlichen Leistungen im Gebiete des Drucksinnes der Haut. (mit F. Kronenberger) 1925
Randbemerkungen über Aufgabe und Begriff der Nervenheilkunde 1925
Einleitung zur Physiologie der Sinne 1926
Die Analyse pathologischer Bewegungen 1926
Der Abbau der sensiblen Funktionen. Eine sinnesphysiologische Analyse der Hypästhesie. (mit H. Stein) 1927
Kasuistische Beiträge zur Lehre vom Funktionswandel bei stato-opto-sensiblen Syndromen 1931
Ataxie und Funktionswandel. (mit Bemerkungen zur Frage der Eigenreflexe) 1931
Leitung, Form und Menge in der Lehre von den nervösen Funktionen 1931
Was lehrt die neuere Pathologie der Sinnesorgane für die Physiologie der Sinnesleistungen? 1933
Zur Klinik der Schmerzen 1936
Die Tätigkeit des Zentralnervensystems 1939
Funktionswandel der Sinne 1940
Über die Hirnverletzten 1948
Funktionswandel und Gestaltkreis 1950

Nachruf

Otfrid Foerster 1873-1941 1942

Rezensionen

Besprechung von: E. Kretschmer: Über Hysterie 1923
Besprechung von: J. von Kries: Allgemeine Sinnesphysiologie 1924
Besprechung von: P. Schröder: Bauplan und Verrichtungen der Großhirnrinde des Menschen 1925
Besprechung von: D. Katz: Der Aufbau der Tastwelt 1926
Besprechung von: J. H. Jackson: Eine Studie über Krämpfe 1926

Band 4
Der Gestaltkreis
Theorie der Einheit von Wahrnehmen und Bewegen

Biologischer Akt, Symptom und Krankheit — 1931
Der Gestaltkreis, dargestellt als psychophysiologische Analyse des optischen Drehversuchs — 1933
Zum Begriffswandel der Biologie. (mit Prinz A. von Auersperg) — 1935
Geleitwort zur nachstehenden Abhandlung von Ernst Marx (E. Marx: Die Entwicklung der Reflexlehre seit Albrecht von Haller bis zur 2. Hälfte des 19. Jahrhunderts.) — 1939
Der Gestaltkreis. Theorie der Einheit von Wahrnehmen und Bewegen — ^{4}1950
Gestalt und Zeit — 1942
Über das Sehen figurierter Bewegungen von Lichtpunkten. (mit P. Christian) — 1943
Wahrheit und Wahrnehmung — 1943
Über das Nervensystem — 1943
Über Psychophysik — 1943
Über ein Farbenphänomen. (Polyphäne Farben). (mit P. Christian, R. Haas) — 1948

Band 5
Der Arzt und der Kranke
Stücke einer medizinischen Anthropologie

Stücke einer medizinischen Anthropologie

Der Arzt und der Kranke — 1926
Die Schmerzen — 1926
Krankengeschichte — 1928

Seelenbehandlung und Seelenführung. Nach ihren biologischen und metaphysischen Grundlagen betrachtet — 1926
Bilden und Helfen. (Hippokrates und Paracelsus) — 1926
Psychotherapie und Klinik — 1926

Über medizinische Anthropologie 1927
Medizin, Klinik und Psychoanalyse 1928
Kranker und Arzt. Eine Wirklichkeit der Gemeinschaft 1929
Medizin und Seelsorge 1930
Ärztliche Fragen. Vorlesungen über allgemeine Therapie [2]1935

Band 6
Körpergeschehen und Neurose
Psychosomatische Medizin

Über neurotischen Aufbau bei inneren Krankheiten 1926
Der neurotische Aufbau bei den Magen- und Darmerkrankungen 1927
Epileptische Erkrankungen, Organneurosen des Nervensystems und allgemeine Neurosenlehre 1929
Kreislauf und Herzneurose 1932
Körpergeschehen und Neurose. Analytische Studie über somatische Symptombildung [2]1947
Wege psychophysischer Forschung 1934
Studien zur Pathogenese 1935
Entstehung und psychophysische Behandlung sogenannter Organneurosen 1937
Über Träume bei sogenannter endogener Magersucht 1937
Über seelische Einflüsse auf den Ablauf der Kreislaufkrankheiten 1938
Individualität und Subjektivität 1939
Der Schlaf 1942
Von den seelischen Ursachen der Krankheit 1947
Geleitwort. Zu: E. Gadow: Irrenpflege. F. Schilling: Selbstbeobachtungen im Hungerzustand 1948
Der Widerstand bei der Behandlung von Organkranken. Mit Bemerkungen über Werke von Jean-Paul Sartre 1949
Psychosomatische Medizin 1949
Umgang mit der Hysterie 1950
Zwei Arten des Widerstandes 1950
Was fangen wir mit unseren Träumen an? 1950
Das Mißliche am Schmerz 1951
Über Traumdeutung 1951
Über psychosomatische Medizin 1952

Zur Studienreform 1949
Studienreform der Medizin. Eine Reform des Studiums hat nur Sinn, wenn sie aus einer Reform der Lehre erfließt 1950

Band 7
Allgemeine Medizin
Grundfragen medizinischer Anthropologie

Die Grundlagen der Medizin	1944
Der Begriff des Lebens. Über das Erforschliche und das Unerforschliche	1946
Anonyma	1946
»Euthanasie« und Menschenversuche	1947
Der Begriff der Allgemeinen Medizin	1947
Die Medizin im Streite der Fakultäten	1947
Über das Wesen des Arzttums	1947
Zur Frage der »christlichen« Medizin	1948
Der Begriff sittlicher Wissenschaft	1948
Grundfragen medizinischer Anthropologie	1948
An Leib, Seele und Ehre krank	1949
Wert und Unwert der Psychoanalyse	1949
Der Mensch und seine Krankheiten	1949
Das Antilogische	1950
Die Bestimmtheit und Unbestimmtheit in der Medizin	1950
Medizin und Logik	1951
Das Problem des Menschen in der Medizin. »Versuch einer neuen Medizin«	1953
Meines Lebens hauptsächliches Bemühen	1955

Band 8
Soziale Krankheit und soziale Gesundung
Soziale Medizin

Über Rechtsneurosen	1929
Soziale Krankheit und soziale Gesundung	1930
Über den Begriff der Arbeitsfähigkeit	1931
Ärztliche Gedanken zur Versicherungsreform	1931
Versicherung oder Sicherung?	1932
Geleitwort zu: E. Hollmann: Die ärztliche Begutachtung in der Sozialversicherung. Beitrag zu ihrer Reform	1934
Ärztliche Aufgaben	1934
Soziologische Bedeutung der nervösen Krankheiten und der Psychotherapie	1935

Geleitwort zu: K. Hebel: Arbeitstherapeutische Erfahrungen. Eine Studie zur Fragestellung der Leistungspathologie 1940
Über sogenannte Unfallneurosen 1940
Arbeitstherapie bei Hirnverletzten 1943
Zum Begriffe der Arbeit. Eine Habeas Corpus-Akte der Medizin? 1948

Band 9
Fälle und Probleme
Klinische Vorstellungen

Fälle und Probleme. Anthropologische Vorlesungen in der medizinischen Klinik 1947
Vorwort zu: Klinische Vorstellungen 1947
Klinische Vorstellungen VII-X 1948
Der kranke Mensch. Eine Einführung in die medizinische Anthropologie 1951

Band 10
Pathosophie

Pathosophie 1956
Ontisches und Pathisches
Das Pathische
Entwurf einer allgemeinen Krankheitslehre
Entwurf einer Speziellen Krankheitslehre
Versuch einer Enzyklopädie

die Diagnose wichtig, wenn jemand krank ist. Es wäre in jedem Falle ein Exzeß, entweder zu sagen, wir kümmern uns nicht um die Tuberkelbazillen, wie zu sagen, wir kümmern uns nicht um Träume. Die proleptische Struktur ist also nicht eine Spezialität der Biographik; denn sie wohnt jeder Forschung, der ätiologischen wie der symptomatologischen wie der psychologischen ein. Denn bei jeder dieser Methoden fragt man von Anfang an sowohl, wo kommt das her, als auch, was kommt dabei heraus. Denn das, wovon es her kommt, ist auch eine Entscheidung darüber, worauf es hinaus kommt.

Aus allen diesen Gründen ist die Biographik kein wünschenswerter Zusatz (über den man streiten könnte, den man hinzunehmen könnte, aber nicht müßte, zu dem man Stellung nehmen könnte, je nachdem man ihn mag oder nicht mag). Man kann das auch so ausdrücken: weil das Wesen der Krankheit ein biographisches ist, darum kann auch die Erkenntnis der Krankheit immer nur eine biographische sein. Die Angemessenheit der Erkenntnisform an die Gegenstandsform macht ja das aus, was die Erkenntnis über die Ahnung, Vermutung, die undisziplinierte Behauptung erhebt und ihr Wahrheit verleiht. Wahrheit ist ohne Wahrhaftigkeit nicht zu haben.

Ich meine nun nicht, die proleptische Struktur der ganzen Medizin anschaulich und zwingend dargestellt zu haben. Wichtiger sogar scheint mir im Augenblick der Hinweis, daß diese Struktur sowohl der jetzt oft als Psychologie aufgefaßten Anamnese oder Erzählung durch Worte wie auch der naturwissenschaftlichen Forschung zugehört. Es ist da kein Unterschied, Gegensatz oder Widerspruch. Es scheint sogar wichtiger, das oft »teleologisch« genannte Denken als ein Element der exakten Naturwissenschaften wie der Psychologien aufzuzeigen. Ein Übergang dazu ist der Nachweis, daß ⟨*es*⟩ auch in einer sich kausalistisch auffassenden Psychologie und Tiefenpsychologie elementar ist, man mag sich ihm auch zu entziehen suchen, wie man will.

Übrigens, dies ist der Schluß, kann man und soll man nicht die Vergangenheit über die Zukunft und die Zukunft über die Vergangenheit stellen. Das Gestammel um das Sein besagt, daß wir weder vom einen ins andere, noch vom anderen ins eine fliehen können.

In den letzten Abschnitten wurde auf dem Wege zum Ziele einer neuen Krankheiteneinteilung (Speziellen Pathologie) die Biographik gefunden. Was nun eigentlich Biographik ist und wie, nach welcher Methode, sie zu ermitteln sei, muß im Folgenden untersucht werden. Zunächst stießen wir da nur auf eine planlose Unterhaltung mit den Kranken über ihre Krankheits- und Lebensgeschichte. So wie man im Eisenbahnzug mit seinem zufälligen Gegenüber in ein Gespräch kommt, so, wurde geraten, sollte man auch mit einem Patienten ins Gespräch kommen. Alsbald kommt es dann auch zu dieser oder jener Vermutung, wie die gegenwärtige Krankheit mit der Biographie zusammenhänge. Dazu wäre dann nötig zu präzisieren, was die Krankheit ist, und was die Biographie ist. In der Fülle der Vorstellungen und der Verwirrung der möglichen Zusammenhänge lassen sich dann auch einige Prinzipien herausheben, die gleichsam zur Wahl stehen. Ich führe hier sieben solcher Prinzipien an, ohne zu behaupten, daß diese Anzahl etwas anderes bedeute als eben eine Auswahl. 1. Kann der Patient erzählen, daß ihn etwas plage, zum Beispiel Schmerz oder Schwindel oder Schwäche. Er habe Beschwerden oder auch Veränderungen, die ihn nicht belästigen, aber die auffallen; wir fassen jetzt die subjektive Beschwerde und die objektive Veränderung als Symptome zusammen, bemerken, daß einige davon besonders oft und bei verschiedenen Krankheiten, also offenbar mehrdeutig, auftreten und können diese letztere Tatsache als die »Urkrankheit« zusammenfassen. – 2. Zeigt sich, daß solche Symptome in einem bestimmten Zeitpunkt zwar erscheinen, aber daß dieser Zeitpunkt nicht zusammenfällt mit den Zeiten, in denen das Übel entstanden ist und auch nicht mit denen, die noch kommen werden. Es hat also das Symptom eine Vorgeschichte und eine Nachgeschichte, es ist oft nur Resultat, aber auch Vorahnung, also Hinweis auf Früheres und auf Späteres. Außerdem kann es mehr oder weniger lange dauern, und wir sehen uns veranlaßt, akute und chronische Krankheiten zu unterscheiden. Es gibt ein heimliches sich Summieren oder Sichanstauen. Es ähnelt dieser Verlauf dem, den man im gesunden Leben das Altern oder das Reifen nennt. – 3. Die vom Körperbau und den Organfunktionen her sich aufdrängenden Einteilungen (sie sind bereits besprochen) geben eine Einteilung her, welche in der Einteilung der Kliniken oder der Krankenhausabteilungen teilweise einen klaren Ausdruck findet. Sie kommt aber auch bei der Besprechung der Methoden ⟨*sub* 6⟩ wieder zur Sprache. Aber auch zum Beispiel innerhalb der Medizinischen Klinik ist eine Tendenz zu weiterer Einteilung merkbar; so, wenn man Herzabteilungen, Stoffwechselabteilungen und dergleichen zu sondern sucht. Es gibt dann auch den Magenspezialisten, den Lungenspezialisten. Deutlicher als diese Neigung zum Spezialismus ist, etwa in einer Irrenklinik, die Notwendigkeit einer Zusammenarbeit der speziellen Sachkenner. Bisher ergibt sich die Teilung aus dem anatomisch-physiologischen Aufbau. – 4. Eine andere und viel umstürzendere Bedeutung hat die Unterscheidung von Körper und Seele. Die gegenwärtigen Reformationsversuche der Medizin kommen daher, daß man früher auch hier teilen zu können glaubte, jetzt aber nicht mehr teilen kann noch will. Dieses ganze Buch entsteht daraus, daß keine solche Teilung mehr gelingt. Wenn man die Entwicklung sowohl der naturwissenschaftlichen Medizin wie die der Psychoanalyse genau ansieht, so laufen sie auf eine Einheit von Leib und Seele hinaus. Das, worin ein Ich herzustellen ist und das, worin ein Es sich bilden soll, ist oder besser wird dann der Mensch, und wir begegnen hier eigentlich nicht neuen Einteilungen, sondern die Neuigkeit ist, daß man *nicht* teilen sollte. Es handelt sich dann um eine polare Spannung und nicht um einen Dualismus, oder um ein Ganzes, nicht um Teile. – 5. Trotzdem sucht der Mensch in seiner Qual ein Ziel. Ihm dies zu zeigen, ist also die Aufgabe auch eines Arztes. Und wie vorhin (sub 4) die Tendenz war, die Einteilungen zu relativieren oder gar zu beseitigen, so wäre es diesmal, die Zahl der Einteilungen so groß zu machen, daß jeder Kranke sein eigenes Ziel hat; das ist der sogenannte Individualismus in der Medizin. Man kann freilich auch dann noch Typen oder Gesetze herauszuheben suchen, indem man nicht eine, sondern mehrere *Lebensordnungen* gelten läßt. Zum Beispiel läßt man für die eine Lebensordnung das Ziel Geist, für die andere das Ziel Kind oder Generation auf sich beruhen. Aber dann ist immer noch die Entscheidung nötig, wenn die als Krankheit bezeichnete Störung darauf beruht, daß die Entscheidung nicht richtig fiel, oder wenn nicht Entscheidung, sondern Vereinigung der beiden Ziele als das Richtige angesehen wird. Die Richtung zum Tode täuscht eine Einheitlichkeit nur vor; die Lebensordnung kann eine solche Einheitlichkeit niemals voraussetzen, sondern z. B. Zusammenleben oder Unsterblichkeit erzielen. – 6. Während die beiden letzten Ziffern das Problematische allen Einteilens hervorkehren, wird die Sache wieder frägloser, wenn wir uns nun den ärztlichen *Methoden* wieder zuwenden. Kein Arzt kann alles können. Die chirurgische Methode, die chemotherapeutische Methode, die psychotherapeutische Methode – jede erfordert einen ganzen Mann. Größer wird der Arzt, der sie alle versteht, aber zugleich sich auf das zu beschränken weiß, was er kann. Die Einteilung der Methoden ist aber keine der Krankheiten selbst. Deswegen hat sie eine technische, keine wissenschaftliche Bedeutung. Ich halte dafür, daß die Einteilung nach Lebensordnungen die der Zukunft, wenn vielleicht auch nur die der nächsten Zukunft sei. – 7. Ein schließlich noch aufzuführender Zugang zu einem neuen System der Zukunft ist dann der, daß man sich nicht den Inhalt, sondern die Grenzen der Medizin klarmacht. Am Krankenbett erscheinen außer dem Arzte die Angehörigen, die Freunde, der Pfarrer und der Staat. Auch sie haben etwas da zu suchen, aber etwas anderes. Man kann daraus eigentlich nicht die Einteilung der Krankheiten, wohl aber die Vermischung oder auch Verunreinigung der Einteilungen mit Fremdem ablesen. Zum Beispiel ist die Kostenfrage eine, in der gewöhnlich diese heterogenen Sphären deutlich zu machen sind.

Wenn demnach die Einteilung der Krankheiten ein zwar unvermeidliches, aber nicht besonders wichtiges Geschäft ist, so gibt es doch *eine* Art des Einteilens, welche der Krankheitsidee, die wir vertreten, entspricht. Das ist die, welche sich aus der Lebensordnung eines Menschen in seinem Zusammenleben mit anderen Menschen (vor, mit oder nach ihm) ergibt. Während ich in meinen kasuistisch gehaltenen Vorlesungen[1] die Krankheitseinheiten der naturwissenschaftlichen Klinik unbesehen hinnahm, muß ich hier versuchen, eine solche der biographischen Methode und einer Medizinischen Anthropologie entsprechende Einteilung vorzunehmen. Die Krankheitseinheiten sind jetzt auf den Menschen zugeschnitten. Im Übergang von den alten Einheiten zu den neuen, jetzt vorzuschlagenden, entstehen eine Anzahl von holprigen Auseinandersetzungen. Zum Beispiel ist es ein fruchtbarer Gedanke, mehrere oder alle im Laufe eines individuellen Lebens vorgekommenen Krankheiten synoptisch aus einem Verlaufsprinzip abzuleiten (so auch die sogenannten Komplikationen). Ferner liegt es nahe, etwa den Begriff der Tuberkulose dadurch zu verändern, daß man ihr Aufkommen in sehr verschiedenen Lebensaltern vergleicht und sie damit bereichert.

1 (1941) Klinische Vorstellungen. (Bd. 3); (1947) Fälle und Probleme. (Bd. 9).

Vierter Teil
Versuch einer Enzyklopädie

Einleitung
Von der systematischen zur enzyklopädischen Bemühung

Wenn man am Prinzip der Empirie, also an der Erfahrung durch die Sinne, an der Beobachtung, an dem Experiment festhält, dann ist jedes Bestreben, das Allgemeine, Abstrakte, Theoretische so oder gar nur durch Gesetz und Gedanken zu erlangen, wie ein Abfall von jenem Prinzip der Empirie. Damit wäre dieses Bestreben dann irgendwie minderwertig oder weniger sicher. Da nun dieser Schritt, obzwar als zweiter, doch auch als unvermeidlich den meisten sich herausstellt, so ist doch diese Zweischrittigkeit immer wieder unvermeidlich im Erkennen. Wenn ich dann von mir sprechen darf, so hat diese Zweischrittigkeit nicht immer die gleiche Art gehabt. Freilich konnte man solche Mehrschrittigkeit auch bei anderen Menschen bemerken. Nicht immer ist man auf Selbstbeobachtung allein angewiesen, und ich halte daher nur zur Bequemlichkeit und Abkürzung an meiner Selbstbeobachtung hier fest. Auch dann kehrt jene Zweischrittigkeit immer wieder.

Einige Jahre lang fand ich den empirischen Ausgangspunkt entweder in der Krankenbeobachtung oder im Experimente des Laboratoriums. Freilich ist dabei noch ein besonderes Moment auffallend gewesen: Die ärztliche Handlung beruht offenbar auf der Beziehung von Arzt und Krankem; aber auch die Sinnes- oder Bewegungshandlung offenbart eine Beziehung zwischen Außenwelt und Innenwelt. Und was nun hier Beziehung heißt, das eben war zu erkunden.

Früher glaubte ich, daß der Schritt von der Beobachtung zur Verallgemeinerung ein Schritt von der Kasuistik zum System sei. Diesen Schritt versuchte ich auch in meinem letzten Buche »Der kranke Mensch« zu tun, indem ein Versuch gemacht wurde, ein älteres, hauptsächlich anatomisch oder funktionell eingeteiltes System durch ein neueres zu ersetzen. Dabei ergab sich dann folgende Schwierigkeit: Wenn man Gesundheit als eine Ordnung fordert, dann muß man auch angeben, welche Ordnung gemeint ist. Wenn man damit in Übereinstimmung oder statt dessen von dem Wege zur letzten Bestimmung spricht, dann muß man auch sagen, welches diese letzte Bestimmung ist. Beide Wege führten zu keinem eindeutigen Ziele. Ist zum Beispiel eine gesunde Ordnung durch Fortpflanzung oder durch Werke zu erreichen? Oder ist die letzte Bestimmung eine sogenannte Euthanasie oder ein ewiges Leben? Es geht nicht an, hier Ideale oder gar Vorschriften für jedermann zu erlassen. Das, was entscheidet, ist auch nicht ein freier Wille, sondern von Fall zu Fall das, was man Individuum oder Schicksal zu nennen pflegt.

Man kann dies auch noch anders ausdrücken. Zuerst sieht das für den Verstand so aus, als ob es eine Lehre vom Menschen gäbe, die man dann als Anthropologie bezeichnen kann. Es sieht auch so aus, als ob es eine allen Menschen gemeinsame Struktur gäbe. Nun kommt es aber nicht darauf an, nur auszusprechen, was ein Mensch ist, sondern auch, was er werden wird. Zum Beispiel sieht es so aus, als ob alle Menschen dieselbe Natur besäßen, etwa die geschlechtliche oder den Hang zur Transzendenz, also zu einer metaphysischen Überschreitung der Natur. Ein gutes Beispiel wäre die vom alten FREUD vorgeschlagene Struktur von Ich, Über-Ich und Es. Dann aber stellt sich heraus, daß solche Strukturen auch unzutreffend sein können, indem sich Menschen finden, die solche Strukturen mit guten Gründen für sich ablehnen oder vermissen lassen. Was sollen wir dann tun? Es sieht so aus, als ob man solchen Widerstrebenden gegenüber nur die Wahl hätte zwischen Überwältigung und Toleranz.

NIETZSCHE hat in der Tat sich für die Überwältigung entschieden und den Willen zur Macht als das Wesen alles Seiend-Gegebenen verkündet. Dazu gehört seine Behauptung von der ewigen Wiederkehr des Gleichen. Vielleicht war Nietzsche der letzte Metaphysiker, der in solcher Weise das Seiende gesucht und gefunden zu haben glaubte. Es ist keine Resignation, wenn wir solche Suche nach dem Seienden ablehnen und uns auf das einschränken, was zur Zeit am nötigsten erscheint, und das ist dann ein Stück, wenn man will auch ein Sprung, ein Wagnis, das aber gerade jetzt am nötigsten erscheint, eine edle Resignation also, daß wir nicht einsinnig und einstimmig etwas für alle Verbindliches verkünden, sondern statt dessen uns auf eine Vielstimmigkeit, wenn auch keine kritiklos hingenommene, berufen. Praktisch heißt das dann, daß keine Anthropologie mit System zu ermitteln versucht wird, sondern mehrere Stimmen zu Gehör gebracht werden. Und das heißt dann, daß nicht ein System, sondern eine Enzyklopädie vorgelegt wird. Literarisch betrachtet ist die Form eine ähnliche, wie sie im 17. oder 18. Jahrhundert von Pierre BAYLE und später in der intellektuellen Vorform der Franzö-

sischen Revolution vorgelegt wurde. Das bedeutet eine Rückkehr vom literarischen Stil des Konversationslexikons oder Baedekers zu jenen Handbüchern, welche als Enzyklopädien tiefsinnig benannt wurden.
Hoffen wir, daß damit ein *Kreis von Menschen* zum Sprechen gebracht wird, die zwar vieles wissen, aber nur auf eine Frage oder auf ein Stichwort hin sprechen können; hoffen wir, daß damit auch eine Form gefunden sei, welche über eine Gesinnungsgemeinschaft oder Bedingtheit gerade jetzt Lebender hinaus zum Sprechen gebracht werden könne. Was sich dann weiter begeben wird, kann ich nicht wissen. Das ist das Motiv, vom Versuch des Systematischen zur Bemühung ums Enzyklopädische weiterzugehen.

1. Von der anthropologischen zur pathosophischen Form

Wenn schon bisher eine Gesinnungsgemeinschaft nicht vermieden werden konnte, so bleibt doch noch präziser anzugeben, worauf diese eigentlich beruhe. Einige Jahrtausende lang hat man das Zeichen des Kreuzes als das Zeichen verstanden, unter welchem solche Gemeinschaft feststellbar sei, aber die Besonderheiten religiöser Lebensordnungen haben Ein- und Ausschluß bedingt, ohne daß jene Toleranz (s. o.) dabei wirksam geworden wäre. Es mag sein, daß der ärztliche Beruf hier eine Zuwendung zum Leidenden ebenso eröffnet wie auch begrenzt hat; denn – und das ist die Begrenzung – der Leidende ist im ärztlichen Beruf der andere und nicht der Arzt selbst. Wenn ein Schritt vorwärts, den wir unbedenklich als Fortschritt bezeichnen, getan werden soll, dann ist es der, daß die Struktur nicht nur des Menschen, sondern die der ganzen Welt die kreuzartige sei. Darum wagen wir es, diese Einsicht nicht nur als Medizinische Anthropologie, sondern kurzerhand als Pathosophie zu bezeichnen. Und darum wird es auch gewagt, die Gesinnungsgemeinschaft nicht im Kreise der Berufsärzte allein, sondern vieler oder aller Berufe zu vermuten.
Ein Wort noch gehört der Frage, ob dies nun eine menschliche oder eine Tiere, Pflanzen und Atome umfassende Angelegenheit sei. Selbstverständlich ist eine Einschränkung aufs Spezifisch-Menschliche hier nicht begründet. Es ist auch mir bekannt, daß die Wissenschaften darauf schlecht vorbereitet sind. Man wird, z. B., in der

Physik oder in der Biologie, erwartungsvoll und geduldig die Schritte des Verstandes abwarten oder auch erwarten, welche nötig sind, ehe die Warnungen sowohl der Naturphilosophen wie der Methoden überwunden werden können. Es ist klar genug, daß solche Warnungen begründet, aber darum auch nur temporär sein müssen. Im folgenden Kapitel versuchen wir, den wichtigsten Ausweg aus dieser Situation des Gewarntseins und des Hoffens zu erörtern, nämlich den Ausweg der Kunst.

2. Künstlerischer und wissenschaftlicher Ausdruck

Daß das Wahre auf verschiedene Arten ausgedrückt ⟨*werden*⟩ und dabei dasselbe bleiben könne, ist nicht schwer zu verstehen. Schwerer ist zu begreifen, daß dieser mehrfache Ausdruck doch etwas anderes ist als Praxis und Theorie oder Empirie und Spekulation, welche nicht nur ein verschiedener Ausdruck des Wahren, sondern – je nach ihrem Verhältnis – ein Schritt zur Annäherung an die Wahrheit sind.

Versuchen wir jetzt, die künstlerische Ausdrucksweise und auch ihr Verhältnis zur wissenschaftlichen klarzustellen, so bietet sich für das künstlerische Vermögen vor allem eine Anlehnung an die Sinne dar, so z. B. bei der Malerei an das Auge, bei der Musik und Sprache an das Ohr und bei der Plastik an das Getast. Man kann solche Anlehnungen an die Sinnlichkeit als ästhetische bezeichnen. Offenbar gibt es auch hier bevorzugte Begabungen und vorzugsweise Anlagen für den Kunst Hervorbringenden und den sie richtig Wahrnehmenden. Daß nun hiermit schon eine Beziehung zur Wahrheit gegeben sei, läßt sich nicht behaupten. Denn Wahrheit wäre immer erst dort, wo Subjekt- und Objektdarstellung und Gegenstand des Dargestellten übereinstimmen, da. Daß die Kunst auch solche Art von Wahrheit mit sich bringe, ist sogar eine besondere und für viele überraschende und nicht immer akzeptierte Behauptung. Wenn ich diese Behauptung mir zu eigen mache, fällt auf mich die besondere Aufgabe der Begründung.

Um zu belegen, daß auch im Kunstwerk der Gegenstand in der erhöhten Würde der Wahrheit das Ziel sei, wird hier nur *ein* Weg beschritten. Er geht aus von dem Leid, welches die Hervorbringung und die Aneignung des Kunstwerkes so oft begleitet, und der Seite des Leids, welche bezeichnet werden kann etwa in der Weise, daß der Verstand und das Gefühl nicht zusammenkommen können; sowohl der nur verstandesmäßige wie der nur gefühlsmäßige Versuch, sich das Künstlerische anzueignen, ist von solchem Leid begleitet. Erst wenn eine Art von Vermischung oder Einigung von Verstand und Gefühl stattfindet, kann man von dem Glück und der Seligkeit in der Begegnung sprechen, welche hier wie sonst der Preis der Einigung ist. Damit ist ein Vorgang beschrieben worden, welcher in der Kunst auch, aber nicht nur in ihr stattfindet. Er wird sich auch in derselben Weise beim Anschauen einer Landschaft, eines Menschen, Tieres oder einer Pflanze einstellen können. Und auch bei diesen wird bald das Gelingen, bald das Mißlingen vorkommen. Wenn wir dann nachsinnen, so stoßen wir darauf, daß Kunstwerke regelmäßig Menschenwerke sind. Ein Mensch, der aber ein Kunstwerk vor sich hält, ist noch nicht selbst zu diesem Kunstwerk geworden, und nun kann er urteilen, daß er zwar nicht zu den wenigen gehöre, welche Kunstwerke hervorbringen können, daß aber alle Menschen die Möglichkeit oder Aufgabe hätten, sich selbst wenigstens zu Kunstwerken zu gestalten. Wo sie dies dann versäumen oder verfehlen, müssen sie in das geraten, was man als Spaltung zu bezeichnen pflegt.

Fassen wir zusammen: Der mehrfache Ausdruck der Wahrheit führte zuerst zu der Frage nach dem künstlerischen Ausdruck, und dessen Wahrheitspflicht wurde bejaht (noch deutlicher wäre es, bis jetzt statt von Wahrheit, von Wahrhaftigkeit zu sprechen). Die Anlehnung an die Sinne und das ästhetische Element führt dann näher an die Besonderheiten des Künstlerischen heran, wiewohl solche Anlehnungen auch in der Sinneswahrnehmung, auch im Gefühlsleben, ja sogar im anschaulichen Denken vorliegen. Das Leid bei allem Künstlerischen wurde dann vor allem in Spaltungserscheinungen, z.B. in der Spaltung von Verstand und Gefühl erkannt, woraus dann wieder die Rückkehr von solchen Spaltungen zu einer ursprünglicheren Einheit resultierte. Im Menschen, als dem uns bekannten Hervorbringer und Bewahrer von Kunstwerken, wird diese Spaltung und die Bemühung zu ihrer Aufhebung eine besondere, nämlich die menschliche Form annehmende. Damit ist die definitorische Aufgabe dieses Kapitels, soweit es die Kunst betrifft, beendet. Was jetzt kommt, betrifft das Verhältnis von Kunst und Wissenschaft.

Man kann es an Biographien einzelner Menschen ablesen, man kann es aber auch an der immer gegenwärtigen Spannung zwischen Kunst und Wissenschaft ermessen, daß eine interessante Konkurrenz gerade zwischen Kunst und Wissenschaft oft stattfindet. So ist ein übersichtlicher Fall der von Klages, den man als einen in die Wissenschaft hineinverkrachten Künstler bezeichnen könnte. Weniger leicht könnte man Personen wie Nietzsche so betrachten, und noch weniger – mit der Annäherung an den Olymp – eine Person wie Goethe. Auch meldet sich hier oftmals die Philosophie. Im gegenwärtigen Zusammenhang ist hier oft ein Ausweichen in beiden Richtungen zu bemerken, ein Ausweichen vom Künstlerischen ins Wissenschaftliche und vom Wissenschaftlichen ins Künstlerische; wo solches Ausweichen stattfindet, da ist offenbar der Mensch mit der Spaltung nicht fertig geworden, und es ist zu erwarten, daß dies nie ganz gelingt. Überdies zeigt sich in der Entscheidung für das eine oder das andere oftmals ein menschliches Glück oder auch eine Steigerung der Leistung, so daß das Ausweichen sozusagen statt eines negativen einen positiven Wert bekommt. Die Verkümmerungen auf der einen Seite sind dann die Voraussetzungen für die Steigerung und Reinigung des Wertes der Leistung auf der anderen Seite. Dies alles bietet einen Anlauf zum dritten Kapitel, in dem ein solcher Weg beschrieben werden soll, als Beschreibung und Rechtfertigung dessen, was dann in diesem Buche zu erwarten ist.

3. Traum, Meditation, Gedanke

Es ist also ein Weg zu beschreiben, kein Resultat. Der Weg führt den Autor von Träumen zu Meditationen, welche in Tagebüchern sich niedergeschlagen haben, und zu Gedanken, für welche die enzyklopädische Form in der Einleitung vorgeschlagen wurde. Man kann nicht sagen, daß dieser Weg neu ist. Originell ist vielleicht seine Mitteilung in einem Buche. Vorgekommen ist er immer, wie zum Beispiel in den »Geistersehern« von Schiller und vielen anderen Büchern, die als große Kunstwerke zu bezeichnen wir uns gewöhnt haben. Bevor also dieser mit dem Anspruch auf eine Art von Methode auftretende Beitrag vorgelegt wird, soll ein Wort darüber versucht werden, ob diese Methode vorbildlich oder nur gelegentlich gemeint ist. Um es gleich zu sagen: vorbildlich. Insofern nämlich, als der Weg von Traum, Phantasie, Meditation zu Gedanke, Therapie und Wahrheitsanspruch nicht als ein gelegentlich auch wählbarer, sondern als unvermeidlicher und darum unfreier, angemeldet wird. Die Aufgabe wird also sein zu erhärten, daß es nicht wahr ist und in Wirklichkeit nie stattfindet, daß umgekehrt zuerst das Sittengebot und das Gesetz und dann erst die Begeisterung, das Gefühl und die Träumerei entstehen. Auch ist diese Reihenfolge nicht als zeitliche Sukzession, sondern als wesensmäßige Begründung zu verstehen. Insofern haftet an dem Folgenden nicht nur eine Beobachtung in der Zeit, sondern vielmehr, wenn man will, willensmäßig eine Lehre. Der Verfasser glaubt nicht, daß er diesen Punkt jemals verändern kann. Darum versteht er den Weg vom Gedanken über die Meditation zum Traum als einen pathologischen. Er kann nur akzeptieren, daß auch dieser umgekehrte Weg oftmals beschritten wurde und wahrscheinlich werden wird, aber er kann diesen Rückweg nur als einen irrigen, krankhaften oder verhängnisvollen bezeichnen.

Es ist ihm bekannt, daß früher oder später, und in unserer Zeit besonders von der Existenzphilosophie, dieser Weg, den ich als Irrweg bezeichne, begangen wurde. Um auszudrücken, was hier gemeint ist, wende ich mich einer im Jahre 1950 von Martin Heidegger bekanntgegebenen Schrift »Holzwege« zu. Hier wird, auf höchster Ebene zwar und unter Preisgabe früherer Bildungen an die Kritik, Sieg und Ende der Philosophie in Nietzsche gefeiert. In dem besonderen Aufsatz über Nietzsches »Gott ist tot« wird dann als Glück und Ende der Wahrheit die Metaphysik Nietzsches in den Formen »Der Wille zur Macht« und »Die Wiederkehr des Gleichen« sowohl dargestellt wie gefeiert. Ich behaupte nicht, daß Heidegger uns aufgibt, ob das Glück ein Ende und das Ende ein Glück sei, zu entscheiden. Aber mit der vorhin beschriebenen methodischen Entscheidung ist bekundet, daß ein Ende und damit ein Glück angenommen ist.

Und nun versuche ich, das Auge des Lesers zur Darstellung eines Weges zu lenken, der mir im Rückblick zuteil geworden ist. Die Träume sind von Freud in einem positivistischen Zeitalter sozusagen neu aus der Taufe gehoben worden. Zu seinen Lebzeiten und nachher hat sich manches verändert und entwickelt. Auch in dem Maße, als jener Positivismus verlassen wurde.

Im Folgenden soll nun einiges der Traumdeutung von 1900 hinzugefügt werden.

1. Damals hieß es, daß die »Tagreste« für den Sinn der Träume belanglos seien. Ich habe aber bemerkt, daß die Auswahl aus dem

Tagesgeschehen keineswegs belanglos für den Sinn des Traumes ist.

2. Der Sinn der Träume und die Gestaltungen der Träume verändern sich mit den Jahren. Nicht nur ist ein Unterschied zwischen Kindheitsträumen und Erwachsenenträumen, sondern auch ist das Träumen alter Menschen ein anderes als das Träumen jüngerer Menschen. Darauf komme ich zurück.

3. Besonders wird hier sein der immer nähere Zusammenhang zwischen Traum und Meditation. Dabei fällt mir die Untersuchung von ELLENBERGER in Psyche V, 6 ein, welcher daran erinnert, daß bei den sogenannten Primitiven das Wachbewußtsein traumartig ist.

4. Die FREUDsche Traumdeutung wirkt so intellektuell auf uns, weil die Deutung mit den Mitteln des wachen Bewußtseins versucht wird. Wenn aber ein Traum ein – obzwar zensurierter – Brief aus dem Unbewußten ist, dann kommt die Traumdeutung in das Dilemma, daß dieses Unbewußte vielleicht ganz anders strukturiert sei als das Bewußtsein. So entsteht ein Widerspruch zwischen FREUDS späterer Behauptung, daß im Unbewußten weder der Satz des Widerspruchs noch das Gesetz der Zeit gelte. Wenn also die Logik im Unbewußten nicht gilt, dann muß auch die Deutung vom Bewußtsein her falsch sein. Z.B. muß die Behauptung, daß hinter den Träumen ein latenter Traumgedanke zu suchen sei, falsch sein, wenn nämlich dieser Gedanke ein antilogischer Ungedanke ist.

5. Es ist klar, daß mit dem in FREUDS Psychoanalyse so wichtigen Realitätsprinzip nicht viel anzufangen ist. Ist das Leben ein Traum oder ist der Traum das Leben? Zivilisatorisch haben wir eine Übermacht des gesellschaftlichen und rationellen Prinzipes erfahren, die uns nicht mehr gefällt. Die Realitäten des vorrevolutionären Wiens waren Wehrfähigkeit oder Arbeitsfähigkeit oder Zeugungsfähigkeit, also »Realitäten«, die ihre Realität verloren haben. Die Anpassung an diese Realität ist also nicht selbstverständlich geblieben.

6. Der Gedanke als ein logischer, die Vernunft als eine bewußte ist wie ein Stelzfuß, der ohne die Tätigkeit des anderen Beines nicht vom Fleck kommt. Es mag eine Überzeugung sein, wenn das Denken als das Resultat von unbewußten Gefühlen (Logophanie) erklärt wird. Es wird wohl eine zeitgebundene Übertreibung sein, wenn diese einseitige Abhängigkeit des Denkens, des Verstandes, der Vernunft von Gefühlen behauptet wird. Aber ebenso vorübergehend ist die Autonomie der Vernunft. KANT schrieb, daß Begriffe ohne Anschauungen leer, Anschauungen ohne Begriffe blind seien;

wenn also in den Träumen – und nur in den Träumen – des zivilisierten Menschen Begriffe zur vollen anschaulichen Darstellung kommen, dann haben diese Träume etwas voraus vor dem, was nur begrifflich ist.
Darum wird im Folgenden der Weg von Träumen zu Meditationen und von diesen zu begrifflichen Gedanken verfolgt werden. Ich halte das für ein dringendes Postulat meiner Zeit und ⟨*für*⟩ nicht weniger, aber auch nicht mehr.
Daß wir Menschen in der modernen Zivilisation uns in einer Scheidung des Anschaulichen oder Gefühlsmäßigen von dem Begrifflichen befinden, kommt auch darin zum Ausdruck, daß sehr oft derselbe Mensch, auch der Träumer selbst, in zweierlei Situationen geträumt wird. Und ein Beispiel ist, daß jemand von sich oder anderen träumt, er sei im Sarge und daß er in demselben Traum auch der Beerdigung zusieht. Man kann solche Verdoppelungen auch als Spaltungen bezeichnen und versteht dann einerseits, daß BLEULER diese Spaltung als ein Hauptmerkmal der Schizophrenie (früher Dementia praecox genannt) aufgefaßt hat und daß andererseits bei ELIOT, FREUD und anderen im Menschen ein Früherer (Kindlicher) und ein Späterer (Erwachsener) als zusammenhängend und die Spaltung also in Lebensalter begriffen wird.
Aus Träumen resultieren auch Tagträume, Einfälle und Meditationen. Was sind Meditationen?
1. Zu ihren Merkmalen gehört auch hier, daß sie mehr von privater Natur als für die Öffentlichkeit gemeinte auftreten. Sie sind also Einfälle, welche zu dem im Traum Geschehenen eine nähere Beziehung haben, und daher sind solche Einfälle auch in der Technik der Psychoanalyse als Wege zum Gesuchten empfohlen worden; sie werden dort auch als freie Assoziationen bezeichnet.
2. Meditationen sind ferner in ihrem Wesen nicht Gedanken, sondern Übergedanken, wie z. B., woran GUARDINI erinnert, der Begriff des ANSELMUS VON CANTERBURY von einer Einheit Gottes und des Seins (ens realissimum) als Meditation anzusprechen ist. Hier bemerkt man auch, daß die Nichtpublizierbarkeit der Besonderheit des geistigen Vorgangs entspricht. Wenn eine Scheu vor der Öffentlichkeit besteht, so beruht sie nicht nur auf einem Gegensatz von individuell und generell, sondern auch auf dem unklaren Vereinigen beider, wofür dann der Ausdruck »offenbares Geheimnis« gefunden wurde.
3. Meditationen machen auf den Nüchternen oft den Eindruck der

Verrücktheit, Betrunkenheit; und es ist dann so, daß wir nicht recht wissen können, welche Bedeutung eigentlich dem KANTischen Wort »Vernunft« zukommt. KANT setzt sie einerseits dem Verstande entgegen und andererseits läßt er sie das aussprechen, was doch wie ein verständiger Gedanke manchmal aussieht, also dem wachen Bewußtsein zugänglich ist.

4. Die Sehnsucht des reifen Bewußtseins der Menschen nach diesem Geheimnis muß sehr groß sein. Als Folge dieser Sehnsucht betrachten wir den Gespensterglauben, den Aberglauben, den Mythos, der dann, obzwar wirksam, in uralte Zeit verlegt wird, das Märchen, das Verbrechen und auch die Wirksamkeit des Unbewußten. Wenn also der Weg vom Traum zur Meditation und von der Meditation zum Gedanken gesucht und beschritten wird, dann ist dies sowohl der Ausdruck jener Sehnsucht wie auch vielleicht die unberechtigte Vorstellung, daß die »anderen« auf diesen Weg aufmerksam gemacht und auf ihn eingeübt werden müßten. So, als ob diese »anderen« belehrt werden müßten oder könnten. Es ist aber klar, daß solches nur gelingt, wenn auch in ihnen diese merkwürdig gewordene Beziehung zwischen Traumwelt und Wachbewußtsein bereit liegt und dadurch möglich ist.

Wir wenden uns nunmehr dem Stoff, der mir zuhanden ist, selbst zu.

Tod*

Psychologisch fällt auf, daß wir in verschiedener Weise mit dem Tode umgehen, ohne zu wissen, was er eigentlich ist. Dadurch entsteht eine gewisse Beliebigkeit, so daß manche Menschen namentlich in der mittleren Lebenszeit, sich mit dem Tode gar nicht beschäftigen, während andere, namentlich Kinder und alte Menschen, sich viele Gedanken über ihn machen. Träume, Phantasien und Umgang in mente mit toten Personen spielen dann eine ziemliche Rolle, wohl noch mehr in der Intensität als in der Quantität. Wenige Menschen haben dann präzise Vorstellungen, indem sie entweder, wie manche sogenannte Atheisten, ein Leben nach dem Tode leugnen oder, wie in antiken Mythen, sich ein Leben im Tartarus oder auf der Asphodeloswiese vorstellen. Diese an Mythologien anknüpfenden Vorstellungen sind insofern zweideutig, als sie entweder als psychische Tatbestände, auch als religionsgeschichtliche Erscheinungen oder aber als Vorstufen zu Lehren von einem Leben nach dem Tode gelten, welche dann religionsgeschichtlich zu den Darstellungsweisen hinüberreichen, welche als Bestandteile zu moderner Kirchenlehre, Theologie oder Philosophie überleiten.

Ärztlich kann ich bestätigen, daß wir als Ärzte nur sehr selten gefragt werden, ob und wann nach ärztlicher Einsicht der Tod bevorstehe; ferner, daß nur sehr selten der Tod gewünscht und als voraussichtlich beseligender Vorgang geglaubt wird. Ich erinnere mich eines Falles, in dem die Ankündigung des Todes (indirekt von ärztlicher Seite) von dem völligen Zusammenbruch der gläubigen Haltung gefolgt war.

Alles Bisherige spricht nicht dafür, daß biologische oder pathologisch-anatomische Ansichten auf die Seele wirken und vom Bewußtsein verlangt werden. Trotzdem muß die Zahl der Menschen groß sein, welche durch polizeiliche oder medizinische Feststellungen eine wissenschaftliche Begründung der Todesursache für erwünscht halten. Es handelt sich dabei regelmäßig um den Tod anderer Menschen und nicht um den eigenen. Dadurch ist jedenfalls der Raum freigegeben für Vorstellungen von Todesursache und von Tod auf andere Weise.

Die Brüder GRIMM haben ein Märchen erzählt, in dem der personifizierte Tod vom Arzte sich nicht betrügen läßt. Ich deute das als Warnung an den Arzt, sich mit dem Tode eines Menschen überhaupt ärztlich zu beschäftigen. Ferner kann unter diesen Umständen das, was andere Personen als Aberglauben beurteilen, zu Zeiten von großer Bedeutung sein. Zum Beispiel kann die Vermutung, daß Tote als Geister oder als entweder hilfreiche oder schädliche Gespenster umgehen und erscheinen, eine große Rolle spielen. Es hängt dann von der subjektiven Einstellung ab, ob diese Erscheinungen nur als subjektive Tatsachen, als objektive Realitäten oder als sowohl subjektive wie objektive Wirklichkeiten genommen werden.

Mit einer modernen theologischen Auffassung sind solche Vorstellungen fast niemals vereinbar, aber es geht nicht an, von einer modernen Theologie als von einer von allen akzeptierten Kunde zu sprechen.

Es ist nicht zu bezweifeln, daß der psychische und insoferne objektive Umgang mit nicht-mehr-lebenden Personen sehr verbreitet ist. Sei es die Nachwirkung des geistigen Werkes, sei es die körperliche Abstammung, sei es die einmal getane Tat – in jedem Falle ist ein Umgang mit Nichtmehrlebenden nicht zu bezweifeln. Sowohl die Nachwirkung des Werkes, wie die Nachwirkung der Vererbung, wie die Nachwirkung geschichtlicher Fakten sind nicht ohne empirische Belege, und es ist nur eine Steigerung und Umkehrung solcher Zusammenhänge, wenn ich gelegentlich aussprach, daß ungelebtes Leben und unerschienene Wirklichkeit noch wirksamer auf die Zukunft sind als diese. In jedem Falle beweist sich hier die Wirklichkeit des Toten über das Lebende hinaus, und man kann dieses auch als eine Kritik, eine Art teleologischer Kritik an jenem Zeitbegriff darstellen, welcher die Zeit in unveränderbare Vergangenheit und unbekannte Zukunft spalten möchte.

Es ist natürlich unangreifbar, wenn jemand solche Interpretationen des Todes durch anschaulichere, den gegenwärtigen Sinnen besser angepaßte Darstellungen ersetzt. Wesentlich scheint zu sein, daß die Überwindung mythischer oder abergläubischer durch kritischere und geistige Vorstellungen eine weitertreibende Superiorität begründet, welche man zwar verachten, aber damit nicht aus der Welt schaffen kann. Dies heißt, daß das Geistige einen kleinen Vorsprung mit sich führt. Gewiß kann diese Verachtung zu einem Sprung in Älteres führen. Aber der Umstand, daß dieser Sprung ein Rücksprung ist, verschafft dem Rücksprung noch keine Superiorität. Auch wenn der Geist sich isoliert, auch wenn das Gefühl dabei vernachlässigt wird, ist der Vorsprung nicht auszurotten, und, wenn dem so ist, handelt es sich beim Tode um eine Auseinandersetzung zwischen Geist und Gefühl, bei der keine freie Wahl mehr möglich ist, insofern, als der Geist jetzt neben Gefühl anerkannt werden will.

Fassen wir zusammen:

1. Eine rein biologische oder eine rein atheistische Auflösung, überhaupt eine Lösung ⟨*dieses*⟩ Problems ist nicht möglich.
2. Eine theologische oder philosophische Lösung ⟨*dieses*⟩ Problems ist nicht möglich.
3. Eine psychologische Klärung der Motive ist nicht möglich.
4. Es liegt einer von den Fällen vor, in denen überhaupt nicht das Mögliche, sondern sagen wir logisch, das Unmögliche verwirklicht wird. Sagen wir: was der Tod ist, können wir, wenn überhaupt, erfahren, indem wir sterben.

Nach dieser Übersicht bleibt noch manches zu sagen. Gestern bekundete mir ein Mann, er habe vor dem Tode keine Angst, aber vor dem Sterben. Diese oft gehörte Unterscheidung zeigt nach meiner Ansicht eine Unwissenheit über den Tod, die in vielen Fällen bis zur Verdrängung geht. Eine Verdrängung behaupte ich nicht in den Fällen, in denen von Religionen bestimmtere Vorstellungen vom Leben nach dem Tode ausgebildet und gelehrt worden sind. Wenigstens bekundet sich darin die Ablehnung der von der Medizin, Polizei oder Biologie behaupteten Kenntnis von sogenannten Todesursachen. Wenn, z. B., Krankheiten, Unfälle, Ermordungen oder Verletzungen wie im Kriege als Todesursachen behauptet werden, so liegt darin auch eine Ablehnung oder Verdrängung der von den Religionen oder Metaphysiken ausgesagten Todesgründe; wie, z. B., Sünde, Schuld u.s.w. Ferner liegt darin eine Kritik an der Bekämpfung des Todes durch Ärzte, die gelehrt werden, daß hier Ursachen vorliegen, mit denen durch Gegenwirkungen zu kämpfen wäre. Weiter liegt in dieser Kritik auch eine solche an einer ungebührlichen Ausdehnung des Ursachenbegriffes. Die Mängel von einer jetzt nötigen Unterscheidung von Ursache und Grund zeigen sich zum Beispiel in dem verschiedenartigen Verhalten gegenüber dem Tod anderer und dem eigenen Tode. Es ist, z. B., so, daß der Tod anderer nach dem Ursachenbegriff, der eigene Tod nicht nach demselben beurteilt und behandelt wird. Wenn ein anderer stirbt, das wurde schon oben berührt, so soll dieses als zwar bedauerliches, aber erklärbares Ereignis beurteilt oder behandelt werden. So als ob noch eine Instanz vorhanden wäre, welche den eigenen Tod nicht im gleichen Sinne als glaubhaft oder möglich charakterisiert. Wenn diese Instanz dann im Unbewußten jedes Menschen lebt, wird z. B. gesagt, daß dieses Unbewußte jedes Menschen den eigenen Tod nicht glaube. Natürlich kann auch die Beurteilung des eigenen Todes so überschattet vom Ursachenbegriff sein, daß ein Mensch den eigenen Tod im Bewußtsein so behandelt wie den Tod anderer. Dann entstehen Sätze wie der: Alle Menschen sind sterblich. Es gibt auch einige andere Konstruktionen, welche der Gleichsetzung von Ursache und Grund dienstbar sind. Die erste solche Konstruktion ist die, daß versucht wird, den Tod ins Leben selbst einzuführen. Als ob wirkliches Leben ein fortwährendes Sterben sei. Das ist zum Beispiel in GOETHES Versen zu bemerken »Und so lang du das nicht hast, / Dieses: Stirb und Werde! / Bist du nur ein trüber Gast / Auf der dunklen Erde«. Hier und sonst wird so Leben als Werden mit beständigen Abschieden dargestellt. Ein zweiter Versuch ist dann, daß Tod und Nichts gleichgesetzt werden. Da man vom Nichts nichts wisse, wird auch gesagt, daß es das Nichts nicht gäbe. Ein dritter Versuch, den Tod nicht wahrhaben zu wollen, ist dann der, ihn durch die Erzeugung von Kindern und, in Ermangelung von

solchen, von Werken oder Nachruhm hinauszuschieben. Ein vierter Versuch besteht darin, den Menschen zu teilen in Seele und Körper, von denen der eine Teil sterblich, der andere unsterblich gedacht wird, wobei bald die Seele als der unsterbliche Teil (PLOTIN's Wort: »Der barmherzige Vater gab uns einen sterblichen Leib.«) oder auch das Körperliche und seine Materie als der unsterbliche Teil (Physik: Satz von der Erhaltung der Materie) angesehen wird.
Man kann diesem Dilemma auch so entgehen, daß man das Aufhören nicht einer Substanz, sondern einem Triebe (FREUDS Todestrieb) oder, im Gegenteil, einem Begriffe (»Geltung« von Hermann LOTZE) zuerkennt.
Ein Vorschlag, dem ich mich zuwende, ist der, daß jedes Leben eines Individuums von seinem Tod aus interpretierbar sei. Wenn dieses in jedem Einzelfalle versucht wird, dann ist damit sowohl etwas Allgemeines wie auch etwas Einzelnes unternommen worden. Allgemein: indem es in *jedem Falle* individuell zu versuchen sei.
Dabei wird der Unterschied zwischen empirisch und spekulativ aufgehoben. Empirisch ist, daß ein solches Verfahren beachtet werde, spekulativ, daß unempirisch ein solcher Versuch immer möglich und immer zu machen sei.

Der Umgang mit dem Tod wird also meistens verdrängt aus dem Bewußtsein, aber das, was verdrängt wird, ist sehr verschieden. Die folgende Darstellung knüpft also an Bestrebungen an, deren Verdrängung sehr verschiedene Folgen hat.
1. Zunächst ist zu bemerken der Tod derjenigen, welche noch gar nicht geboren, und das Faktum, daß offenbar viele nicht einmal gezeugt sind. Die Letzteren sind bei Gott oder dem Vater. Es gibt in der Sixtina eine Erschaffung Adams von MICHELANGELO, wo im Mantel des Vaters diese Ungezeugten, vom Aussehen wie von Kindern, geborgen sind.
Im Strafrecht erhält sich dann im Paragraphen 218 als Strafbarkeit ein Rest jenes früher als todeswürdig beurteilten Verbrechens der später sogenannten Schwangerschaftsunterbrechung, die in der Geschichte als Kindsmord verurteilt worden war. Es ist auch vorgeschlagen worden, die Nichterzeugung von Kindern als strafbar zu beurteilen und eine positive Einschätzung der Fortpflanzung anzuerkennen, wie es ja moderne Staaten durch Steuererleichterungen oder Auszahlung von Unterstützungen bei Kindern schon tun.
2. Eine sehr verschiedene Beurteilung entsteht auch je nach dem

Alter der Verstorbenen, so daß kleine Kinder, Erwachsene, ältere und alte Menschen, wenn sie sterben, verschieden beurteilt werden. Der Tod eines Kindes wäre danach nicht dasselbe wie der Tod eines Jünglings oder eines Greises. Und ebenso steht es mit dem Unterschied der Geschlechter oder der Rassen. Die soziale Stellung, die politische Stellung und der Unterschied von menschlichen, tierischen, pflanzlichen Lebewesen, usw., wird bemerkbar, wenn dieselben sterben.

3. So wie früher weiter oben die Vorgeschichte des Lebens in Erwägung zu ziehen war, so macht auch die Zukunft etwas aus. Ein Leben nach dem Tode wird im Werke oder im Kinde oder in der persönlichen Unsterblichkeit oder in einer unpersönlichen Form der Unsterblichkeit teils bestritten, teils behauptet.

4. Dabei kommt es dann auch auf das an, was man als Tendenz, Hang oder Trieb, biologisch oder psychologisch bezeichnet hat und was ohne allen Zweifel auch für die empirische Wahrnehmung besteht.

5. Es ist behauptet worden, daß es einen natürlichen Tod überhaupt nicht gäbe, sondern daß jedesmal eine Krankheit für den Tod angeschuldigt werden müsse. Wenn man das akzeptiert, dann muß man auch zu ermitteln suchen, was Krankheiten als Krankheiten zum Tode sind.

6. Unfälle, Verletzungen, z. B. im Kriege, als Todesursachen nehmen eine Sonderstellung ein, und ich neige zu der Ansicht, daß auch sie einer meistens kollektiv gewordenen Absicht oder Tendenz entstammen. Die Fehlleistung der Psychoanalyse sowie die Kollektivschuld einiger Ethiken, ferner die Herbeiführung der Gefahr kann nicht nur als Zufall oder Mißgeschick betrachtet werden. Auch scheint mir der Todestrieb ein zu enger und kein geeigneter Begriff für diesen Bereich, der mehr oder weniger ein Grenzbereich, oft genug aber auch ein Regelbereich ist, zu sein. Sondern es handelt sich um etwas, was wir in der künstlichen Isolierung zu betrachten neigen, aber dann um so schlechter verstehen.

7. Der Versuch, die Unzulänglichkeit der Einzelbeobachtung mit der gesetzesbegrifflichen Verallgemeinerung zu verbinden, ist dann, z. B., gemacht in der sogenannten Solidarität der Tode, in der z. B. Tötung und Sterbefall vergleichbar werden. Es ist nicht so, daß das Thema »Tod« isolierbar wäre. Wenn wir z. B. überlegen, was das sogenannte Unbewußte ist, so stoßen wir auf dieselben Aufgaben.

Das Thema »Tod« müssen wir als eines beurteilen, welches gemeinhin aus dem Bewußtsein zu sehr verdrängt wird; und zwar, indem man, namentlich in der Medizin, eine möglichst lange Lebensverlängerung anstrebt. Kulturell sind besonders diejenigen Bestrebungen auffallend, welche den Tod als solchen möglichst aus dem Bewußtsein auszuscheiden bezwecken. Zum Beispiel, indem man den Tod bei Mensch und Tier kurz und schmerzlos zu machen strebt, z.B. durch den elektrischen Stuhl bei der Todesstrafe oder durch Narkose bei Mensch und Tier. Hier also handelt es sich um beabsichtigte Tötung, und diese soll dann möglichst bewußtseinsfern gehalten werden im Sinne einer beabsichtigten Euthanasie. Es ist so, als ob es gütiger wäre, daß jemand seinen Tod nicht erleben kann. Franz Rosenzweig sagte einmal, als sein Vater mit einem Schlaganfall starb: »Für ihn ist es gut so, aber ich will meinen Tod einmal erleben!« Er bekam dann eine neun oder zehn Jahre dauernde amyotrophische Lateralsklerose.
Es ist nicht gewiß, daß eine fortwährende geistige, denkende oder geistliche, d.h. gläubige Beschäftigung mit dem Tod eine Erleichterung des Lebens zur Folge hätte. Z.B., und das ist meine Ansicht, würde nicht eine depressiv-defaitistische, sondern ⟨*eine*⟩ mutige und mit Todes- und Lebensverachtung gepaarte Stimmung entstehen und dauerhaft werden, wenn nicht die Verdrängung, sondern deren Aufhebung einträte. Es ist so, daß der Tod für die meisten seine Schrecken verliert, wenn er wahrscheinlicher wird.
Über den Tod zu sprechen und zu schreiben ist auch vorübergehend nötig aus dem Bedürfnis einer notwendigen Vereinfachung. Ich erinnere mich, daß der Direktor von I. G. ⟨*Farben*⟩ von einer Reise aus den USA mit der Parole zurückkehrte »We must reduce!« Wenn dies auch wirtschaftlich gemeint war, so liegt darin doch wohl auch das Bedürfnis der Einschränkung im allgemeinen. Noch ist nicht deutlich, welche Beschäftigung mit diesem Thema empfohlen werden soll, denn einerseits wird seine Verdrängung, andererseits wird eine übermäßige Beschäftigung, als nicht im Sinne einer Einschränkung, getadelt. Nehmen wir an, daß auch in den historisch feststellbaren Sitten und Gebräuchen etwas Richtiges und dem juste milieu oder ⟨*der μεσότης*⟩ des Aristoteles Dienstbares liege. Das kommt z.B. dann zustande, wenn Menschen sowohl vorsichtig wie auch abenteuerlich, wagemutig sind. Daß sie also auch mit Leben und Tod spielen und nicht nur auf Sicherheiten aus sind und nicht nur ihr Leben verspielen. Wenn also das Glück des Glückspiels nicht ver-

jagt wird. Und es hilft dabei auch das Nichtganzernstnehmen bestimmter naturwissenschaftlicher, biologischer, metaphysischer, philosophischer, theologischer Theorien, die alle im Erstarrungszustand enden können. Trotzdem sind da gewisse Unterschiede. Ich finde zum Beispiel, daß bei einem Exkardinal (in einem Kriminalroman von Else McCauley) oder bei gewissen Konvertiten, sogenannten Bekehrten, ein solches Spiel gesteigert wird, wenn nicht vor oder während, sondern nach dem Meinungswandel deutlich wird, daß es nicht auf die Meinung, z.B. über ein Leben nach dem Tod, ankommt, sondern auf eine Beweglichkeit. Auch ist nach dem Tode die Bindung an ein Haus oder eine Heimat oder an Geld, Besitz, Kinder u.s.w. nicht so notwendig, wie es schien, für die Erfüllung des Menschlichen. Zwar ist es schwer, wenn wir an Verluste, wie den der Kindheit, Jungfräulichkeit oder irgendwelcher früheren Zustände denken.

Immer stellte sich hier heraus, daß die Äußerungen des Verdrängten oder Unbewußten in den beiden entgegengesetzten Richtungen erfolgen können. Z.B. ist das Singen von »Gaudeamus igitur« von Studenten auf dem Rückweg von einer Beerdigung, auch die Totenschmäuse und die erheiterte Stimmung bei denselben sowie das Anknüpfen von Feiern an Begräbnisse und dergleichen, ein Zeichen nicht nur für verdrängten Abschiedsschmerz, sondern auch für die Unterdrückung von Gefühlen, die sich etwa zusammenfassen lassen in dem Ausdruck: »Gott sei Dank, daß der Kerl weg ist!«
Daß der Ort, die Zeit sowie die Kraft der Todesursache bald sehr bekannt und gesucht, in anderen Fällen unbekannt ⟨*sind*⟩ und vermißt werden, bezeichnet wohl die gleiche Ambivalenz, von der vorhin die Rede war. Ein Versuch, den Tod durch Rationalisierung zu bewältigen, ist dann die Unterscheidung der verschiedenen Arten. Mord im juristischen Sinne, Notwehr, Hinrichtung, Krieg, Umbringung von Hexen, Ungläubigen, Irren u.s.w. sind in der Geschichte berühmt gewordene Unterscheidungen von Arten des Tötens. Um vollständig zu sein, müssen wir aber auch die feineren, meistens geistigeren Arten der versuchten Tötung und der wirklichen Tötung hier aufzählen. Dienstentlassung, Ruhmvernichtung, Denunziation, üble Nachrede, ehrabschneidende Handlungen und Worte gehören zu diesen angeblich feineren Arten des Tötens. Sie hier anzufügen würde ein besonderes Recht erhalten, wenn wir die Krankheitsentstehung, z.B., durch Kummer hier anführten. Wie die

Krankheit, so ist auch das Altern ein Weg, um diese Arten der Tötung zu bemänteln. Auch der Selbstmord wird im Sinne solcher Bemäntelung gewöhnlich auf einen Defekt, eine Lebensuntüchtigkeit, eine subjektive Verzweiflung des Selbstmordenden zurückgeführt, ohne daß die Teilnahme der Umwelt an der Verursachung erwähnt wird. Selbst der Wille zum Tode ist sowohl aus einer Art von Egoismus oder Narzißmus wie als ein Opfer für die anderen darstellbar. Dostojewskij und Nietzsche haben geglaubt, daß sie durch Selbsttötung Gott töten könnten. Es ist nichts damit!
Es gibt berühmte Tote, die ich im Leben gekannt habe, zum Beispiel Max Scheler, Sigmund Freud, Lou Andreas-Salomé, Hugo von Hofmannsthal, Franz Rosenzweig. Dann gibt es auch die berühmten Toten, die keiner von uns Lebenden gekannt hat, z. B. Alexander der Große, Julius Caesar, Goethe u.s.w. In jedem dieser Fälle stelle ich mir die Aufgabe, nicht das Leben vom Tod, sondern den Tod vom Leben aus zu interpretieren, so daß die Einheit von Leben und Tod erkennbar wird. Ein historisches Faktum ist freilich etwas Einmaliges, aber im Verhältnis von Leben und Tod stößt die Geschichte so zusammen, daß Verallgemeinerungen, etwa im Namen der Naturgesetze, möglich sind.

Die Freudsche Empfehlung (am Schluß seines Aufsatzes über Trauer und Melancholie), es sei höchste Zeit, daß man anfange, statt »si vis pacem, para bellum« zu setzen »si vis vitam, para mortem«, ist später durch ihn selbst abgeschwächt worden, indem er statt des allerdings zweideutigen Wortes »Wille« das eindeutigere, aber unklarere Wort »Trieb« herbeizog und einem Lebenstrieb den Todestrieb gegenüberstellte. Jetzt müssen wir versuchen zu sagen, in welchem Sinne von einem Todeswillen gesprochen werden muß. Daneben muß besser geklärt werden, welchen Sinn die vorteilhafte und gewünschte Verdrängung positiv hat. Es ist möglich, daß auch die biologischen (naturwissenschaftlichen) Erforschungen, etwa der pathologischen Anatomie, als willkommene Verdrängungen des Todeswillens gelten.
Im übrigen sind drei Feststellungen über den Zustand der Leichen zu nennen. In diesem Sinne ist der Zustand der Leichen charakterisiert 1. durch das Aufhören des physiologischen Funktionszusammenhangs, 2. durch die Vorgänge der chemischen Fäulnis, 3. durch die Verzehrung der Leichen durch Würmer, u.s.w. Wenn man die beiden letztgenannten Vorgänge dadurch, z. B., verhindert, daß man

Leichen verbrennt, so ist das eine Art von Euthanasie nach dem Tode. Auch der Hauptsatz der Naturphilosophie, (auch das sogenannte Anorganische, die Materie, muß beseelt oder belebt gedacht werden), wäre dann ein intellektueller Versuch, den Tod in bestimmtem Sinne zu leugnen und nur den Übergang in eine andere Art des Lebens vom Tod übrigzulassen.

Auch die Bemühungen einiger Religionen, mit dem Tod die Exkulpierung (Schuldvergebung) zu verbinden, ist – psychologisch betrachtet – dann ein kräftiges Mittel, den Tod akzeptabel zu machen. – Endlich ist überall, wo man statt des Wortes »wahr« das Wort »nützlich« einsetzt, wie es in manchen Demokratien der Fall ist, das Bestreben nicht ausgeschlossen, die Furchtbarkeit der Wahrheit durch die mildere Form der Nützlichkeit zu ersetzen. Dasselbe muß beachtet werden, wo jemand das Wahrheitsstreben dadurch zu mildern bestrebt ist, daß er nur ein Stück, aber nicht die ganze Wahrheit suchen will. Ähnliches kann man bemerken, wenn die Güte an Stelle der Gerechtigkeit zu setzen versucht wird.

Drei Teile sind bei einer neuen Lehre vom Tode zu bearbeiten:

1. Die Solidarität der Tode, derzufolge Töten und Sterben einander fordern und halten.

2. Die Betrachtung des Todes bestimmter Menschen. Diese kann enthalten: a) Fälle der klinischen Beobachtung, b) besondere Leute, die wir kannten, c) Leute, die wir nicht kannten, d) die Beurteilung künftiger, mehr oder weniger wahrscheinlicher, jedoch zeitlich nicht genau bestimmbarer Todesfälle.

Wenn bestimmte Fälle interpretiert worden sind, so wird

3. auch durch Verallgemeinerung und freie Spekulation der Sinn des Todes überhaupt zu erörtern sein.

An jedem dieser drei Teile ist dann auch der Anteil der nützlichen Verdrängung sowohl als auch der nützlichen Bewußtmachung zu behandeln.

Sterben kann man nur sozusagen freiwillig, wenn man einsieht, daß andere, Nachfolgende etwas tun können, was man selbst nicht mehr tun kann, weil das noch zu Tuende von diesen in ihrem noch nicht abgelebten Leben zu tun ist. Z. B. gibt es Dinge, die an ein bestimmtes Alter gebunden sind, das oft der Sterbende nicht, wohl aber der Überlebende hat oder erwartet. Zu den vielleicht in den nächsten hundert Jahren noch zu tuenden Dingen gehört das Verhältnis von Magie und Wissenschaft. Es hat sich in meiner Lebenszeit herausgestellt, daß dieses Verhältnis nicht geklärt und erledigt ist, wie man

eine Zeitlang gemeint hat. Man kann unter Rückgriff auf die Wortentstehung bei der Magie an die Macht denken, so wie man bei der Wissenschaft an deren Objektivität denken kann und gedacht hat. Es zeigt sich, daß die Objektivitätstheorie der Wissenschaft nicht zulangt oder falsch ist. Und es zeigt sich auch, daß die Macht der Wissenschaft nicht nur oder nicht aus ihrer Objektivität stammt. Vielleicht in tausend Jahren werden die Verhältnisse der sogenannten Gesellschaft, also das Verhältnis der Menschen untereinander, gefördert werden. Wenn nämlich die Rolle, welche Geld und Besitz dabei spielen, deutlicher wird. Die dritte der erst in einem späteren Zeitpunkt zu lösenden Fragen ist dann die Aufgabe der Staaten dabei. Mehrere, vielleicht viele tausend Jahre werden nach dem Tod der jetzt Lebenden zu Tage bringen, welche Rolle in den Staaten die Kriege, das Nationale und dergleichen spielen. Es ist nicht gesagt, daß diese Beispiele für Zukunftsaufgaben die einzigen sind. Gemeinsam ist nur, daß ein gewisser Fortschritt optimistisch erwartet wird, so daß in diesen Gebieten oder Sphären nicht angenommen werde, daß das Gleiche sich immer wiederhole, sondern eine historische Entwicklung stattfinde. Wenn, z. B., der Begriff des Umgangs sich auch auf Nahrung erstreckt, dann ist denkbar, daß der Umgang mit sogenanntem Unbelebten, mit Pflanzen und Tieren, ein anderer wird, als er es heute ist. Auch könnte, unter Mitwirkung der Technik, der Umgang mit anderen Planeten sich ändern und nach den Planeten die Umgangsart mit ferneren und fernsten Gestirnen eine andere werden. Diese Umgangsart würde mit der Astrologie eine Ähnlichkeit, aber auch eine Verschiedenheit aufweisen, woraus sich ergeben würde, daß die Technik eine Art von Astrologie und die Astrologie eine frühere Art der Technik ist.
Die letzten Gedanken könnten im Augenblick phantastische, aber darum nicht unrealisierbare sein. Eben darum gehören sie in eine Überlegung über Tod und Sterben.*

Eines Nachts träumte mir, Kurt Schneider rate jemandem, immer etwas ganz Entschiedenes zu sagen, und zwar mit Rücksicht auf die spätere Kritik; denn bei dieser halte man sich nicht an die Richtigkeit, sondern an die Entschiedenheit der Aussage.
In der nachfolgenden Reflexion mißbilligte ich diese Begründung aus dem vermuteten Aussehen der Nachrede. Da es nicht auf diese Nachrede, sondern auf die Wahrheit ankommt. Diese Reflexion stammt aus meinen Überlegungen über den Tod, weil ich die Rück-

sicht auf die Nachrede nach dem Tod als eine Verdrängung des Nichtmehrdaseins zu deuten bestrebt bin. Ebenso ist die Absicht für den Nachruhm verständlich, aber nicht zu billigen als eine Bindung an die Kategorie der Zukunft, damit der Zeit. Wenn dies zutrifft, dann ist auch der Hinblick auf die Vergangenheit nicht zulässig, wie er etwa in einem Ausdrucke wie »zurück...« unzulässig ist; z.B. wie er versucht wird in den Schlagworten »zurück zu Kant«, »zurück zu Marx«. Insofern hat der Tod am meisten mit der Gegenwart zu tun. Weder die Zukunft noch die Vergangenheit kommen darin der Gegenwart gleich. Denn nur die Gegenwart hat jenes Moment der Entscheidung in sich, welches weder der unbekannten Zukunft noch der bekannten Vergangenheit innewohnt.
Es kommt dabei auch in Betracht, daß nur die gegenwärtige Entscheidung sowohl die Anklammerung an die Traditionen wie auch den Sprung ins Nichts der Zukunft verhindert. Diese Einstellung zur gegenwärtigen Entscheidung bringt eine bestimmte Situation ins Denken. Man kann das beispielsweise sehr deutlich an der Einstellung zum Kriege, die jetzt den wehrfähigen jungen Männern auferlegt ist, beobachten. Diese gegenwärtigen Deutschen wollen nicht wissen, ob sie sich opfern sollen oder nicht, sondern sie wollen wissen, wofür ihnen das Opfer zugemutet wird. Nur unter dieser Bedingung sind sie bereit, ein Opfer zu bringen, nicht aber durch den Anschluß an eine Ideologie, welche der Vorzeit angehört, und nicht an eine situationslose und darum unbekannte Zukunft. Wenn dieses Opfer das des eigenen Lebens sein sollte, so ist nicht diese als Größe beurteilte Eigenschaft maßgebend, sondern die Freiheit der Entscheidung beruht auf der Erkenntnis eben des Wofür. Dieser Mensch ist dann nicht mehr in dem Sinne verdummungsfähig, daß er auf das Wofür der Situation entsprechend verzichtet.

Es ist nicht so, daß die richtige Einteilung in gesunde und kranke Menschen die Klärung herbeiführt. Wenn nun auch die sogenannten Gesunden krank sind, dann ist dieselbe Uniformität unter den Menschen hergestellt, welche auch in dem Satz »Alle Menschen sind sterblich« ausgedrückt ist. Dann kommt es also nicht darauf an, die Krankheiten richtig einzuteilen, sondern etwa die Konflikte und Gegensätze, welche die Menschen auseinandertrennen, zu finden. In diesem Falle also kann man sagen, alle Menschen hätten Neurosen oder: die Welt sei krank. Die Gegensätze, die im Augenblick benennbar sind, sind etwa die folgenden: Faschist und Antifaschist

oder Ost und West u.s.w. Diese Gegensätze können beurteilt werden etwa im Sinne der psychischen Verdrängung, wobei also jeder Faschist in seinem Unbewußten als Antifaschist, jeder Ostler in seinem Unbewußten als Westler beschrieben wird, auch behandelt werden könnte und dabei als Neurotiker betrachtet werden muß oder kann; und umgekehrt.
Zweitens: Es wäre angenehm, wenn man nur die Fremden oder die Zahlenden anzuschwindeln brauchte. In dem Augenblick, wo sich kein Unterschied mehr zwischen Nahe- und Fernstehenden geltend macht, wo auch begriffen wäre, daß Zahlen und Bezahltwerden auf Gegenseitigkeit beruhen würde, also der Zahlende dadurch der Empfangende wird, daß der Einnehmende etwa in der Form eines Opfers auch der Zahlende ist, in diesem Augenblick verschwände auch der Begriff des Fremden – etwa in der Politik – in dem Maße, in dem Weltbürger auftauchen.
Das dritte Thema ist dann der Ersatz des Geldes durch eine andere Solidarität, für die wir bisher allein die Solidarität des Todes finden konnten. Wenn dann der Tod als Bedingung des Lebens oder wenn Gegenseitigkeit als ein Ausdruck der Liebe erkannt wird, dann hat die Solidarität des Todes zugleich diese umfassenderen Bedeutungen. Dann würde nämlich Tod mit Leben, Liebe zusammen die Grundregel sein, nach der wir Ordnungen aussprechen können.
Die Ordnung, welche sich auf diesem Gebiete anbietet, ist die Euthanasie, verstanden als die ärztliche Hilfe zur Entdeckung des Sinnes der Krankheit auf dem Wege zur Bestimmung eines Menschen. In dieser Arbeit kommt es also weder auf eine Verallgemeinerung, etwa des biologischen oder anthropologischen Sinnes aller Menschen an, noch auf die Bestimmung der Individualität. Beides wird in den meisten Fällen beteiligt sein, wenn auch in ungleichem Mischungsverhältnis. Übereinstimmend in allen Fällen ist nur der Weg der Euthanasie. Aber darin liegt noch keine Individualisierung und keine Generalisierung.
Alles hier Gesagte gilt auch für den Tod selbst. Daß es sich um keine begriffliche Definition handeln kann, sondern um eine Verbindung von Denken und Handeln, wenn man will: um eine Einstellung, geht aus dem Wort »Euthanasie« hervor, welches ja sowohl ein Handeln wie auch einen Gedanken einschließt. Die Menschen unterscheiden sich etwa nach ihrer Einstellung zum Sterben in solche, welche vom Sterben möglichst viel zu erfahren wünschen, und solche, welche möglichst wenig davon wissen wollen (wie etwa die

Redensart mancher Leute von einem »schönen Tod« besagt, worunter ein rascher und möglichst erlebnisarmer Vorgang verstanden wird).

Religionsgeschichtlich wird ein solcher Unterschied auch für theologische und lehrbare Unterscheidungen bemerkbar. Z.B. scheinen die aristokratischen jüdischen Sadduzäer ein Leben nach dem Tode geleugnet zu haben, während in pharisäischen Kreisen, zu denen auch Paulus seinen Vater und sich zählt, Auferstehungs-, Engels- und Geistglaube vereinigt waren zu Anschauungen, welche dem werdenden Christentum näher standen. Es ist fraglich geblieben, ob der Gottesglaube und der Auferstehungsglaube einander fordern.

Wenn der Tod eine moralische Sache ist, dann ist er deswegen noch kein Opfer, sondern ein Mittel. Ein Opfer kann aber ein Mittel zum Zwecke einer »Euthanasie« sein, also einer Verschönerung, die dem persönlichen Tod eine Art von Weihe geben soll. Damit ist noch nicht ausgeschlossen, daß der Tod einen Zweck hat, und auch einen Zweck, der als Schuld empfunden werden kann, z.B., der Schuld, sich den Aufgaben entziehen zu wollen. Dazu paßt dann, was auch ein Dichter wie Rilke erwogen zu haben scheint, daß jedermann seinen eigenen Tod stirbt, und dazu paßt auch meine eigene Lehre, daß der Tod nicht nur etwas schicksalmäßig Empfangenes, sondern noch mehr etwas Gemachtes, also durch dieses Machen seinen Sinn Empfangendes sei.

Im Traum träumte mir, daß mein Nacktsein (bei großer Hitze) eigentlich schon mein Todsein sei. In der Reflexion über diesen Traum fällt mir ein, daß die Engländer immer angezogen sind, während die Kontinentalen ihre Wahrhaftigkeit in ihrer Nacktheit finden. Ich möchte wohl wissen, wie die Engländer ihre Leichen bestatten, und ob sie dabei, wie die Deutschen, an das Nacktsein denken, und wie wir daran denken, daß wir nicht nur nackt zur Welt gekommen sind, sondern sie auch nackt verlassen. Auch sind Ausdrücke wie »nackte Wahrheit« oder »nackte Tatsachen«, der Hang zum Rasieren eine ursprünglich kontinentale Tendenz. Ich verzichte darauf, der Bedeutung der Schminke, der Brillen und der Löcher vorne in den Schuhen nachzugehen und diese Verhältnisse auf das Verhältnis der Geschlechter zurückzuführen. Gewiß ist nur, daß die Nacktheit und die Bedeckung derselben ebenso polar und ambivalent gebaut sind wie das Verhältnis zum Tod und zur Nacktheit, das hier untersucht wird.

Man hat den irdischen Tod oftmals, und wahrscheinlich vom biologischen Gesichtspunkt aus, als »Zerstörung« charakterisiert. Aus allem Bisherigen geht hervor, daß ich diese Vorstellung nicht habe und im besten Falle von einer »Selbstzerstörung« spreche, namentlich deswegen, weil ich ihn nur als einen persönlichen Akt erfahre, und das Destruktive nicht nur in ihm sehe, sondern in allen möglichen anderen Akten. Auch z. B. in der Lehre oder Erziehung, wenn wir das erstreben müssen, was uns schadet, etwa daß andere womöglich ebenso klug und ebenso tüchtig werden wie wir, ja selbst uns ⟨*zu*⟩vorkommen. – Ein gutes Beispiel ist die Intelligenz der Juden, der wir nacheifern, die aber nur ihnen in ihrem Daseinskampf oft so nützlich ist; so im Aushalten der Ungerechtigkeit, etwa im Sinne des Wortes: »Herr, vergib ihnen, denn sie wissen nicht, was sie tun!« – Trotzdem kommt auch bei den Juden das Beste zum Vorschein, wenn sie nicht ihre Intelligenz, sondern ihr Gefühl sprechen lassen können. Wie man die besondere Intelligenzbegabung der Juden erklärt, ist dann gleichgültig; etwa so, wie FREUD behauptet hat, diese Intelligenz habe sich entwickelt im Laufe der Zeit infolge des Bedürfnisses, den Mord an Moses zu verbergen. Oder so wie ich, daß sie zur Entwicklung dieser Intelligenz hingeleitet und gezwungen worden sind dadurch, daß JESUS dem Judas den Beutel überließ. In jedem Falle wird also diese Intelligenz als eine unter bestimmten Verhältnissen erworbene und nicht ursprüngliche Begabung angesprochen, wobei ich nicht bezweifle, daß Jesus, Petrus, Paulus und Johannes Juden waren. Wenn also die Intelligenz etwas mit der Destruktion zu schaffen hat und wenn der Tod auch etwas destruieren sollte, dann hat die Intelligenz etwas mit dem Tode zu tun, was zu meiner Auffassung der Intelligenz stimmt. Immer halte ich die Intelligenz für etwas Gewordenes.

Je mehr ich vom Tode verstehe, ⟨*um*⟩ so weniger verstehe ich von den Erscheinungen des Lebens. Wenn das richtig ist, dann werden auch die sogenannten Alterserscheinungen als darauf beruhend erklärlicher werden: wie, z. B., der Geiz, die Pedanterie, die Langsamkeit, die Starrheit, die Wiederholung, auch das sogenannte »Kindischwerden«. Der alte GOETHE hat einmal gesagt, der geistige Mensch könne sich nicht vorstellen, daß die Sachen nach dem Tode nicht weitergehen. Welche Sachen sind das eigentlich? Offenbar diejenigen, die der geistige Mensch als geistig bezeichnet.

Das Thema »Tod« ist im übrigen selbst nur ein vorzügliches Beispiel für den Umgang mit dem Unerforschlichen, welches als persönliche

Unzulänglichkeit oder als Neugier oder als eben das Geistige eines Denkenden, der die Grenzen seines Wissens erkennt, benannt wird. Im übrigen ist das, was man wissen will, so verstrickt ins Tun, daß wir meistens den Gegenstand nur dann erkennen, wenn wir mit ihm handeln, und das heißt: im Umgang. Ob dieser Umgang auch dann ein Vollzug oder fertig wird, bleibt auch wieder eine offene Frage. Es ist nicht so, daß wir das, womit wir umgehen, auch ganz verstehen; und doch sind Umgang und Handeln eine Annäherung, die auf keine andere Weise erzielbar ist.

Daher kommt wohl auch, daß ein Aberglaube dem Unglauben vorzuziehen ist oder, wie wieder der alte GOETHE einmal gesagt hat, »es besser ist, das Falsche zu glauben als das Wahre anzuzweifeln«. Der Kampf gegen Astrologie und anderen Aberglauben ist als negativer besser als der Nihilismus, aber schlechter als der Kampf gegen die Wahrheit. In dieser Klemme sind die Denkenden (Rationalen, Intellektuellen) unvermeidlich immer. Sie müssen gleichsam nach zwei Seiten kämpfen, einerseits gegen den Unsinn, andererseits gegen den Vorwurf, sie wüßten es auch nicht besser.

Wenn ich meine eigene Erfahrung heranziehe, so ergibt sie, daß 1. meine Nächsten mich und ich meine Nächsten umbringe, 2. daß nach diesen Nächsten meine Schüler, Kollegen und Zunftgenossen mit mir in diesem Verhältnis stehen, und 3. daß die geschichtliche Lage, die man unter dem Begriff der Historie oder Politik als nicht biographisch so nahe begreift, in diesem Verhältnis steht. Wenn nun Sterben, und das heißt Leben, gleich Töten ist, dann ist auch der Tod selbst die Sühne, d. h., daß dem Tod nicht nur ein Aufhören und Verschwinden zukommt, sondern daß er weniger als Strafe als vielmehr als Ausgleich begriffen wird. Und daß der Sinn des Wortes »Der Tod ist der Sünde Sold« nicht nur als Strafe, sondern eben als sühneartiger Ausgleich begriffen wird. Denn die Überlegenheit der Sühne über die Strafe ist nicht nur eine rechenhafte Befriedigung des Talion, die auch der Rache zukäme, sondern ein Begriff von Gegenseitigkeit.

Die Anregung zu einer Wissenschaft vom Tode ist insoferne keine Neuigkeit, als auf den Anatomien früher oft das Wort stand: Vivos mortui docent. Es ist aber eine neuere Begründung notwendig, wenn die begriffssystematische Voraussetzung der Medizin eine anthropologische sein wird oder ist. Zu dieser gehört, außer der Anregung zu einer Wissenschaft vom Tode, nunmehr auch die Einführung des Subjektes und die Unterscheidung des Ontischen und Pathischen.

Auch die Verständigung darüber, daß die Medizin eine Art von Euthanasie sein müßte und statt dessen lang genug eine Kakothanasie war, ist noch kein eigentlicher Plan. Wenn zum Beispiel die Tiefenpsychologie klarmacht, daß Todeswünsche gegen sich und andere mit Lebenswünschen in der Seele verbunden sind, dann kommt es darauf an, daß diese Koppelung nicht als Erschwerung, sondern als Erleichterung des Daseins wirksam ist. Das wird der Fall sein, wenn die im Regelfall im Unbewußten durch Verdrängung beheimateten Todeswünsche nicht nur zu deren Bejahung, sondern auch zu deren Bagatellisierung herangezogen werden. Wenn ich, z.B., kürzlich träumte, Gerhart Hauptmann (den ich übrigens nie für einen großen Dichter gehalten habe) habe vertreten, daß es keine moralischen Todesursachen gäbe, sondern daß bestimmte Körperbewegungen die Ursachen des Todes seien, so ist dieser Traum eine Ironie auf die Feststellungen der Bakteriologie oder der Polizei. (Eine ähnliche Ironie wird dann bei jemandem, den ich für einen großen Dichter halte, nämlich GOETHE, offenbar, wenn er, z.B., sagt, daß die, welche sich nicht zum Besten halten können, nicht die Besten sind, oder, wenn er den Vorwurf, er sei kein Christ, abwehrt mit der Bemerkung, er habe doch das Gretchen hinrichten und die Ottilie verhungern lassen, ob das nicht christlich genug sei.) Immer ist es die Einsicht, daß wir, indem wir sterben, auch töten, welche in solcher Selbstironie sowohl festgestellt wie auch ironisiert wird, so daß das Pathos des Opfers abfällt.

Daß wir Menschen zum Opfer nicht befähigt sind, erkennt man am leichtesten an der Unmöglichkeit, Feindesliebe zu praktizieren. Damit ist nicht gesagt, daß nicht auch die Feindesliebe ein allerdings unerreichbares Ziel sei. Es ist aber nützlich zu erkennen, daß die zur Erkenntnis kommenden Fälle von Feindesliebe ein Schwindel sind, und, wenn von der Würde des Menschen die Rede ist, dann wäre der Schwindel als seiner unwürdig zu begreifen.

Man kann den Tod im Bewußtsein nur mit einem bestimmten Motiv wünschen, z.B., daß diese Qualen nicht länger zu ertragen seien, weil man annimmt, daß sie dann aufhören. Wenn dann, wie in einer BACH'schen Kantate, gesungen wird: »Schlage doch, ersehnte Stunde!«, ist das wohl eine künstlerisch-erhöhte Stimmung, aber kein unmittelbarer Todeswunsch. Ein Vorgänger von mir faßte seine Antwort auf körperliche Schmerzen in dem Ausruf zusammen: »Je eher, je lieber!«

Todeswünsche gehören mit der Furcht vor dem Sterben auch so

zusammen, wie Haß und Liebe zusammengehören und nicht nur ein Widerspruch sind (s. o.).

Ferner ist zu bedenken, daß man mit Wünschen und Befürchtungen nicht nur sich selber, sondern auch die Überlebenden trifft. Man muß also, um eine vollständige Beschreibung zu erzielen, bedenken, daß das Ich mit seinem Tode auch die Befürchtungen und Wünsche anderer Menschen trifft.

In einer der vorhergehenden Nächte fiel mir ein, daß auch ich eine Lebensversicherung habe, also, als ich sie aufnahm, darüber andere Gedanken hatte und den Widerspruch nicht dachte, der zwischen dem Versicherungsprinzip einerseits und andererseits der Verlagerung des Todes in ein Gebiet, in dem es keine Versicherung gibt, besteht. Dieser Widerspruch scheint zu bekunden, daß das Denken über den Tod neuartig wirken kann und eine Bestätigung dafür zu sein scheint, daß in jeder Zeit wahrscheinlich also eine beständige Neigung zur Verdrängung des Themas besteht, so daß weithin das Sprechen vom Tode als unerfreulich betrachtet wird und eine Erleichterung des Daseins durch solches Sprechen inzwischen erfahren sein muß. In China gehört der Sarg zum Brautgut, das zur Hochzeit mitgebracht wird. Es ist bei Jean Paul SARTRE zu bemerken, daß er zu jener Zeit, als er sich als Philosoph verhielt, dem Sein das Nichts gegenüberstellte (»L'être et le néant«), während er, als er sich gleich hernach als Dichter verhielt (z. B. in dem Film »Les jeux sont faits«), statt dessen dem Leben den Tod gegenüberstellte. Ähnlich wirkte die Einführung des Todes in meiner »Medizinischen Anthropologie« zunächst als das Pathische und die Einführung des Subjektes. Und inzwischen, nachdem solche systematischen Begriffsbildungen, wie sie zur Findung des Sinnes der Krankheiten nötig sind, aufgestellt wurden, kann ihnen die Einführung des Todes folgen. (Dies ist eine andere Deutung als die der dualistischen Spaltung der Begriffe aus der Geschlechtlichkeit, wie sie dort an einer Stelle erwogen werden.) Wenn andererseits der Ödipus- und Chronoskomplex als Grundstrukturen im Sinne der Selbstbehauptung verstanden werden, dann sind diese beiden Strukturen auch in der Beziehung zu erwägen, daß mit ihrem Untergang auch eine Fremderhaltung gegeben ist; zum Beispiel bedeutet in diesem Sinne auch mein Tod das Leben der anderen, von dem er nicht zu trennen ist, insofern, als mein Leben den Tod der anderen, aber auch das Leben der anderen meinen Tod voraussetzt.

Je weiter diese Arbeit über den Tod fortschreitet, um so mehr merke ich eine Abneigung gegen ihr Thema. Ich versuche, einige Gedanken darüber zu Worte zu bringen. Einer davon ist, daß Sterben auch bedeuten könnte soviel wie Lossagung vom Persönlichen, also Entichung sowie Entduung, wenn diese undeutschen Worte erlaubt sind. Daß unser gemeinsamer Fehler ein Übergewicht des Ich zu sein scheint (vor 30 Jahren wurde ein Buch geschrieben »Bewußtsein als Verhängnis«, dessen Verfasser sich kurz nachher das Leben nahm). So ist dieses Unternehmen auf dem Wege zu einer Heilsamkeit, auf dem auch die Entichung liegen wird.

Diese Art der Therapie hat dann auch eine innige Beziehung zu dem, was ich »gesundmachende Verdrängung« nenne. Für diese gibt es noch andere Gründe. Mehr logischer Art ist z. B. ein Satz wie der: »Was man nicht weiß, weiß man nicht«; dann aber auch die Einsicht, es sei eine Absurdität, als Lebender vom Tode zu sprechen, lebend vom Sterben zu sprechen. Ebenso ist es unverständlich wie der Tod, daß das Leben immerfort bejaht wird. Karoline Schlegel schrieb einmal (ich glaube, schon an Schelling), daß bei ihr das Lächeln dicht bei der Not sei. Auch zieht sich bei Todesgedanken sehr leicht der Aberglaube an; z. B. kenne ich aus eigener Erfahrung die abergläubische Vorstellung, daß der Tod zu einem bestimmten Datum eintreten werde, wofür weder Ursachen noch Gründe, sondern eben nur abergläubische Gedanken anzuschuldigen sind.

Wenn, wie wir von Freud gehört haben, ⟨*daß*⟩ die Religion Ersatz einer Neurose oder die Neurose eine Art von Besessenheit wahnhafter Art ist, dann fragt sich, welche Seite der Religionen hier gemeint ist. Freud war in »Totem und Tabu« (1914), in »Die Zukunft einer Illusion« (1927) und in seinem letzten Buch über den »Mann Moses« (1938) besessen von dem Thema der Gottesidee. Es könnte aber sein, daß nicht die Gottesidee, sondern die Unsterblichkeit bei diesem allgemeinen Urteil über die Religion wichtig gewesen wäre.

Z. B. wäre die Selbstzerstörung, von der – sensationell genug – die Rede ist, ein Versuch zur Unsterblichkeit. Auch die Frage ⟨*wäre*⟩ zu bejahen, ob der Triebverzicht, der in Freuds psychoanalytischen Äußerungen eine solche Rolle spielt, gar nichts anderes bedeutet als das, was in den Religionen die Askese bedeutet hat, so daß Triebverzicht und Askese Versuche zur Unsterblichkeit sind. Noch zwei andere Argumente hierfür seien genannt: 1. daß Freud den ungeistigen Tod an einem Kiefersarkom erlitt, 2. daß er in seinem letzten Buche zwar die Charaktereigentümlichkeit der Juden (obwohl er sich in seiner Wissenschaft für Charaktereigentümlichkeiten nie besonders interessiert hat) zu erklären meint, aber die Sonderstellung und Haltung der jüdischen Rasse von ihm als ihm unverständliches Rätsel bezeichnet wird; auch dieses Rätsel löst sich, wenn das Überleben der Rasse bedingt ist durch einen Versuch zur Unsterblichkeit.

Es ist möglich, daß der Unterschied der jüdischen und der christlichen Religion sich darin äußert, daß jene nicht etwas besitzt, was diese besitzt, nämlich die Vorstellung einer Trinität. Wenn es jüdisch ist, den Intellekt, die Rationalität, die Spiritualität, die Geistigkeit, die Wissenschaft zu lieben und vorzugsweise zu können, so mag dabei immerhin, wie früher angedeutet, das Verhalten Christi und der Christen zu den Juden eine Rolle gespielt haben. Aber in der Trinität äußern sich auch andere Gedanken.

Die Trinität ist, z. B., ein antilogischer, kein logischer Gedanke, dessen Anwendung zum Beispiel darin liegt, daß Vater, Mutter und Kind zusammengehören, ferner daß im christlichen Dogma Gott, Christus und der Heilige Geist verbunden sind, wobei eine gewisse Vermännlichung, nämlich in Westeuropa, hervorgetreten ist. Immerhin muß ich hier eine Anekdote erwähnen, die mir ein katholischer Theologe erzählt hat. Er fragte einen neapolitanischen Fischhändler, was er sich unter der Trinität vorstelle und bekam zur Antwort: »Il Dio, la Madonna e il Santo Januario« (Gott, die Muttergottes und der Schutzheilige von Neapel). Auch der Gegensatz von Bewußtmachen, Unbewußtmachen (Verdrängen) und Heilen kann als Anwendung antilogischer Art betrachtet werden; ebenso müssen wir die antike Lehre von der Zusammensetzung des Menschen aus Körper, Seele und Geist hier erwähnen.

Die wesentlich nicht denkerische, sondern wesentlich praktische Art der Wahrheit, welche zur Zeit zu einer Vorzugsstellung der Seele führt, kommt auch in Folgendem zum Ausdruck: Wenn ich, z. B., behaupte, daß bei jedem Tod Umbringende und Umgebrachte wirken, so ist das nicht die Folge eines Naturgesetzes, sondern eines Versuches zu exkulpieren. Eine Schuldfrage stellt sich ein, weil sie früher war. Ebenso sind Naturbegriffe, wenn sie als gedachte Gesetze ausgesprochen werden, entsprungen aus logophaner Ursprünglichkeit, d. h., es haftet sich solchen Gedanken ein verräterischer Rest von Gefühlen an, und dies zeigt, daß kein Sosein, sondern ein in Gefühlen deutlicheres Motiv vorlag, ein Motiv, das mit Schuld etwas zu tun hat.

Wenn das Thema Tod eigentlich nur als Leben nach dem Tod, und dieses nur als ein Thema der Religion (nicht als ein Thema des besonderen Gottesglaubens) behandelt werden kann, dann ist es auch nicht möglich, von hier aus das ganze Thema der Religion aufzurollen, die ja das bekannte Thema der Lebenswelt mit umfassen soll und dann auch eine Frage, die in der Politik auftauchen kann, betreffen sollte. Das Opfer des Lebens z.B. gehört dann auch zu den religions-politischen Fragen. Wenn ferner die Technik zu den Bedingungen der Organisation in der Welt gehört, so ist das Thema der Technik und der Organisation einer Lebensordnung gleichfalls ein religiöses Problem. Kurzum: Jedes Handeln und jedes Denken kann einbezogen werden in die Frage »gut oder böse«, und damit in den Sinn dessen, was wir hier nicht Ethik, sondern Religion nennen. Daraus folgt für mich, daß das Essen vom Baum des Lebens nicht bedeutet, daß wir »scientes bonum et malum« würden, sondern daß dieses Wort ironisch zu nehmen ist, weil wir zwar leben, als ob wir gut und böse unterscheiden könnten, aber dadurch noch nicht gleichsam wie Gott würden.

Je länger ich über den Tod spreche oder schreibe, um so mehr wird mir klar, daß ich nichts Neues über ihn sagen kann, weil ich nichts weiß. Ich kann also nur sagen, daß das, was andere über den Tod aussagen, aus keinem Wissen stammt. Und das ist zu wenig. Es kommt beim Lebensabschluß nicht darauf an, daß jemand gewisse Vorstellungen vom Leben oder Nichtleben nach dem Tod hat, sondern darauf, ob er der Empfindung der Dankbarkeit, der Hoffnung, der Neidlosigkeit und der Unbedürftigkeit, etwas zu wissen, fähig ist. Im Leben aber gibt es offenbar richtige und falsche Interpretationen. Und die Interpretation, welche mir jetzt ⟨*als*⟩ die einzig mögliche und zugleich gegenwärtig dringliche erscheint, ist die durch den Tod dieses Lebens. Und dabei bemerken wir doch große Unterscheidungen; zum Beispiel des Alters, der Art des Sterbens, der Todesursachen und der Vorstellungen über ein Leben nach dem Tode; ferner: Zeitgenossen, die wir kannten, solche, die wir nicht kannten, früher Verstorbene, die wir alle nicht gekannt haben u.s.w. Man kann auch für oder gegen die Todesstrafe sein; ich bin auch gegen Schießen und Töten. Dann ist auch in der Form der Dichtung als Tragödie manches von alledem entwickelt worden. Zum Tode eines einzelnen Mitmenschen kann man sich mit oder ohne Mitgefühl einstellen. NAPOLEON soll einmal zu jemand, der in seiner

Bedürftigkeit sich äußerte: »Mais il faut, que je vive!« gesagt haben: »Nous n' avons pas la nécessité!« Wenn man die Interpretation eines Lebens vom Tode aus versucht, muß man sich vorher klarmachen, daß diese Interpretation nur ein Beispiel von dem Interpretieren überhaupt ist. Erst dann wird man Zeitpunkt, Ursache überhaupt als Interpretationsaufgabe richtig nehmen. Auch die Allgemeinheiten über den Tod sind nur verwertbar, wenn der Tod nur ein Beispiel ist. Versuchen wir den Zeitpunkt ins Auge zu fassen, so ist er brauchbar als Interpretationsmittel, wenn erst dadurch eine Biographie Hand und Fuß bekommt, indem, z. B., der frühe Tod eines Säuglings und der Alterstod bedeutsam sind für ein ganzes Leben. So erklärt sich die Lehre des PARACELSUS, daß alle Leben gleich lang dauern und in den Sternen oder der Konstitution geschrieben sei, daß ein Mensch in der Stunde der Geburt zugeschrieben bekomme, wann er sterbe. So auch jene Verallgemeinerungen, daß alle Menschen sterblich seien, oder daß alle Menschen in der Stunde des Gerichts gewogen werden. So auch, daß der Augenblick des Todes verborgen bleibt. Ähnlich wird es mit der Lokalisation der Krankheiten und mit der Bestimmung der Todesursachen stehen. Insoferne nämlich die Todesursachen in einem schreienden Mißverhältnis zu der Wirklichkeit stehen. Unfall, Kriegsverletzungen, Selbsttötung sind Vorstellungen, die nicht davon absehen, daß ein Mensch, der stirbt oder sich tötet, auch andere Menschen dadurch betrifft, z. B. Kinder und Frau. Die Verallgemeinerung besteht dann nicht darin, daß alle Menschen sterblich sind, sondern darin, daß der Tod kein individuelles Ereignis ist, sondern ein, wenn man will, soziales oder kollektives, was ich früher mit der These der Solidarität des Todes auszudrücken versucht habe. Dasselbe erscheint in mehr sittlicher Weise in der Vorstellung, daß wir im Jenseits, sei es Himmel oder Hölle, nicht nur unsere Frauen, Kinder, Freunde, sondern auch Feinde wiedertreffen werden. Und daß damit auch das unlösbare, früher behandelte Thema der Feindesliebe ein neues Gesicht bekommt.

Es ist wahrscheinlich, daß es sich bei diesem Gesamtkomplex überhaupt nicht um bestimmte Vorstellungen handelt, sondern um Dankbarkeit, Hoffnung, Neidlosigkeit und, wenn uns Tugenden mehr wie Notwendigkeiten erscheinen sollten, um ein kleines Licht. Es sind nicht nur Tugenden, welche in dieser Art auf den Tod hinweisen, sondern auch Untugenden. Z. B. sagt mir eine Freundin, ihr Vater habe gesagt: »Ich gehe lieber in die Hölle anstatt in den Himmel, da ist es wärmer!«, oder ein Psychiater sagt mir, daß Schizophrene gesagt hätten, wenn sie, wie sie fürchteten, geisteskrank würden, würde es ja keine Hölle mehr geben, oder daß der Einbruch der Psychose der Versuchung Christi durch den Teufel zu vergleichen sei, der ihm die Macht über die Welt und über Tod und Leben anbiete, die sich dann als Ohnmacht enthüllt.

Es handelt sich, kann man sagen, nur um eine Wiederholung, die als Zwang sich aufdrängend von Freud als dämonisch bezeichnet wurde, vielleicht weil Freud als ewiger Jude (Ahasver) diesen Zwang selbst gehabt hat und nicht an die früher erwähnte Erhaltung des Judentums in der Welt gedacht hat. Es ist dann so, daß die Zwangsvorstellung des Todes mit dem Dämonischen, dem Ahasver usw., verglichen, in der Tat wieder eine Macht wurde. Simone de Beauvoir, die Freundin Sartres, hat einen Roman geschrieben »Alle Menschen sind sterblich«, in dem ein oberitalienischer Herzog während der Verteidigung seiner Stadt einen Trank von einem alten Weibe nimmt, der unsterblich macht. Dieser Herzog lebt heute noch nach 700 Jahren und ist dabei »todunglücklich«. Ein älteres deutsches Gegenstück ist der Mythos von Münchhausen. Es bleibt nichts anderes übrig, wenn man der Philosophie und Religion entsagt, als sich mit dem Tode zu beschäftigen.

Wahrscheinlich beruht es auf einem ähnlichen Verhältnis, wenn ich die Interpretation des Sinnes der Krankheiten vom Tod aus für möglich gehalten habe. Aber es gehört zu dieser Interpretation vom Tod aus die Einsicht, daß wir vom Tod nichts wissen, daß wir also vom Nichtwißbaren aus zu interpretieren suchen. Ähnlich wie ich schon früher bekundet habe, daß man zwar nicht die Gesundheit, sondern nur die Krankheit, diese aber von der Störung aus, also negativ definieren müsse. Oder wie die Einführung der Unzulänglichkeit in die Wissenschaft das einzige Mittel sei, die Wissenschaft aufrechtzuerhalten.

Bisher glaubte ich, daß zur Vorbereitung des Sterbens rückblickend die Dankbarkeit nötig sei; etwa im Sinne des Buches Hiob. Inzwischen habe ich erkannt, daß außer der Dankbarkeit auch die Hoffnung dazu gehört. Zwar weiß ich noch nicht, ob und wie diese beiden in der Zeit entgegengesetzten Tugenden zusammengehören. Doch weiß ich, daß sie insoferne zusammengehören, daß sie beide nicht ins Reich des Wissens, sondern in das der Wünsche gehören. Man kann das Mystik nennen. Wenn ich mich bei großer Wahlver-

wandtschaft und Verehrung doch von Freud immer mehr trenne, so finde ich auch, daß dieser Mann das Erkennen und Wissen allein gelten ließ; daher auch als Jude ein entschiedener Sadduzäer war. In der Abhandlung von 1915 »Zeitgemässes über Krieg und Tod« empfiehlt er zwar am Schluß das »Si vis vitam, para mortem«; er hat sich aber danach von diesem Wunsche wieder zurückgezogen und in seinem Schrifttum dann nichts mehr dafür getan. Immer war ihm die Erkenntnis lebenslang wichtig, die Mystik verdächtig.
Meine Frau sagte mir, daß sie weder ans Fegfeuer, noch an die Hölle glaube, sondern den Himmel sich so vorstelle, daß nichts Störendes dort vorkomme. Als ich sie fragte, ob im Himmel gefreit werde, antwortete sie mir: »Nein, aber ich will nicht, daß Du mich vergissest!« So ist es wohl, daß der Verzicht auf das Wissen den Widerspruch erlaubt, obwohl nicht ausdrücklich gutheißt. Auch Fragen wie die, wie Körper, Seele und Geist zusammenhängen und eins sind, stellen sich nicht mehr als intellektuelle, wo Wünsche regieren und nicht die Wissenschaft. Es ist dann einerlei und weder gefragt noch beantwortet, ob dann der Körper beim Sterben die Führung habe.
Es ist besser zu sagen, man habe sich amüsiert als, man sei ein Gerechter gewesen, wenn man begriffen hat, daß, wie Goethe sagt, die Besten nur die sind, welche sich zum Besten haben können. Heute höre ich, daß Carlyle das Buch Hiob als das größte Buch der Menschen bezeichnet habe, aber angedeutet habe, daß es nicht aus dem furchtbaren Ernst der Juden, sondern unter dem Einfluß der Grandezza der Araber entstanden sei, aus denen später die Mohammedaner hervorgingen. Der Tod ist gewiß eine ernste Sache, aber man kann diesen Ernst auch übertreiben und fällt dann ins Ideal des Nirwana zurück, das zwar einmal entdeckt werden mußte, aber nicht als beständige Wahrheit.
Den Selbstmord lehnen wir nicht ab, weil wir wissen, was er ist, sondern, weil wir argwöhnen oder zu ahnen glauben, daß nach ihm das Leben weitergeht im Fegfeuer oder in der Hölle bis zum Ende im Himmel. Denn die Probleme, so argwöhnen wir, wären lösbare gewesen, wenn man sich an ihnen versucht hätte.

Es ist einerlei, ob man am Körper oder an der Seele stirbt, wenn man nur stirbt. Es hat keinen Sinn, hier ein Verhältnis von Seele und Körper als Problem einzuführen, dessen Lösung die Voraussetzung wäre. Schwieriger ist die Neuigkeit der Solidarität des Todes, weil darüber bisher nicht nur weniger nachgedacht wurde, sondern weil, wenn sie besteht, wie ich mit Recht glaube, auch das Opfern gleich Töten ist. Daraus folgt nicht nur der mosaische Befehl: »Du sollst nicht töten!« sondern auch: »Du sollst nicht opfern, weder dich noch den anderen!« Auch die fanatischste Religion und der Terror enthalten dieses Gebot »Du sollst nicht töten!«. Wenn man nicht töten soll, darf man auch nichts Tötbares essen. Daraus folgt die noch nicht von der Technik bewältigte Frage, ob es möglich sei, zu leben, ohne zu essen. Man kann sie theoretisch so oder so lösen und sie auch als ein Motiv der Magersucht, des Erbrechens und der Appetitstörungen unterschieben und diese damit zu rechtfertigen suchen, wobei deutlich wird, daß bei jeder Neurose nicht nur die Beschreibung einer Krankheit, sondern auch die Beschreibung eines wertvollen Zieles möglich ist. Auch wäre dies dann nicht nur die Beschreibung einer Freiheit, sondern auch einer Notwendigkeit. Inzwischen wenn es gelingt, daß mit dem Heldenmut und der Todesverachtung Tod und Leben gleichgültig sind, wird auch das verhaßte Leiden aufhören. Ist das nicht eine List im Interesse des Lebens? Das kann nur entschieden werden in der Verschmelzung von Tod und Leben und nicht in gedanklicher Arbeit, sondern in einem Vollzuge.

Damit ist das meiste von dem gesagt, was über den Tod zu sagen wäre. Allerdings ist es auch die Voraussetzung, um andere Themen neu zu behandeln; z. B.: die Einheit des Verschiedenen oder das Charakteristische. Wir sträuben uns dagegen, das Charakteristische aus dem Graphologischen oder Physiognomischen oder Biologischen (Tests) abzuleiten. Trotzdem geschieht es im Alltag und in den Wissenschaften. Z. B. las ich vor einigen Tagen eine Abhandlung von Freud über Charaktertypen, freilich in seiner, nämlich der psychoanalytischen Arbeit. Er unterscheidet dort drei Typen und bezeichnet sie als »Die Ausnahmen«, als diejenigen, »Die am Erfolge scheitern«, und als »Die Verbrecher aus Schuldbewußtsein«. Ich würde sagen, daß jeder Mensch diesen drei »Typen« angehört, daß es sich auch diesmal im Grunde um keinen Typus handelt.

Ein weiteres Thema wäre Familie, Ehe, die Geschlechter. Ein weiteres Thema wäre das Geld, dazu der Begriff des Fremden und des Feindes. Ein weiteres der Wille, bei dem man die Grenzen, das Unwillkürliche und das Verhältnis von Wollen und Können behandeln wird. Zum Wollen gehört auch das Können und zum Können auch das Wollen. Im ganzen steht das Wollen im Schatten des Risikos und damit der pathischen Situation, welche darstellbar ist als das, was nicht ist, und nicht als das, was schon ist.*

Totenkulte

Sie werden hier als Zeugnis für die Einstellung zum Tode anderer Menschen behandelt. Die vollständigste Art scheint mir die freiwillige Witwenverbrennung in Indien, der Selbstmord bei Beleidigung und der Harakiribrauch in Japan zu sein. In diesen Fällen bekundet sich eine Solidarität des Todes.
Eine weniger vollständige Gegenseitigkeit erstreben dann der in China wohl besonders entwickelte Ahnen- und Totenkult. Weitere Abschwächungen zugunsten der Überlebenden sind dann die Begräbniszeremonien der Kirchen bis zu den traurigen Gesichtern der Überlebenden und der konventionellen Trauerhaltung in Gesicht und Kleidung. In diesem Augenblick der verflachenden Äußerlichkeit kann dann auch die Revolte einsetzen, die darin besteht, daß bestimmte, auch sonst als neurotisch beurteilte Personen sich weigern, auf Friedhöfe zu gehen und an Beerdigungen teilzunehmen. Die Deutung dieser Haltung ist dann die, daß die Ablehnung eine der Äußerlichkeit geltende sei. Allerdings ist diese Deutung davon bestimmt, daß das Symptom ein Symbol sei, daß das Symbol auf Unbewußtes hinweist und daß das Unbewußte radikaler sei. Dazu ist noch nicht nötig, den Radikalismus wertend höher zu stellen als den Kompromiß zwischen der radikalen Solidarität und der Anpassung der Überlebenden. Die Mahnung »Lasset die Toten die Toten begraben!« ist als Höherwert des Lebens über das Tote zugelassen. Es wird sich empfehlen, dieses, wie entgegengesetzte andere Worte, als Gelegenheitsäußerung in einer bestimmten Situation und nicht als Norm für alle Fälle anzunehmen. Z.B. würde mit der Gleichsetzung von Sterben und Töten die Unterscheidung von Ermordetem und Mörder und damit auch die Möglichkeit von Sitte und Recht verschwinden.

Sinn

Wenn der Sinn des Lebens der Tod ist, dann ist der Sinn des Todes das Leben. Übertreibungen, die auch darin bestehen können, daß man das eine ohne das andere ausspricht, sind vorgekommen. Die geschichtlich zunehmende Empfindlichkeit gegen das Töten, wie sie in Abschaffungen der Inquisition, der Todesstrafe oder des Krieges angestrebt wird, ist geschichtlich, namentlich seit der Aufklärung, nicht zu bezweifeln und, da sie, wie alles Geschichtliche, nicht rückschrittlich zu bewältigen ist, so folgt daraus, daß nicht nur die Bewertung des Lebens eine neue ist, sondern auch, daß die Bewertung des Todes eine neue ist. Man kann das auch so ausdrücken, daß man nun zu beginnen hat, Tod und Töten besser zu unterscheiden. Die Solidarität des Todes ist also keine Identität von Sterben und Töten. Wir machen den Vorschlag, daß dieses Problem theoretisch wie praktisch zu lösen sei, indem aus der Notwendigkeit des Sterbens keinerlei Recht zu töten herzuleiten sein wird. Die Notwendigkeit ist also keine Rechtsquelle. Und es kann das Notwendige (der sogenannte natürliche Tod) keine Freiheit oder Schuldlosigkeit begründen. Der Sinn also ist ein Streben oder Ziel, jedoch keine Gegebenheit.

Wenn der Sinn des Lebens der Tod ist und der Sinn des Todes das Leben, dann ist der Sinn der Krankheit beides: das Sterben sowohl wie ein Streben, zu überleben. Man kann also den Sinn der Krankheiten nicht aus dem Kampf zwischen Lebenstrieb und Todestrieb ableiten, als ob diese Triebe etwas Gegebenes oder Seiendes wären. Triebe dürfen sie nur so heißen, daß in ihnen etwas erstrebt wird.

Da es sich hier also nicht um eine Wirklichkeitswissenschaft und ihre Aufgabe handelt, sondern um eine Richtung, so bleibt nur noch für die Darstellung die Erörterung des Begriffes der Möglichkeit.

Möglichkeit

Die Vermutung, daß Möglichkeit und Wirklichkeit so zusammenhängen, daß nur das wirklich wird, was auch möglich ist, ist ein Grundirrtum der abendländischen Denkweise. Wenn Goethe sagt »Den liebe ich, der Unmögliches begehrt«, oder wenn die Wissenschaften des Abendlandes logisch vorauszusetzen scheinen, daß nur das Mögliche auch verwirklicht werden könne, so schalten sie bereits die Verwirklichung des Unmöglichen aus. Es wäre ein langer Weg, der aber auch mit einem Sprung zurückzulegen ist, bis zu dem Satz, daß *nur* das Unmögliche auch verwirklicht wird. Und doch ist die Wertschätzung des Paradoxen und Absurden in den Religionen und in der Antilogik ein Hinweis auf Vorformen dieses Satzes. Er gefährdet zwar die Wissenschaften, braucht sie aber nicht zu zerstören, vorausgesetzt, daß die Wissenschaften so wandlungsfähig sind, daß sie nach Überwindung des Kausalprinzips ihn in sich hineinnehmen. Dann wäre in der Wissenschaft deren Wahrheitsanspruch

zu retten, der bisher unversöhnt neben der religiösen Wahrheit und neben der Antilogik des Alltags existiert. Daß ungeborene Kinder, früh gestorbene Söhne und Töchter wirksamer sind als das, was erlebt, gesehen und getan wurde, ist nicht schwer zu verstehen. Hier aber handelt es sich nicht nur um einen solchen Gradunterschied (wirksamer), sondern um die radikale Behauptung, daß *nur* dies Nieerschienene und Nieverwirklichte wirksam sei.
Wenn es auch in unserer geläufigen Sprache wie ein Exzeß erscheint, so ist dieser Exzeß nicht nur als Anpassungsversuch, sondern als die voraussichtlich zunächst einzige Rettung und die einzige Wahrheit zu erkennen. Man braucht sich nicht in masochistischer Weise zu dem Galgen zu drängen, um eine solche Wahrheit zu erkennen, die als Wahrheit nicht achtet auf Folgen derselben. Zusammengefaßt ist also die Behauptung, daß wir das Unmögliche allein verwirklichen können, nicht mehr auflösbar in psychologischer oder philosophischer Weise.

Schmerz

Die Neuigkeit, welche über Schmerzen mitzuteilen ist, ist die, daß sie nach dem, was man das Leibniz-Freudsche Prinzip nennen kann (nach dem also, daß die Welt die beste von allen möglichen und der Traum ein Offenbarer von Gewünschtem ist) – diese Neuigkeit ist, daß Schmerzen zu dem Gewünschten gehören. Physiologisch ist es beim Jucken und Kratzen, psychologisch bei der nahen Verbindung von Schmerz und Lust, von Masochismus und Sadismus, von Liebe und Haß nicht selten zu beobachten, daß Schmerzlust auftaucht. Freilich ist noch ein weiter Weg von der Anerkennung der Schmerzlust als des Ursprünglichen und der Trennung von Schmerz und Lust als dem Sekundären bis zu der Erfahrung, daß nur die vom Schmerz gereinigte Lust und nur der von der Lust gereinigte Schmerz Wert und Ziel ausmacht. Man kann allerdings an namentlich niederen Tieren und auch an sogenannten primitiven Menschen ein älteres Datum der Schmerzlust feststellen. In der neueren Welt wäre diese Rückkehr zu einer Vorzeit oder dieses Hinabsteigen zu körperlichen und unbewußten Sphären zwar als Auskunft in hoffnungsloser Lage, aber nicht als Ziel und höherer Wert zu beurteilen. Wie man in diesem Fall auch urteile, so ist jene Neuigkeit, von der vorhin die Rede war, ein Mittel, um Erscheinungen zu verstehen und dadurch auch freundlicher zu beurteilen, statt sie zu verurteilen. Wenn ein Mensch seine glatte oder quergestreifte Muskulatur so krampfartig innerviert, daß dabei Schmerzen entstehen, so wollen wir dies künftig für ein Signal für eine verfehlte, obwohl mögliche Harmonie annehmen. Es ist dann so, daß der Schmerz die Fackel ist, welche eine gegebene, aber so nicht nötige Verirrung anzeigt.

Wenn man diesen Weg von der Einsicht in die Schmerzlust zu der Hellhörigkeit für ein Verhängnis und nicht für ein widriges Schicksal (wie etwa widrigen Wind) annimmt, dann bleibt zwar die Beseitigung der Schmerzen wünschenswert, aber der Weg zu dieser Beseitigung wird ein anderer, wenn das Willkommene im Schmerz begriffen wird. Dabei ist ein Unterschied zwischen Zahnschmerz, Wundschmerz, Bauchweh, Kopfweh, Herzschmerz und Seelenschmerz zu beachten und doch die Genialität der Sprache zu bewundern, die alles dieses mit dem Worte Schmerz vereint. Es kann also eine Zahnextraktion oder eine Massage der kürzeste Weg sein und doch dabei der Tiefsinn aller Schmerzen begriffen werden.

Es ist auffallend, daß Magengeschwüre, Arteriosklerosen, Hirntumore, biographisch wichtige Ereignisse, wie z. B. Verlust beim Tode naher Angehöriger, Kinderlosigkeit und dergl. bald mit Schmerz, bald ohne Schmerz verarbeitet werden. Überlegt man sich solche Fälle näher, so wird man meistens zu dem Ergebnis kommen, daß Schmerz erwünschter wäre als Schmerzlosigkeit. Weder Schmerzfreiheit noch Schmerzhaftigkeit sind als letztes Ziel anzuerkennen. Der körperliche Schmerz bekommt seine positive Farbe nur durch eine Spekulation, die man idealistisch schelten mag. Und das Nirwana der leidenschaftslosen Farbe will uns grau, nicht weiß erscheinen. Auch handelt es sich jetzt nicht mehr um eine wünschenswerte Lebenstechnik, sondern um das, was man vielleicht auch, um sich ihr zu entziehen, Wahrheit genannt hat. Eine eigentümliche Annäherung des urtümlichen Prinzips gegen den Schmerz an seine geistige Verwerfung begibt sich. Eine gemeinsame Bejahung jeder Art von Schmerzbekämpfung begibt sich. Es ist ein wenig so, als ob im Schmerz das Böse in allen Betrachtungsweisen und Umfassungen durch die Sprache sich zeigte.

Wir schließen mit einem Ausspruch von Theodor HAECKER, wonach, wer ganz glaubt, auch nicht krank werden könne. Krankheit ist demnach nicht Schicksal, sondern Bosheit. Man mag feststellen, daß niemand ganz glaubt, aber das bestätigt nur, daß Gesundheit eigentlich Glaube ist.

Schwindel

Der Schmerz ist sehr präzise oft lokalisierbar, zeitlich wie räumlich. Woher kommt das? Die Sprache hat eine geniale Umfassung, ist aber auch schlicht. Der Körper hat – wie die Sprache – eine weltweite Beziehung, aber auch eine schlichte Beschränktheit. Wie z.B. die Krankheit auch als eine Urkrankheit bezeichnet werden kann. Wenn so verschiedenartige Zusammenhänge sich immer wieder in einfacher (obwohl eben dadurch auch vieldeutiger) Weise äußern, dann liegt das offenbar daran, daß das Vokabular des Körpers ein sehr eingeschränktes ist. Was soll ein Körper, wie das Herz, einen phrasenhaften Text äußern, wenn es nur drei oder vier Worte hat, um sich auszusprechen?

Dieses Prinzip des beschränkten Wortschatzes müssen wir anwenden, wenn wir von urkrankhaften Symptomen sprechen, die bei allen Krankheiten wiederkehren können. Sicher gehört zu diesen Symptomen einer Urkrankheit oder Krankheit überhaupt der Schmerz, aber auch die Schwäche, der Schwindel, das Erbrechen. Nicht nur da, sondern dort. Sicher wird beim Schwindel eine besondere Untersuchung nötig sein, worauf das Gleichgewicht und die Harmonie eigentlich beruhen, und sicher wird das Schwächegefühl einer Entgegensetzung zur Arbeitsleistung entsprechen. Hat man dies einmal begriffen, dann ist die Rückkehr zu Deutungen wie der »ich habe mich überarbeitet« oder »man hat mich zum Arbeiten gezwungen« erschwert; denn jedesmal handelt es sich um eine Begegnung eigenen Erfolgswunsches mit Voraussetzungen des Erfolges durch eine Umwelt.

Schwindel

Das menschliche Apriori eines Schwindelzustandes ist, wenn einmal erfahren worden, gar nicht leicht in Worte zu übersetzen. Und ein ganz richtiges Gefühl begleitet jede sprachliche Darstellung, daß diese hinter der originalen Erfahrung zurückbleibt, in ihr einen Widerstand findet, dessen man nicht Herr geworden ist. Man sagt: So etwas muß man erlebt haben. – Andererseits hat das Wort Schwindel eine gewisse Treffsicherheit an sich, die nicht zu überhören ist. Wenn jemand etwas, was alle zu kennen meinen, als »Schwindel« beschreibt, dann haben wir die Möglichkeit zu sagen:

Ja, das war ein Schwindel, oder: Nein, was da beschrieben wird, ist eigentlich nicht der Schwindel. Das Erlebnis und das Wort stehen also doch in einer festen Beziehung, und diese Beziehung scheint es zu sein, die sowohl gestattet, die Beschreibung zu kritisieren, wie auch das Erlebnis mehr oder weniger richtig zu beschreiben. Das menschliche Apriori des Schwindels ist also sowohl in dem erfahrbaren Erlebnis wie in der sprachlichen Bezeichnung verankert.

Geht man jetzt dazu über, den Schwindel zu explizieren, zu interpretieren, mit Prädikaten auszustatten, dann muß man vermeiden, zuerst sekundäre, tertiäre, analytisch abstrahierte Merkmale vorzunehmen. Solche wären etwa die spezifisch räumlichen Veränderungen der Orientierung; sie sind nicht primär gegeben. Sondern primär ist ein zweifelloser Leidenszustand. Da ist etwas Unangenehmes; etwas, was nicht sein soll, aber ist; in stärkeren Graden eine entschiedene Unlust; in starken eine Not, ein Elendigkeitsgefühl, eine Qual; in stärksten ein Vernichtungsgefühl.

Hier müssen wir einen Augenblick innehalten und fragen: Wie soll die Wissenschaft weiter fortfahren? Sie hat nämlich zwei Möglichkeiten. Entweder beginnt nun die nähere Beschreibung von einzelnen Erscheinungen, zum Beispiel von motorischen Gleichgewichtsstörungen, räumlichen Trugwahrnehmungen wie Scheindrehung; oder man fragt weiter, welcher Art die Unlust, die Qual, die Elendigkeit ist und was man unter ihnen zu verstehen habe. Auf diese zwei Fragerichtungen einmal aufmerksam geworden, erkennen wir sogleich, daß der erste Forschungsweg in die Physiologie des Schwindels führen würde, der zweite in eine Art von Psychologie. Das erste, die Physiologie, muß sich dann an den Naturwissenschaften Beistand und Methode holen; das zweite, die Psychologie, gerät unvermeidlich in Abhängigkeit von moralischen, philosophischen, sagen wir einmal geisteswissenschaftlichen Entscheidungen. Es ist aber keine Selbstverständlichkeit, daß man den einen oder den anderen Weg wählt, und es ist auch nicht so, daß beide Wege gleich wertvoll, gleich erlaubt, die Wahl also indifferent und freigestellt wäre. Und noch falscher wäre es, den naturwissenschaftlichen Weg als den objektiven, den geisteswissenschaftlichen als den subjektiven zu bezeichnen.

Da nämlich ein Schwindelzustand ursprünglich ein unerwünschter, fehler- oder krankhafter war, so wäre die Verleugnung dieser Qualität von Anfang an ein Raub an seiner Wirklichkeit. Wir entwickeln an einer andern Stelle dieses Werkes die Folgen, welche dieser Raub

oder dieses Weglassen für die sittliche Beschaffenheit von Forschung, Wissenschaft und Medizin hat. Dort zeigt sich, daß das Gute und das Schöne aus dem Begriffe des Wahren entschwinden muß, wenn das Wahre auch das Ungute und das Unschöne sein darf. Hier treffen wir nur die bewußte Entscheidung, daß in der Erforschung des Schwindels zuerst die Qualität des Leidens festgehalten und untersucht werden soll. Was ist in diesem Falle das Leiden?
Die Faßlichkeit meiner Analyse kann nichts einbüßen, wenn ich den Gang der Untersuchung vorweg skizziere: Die Analyse des Hergangs zeigt, daß der Leidensstand, das Pathische des Schwindels das ist, aus welchem gewisse Begriffe, wie Orientierungsstörung, Funktionsstörung von Organen erst hervorgehen – nicht umgekehrt. Mit dem pathischen Zustand entstehen diese Begriffe, sie sind nicht vorher da. Das ist eine Ordnung der Wirklichkeit, die von grundlegender Bedeutung bleibt.
Ich habe einmal einen Anfall von Menière'schem Schwindel selbst gehabt. In diesem Anfall war einige Stunden lang eine massive *Überwältigung* meines Befindens an der Herrschaft. Das extreme Elendigkeitsgefühl war also nicht das einzige Merkmal: Die Unfähigkeit, es zu beseitigen, war mitgegeben, und Elendigkeit plus Überwältigung waren zusammen vorhanden. Mein Überwältigtsein brauchte nicht ein Elendsein zu enthalten. Die Überwältigung durch Müdigkeit, Geschlechtslust, Schlaf pflegt nicht unangenehm zu sein, im Gegenteil. Das elende Überwältigungserlebnis im Schwindel scheint aber reicher an Bestimmungen zu sein als die lustvolle Überwältigung, denn das Fortwünschen des Zustandes, das Warten auf Besserung, zeigt einen deutlichen Gegensatz, eine Polarität. *Ich* wünschte, *es* würde besser, aber *ich* kann nichts dazu tun, denn *es* ist stärker als *ich*. Ich sehe mich gegensätzlich, ja feindlich einem andern gegenüber. Der Zustand ist also polar gebaut. Damit haben wir eine zweite Duplikation. Die erste war die von Elendigkeit und Überwältigung, die zweite ist die von »ich« und »es«. Wenn also der Schwindel eine originale Wirklichkeit ist, so sind die beiden Spaltungen, primär oder sekundär, das ist gleich, an das Original, an seine Wirklichkeit gebunden. Unsere Analyse hat aber keine Autorität, die originale Wirklichkeit verschwinden zu lassen und an ihre Stelle eine oder einige andere, etwa Unlust, Überwältigung, mich oder es zu setzen. Es ist nicht statthaft zu sagen, diese oder eines von diesen seien eigentlich das Wirkliche, der Schwindel nur eine Erscheinung. Wir halten an der Wirklichkeit des Originals fest, ob-

wohl es nur ein Erlebnis, eine Erfahrung, eine kasuistische Beobachtung war. Wir kommen auf das im Original mitgegebene Einzelne später zurück, wenn wir auf die Begriffsnatur aller dieser Gegebenheiten zu sprechen kommen.*

Im Versuche, den Schwindel darzustellen, wird spürbar, daß dieser Darstellung eben Widerstand entgegensteht. Es liegt in dem, was vorhin das menschliche Apriori genannt wurde. Wir haben uns deswegen von den sekundären oder tertiären Merkmalen wie Orientierung im Raum oder Nausea zurückgezogen und dem Erlebnis der Elendigkeit und Überwältigung den Vortritt gegeben. Aber wir mußten uns auch dabei hüten, sie auf ein Subjekt oder ein Ich, oder auch auf ein Objekt oder ein Es zu projizieren. SARTRE hat FREUD mit einem gewissen Rechte vorgeworfen[1], daß er das Ich und das Es substantialisiere, während diese eigentlich nicht Substanzen, sondern Funktionen seien, deren Grenze sich in der Masse des Psychischen fortgesetzt verschiebt. Aber die phänomenologisch-ontologischen Analysen SARTRES haben ihrerseits den Mangel, daß ihre ontologischen Kategorien (Sein-für-sich, Für-andere) ebenfalls dort vorausgesetzt werden, wo nichts vorauszusetzen ist, sondern die Voraussetzungen selbst allererst entstehen, nämlich zum Beispiel in einer Krise wie dem Schwindel. In einer früheren, allerdings auch nicht fehlerfrei gebliebenen Darstellung[2] habe ich deshalb behauptet, der Kranke in der Krise »erfahre die Wandlung als solche«. Damit ist wenigstens vermieden, das menschliche Apriori durch eine existentialistische Ontologie oder einen physikalischen Materialismus einfach zu ersetzen, was unberechtigt ist.

Man kann immerhin versuchen, den originalen Schwindelzustand so zu beschreiben, daß in ihm das Ich mit dem Es verschmelze. Dabei benutzt man die Termini von FREUD, macht aber deren technische Substantialisierung in gewissem Sinne rückgängig, indem man zwei Abstraktionen in einer aufgehen läßt, den Dualismus also aufhebt. Unverbindlicher und zu unserem Vorteil anschaulicher wäre, daß man das Erlebnis des in einer einheitlichen, monomorphen Zuständlichkeit Aufgehens in dem Gleichnis beschreibt: »Der Schwindel ist der Ort, an dem sich die Füchse in der Nacht begegnen.« Ein Fuchs wäre dann das Ich, ein anderer Fuchs das Es. Der Ort der Begegnung ist für beide Füchse derselbe, ununter-

1 J. P. SARTRE (1943) L'être et le néant. S. 88 ff. ⟨*1993, S. 123 ff*⟩.

2 Der Gestaltkreis.: V. 2. a) Die Krisen und die Selbsterfahrung der Unstetigkeit. ([4]1950, 1996; Bd. 4, S. 296 ff).

scheidbar und in der Nacht. Das Gleichnis hat den Vorteil, daß es nicht so sehr etwas Vorhandenes *darstellt*, sondern auf etwas Nichtvorhandenes *hinführt*. Eine solche Hinführung hat dann den Vorzug, daß wir durch sie das Verschmelzen und dann Ungeschiedensein auch anderer kategorialer Unterschiede begreifen. Zum Beispiel wird begreiflich, daß ich vom Schwindel weder sagen kann, daß ich ihn mache, noch daß er an mir gemacht wird: In der pathischen Qualität ist kein Unterschied zwischen aktiv und passiv im Sinne der Mechanik oder Dynamik. Nur wenn man sich früherer Zustände erinnert, in denen man vor dem Schwindel sich und seine Umwelt unterschieden habe, oder wenn man nach dem Schwindel sich erinnert, daß man im Schwindel sich und seine Umwelt nicht mehr unterschieden habe, nur durch Erinnerungen also bildet man die Vorstellung einer Diskontinuität in der Kontinuität und damit den Begriff eines durch Verschmelzung aus Ich und Es entstandenen Zustandes oder eines Zustandes, aus dem dann der Unterschied eines Ich von einem Es hervorgegangen sei u.s.w. Es ist also die Erinnerung, mithin eine Einführung der Zeit, ein Akt der Temporalisation jetzt als Bedingung oder wenigstens als Zubehör zu vermuten, ohne den ein Begriff des Werdens und der Wandlung nicht vollständig gedacht werden könne.

Bei allen diesen Erwägungen haben wir aber der Erfahrung des Schwindelanfalles in einem Punkte Gewalt angetan, der jetzt nachzuholen ist. Ich jedenfalls muß feststellen, daß während des Menière Anfalles neben dem überwältigenden Schwindel doch immer gewisse Gebiete der Motorik, der Sinneswahrnehmung, des Denkens u.s.w. frei, in Grenzen verfügbar und beherrschbar geblieben waren. Ich vermochte zu sprechen, die Augen zu öffnen, die Gliedmaßen zu bewegen, das Lager zu empfinden, Gesprochenes zu hören, an verschiedene Dinge zu denken, Urteile zu fällen u.s.w. Alle jene oben beschriebenen Eigentümlichkeiten des Schwindels bleiben richtig beschrieben, und doch kann von einer totalen Erfüllung meiner Person durch das Schwindelerlebnis keine Rede sein; aber es wäre nicht zu sagen, ob die Person im Schwindel als ein Stück des Schwindels, oder aber der Schwindel in der Person als ein Stück der Person enthalten war. Auch diese Alternative muß, um der Richtigkeit des Berichtes willen, offenbleiben; das gehört zur richtigen Beschreibung. Der philosophische Existentialismus setzt hier wieder an Stelle des menschlichen Apriori ein Apriori der Existenz und ignoriert damit einfach die Erfahrung.

Einleitend diesem Abschnitte wurde nun auch der Schwierigkeit der sprachlichen Darstellung gedacht. Aber wir beschränkten uns darauf, daß das Erlebnis nicht ganz befriedigend in Worte zu fassen ist, Worte aber umgekehrt von sich aus doch eine eigentümliche Treffsicherheit besitzen, die man auch als Sprachgefühl bezeichnen kann. Bei dem Worte Schwindel nun begegnet ein ganz besonderes Phänomen: Der Doppelsinn Schwindel bezeichnet auch etwas, was zwischen Lüge und Irrtum, zwischen Betrug und Verwechslung liegt. Einen Schwindler nennt man jemand, den man entweder schonen oder entlarven will; er schwindle, sagt man von einem, der noch nicht erkannt ist oder sich noch nicht erkannt hat. Das französische *vertige* hat den gleichen Nebensinn; die Wörterbücher bezeichnen ihn als den figürlichen im Unterschied vom eigentlichen. In unserer Beschreibung eines Krankheitsvorganges ist er bisher ignoriert worden. Die Frage ist jetzt, ob er zu dem menschlichen Apriori auch hier gehört oder nicht.
Es ist durchaus möglich, daß eine sprachphilosophische, durch Etymologie unterstützte Untersuchung auch beim Worte Schwindel das Ergebnis haben würde, der Doppelsinn stamme aus einem ursprünglichen Widersinn dessen, was das Wort ausdrückt, und dieser Widersinn werde dann mit dem Kunstgriff des Doppelsinns zum Schweigen gebracht. Jedenfalls hat die leibliche Erfahrung einen ähnlichen Charakter, nämlich den, daß etwas, was da ist, fortgewünscht, zum Teufel gewünscht wird. Das Unangenehme, die Unlust, die Qual ist wie eine Inkarnation der Negation, welche die Gestalt »fort damit« annimmt. Wir denken: Hoffentlich geht das bald vorüber. Das ist die Sonderart der hier gegebenen pathischen Spannung. – Nun hat diese Unlust, dieses Elendigkeitsgefühl aber eine sehr präzise Gestalt, die wir sogleich analysieren werden. Es wird sich dabei zeigen, daß in allen Einzelheiten die inkarnierte Negation wiederkehrt. Nun ist zwar die Negation eine logische Bestimmung, aber in der Inkarnation präsentiert sie sich als Akt. Schon jetzt läßt sich vermuten, daß nicht nur die Negation als ein leiblicher Akt auftritt, sondern auch im Akt die Logizität der Negation steckt.
Rudolf Bilz[1] zeigt in seiner ausgezeichneten Studie, daß es zweierlei Nein gibt. Wenn ich die Achseln zucke oder den Kopf schüttle, dann heißt dies: Ich weiß nicht, oder: Ich kann nicht. Wenn wir aber

1 (1940) Pars pro toto. S. 149.

draufschlagen, anspucken, dann heißt das: Ich will nicht, und du sollst nicht. Das eine Mal kann ich nicht geben, das zweite Mal will ich nicht nehmen. Im Schwindelzustand ist auch ein Nein; aber wir sind zunächst ratlos, ob es der einen oder der andern der von Bilz unterschiedenen Arten zugehört. Betrachten wir das Einzelne näher. Da sieht man zunächst eine andere Zweiheit von Erscheinungen: eine bestimmte Gruppe von Bewegungen und eine Anzahl von besonderen Wahrnehmungen.*

Wille

Wille ist offenbar etwas, was Grenzen hat. Ich kann nicht alles wollen, z.B., mich jederzeit von einem hohen Stockwerk herabzustürzen. Eine zweite Eigentümlichkeit des Willens ist dann die, daß wir oft etwas tun, was zwar gewollt aussieht, aber unwillkürlich genannt wird. Drittens: In der Hysterielehre hat man mehrfach davon gesprochen, daß solche Personen, die z.B. ein Glied nicht mehr zu einem bestimmten Zweck bewegen, daran leiden, daß sie nicht wollen können. Es ist aber so, vergleiche ich, daß auch der als gesund bezeichnete Mensch nicht alles wollen kann. Hier wird also das Wollen von einem Wollenkönnen überrundet gedacht. Wenn man dann eine heroische oder furchtlose Person von anderen Personen abhebt, dann nimmt man auch an, daß sie mehr von dem wolle, also ihr Können weiter reiche und sie also können wolle. Dies zeigt viertens, daß alles Gewollte im Zeichen eines Wagnisses oder Risikos steht, bei dem dann nicht mehr gefragt wird, welche Folgen eine bestimmte Handlung habe. Die Sprache beteiligt sich hieran, wenn sie zweideutig ist. Es ist nicht unwahrscheinlich, daß der Ausdruck Ambiguität etwas mit dieser Zweideutigkeit zu tun hat. Z.B. ist das Wort Schwindel gefunden worden sowohl für einen Zustand der Unsicherheit des Körpers wie einer Art von Unehrlichkeit oder Lüge des Geistes. Daß diese Zweideutigkeit in den Sprachen eingewurzelt ist, beweist sowohl die im Römischen vorhandene Bedeutung des Wortes altus für hoch *und* tief wie auch der Bedeutungswandel, der die Philologen oft und viel beschäftigt hat. Auch Menschen sind zweideutig; berühmte Beispiele sind der Dichter Catull, wie überhaupt die Dichter, welche die Wahrheit nur im Bildnis oder Gleichnis zu sagen gelernt haben.

Schwäche

Das Wort Schwäche ist ebenso wie Schwindel und Schmerz mit einem Januskopf begabt, und zwar, indem man sie als seelische Empfindung oder Wahrnehmung eines körperlichen Zustandes definieren kann. Es gibt auch keine scharfe Grenze zwischen einer als normal (z.B. durch sogenannte Überanstrengung) und einer als krankhaft (z.B. durch beginnende Infektion oder bei psychogen auftauchender Unlust zur Arbeit) entstehenden Schwäche. In jedem Falle ist Schwäche auch dann eine Unlust, wenn ein sogenannter Krankheitsgewinn mit ihr verbunden ist. Wie beim Schmerz gibt es eine willkommene und zugleich unwillkommene Empfindung.
Eine starke Schwäche kann auch als Elendigkeitsgefühl bezeichnet werden. Und eine geringe Schwäche kann als durch Willensanstrengung überwindbar registriert werden. Im letzteren Fall wird im Bewußtsein besonders leicht ein Schuldgefühl auftreten, wenn die Schwäche nicht überwunden wird, oder eine Befriedigung, wenn sie überwunden wird.
In keinem Fall geht es an, die Schwäche lediglich und eindeutig als Erfolg der Ermüdung objektiv zu erklären. Versuche haben gezeigt, daß durch »Ermüdung« erschöpfte Muskeln zwar durch Willküranstrengung nicht mehr zu bewegen waren, aber daß diese Muskeln noch kräftig kontraktionsfähig (z.B. durch elektrischen Strom erweisbar) waren. Daraus folgt, daß die Willensanstrengung noch ganz anderen Einflüssen unterliegt als dem des Erfolgsorgans.
Schwäche ist also ein zweideutiges Phänomen. Es gibt auch Menschen, die aus Schwäche Schlafsucht bekommen, und andere, die vor lauter Schwäche schlaflos werden. Wir sagen also nicht, daß Schwäche von körperlichen Zuständen unabhängig ist, aber wir sagen auch, daß sie nicht nur von körperlichen, sondern auch von psychischen Momenten abhängig sei.
In der Praxis verhält es sich damit dann so, daß nicht die Feststellung eines Soseins, sondern, wie bei den Träumen, eine ermunternde Aktion entscheidet, was daraus wird.

Langeweile, Neugierde, Verdruß

Im folgenden Abschnitte versuchen wir, Langeweile, Neugierde und Verdruß zusammenzufassen. Während die ärztliche Psychoanalyse zunächst auf eine Trieblehre aufgebaut wurde, während als der wichtigste Trieb für die Bildung eines psychoneurotischen Symptoms der Sexualtrieb angesehen wurde, weil der Trieb von FREUD selbst als mystisch bezeichnete Kraft zwischen Körper und Seele betrachtet wurde, sind Langeweile, Neugierde und Verdruß zwar dem Worte nach als seelische Erscheinungen betrachtet worden. Aber wenn man diese letzteren genauer ansieht, dann führen sie in allen Fällen auch zu körperlichen Vorgängen. Vom Gesichtsausdruck bis zur Innervation der Extremitäten usw. Sucht man dann nach einer gemeinsamen Struktur, die allem Psychischen und Körperlichen zugrunde liege, so ist ein sicherer Entscheid aus der Beobachtung nicht mehr möglich, welche von diesen Kräften die fundamentale oder wichtigste oder wirksamste wäre. Die Bevorzugung des Sexuellen ist zwar sehr gut begründet worden, sie kann auch kulturhistorisch verständlich gemacht werden, sie ist aber nicht so gewiß, daß neben ihr nicht andere und dann dogmatisch oder spekulativ bevorzugte Lehren möglich wären. Es könnte aber auch sein – und das ist die hier vorgetragene Meinung –, daß die Suche nach einer elementaren oder wirklichen oder grundlegenden Kraft deswegen vergeblich ist, weil es sich um das handelt, was man als eine falsche Fragestellung bezeichnet hat. So ist es also nicht ganz falsch, wenn gelegentlich und gesprächsweise auch die Langeweile oder ihr Widerspiel, die Neugierde, oder der Verdruß als Grundkräfte bezeichnet worden sind; zum Beispiel neigen die Geschichtsforscher nicht selten zu solchen Annahmen. Nur ein Punkt bleibt, der der sexuellen Libido ihr Vorrecht in der Medizin verschafft, und das ist eben ihre besondere Beziehung zur individuellen Körperlichkeit. Man müßte also zeigen – und dieser Nachweis fehlt –, daß auch Langeweile, Neugierde und Verdruß den körperlichen Vorgang nicht weniger bestimmen als die Sexualität.

Ein weiterer Grund, der sexualen Kraft einen Vorrang zu gewähren, ist dann der, daß Sexualität historisch der Fortpflanzung vorangeht. Ferner ist ein Grund, daß die sexualen und nutritiven Ereignisse in der Tat nicht unabhängig voneinander zu interpretieren sind. In der Psychoanalyse hat FREUD von der Sexualität vieles, vom Orgasmus und vom Kind aber nur wenig zu untersuchen veranlaßt. Es könnte

nun sein, daß, philosophisch gesprochen, kein Naturgesetz, kein Elementarismus, sondern die Frage der Freiheit oder der Entscheidung vorliegt. Nehmen wir diese an, und es ist meine Meinung, so ist jemand das, wofür er sich entscheidet. Die Bemühung des Geistes dabei ist immer eine doppelte: nämlich einerseits dem Naturgesetz seine unentrinnbare Notwendigkeit zu geben und andererseits dieses Naturgesetz durch die Freiheit zu durchbrechen. Schon indem wir solche doppelte Beziehungen von Geschehnis und Erlebnis annehmen, haben wir uns für Freiheit zwar nicht in einem politischen oder sonst sphärischen Sinne, aber doch für die Offenheit jenes Systems entschieden.
Spezieller sind Neugierde, Langeweile und Verdruß als machtvolle Kräfte anerkannt, aber nicht als solche, welche das letzte Wort haben. Das letzte Wort behält eine Entscheidung, die wir freilich nur dann zutreffend beurteilen, wenn wir sie nicht als bewußte Willensentscheidung, sondern als etwas, was nicht nach Motiven oder Absichten oder Ursachen zulänglich darstellbar ist, annehmen. Dieser eigentümliche Charakter aller Entscheidung findet sich dann wieder, wenn wir vermessener Weise an die Stelle der Libido oder des Lustprinzips die negative Langeweile, den unlustigen Verdruß oder die lustige Neugierde zu setzen uns unterfangen.
Das Resultat dieser Untersuchung ist einerseits, der Langeweile, der Neugierde und dem Verdruß viel weiter nachzugehen – durch Beobachtungen – als bisher, andererseits, daß die Erwartung, einer elementaren oder Grundkraft dabei auf die Spur zu kommen, vergeblich bleiben muß, weil das Leben und der Tod nicht in der Sphäre des Seins, sondern der Entscheidungen im angegebenen Sinne sich bewegen.

Sexualität

Freud hat uns einen großen Dienst damit erwiesen, daß er nicht von Liebe, sondern von Sexualität gesprochen hat; und wir sind ihm Dank schuldig, daß er so schonend mit dem größeren, so furchtlos mit dem kleineren Worte umging. Es bleibt aber zu fragen, was die Sexualität ist. Dieses damals wenig erforschte Gebiet mit Ehrfurcht, aber ohne Furcht zu betreten, hat Freud seiner Zeit angeraten und mit gutem Grunde.
Darauf kommt es an – mit furchtloser Noblesse wissend zu werden.

Man braucht sich nicht anzumaßen, man wisse schon, was die Sexualität ist; man wisse, ob es Triebe überhaupt in Wirklichkeit gibt. Zum Adel aber gehört Ehrfurcht wie Furchtlosigkeit; gehören offene Augen, eine offene Hand, ein Nehmen und Geben und ein guter Sinn für Überlegenheit. Das Unerfreuliche ist hier auch das Dumme, das Unzutreffende auch das Nutzlose und das Irrige auch das Schädliche. Eine ritterliche Haltung ist hier bei weitem einer Gelehrsamkeit vorzuziehen, aber es hat sich begeben, daß der Ritter neben Jagd und Turnier seinen Virgil und sein Gebetbuch studierte und beides in der Minne zu Einem wurde.

Wenn ich also mein Zagen verlasse und freiwillig das heikle Gebiet betrete, dann muß ich wissen, daß es sich vor allem um eine Niveaufrage handelt, und daß jede Nachlässigkeit in dieser Beziehung rasch zum Unzutreffenden, Dummen und Schädlichen abgleiten würde. Aber ich muß auch eingedenk sein, daß hier Gefahr zu bestehen, daß ein Risiko zu übernehmen ist, und daß manche gewohnte Sicherheitseinrichtung wie Objektivität, Wissenschaftlichkeit, gesellschaftlicher Anstand nichts hilft, ja sogar ein Fallstrick werden kann. Und ich kann auch keinen anderen und keine andere durch eine Art von Sozialversicherung schützen, muß ihn oder sie womöglich sogar noch in ehrenvolle Gefahr stoßen, da ich ihnen sonst diese Ehre nehmen würde, auf die ich für mich um keinen Preis verzichten will. Natürlich handelt es sich hier auch um ein sogenanntes Kulturproblem; aber worauf kann denn eine Kultur beruhen? Man könnte nicht aus einer Entartung ablesen, wie sie eigentlich sein sollte.

Es ist sehr wohl möglich, daß Name und Begriff der Sexualität in einer nicht bestimmbaren Zeit, zum Beispiel in 50 Jahren, aus dem Sprachgebrauch verschwunden sein werden. Daß ihre Isolierung und der Gedanke, es handle sich um einen selbständigen Trieb, selbst ein irgendwie krankhaftes Phänomen (also doch etwas in unserer Epoche wirklich Gegebenes) ist, kann man nicht bezweifeln. Die Sexologie ist Sexualpathologie. Die Krankheit scheint darin zu bestehen, daß die Sexualität neben dem Kulturmenschen einhergeht, als wären das zwei Wesen. Sie wieder zu verschmelzen, wäre die Aufgabe der Therapie. Kann sie so etwas aber leisten, und welche Art von Therapie müßte das sein? Wir setzen hier aber gar nicht als selbstverständlich voraus, daß jede Krankheit behandelt werden sollte, und eine Diskussion des Krankheitsbegriffes und seiner Grenzen ohne konkrete Beispiele verlöre sich wohl bald ins

Unwesentliche. Noch mehr, sie wäre schädlich. Wenn es als bereits krankhaft gilt, eine abgespaltene Sexualität zu haben, dann wird so ziemlich jeder Mensch als krank erklärt, und bei dieser Nachricht erhebt sich ein wahrer Sturm des Widerspruchs. So interessant es sein mag, den Gründen dieses Widerspruchs nachzuforschen, so befindet sich doch auch der, welcher ihn hervorruft, in einer prekären Lage. Denn man kann ihm vorhalten, zuerst habe er bezweifelt, daß es so etwas wie Sexualität oder Sexualtrieb überhaupt gebe, dann aber mit der Behauptung einer pathologischen Abspaltung seine Bejahung vorweggenommen, das erst zu Beweisende also vorausgesetzt. Dieser Zirkel zeigt in der Tat bereits, wie die Begriffsbestimmung sich dialektisch totläuft, wenn sie sich vom konkreten Bereiche entfernt. Dies hat übrigens einen Grund, den wir später genau anzugeben versuchen werden.

Einfacher ist die Lage, wenn man sich an das hält, was jedes Gespräch oder Selbstgespräch über Sexualität offenbart: Die nicht oder die nicht richtig verwendete Sexualität. Wo das Vergnügen und Mißvergnügen vorwaltet, da tritt auch ohne ein analytisches Verfahren etwas deutlich hervor: ein Phänomen. Hat man es dann beschrieben, dann folgt bald der Wunsch nach Erklärung oder Deutung nach; man gerät jetzt doch wieder in die dialektische Frage nach dem Wesen.

Ich werde nicht länger bei dem Bilde der Resignation verweilen, welches die regelmäßige Folge jeder begrifflichen Beschäftigung mit der Sexualität ist. Auch ist das eine ganz einseitige Betrachtung. Weder die Askese noch die sinnliche Freude sind Resignation. Auch kann nicht ein Mensch alles tun, und es ist viel, wenn wir hier eine Kleinigkeit entdecken, die neu ist. Mein Geschäft in diesem Buche ist, die Geburt des Logischen aus dem leiblichen Leben darzustellen. Das Thema der Sexualität ist nur ein Anlaß oder Beispiel dafür. Dabei muß Sorgfalt auf die Darstellbarkeit verwendet werden. Das leibliche Leben wird hier in Worten, Sätzen, Sprache dargestellt. Also mit anderen Mitteln als mit Pinsel und Farbe, Hammer und Stein, Geige und Ton. Die bildende Kunst fixiert im Raum, die Musik in der Zeit, die Sprache aber im Gedanken. Jedes dieser Darstellungsmittel wird also Transformation und Transsubstantiation sein müssen.

Die Abspaltung der Sexualität vom Ganzen des Menschen, ihre Entferntheit von seiner Bewußtheit, Geistigkeit, Innerlichkeit hat aber keineswegs nur ihren Grund in einer Art von Kulturkrankheit.

Im geschlechtlichen Leben wird ja bemerkbar, daß sich nicht nur zwei ganze Menschen lieben, sondern daß ihre Geschlechtsteile sich anziehen. Die anatomische Spezialisierung der Geschlechtszellen, der sie befördernden und aufbewahrenden Organe ist bereits eine solche Absonderung, man möchte sagen Abtrünnigkeit, die dann zur Folge hat, daß die Geschlechtsteile und die übrigen Körperteile voneinander auch entfernt sind und einander nicht mehr ganz kennen und verstehen. Wie man dies auch zu erklären oder zu deuten versuche, es bedingt jedenfalls eine Verborgenheit der Teile gegen die Teile, aber auch des Ganzen gegen seine Teile. Man kann dann vom Bewußtsein des Psychischen zum Bewußtsein von der Materie gehen oder umgekehrt – die Verborgenheit bleibt immer bestehen. Sie bleibt bestehen als die Urkrankheit.
Beim menschlichen Geschlechtsakt ist nun aber das Charakteristische überhaupt ein Ablauf in der Zeit, der die Vorstellung einer stabilen Ordnung im Raum ausschließt. Im Stadium der Vorbereitungen ist eine körperliche *Anziehung* und *Zuwendung* erlebbar. Im Stadium des Vollzugs, z. B. einer Kohabitation, ist eine bestimmte und vom Bewußtsein her gesteuerte *Technik* zu tätigen; im Stadium des *Orgasmus* jede solche Freiheit des Tuns vernichtet und sowohl die Anziehung und Zuwendung (die man als Liebe auffassen kann), wie die gesteuerte Technik verschwunden. Es sind also mindestens drei ganz verschiedene Arten von Präsens in Sprüngen zu einer historischen Abfolge gereiht. Das dritte, der Orgasmus, ist nicht unter einen abstrakteren Begriff subsumierbar und kann nur durch sich selbst bezeichnet werden; er hat etwas Unnahbares.
Wenn nun mit dem Sexualgeschehen sich ein urteilendes Vermögen beschäftigt und es vorher oder nachher als Schuld beurteilt wird (sowohl als debet wie als culpa), dann kann sich dieser Begriff doch nie auf den Orgasmus beziehen (selbst wenn er insgeheim von ihm abstammen sollte), sondern nur auf die Vorbereitung und auf die Phase der Technik. Mit dem Orgasmus ist auch die Schuld wie gelöscht, und es sieht ganz so aus, als ob der Orgasmus die Löschung der Schuld selbst wäre. Mit ihm ist ja auch, beim Manne jedenfalls, die potentielle Zeugung gekoppelt. Diese Feststellung gibt auch Veranlassung, vom Sexualgeschehen aus das Problem des Streites besser aufzuklären, was auf einem besonderen Blatt versucht werden soll.
Vorhin wurde dem übrigens keineswegs originellen Gedanken Raum gegeben, die von der Liebe abgespaltene oder jedenfalls die

selbständig sich regende Sexualität sei möglicherweise bereits ein pathologisches Phänomen, so daß man sie in ihrer Selbständigkeit zwar als Argument benutzen könne, daß es so etwas überhaupt gibt, zugleich aber sie, die bloße Sexualität, unter die Gruppe der unerwünschten Erscheinungen einreiht. Das ist nun in der Tat ein Vorgriff und eine Voraussetzung, die mehr als zweifelhaft ist, und die jetzt zurückgenommen werden muß. Die Abspaltung der Sexualität von der Erotik kann zur Erniedrigung des Liebeslebens, aber auch zu seiner Sublimierung führen. In der Askese, in der idealen oder romantischen Liebe, auch im Realismus des sozialen Lebens geschieht beides. Wollten die Menschen den Anspruch an die Einheit von Sexualität und Erotik durchsetzen, so würden sie in den meisten Fällen scheitern, indem sie entweder sich selbst zerstören oder ihre Umgebung ruinieren.

Eine Gelegenheit, das skeptische Mißtrauen der Psychologie mit ihren freundlicheren und hilfreicheren Aspekten besser zu verbinden, bietet die Sexualität besonders dort, wo die Erfahrung einer Doppelseitigkeit reichlich ist. Das ist ganz allgemein der Fall bei der sexuellen Scham. Denn die Scham sagt immer: Ich will etwas verbergen, was auch gezeigt oder gesehen werden möchte oder könnte. Die Scham ist also Spannung und birgt den Gegensatz einander entgegengerichteter Kräfte. Es ist nun für das weitere Schicksal unserer Gedanken wichtig, ob wir diese Gegensätzlichkeit begrüßen oder fortwünschen. Ich meine nun, wer einmal begriffen hat, daß es töricht ist, das Tatsächliche mit Furcht oder Wunsch zu begleiten, da man es dadurch nicht ändert, der ist auch schon nahe daran, das Seiende zu bejahen, damit auch zu ehren und schließlich zu lieben. Im Falle der Sexualität trifft eine solche Entwicklung auf die immer wiederkehrende Gesellung von Scham und Entschämung. Der freundliche und hilfreiche Aspekt kommt hier solchen Vorkommnissen zugute, die uns zunächst befremden, ja entsetzen mögen, dann aber als die Folge jenes gegensätzlichen (enantiotropen) Baues aller Sexualität erklärlich werden.

Im Lichte dieser Überlegungen wird nämlich jene Spaltung in Sexualität und Erotik erklärlich als der selbstverständliche Ausdruck dafür, daß alles Seiende sich zeigen muß, indem es verbirgt, sich verbergen muß, indem es sich zeigt. Man wird diese Verschlungenheit von Zeigen und Verbergen also überall wiederfinden, wo Geschlechtsleben in Frage kommt, von der Kleidung angefangen bis zu den mächtigen Forderungen des Exhibitionisten, Voyeurs, Renifleurs und der Multiplizierung sexueller Vorstellung und Handlung.

Eine sehr merkwürdige Bedeutung haben die biologischen Kenntnisse. Sie scheinen zu bewirken, daß mit der Änderung des Wissens sich auch das seelische Erleben ändert. Es ist (vgl. MALINOWSKI) von solcher Bedeutung, ob die Menschen den Zusammenhang zwischen Geschlechtsverkehr und Fortpflanzung in ihr Bewußtsein aufnehmen, daß dadurch die Riten, die Ethik und die Gesellschaftsordnung mitbestimmt werden. Da wir über das Sexualerleben wenig wissen, ist zunächst nur vermutbar, daß auch dieses mitgeformt wird. Es kommt dann hinzu, daß umgekehrt die Konzeption bei manchen Menschen erst nach der ritual vollzogenen Eheschließung eintritt, also der biologische Vorgang vom psychischen determiniert ist. (Ebenso wie bei manchen kinderlosen Ehefrauen die Konzeption erst nach außerehelichem Beischlaf, gerade durch »Vergewaltigung« eintritt.)

Vergleichbar ist dann die Wirkung der Entdeckung von Samenzelle und später Eizelle. Das Wissen von der biologischen Bedeutung ihrer Vereinigung hat zunächst die Folge, daß die Zeugung als ein unwissentlicher und unwillkürlicher Vorgang ins Bewußtsein eingebaut wird. Die *Sexualforschung der Kinder* bezieht sich noch mehr auf die Herkunft des Kindes aus dem Leib der Mutter und auf das Benehmen der Partner beim Geschlechtsverkehr. Hier erfolgt die Stellung des Fragenden in einem Lichte des Verhältnisses des unwissenden Kleinen zum wissenden Großen. Die Ähnlichkeit mit der Frage der biologischen Forschung besteht darin, daß eben das Wissen des noch Unbekannten anziehend ist. Aufklärung ist das Gesuchte, ohne daß ein Motiv oder eine Verwendungsabsicht das Bewußtsein führte. Die Behauptung, die Neugier selbst sei aus sexuellem Trieb oder proliferativem Zweck entstanden, ist eine von denen, die man weder beweisen noch widerlegen kann. Während aber die Ergebnisse der kindlichen Sexualforschung zu Vorbildern des eigenen Benehmens werden, hat die Kenntnis der biologischen Zeugung die *Geburtenkontrolle* zur Folge gehabt. Deren Auswirkungen sind dann besonders zu betrachten.

Wieder anders sieht die Folge der Entdeckung der Karyokinese aus. Sie wird in dem Gedanken der *Vererbung* sichtbar, die nun ebenfalls biologisch verstanden wird. Die Verarbeitung zeigt, daß man seine Krankheit nicht als das, was man ist, oder das, was man macht, erlebt, sondern als das, was von einem Vorfahr schicksalhaft überkam.

Für das Geschlechtsleben hat dies eine noch zu erforschende Bedeutung. Dort, wo ein Verantwortungsbewußtsein eingebaut ist, besagt die Vererbungstheorie etwa dies: Ich darf keine Kinder haben, weil diese die Krankheit vererbt bekämen.

Während die psychologische Forschung die Aufklärung der Neurose von der Geschichte und Vorgeschichte der Seele erwartet, wird hier der Versuch gemacht, die Schritte der wissenschaftlichen Erkenntnis zu begleiten, die Aufklärung der Menschen zu beobachten und daraus ihr Geschlechtserleben zu verstehen. (Es ist dann ein ähnlicher Fall wie der des Umganges der willkürlichen Bewegung mit modernen Maschinen: Die Bewegung muß eine ganz bestimmte Form annehmen.) So hat auch die Entstehung der Arten im Kampf ums Dasein, die Abstammung des Menschen vom Affen eine politische und ethische Virulenz des Darwinismus zur Folge gehabt, die entgegen DARWINS Frömmigkeit als atheistischer Materialismus wirkt. Ganz ebenso wirkt die Biologie der Zeugung und die Reflexologie des Sexualaktes auf das Geschlechtserlebnis materialistisch und löst neue Reaktionen auf den Materialismus aus.

Indem nun das sexuelle und generative Ereignis als Naturvorgang materialisiert wird und ins Es verwiesen ist, begibt sich eine neue, sehr merkwürdige Entwicklung. Sind denn die Geschlechtszellen nicht beseelt? Und sind die Keimdrüsen, die Hormone, die Organe, welche sie aussenden, die Ganglienzellen, Nervenapparate, Muskulaturen nicht beseelt? Und was weiß ich von ihren Seelen in meiner Seele? Wenn ich diese alle in der Physiologie als unbeseelt betrachte, so *sind* sie darum nicht unbeseelt.

Dazu gesellt sich aber ein Erfahrungskreis, den man nicht methodisch ignorieren kann. Die Geschlechtszellen ziehen sich an. Die Geschlechtsorgane ziehen sich an. Zuerst die sekundären Merkmale, dann die äußeren Genitalien und in der Entwicklung zur reiferen Geschlechtlichkeit die inneren (z.B. Fortschritt von der clitoriellen zur labialen, vaginalen, uterinen libido, oder vom frenulum zur glans, zum Penisschaft, den testes). Eine Untersuchung der Zell- und Organseele erscheint zunächst unmöglich. Dann aber erscheinen alle physiologischen und anatomischen Phänomene um so sinnloser, je mehr sie naturwissenschaftlich aufgeklärt werden. Und einige dieser Tatsachen stechen primär als unerklärlich, aber nicht sinnlos hervor. Zum Beispiel ist die Art der Behaarung der Genitalien sprechend. Dieses Sprechen ist offenbar, als Sprache von Zellen, Geweben, Organen u.s.w., der Ausdruck ihrer Seelen und Seelchen.

Nun erhebt sich auch die Frage der Verteilung von Macht und Wissen in diesem Seelenstaat. Aber es ist nicht möglich, zu beweisen oder zu widerlegen, daß Libido, Machttrieb, Lebens- und Todestrieb Elemente oder Radikale des unbewußten Seelenlebens wären, gleichartig und undifferenziert.

Jenes von vornherein nicht ganz unanfechtbare Bemühen, durch Wissen klug zu werden, stößt also auf Widerstände. Die Erfahrung der Sexualität, die jeder haben kann, ist mannigfaltig, und er kann dann zweifeln, was davon wertvoll, was wertlos, was krankhaft, was gesund, was unvermeidlich und was zu bekämpfen wäre. Und die Forschung zeigt Verstrickungen mit der Fortpflanzung, mit den Ergebnissen der Biologie, die eigentlich nicht das Gesuchte, aber etwas anderes näher ans Auge bringen. Die nun gewußten Tatsachen scheinen auch das sexuelle Erleben, mindestens aber die Formen, in denen es verläuft, neu zu beeinflussen. Außerdem erzeugt jedes neue Wissen auch neue Fragen, wie die nach der Seele der Teile, Organe, Zellen, Funktionen. Das ganze Wissen, das so durch die Geschlechtlichkeit in den Menschen kommt, hat schon im Paradies zu einem Verhängnis geführt: dem Verluste des Paradieses, zur Erbsünde. Und die Verhältnisse verhängnisvollen Wissens, aber auch unvermeidlichen Verhängnisses sind seitdem nicht aus der Welt verschwunden; und es zeigt sich keine Aussicht, daß sie demnächst aus der Welt verschwinden werden.

Die zuerst gestellte Frage, was die Sexualität eigentlich ist, lockte uns zunächst in die berühmte und früh erkannte Verstrickung von Wissen mit Verhängnis, in der wir uns als Menschen vorfinden, die getrieben sind etwas zu tun, dafür ein Wissen erhalten und mit diesem Wissen zu neuem Tun schreiten. Sie haben ihre Unschuld oder Naivität verloren, sie wurden scientes bonum et malum. Es liegt darin ein unentrinnbares Verhängnis, und doch ist damit nicht genug gesagt. Es ist nicht unmöglich, darüber, was die Sexualität eigentlich ist, Weiteres zu erkunden, Nützliches zu erforschen und einen kleinen Fortschritt zu machen, der eben jetzt und heute möglich und nötig ist. Auch sind in dem einleitenden Überblick gar manche Seiten des Geschlechtslebens noch ganz unberücksichtigt geblieben, wie zum Beispiel der Unterschied von männlich und weiblich, die seelischen Gegensätze von lieben und hassen; und die Frage, ob die kleinsten Körperteile ein erkundbares Seelenleben haben, wurde gestellt, aber nicht beantwortet. Auch ist nicht geprüft worden, welche Methode unsere Forschung benutzen soll.

Gehen wir also mit neuem Mut an unser Thema, dann brauchen wir ihn vor allem darum, daß die Herausstellung der Sexualität als etwas Isolierbares, Besonderes und Reales vielleicht von Anbeginn irrig und gar nicht möglich ist. Gegenüber dem erotischen Leben, gegenüber der Tatsache der Geschlechtlichkeit würden wir solche Bedenken nicht haben, wenn wir uns in älterem Sprachgebrauche sicher fühlten. Die angebliche Sexualität ist ein rezenter Begriff, vielleicht eine pure Fiktion. Auch die Methode, die wir wählen, ist nicht gewiß; sie muß sich erst bewähren. Man kann naturwissenschaftlich oder man kann psychologisch vorgehen. Das, was im Vorstehenden gesagt wurde, kann den Eindruck hinterlassen, es sei keins von beiden, sondern »phänomenologisch« gewonnen. Begriff und Methode der Phänomenologie scheint nur von einer neueren Richtung der Philosophie genauer bestimmt worden zu sein; sie bewegt sich von BRENTANO über HUSSERL zu SCHELER und mündet in den Existenzphilosophien, die wenigstens darin einig sind, daß sie weder Natur- noch Geschichtswissenschaft noch Psychologie direkt benutzen. Wenn dann, zum Teil angeregt oder abgezweigt von der Existenzphilosophie, auch wieder Psychiater, Biologen und Psychologen »phänomenologisch« verfahren, dann tun sie etwas anderes; sie scheinen realwissenschaftlicher und irgendwie näher an der Empirie zu verfahren, dabei aber die Hoffnung zu hegen, eine vertiefte oder erhöhte Empirie zu treiben, bei der nicht nur Tatsächliches, sondern Wesentliches ergriffen wird. Was dabei die Methode ist, darüber besteht vielfach weder Einverständnis noch Klarheit. Die anthropologische Methode schmeichelt sich, hierin besser durchdacht zu sein und genauer anzugeben, wieso andere Methoden mit geschichtlich erworbenem Bürgerrecht falsch sind.[1] Die anthropologische Methode hat nämlich wenigstens darin eine präzise Form, daß sie in der *Grundlagenwandlung* der naturwissenschaftlichen Grundbegriffe – Kraft, Raum, Zeit, Zahl – selbst *besteht*. Mit dieser Methode, die selbst in der Wandlung besteht, gehen wir an unser Thema.

Eine Theorie der Sexualität erscheint nur als ein, freilich notwendiger, Übergang zu derjenigen Stufe, auf der wir uns bemühen, dem Menschen in seiner unsicheren Schwebelage einen festeren Haltepunkt zu verschaffen.

Zuerst fiel uns auf, daß im sexuellen Erlebnis von Anfang an und immer wiederkehrend etwas Anziehendes und etwas Abstoßendes

1 Vgl. Abschnitt »Logophanie«, S. 201 ff.

einander gegenüberstehen; diese Polarität, diesen Antagonismus, diese Ambivalenz, oder wie man das nennen will, bereits als krankhaft zu bezeichnen, ist eigentlich kein Grund vorhanden, wohl aber kann man fürchten, daß die Unentschiedenheit und Spannung, welche im sexuellen Erleben so oft auftritt, gewissermaßen auf krankhafte Weise beseitigt und unterdrückt würde, wenn man sie als Krankheit nähme; eine völlige Beseitigung der abstoßenden Tendenzen wäre doch nicht gut; eine völlige Alleinherrschaft der Negation in der sexuellen Sphäre wäre auch nicht gut. Kurzum: Zuerst war es eine Annahme beider, der anziehenden und der abstoßenden Tendenz, welche dazu führte, daß eine polare Struktur des Sexualtriebes angenommen wurde.[1]

Die zweite Erkenntnis war dann die, daß es in der Natur nur eine einzige Art von Sexualität gebe. Diese Ansicht wurde hauptsächlich bei der Behandlung sogenannter homosexueller Männer gewonnen. Schon FREUD hat gefunden, daß alle Menschen in der Kindheit und vor der Reife der genitalen Sexualität in der Pubertät ein Stadium durchleben, in dem sie »polymorph-pervers« sind, also keine entschiedene Bevorzugung des anderen Geschlechtes herrscht. Die spätere sogenannte Homosexualität ist dann nur eine überstarke Fixierung an das gleiche Geschlecht, die als partieller Infantilismus oder Regression fortbesteht und nur ein einseitig übertriebenes Relikt aus jener polymorphen Frühzeit darstellt. Dieser Befund ist jedesmal zu bestätigen. Wenn aber demgegenüber es nur eine einzige Sexualität gibt, dann kann man sie eigentlich zu keiner Zeit als an sich polymorph bezeichnen.

Der dritte Befund war dann, daß einige Menschen, die nur zum Teil auch zum Arzte getrieben werden, durch ihre übermäßige Sexualisierung auffallen. Ob hetero- oder homosexuell, ob genital betont oder agenital irgendwo am Körper erotisiert – sie zeigen positiv oder negativ eine Hypersexualisierung. Das ist dann die oben besprochene Spaltung in Sexus und Eros, wobei aber Eros offenbar zu kurz kommt. Das Ziel der Therapie ist dann in jedem Falle die Herstellung einer besseren Harmonie, ganz gleich, ob es sich um die klinischen Bilder der Homosexualität, der Hypersexualität, der Asexualität, um Onanie, Impotenz oder Frigidität handelt. Denn in jedem Falle ist die Einordnung der Sexualität in einen sonst harmonischen Lebensbau nicht recht gelungen.

1 (1949) Begegnungen und Entscheidungen. (Bd. 1, S. 243 ff).

Daß die Lösung sexueller Schwierigkeiten in jedem Falle in einer Vergeistigung und Desexualisierung zu bestehen habe, ist eine Irrlehre. Ich stimmte darin ganz mit Freud überein, wenn er gegen die sogenannte Sublimierung der Neurose immer mißtrauischer wurde. Damit ging freilich eine Bemängelung des geistigen Lebens einher, die zu einer unabsehbaren und darum irritierenden Kritik des Geistes anschwoll. Wie man die Menschen als neurotisch kritisierte, so den Geist als freischwebend. Man konnte auch vom letzteren ausgehen, und so sind antiidealistische, antiideologische Kritiken entstanden, unter denen die von Marx am politisch wirksamsten wurde.
Die polare Struktur, die Einheitlichkeit und die Isolierung der Sexualität sind also die drei Neuerungen, welche diese Lehre zum Teil von der Psychoanalyse unterscheiden und von denen die zwei ersten (Polarität und Einheitlichkeit) etwas wie die gesunde, die dritte (Isolierung) die ungesunde Form vorstellen.
Dabei sind zwei Inhalte der Sexualität nicht enthalten: Einmal die Entwicklungsbedingungen, die in der Körperlichkeit durch hormonale, erbliche oder sonstwie unbekannte Faktoren enthalten sein mögen, und dann die Unvergleichbarkeit des Männlichen und des Weiblichen überhaupt.
Da diese Schrift in der Entwicklung von Gedanken fortschreitet und dann allemal auf die Bildung von Begriffen hinausläuft, ist es ihrem Verfasser ganz unklar, wo er vor dem Mysterium des Geschlechtsunterschiedes eigentlich haltzumachen hat. Es bleibt ihm nichts übrig, als von der Begriffseite so weit vorzudringen als möglich und das Risiko in Kauf zu nehmen, daß er dabei zu weit geht. Nun ist schon der bloße Gedanke, die Sexualität in anschauliche Begriffe zu fassen, ein Gedanke, der nichts Geschlechtliches an sich hat, sondern in dieser Hinsicht weder – noch, neutral, asexuell ist. Wenn allerdings die Begriffe und die logischen Kategorien selbst aus einem unbekannten Fundus aufsteigen, so könnte dieser Fundus sehr wohl eine geschlechtliche und dualistische Struktur haben. Und wir wissen im Deutschen zum Beispiel nicht, warum es *der* Tisch und *die* Lampe, warum es *das* Licht und im Pluralis auch neutral *die* Welten und die Menschen heißt, wo doch *die* Welt und *der* Mensch im Singularis noch geschlechtlich waren. Die Sprache ist also voll von geschlechtlichen Rätseln. Frobenius und andere haben nachgeforscht, warum verschiedene Sprachen darin ungleich sind: Man sagt im Deutschen die Sonne und der Mond, im Lateinischen Sol und Luna u.s.w.

Etwas weiter führte die Psychologie. Soweit sie wissenschaftlich zu verfahren suchte, konnte sie wenigstens ihr völliges Versagen vor dem Anspruche, die männliche von der weiblichen Psyche zu unterscheiden, erkennen. Besser steht es mit den Dichtern, bei denen jeder weiß, daß einige männliche Dichter die Frauen außerordentlich gut darstellen konnten, wie GOETHE, während andere dies weniger gut konnten, wie SHAKESPEARE. Aber all das sieht immer aus wie ein Umlagern eines Geheimnisses, und dazu ist immer nötig, den Schutt von Zufällen und Mißverständnissen wegzuräumen, die im Treiben der Menschen nun einmal ihre Stelle haben. Es sieht dann so aus, als ob man durch lauter negative Maßnahmen dem Kern des Geheimnisses näher zu kommen hätte – was wieder ein zweifelhaftes Unternehmen ist.

Es wird also schon der Schriftsteller auf einigen Erfolg beim Leser hoffen dürfen, der, bescheiden und verführbar wie dieser, wenigstens einiges Positive im Umkreise eines unlösbaren Problemes auszusagen weiß.

Dazu gehört vor allem anderen die Anatomie des sexuellen Unterschiedes. Da es diesen Unterschied ohne Zweifel gibt, so zeigt sich wenigstens so viel: Es gibt etwas Unbezweifelbares gegenüber dem, woran man zweifeln kann. Das ist nun eine sehr bemerkenswerte Feststellung: Noch bevor wir die (eventuell begrifflichen) Unterschiede denken könnten, ist da etwas, worüber ein Zweifel gar nicht obwaltet. Jetzt sieht es schon ganz so aus, als sei das Denken eines Unterschiedes selbst bereits eine Abweichung vom Ursprung. Ganz gleich, ob ich die Sexualität als solche monistisch oder als solche dualistisch denke, ist jedes Denken bereits ein Weg vom Zweifellosen zum Zweifelbetroffenen. Ob die Sexualität als solche als eine Identität oder als solche als eine Zweiheit vorgestellt werde – in beiden Fällen ist die Theorie eine sekundäre, abgeleitete, abstrakte Vorstellung. Man kann ihr nicht beikommen, wenn man nicht denkt. Denkt man aber, dann ist man bereits im entfernteren Zustande.

Andererseits steckt nun eben in der Sexualität ein Rätsel, von dem wir große Dinge erwarten. Wir schreiben ihr Macht zu, glücklich und unglücklich zu machen. Wir betrachten größte Lust und größte Unlust als Wirkung jener geheimen Macht. Welches ist das Wesen dieser Macht? Hat es Ähnlichkeit mit den Gesetzen der Physik oder Chemie? mit der Mathematik? Oder ist es im Gegenteil die geistige Freiheit der Entscheidung, die Irrationalität, das schlechthin Unbestimmbare, oder der Bruch des Gesetzes?

Endlich gibt es einige Zusammenhänge, welche jeder Versuch zu isolierter Sexualitätsbestimmung berücksichtigen muß. Am wichtigsten ist ihr Zusammenhang mit der Zeugung. Das Entstehen eines Lebewesens hängt dann wieder mit seinem Vergehen zusammen. Und mit der Zeugung wieder die Individuation, die so bemerkenswerte Absonderung des Einzelwesens von der Gesellschaft. Die Anatomie, die Macht und die Produktivität der Sexualität sind demnach sehr feste Punkte, an denen sich der arme Mensch, fast überwältigt von der verwirrenden Vielfalt der Erscheinungen, halten und orientieren kann. Es ist beachtlich, daß keines von diesen, weder die Anatomie, noch die Macht, noch die Produktivität, für sich abstrahiert, etwas Sexuelles an sich haben. Wieder meldet sich der Gedanke, daß die Absonderung und Verselbständigung der Sexualität bereits das erste Krankheitszeichen selbst sein könnte, dem wir mit demselben Mißtrauen begegnen wie jedem Krankhaften. Und schon sind wir wieder in den Zustand versetzt, eine sich selbst beschränkende Sachlichkeit höher zu schätzen als Vermengung von großen, sich groß dünkenden Gefühlen mit unerbittlichen kleinen Realitäten.

Die Korrektur oder den Umbau von FREUD's Sexualtheorie, die wir hier vorbringen, sollte mit einigen Worten präzisiert werden: 1. Der Sexualtrieb (libido) wird nicht als einsinnig, sondern als polar gebaut gedacht. Anziehung und Abstoßung sind ⟨*als*⟩ im Sexualtrieb selbst vorhanden vorgestellt. 2. Nicht steht der einfach anziehende oder haften wollende Sexualtrieb verschiedenen Objekten (wie dem Selbst im Falle des Narzißmus, oder dem anderen Menschen, wie einem Weibe oder Manne, oder einem Dinge, wie im Falle des Fetischismus, oder dem rationalen Denken, wie im Falle der Wissenschaft u.s.w.) gegenüber; sondern ich behaupte, daß es eine solche ihr Objekt wechseln könnende Libido gar nicht gibt, sondern, daß alle diejenigen Zuwendungen, welche andeutend oder schon klar genital ⟨*sind*⟩, durch ihren Gegenstand zu dem werden, was sie dann sind, nämlich sexuell, wenn sie auf Genitalien sich wenden; sozial, wenn sie auf die Sozietät sich wenden; politisch, künstlerisch, wissenschaftlich u.s.w., wenn sie auf Politik, Kunst, Wissenschaft u.s.w. sich wenden. Was dann in diesen Zuwendungen männlich oder weiblich zu heißen ist, das stammt nicht aus einem Sexualtriebe, sondern aus einer offenbar gegensätzlich verschiedenen (oder sich ergänzenden) Beschaffenheit der Gegenstände selbst.

Was sich damit ändert, ist also die Ansicht von den Gegenständen.

Sie sind es, welche nicht so einförmig wie eine Objektivität gebaut sind. Es gibt jetzt also nicht nur eine Art von Politik, Kunst, Wissenschaft u.s.w., sondern mindestens deren zwei, und der erste, vielleicht sehr primitive und vorläufige Name wäre dann »männlich« und »weiblich«. Diese Bevorzugung eines Dualismus nehmen wir zunächst hin, aber nicht wie ein Endgültiges, sondern wie ein Vorläufiges. Denn daß es nur zwei Geschlechter gibt, nicht weniger, aber auch nicht mehr – das braucht ja keine endgültige Theorie zu sein. Der Einfluß der Zahl dabei ist vielleicht ganz übertrieben und könnte eine Hemmung unserer Wahrnehmung sein, nicht mehr. Warum sollte es nicht drei oder vier oder mehr Geschlechter geben? Warum muß denn die individuelle Artung immer aus einer Mischung *zweier* Arten verständlich werden?

Eine Förderung kommt zunächst daher: Wenn Einswerdung die »Verwirklichung des Unmöglichen« ist, dann liegt in der Sexualität nicht nur die Ambivalenz von Anziehung und Abstoßung, sondern ebenso der Widerspruch von Einmaligkeit und Immermaligkeit. Es gibt nur *eine* Sexualität; gut. Aber damit ist nicht der Widerspruch beseitigt, daß es nur *einen* Höhepunkt gibt, wenn es nur *eine Art* des Höhepunktes gibt. So ist die Vereinigung der Orgasmen zweier Menschen nur eine Art von Höhepunkt, und es gibt noch andere Arten der Identifizierung – Identitäten als diese; zum Beispiel die ästhetische beim Anblick von Wasser, Wurzel, Landschaft, Revolver u.s.w. oder die politische beim Streit oder die logische in der Meditation. Daraus entspringen dann die dialektischen Komplikationen der Monogamie, der poetischen Werke und ihres Aussagens, des Staates, des Rechtes und so weiter. Damit sind nun drei neue Themen eröffnet: 1. der Widerspruch von Einmaligkeit und Immermaligkeit, 2. die Polyphonie (Vielartigkeit) des Höhepunktes, 3. die dialektischen Komplikationen in der Verwirklichung des Unmöglichen.

Die treuherzige, öfters aus romantischer Kleckserei erwachsene Meinung, der Geschlechtsverkehr sei mit gerader Fortsetzung der Linien sozusagen die Spitze jener in edlen oder reinen oder selbstlosen Gefühlen begonnenen liebenden Zuwendung – diese Meinung stößt nicht an ausnahmsweise, sondern regelmäßige Tatsachen hart an. Wenn nämlich ein Mensch, Mann oder Weib, das sexuelle Geschäft ausführt, so geschieht dabei nicht eine Steigerung jener Gefühle (diese kann, muß aber nicht erlebt werden), sondern stets ein Sprung in die körperlichen Abläufe. Was man Hingabe, Preisgabe,

Loslassen nennt, das ist ein solcher Sprung, in dem der Mensch sich seiner körperlichen Natur überläßt und auf sein Mitbestimmungsrecht verzichtet. Nicht eine Steigerung, sondern auch eine Spaltung geschieht da. Ob das ideale Erlebnis durch das reale Geschehnis ersetzt wurde, ob also das erste mit dem zweiten eine Art von Wert gemeinsam hat, das kann eigentlich nur von einem Urteil bejaht oder verneint werden; unmittelbar wahrzunehmen ist solche Gleichheit oder Ungleichheit eigentlich nicht. Auch hier besteht gegenseitige Verborgenheit. Es kommt hier nicht darauf an, jene mystische Idealrealität der Einung in der Geschlechtlichkeit zu zerpflücken, sondern die Spaltung zwischen Eros und Sexus noch einmal durch den Hinweis auf den Sexualakt selbst klarzustellen. Es kann überdies von bestimmten ethischen oder sozialen Tendenzen aus sowohl die offenkundige Spaltung, wie die mystische Identität als das Wertvollere behauptet werden.

Wie wenig wir wissen, »wie die Sache eigentlich ist«, wie führungslos und unklar also das »Realitätsprinzip« ist, da man ja gar nicht weiß, was denn eigentlich nun das Reale ist, das läßt sich an der Erfahrung der Verliebtheit sehr deutlich zeigen. Es ist nämlich die Verliebtheit auch etwas Besonderes, Kasuales, was mit der Sexualität bald auf Kriegsfuß, bald im Bunde steht. Also ist wieder die Spaltung konstitutiv für die Gestalt der Verliebtheit. – Es ist das aber nicht die Spaltung von Körper und Seele. Metaphorisch darf man sagen, daß nicht die ganzen Menschen verliebt sind, wenn z. B. die Geschlechtsteile ineinander verliebt sind, oder wenn die Verliebten spielen, wobei sie mit Körperteilen wie Haaren, Augen, Händen u.s.w. spielen.

Eros, Sexualität, Verliebtheit – das sind nun nur drei Formen. Es kommen noch mehr Formen hinzu, wenn man die mythischen und die Gesellschaftsformen bedenkt. Ödipus' Vereinigung mit seiner Mutter ist auch die Vereinigung der Mutter mit dem Sohn. Die Inzestformen von Vater und Tochter, von Bruder und Schwester heißen so (»Inzest«) von der Konvention, der Gesellschaft, dem Staate aus. Aber auch hier geht die Verpönung nicht nur von Konventionen, Gesellschaften und Staaten aus, sondern auch von individuellen Gefühlen, Gewissen, körperlicher Abneigung u. dgl. Also wieder zweiseitig ist der Ursprung der Verpönung, nicht nur der Anziehung. M. a. W.: die Einheit ist nicht absolut, es ist immer Einung, und die enthält auch Teilung.

In den verpönten Formen der Sexualität und in der Abspaltung der

Sexualität vom Eros steckt etwas Gemeinsames. Die Behauptung, es gebe überhaupt so etwas wie Geschlechtstrieb, wird ja fortwährend desavouiert durch die Vorkommnisse der Desexualisierung, die man bei Neurosen sieht. Wenn dann jemand desexualisiert ist, läßt sich die Annahme eines konstanten Triebes nur soweit aufrechterhalten, daß man seine Verdrängung behauptet. Jenes Gemeinsame von verpönter Sexualitätsform und Abspaltung der Sexualität ist also dies: Eine ursprüngliche Ambivalenz, eine ursprüngliche Zusammengehörigkeit von Einen und Teilen drückt sich eben entweder in Verpönung und Legalisierung oder in Desexualisierung und Sexualisierung aus; beide Male wird historisches Ereignis die dialektische Struktur des Lebens. Dabei schreitet das Leben fort, und man kann nicht mehr behaupten, die eine Form sei normal und die andere pathologisch. (Vollzieht jemand diese Gegenseitigkeit, Gegensätzlichkeit und Antilogik im reinen Denken, dann entstehen nichts als unlösbare Probleme.)

Obwohl danach der Unterschied zwischen normal und pathologisch einen Augenblick verschwindet, ist damit der Kampf zwischen gesund und krank nicht befriedet. Das wird sehr deutlich, wenn man bedenkt, daß dieser Kampf nur mit dem individuellen Tode aufhört, also nur individuell aufhört. Fragt man aber, ob der Tod selbst ein gesundes oder ein krankhaftes Ereignis sei, so bleibt der Pathologe ratlos. Gibt es einen Alterstod? Wir wissen es nicht und können es nicht wissen. Das kommt daher, daß der individuelle Tod zwar *diesen* Kampf beendet, also »Frieden« bringt, wie wir dann sagen; aber er ist darum keine Entscheidung zwischen gesund und krank.

Es gibt nun eine Erscheinung im sexuellen Gebiete, welche diesen Unterschied von Frieden und Entscheidung ebenfalls sehr anschaulich ausdrückt: Auch bei den sexuellen Erscheinungen kann es Frieden geben oder auch Entscheidung. Also auch während des Lebens, nicht nur im Tode herrscht sozusagen ein Gesetz, nach dem, ausweglos, zwischen Frieden und Entscheidung gewählt werden muß. Die hier gemeinte sexuelle Erscheinung ist eben die der Desexualisierung. In der Neurose, in der Idealisierung, nach dem Orgasmus finden sich die Menschen desexualisiert vor und sind dann auf Zeit also befriedet. In diesem Stadium gedeihen Kameradschaft, Freundschaft, Brüderlichkeit, Schwesterlichkeit, Sachlichkeit, Arbeit u.s.w. Hier gewinnt man also Genossen, nicht Feinde oder Liebende; auch nicht Haßliebe. Hier folgt auf Entscheidung Friede; und im Frieden

sammeln sich insgeheim die Kräfte für neuen Kampf, neue Entscheidung.
Die ungeheure Unordnung entsteht im Heilungsanspruch der sogenannten Neurotiker. Da jeder unter Heilung etwas anderes versteht, »der Arzt« aber ein Kollektivbegriff ist, so ist die Herstellung von »Arbeits- und Genußfähigkeit« *keine* Antwort auf die Frage, was hier Therapie eigentlich heißen soll; diese Formel ist nur ein Rückzug auf das Metier, das Geld einbringen soll. Ob aber man sich auf eine entsagend-heroische Einstellung oder auf eine Individuation einigen soll, bleibt unentschieden. Ob man bei angenommener Individuation sich auf die Abnormität oder die Normalität einigen wird, bleibt bei jener Formel ungewiß. Die Gegensätze von FREUD und JUNG sind zum Beispiel im Gegensatz von Altem und Neuem Testament, auch in dem von Kollektivismus und Individualismus viel mehr begründet, und die Streitpunkte über »die« Struktur der Seele sind sekundär. Von einer perspektivischen Überschau über Gesellschaft und Geschichte aus ist die Neurose und ihr Symptom begrüßenswert, eine Beseitigung derselben nur ein Übergang zu neuen Krankheitsarten. Vom Glückstreben des einzelnen aus aber ist Therapie einfach gleich Symptombeseitigung. Daher kommt es, daß die Abtrennung der Sexualität das eine Mal als bloße Hemmung, das andere Mal als Krankheit genommen wird. Eine Hemmung ist zu beseitigen, eine Krankheit ist zu vernichten. Die erste Aufgabe ist ein ganz anderes Geschäft, ein anderer, neuer Beruf. Es ist mein Eindruck, daß Forscher und Staatsmänner dieser Aufgabe nicht gerecht werden; es war ein Irrtum zu glauben, daß die Beseitigung der Arbeitslosigkeit die gesündere Gesellschaft, das Verschwinden der Neurosen erzielen könnte. Die Menschen, welche die Prosperität des Verdienens aushalten würden, sind nicht dadurch erzeugt worden: Dies beweist die Sexualitäts-Neurose, die wir jetzt bekommen haben in den prosperierenden USA sowohl wie in den verarmten Ländern.
Wenn die oben aufgestellte Behauptung richtig ist, daß es nur eine einzige Art von Sexualität gibt, und die sogenannten Perversionen nur Stümmelformen derselben sind, dann ist der Grund besagter Unordnung in der Therapie nicht eine Ungewißheit, welche Art der Sexualität die gesunde, wünschenswerte und welche die krankhafte, zu vernichtende sei. Sondern der Grund der Unordnung ist der, daß wir nicht entscheiden, ob wir das Lebensgesetz befolgen, oder ob wir die individuellen Werte entfalten wollen. Es mag so sein, daß

diese Unentschiedenheit auch dem gegenwärtigen Kampf zwischen West und Ost zugrunde liegt; also nicht, daß der Westen mehr zum Individuellen, der Osten zum Kollektiven neige, sondern daß beide nicht entscheiden können. Dieses Nichtkönnen ist dann besser als das Etwaswollen. In der Frage der Sexualität besagt das dann, daß es keinen Sinn mehr hat zu behaupten, die Sexualität sei das oder das; sondern es hat nur noch Sinn, im Hineingehen in die Situation, im Umgang mit den Menschen gewisse Entscheidungen hinzunehmen, die als irreversibel beurteilt werden, im übrigen aber das Risiko der Unentschiedenheit mitzumachen. Die Sexualität ist das, was man aus ihr macht, sonst nichts. In jedem Falle ist sie das Unmögliche (wenn nämlich »möglich« das logisch oder ontologisch Rationalisierbare ist).

Die zwei neuen Themen der Sexualitätslehre sind dann, im Gegensatz zur Libidolehre, der Orgasmus und das Kind. Über diese zwei Themen und ihr Verhältnis zueinander ist jetzt noch einiges auszuführen.

Beim theoretischen Umgang mit Orgasmus und mit Kind sind wir ganz besonders in der Lage, von etwas zu sprechen, wovon man eigentlich nicht spricht, weil man es nicht durch Sprechen, sondern durch Erleben erfährt. Die Art, wie wir sprechend damit umgehen, ist also besonders wichtig, und diese Kritik nimmt hier etwa die Stelle ein, welche die Erkenntnistheorie für die Wissenschaften innehat. Damit sei nicht gesagt, daß die Sexualitätslehre keine Wissenschaft sei; aber sie hat ihre Eigentümlichkeit, und man kann nicht voraussetzen, es gebe nur eine Wissenschaft oder nur scharfe Grenzen zwischen Wissenschaften. Der wissenschaftliche Umgang hängt dann auch von der Art des Gegenstandes ab.

Die erste Beobachtung ist hier, daß das Erleben des Orgasmus subjektiv ist, aber mit allen Anzeichen des Subjektverlustes einhergeht. Im Orgasmus ist ein Lebewesen tot, wie ausgelöscht, verliert Saft und Samen; das Subjekt ist in Ekstase, das heißt außer sich; die Unterschiede von passiv und aktiv sind aufgehoben. Jeder Versuch der Beschreibung läuft auf die Erinnerung eines unbändigen Glückszustandes hinaus, demgegenüber alle Zuwendungen und Abwendungen, Zurückhaltungen und Dränge zum Vorher oder zum Nachher gehören. Das Erlebnis des Orgasmus selbst ist doch ganz einzigartig und unvergleichbar. Deshalb sind auch die Deutungen und Erklärungen stets unzulänglich, und wenn man »Sexualität« sagt, so meint man solche sekundären Beschreibungen, bei denen zweifelhaft bleibt, ob sie den Orgasmus selbst überhaupt einschließen oder nicht vielmehr ausschließen.

Das Kind, nur beim Manne meistens, aber nicht immer notwendig auf einen Orgasmus des Erzeugers angewiesen, ist gegen ihn, wie ich glaube, *verborgen*. Zwar kann eine Frau sagen, nur von diesem Manne will ich ein Kind haben. Aber das alles andere ausschließende Ereignis des Orgasmus schließt doch auch den Gedanken an das Kind im Augenblicke aus. An dieser gegenseitigen Verborgenheit von Orgasmus und Kind ändern die zunehmenden Kenntnisse von Keimzellen, Befruchtungsvorgängen, Eisprung u.s.w. nichts. Andererseits versteht man von der Sexualität nichts, wenn man von den Zeugungsvorgängen nichts versteht. – Aber man versteht von der Sexualität auch nichts, wenn man vom Orgasmus nichts weiß. Eine Sexualwissenschaft muß also die gegenseitige Verborgenheit von Orgasmus und Kind zu überbrücken suchen.

Wir finden nun eine Menge von Unverständlichkeiten, Paradoxien und Störungen, wenn wir diejenigen Erscheinungen betrachten, welche im Zusammenleben der Menschen eine solche insgeheime Verbundenheit von Orgasmus und Fortpflanzung andeuten. Ich denke dabei an die sogenannten Perversionen, an die Monogamie, den Ehebruch, die venerischen Krankheiten, die Psychoneurosen, das Verhältnis nutritiver und sexualer Störungen, die Verhinderungen des Glücksgefühles u.v.a. Ein Überblick über alle diese und weitere Phänomene läßt immer wieder die Frage entstehen, ob ihnen ein Gemeinsames zugrunde liege und welches. Z.B. ob es den Trieb gibt, ob es ein oder einige Gesetze gibt, ob hier Verwandlung von etwas vorliegt, was doch bei Wandlung auch dasselbe bleibt, ob es überhaupt eine Möglichkeit gibt, von einem Sosein der Sexualität zu reden? Daß man überhaupt so *fragen* muß, beweist meines Erachtens, daß es »die« Sexualität insoferne nicht gibt, als jedes Reden darüber ein Dialog oder ein Polylog ist, in dem der Umgang erst das herstellt, wovon die Rede ist. Jedes Lebewesen bekommt in solchem Umgang seine einzigartige Sexualität.

Andererseits sind Orgasmus und Kind zwei Ereignisse, welche viel deutlicher als etwa die Erscheinungen des sexuellen Lebens die besagte Aufhebung des Subjektes in einer objektiven Sphäre erkennen lassen. Während man in den Ehekonflikten, Lebensführungen u.s.f. sich bemühen kann, das subjektive Bedürfnis von den objektiven Tatsachen gesetzmäßiger (biologischer, ethischer, politischer u.s.f.) Art abzugrenzen und im Zusammenwirken zu analysieren, dann auch zu beherrschen, sind im Orgasmus selbst und im Kind selbst bereits diese Gegensätze von Subjekt und Objekt aufgehoben, verschwunden, weil das Ereignis immer sowohl subjektiv wie objektiv genannt werden kann. Bei ihnen ist also auch eine Trennung von Individualpsychologie und Massenpsychologie nicht möglich. (Man kann auch sagen, in ihnen erfolge die Verwirklichung des Unmöglichen.)

Während also eine Art von Lehre auf dem Felde der sexuellen Erscheinungen ausführbar ist, kann es eine Lehre vom Orgasmus und vom Kinde nicht geben. Es ist zu fragen, ob ihre gegenseitige Verborgenheit etwas damit zu tun hat. Ich meine, daß dies der Fall ist.

Diese gegenseitige Verborgenheit ist ein Begriff, der sich als nützlich hier erweist, weil er immer wieder anwendbar ist. Nicht nur sind Orgasmus und Kind gegeneinander verborgen, auch Orgasmus und sexuelles Erleben, Erotik sind gegeneinander verborgen; auch männlich und weiblich sind gegeneinander verborgen. Die »Verwirklichung des Unmöglichen« ist ebenfalls ein solcher nützlicher Begriff. Orgasmus und Kind, als in gegenseitiger Verborgenheit geschehend, verwirklichen Unmögliches.

Alle diese Sätze reden, als ob es eine Verschiedenheit von Mann und Weib, von Orgasmus des Mannes und des Weibes nicht gäbe. Es spricht vieles dafür, daß doch auch eine Verschiedenheit da ist. Nur kann man dieselbe weder quantitativ noch qualitativ aussprechen. Sondern sie ist ablesbar aus den Umgebungen des Orgasmus, wie etwa dem aktiven und dem passiven Verhalten in der Erotik; auch aus der *sogenannten* Pathologie. Z.B. ist Impotenz und Frigidität doch nicht dasselbe. Warum? Auf die richtige Spur leitet, daß zwar die Gleichzeitigkeit der beiden Orgasmen beim Koitus ein Ideal ist, daß aber aus der Ungleichzeitigkeit sich eine Verstärkung der Liebe ableitet. Es ist wunderbar, so sagt eine Frau, daß ich ihn befriedigen kann, ohne selbst befriedigt zu werden, oder daß er mich ohne Ejakulation befriedigen kann. Das kann ein Mehr an Liebe und ein Weniger an Sexualität bedeuten. Die narzißtische Selbstbehauptung wird dann zur Bedingung der Liebe – wieder eine antilogische Aussage. – Nun soll aber noch die spezifische Verschiedenheit von Männlichem und Weiblichem in Orgasmus und in Liebe gezeigt werden. Die spezifisch männliche Verhaltungsweise verschmilzt Macht und Loslassen, ist also aktiv. Der spezifisch weibliche Triumph ist Verschmelzung von Gehorsam und Loslassen, ist also passiv. Beides ist also auch eine narzißtische Selbstbehauptung, die aber beim Manne sadistisch, beim Weibe masochistisch aussieht. Die Störungen ihrer Beziehung können also darauf beruhen, daß der Mann nicht sadistisch genug und das Weib nicht masochistisch genug ist. Beides kann Folge einer Bisexualität sein. In Reaktion auf diese Unstimmigkeit kann der Mann sich verweiblichen, die Frau sich vermännlichen, wobei das Übel noch zunehmen kann, besonders in der Eheneurose. Jetzt erfahren wir, daß es nicht nur einen Unterschied des Orgasmus, sondern auch einen des Narzißmus gibt. Jedenfalls bedeutet auch der letztere beim Weibe die Selbstbehauptung der Hingabe, beim Manne die Selbstbehauptung der Gewalttätigkeit.

Noch bleibt die Frage, ob diese Spezifitäten, die man also weder quantitativ noch qualitativ formulieren kann, nur männlich – weiblich, also dualistisch, oder auch vielfach, also individualistisch, und wenn vielfach, ob endlich oder unendlich vielfältig feststellen muß. Man kann diese Frage auch einfacher so ausdrücken: Warum gibt es nur zwei und nicht mehr Geschlechter? Eine formale Beantwortung führt wieder ins Gebiet der Mathematik, Logik und Erkenntnistheorie. Eine sozialerotische Antwort wäre auf dem Felde der Monogamie und Polygamie zu finden. Biologisch stößt man auf den Gegensatz von natürlich und künstlich, kulturkritisch auf den von Wissenschaft und Kunst oder von Wissenschaft und Technik. Hat man alle diese Antwortmöglichkeiten durchdacht, dann kommt zunächst heraus, daß nicht die Wahl oder das Treffen des richtigen Anwendungsgebietes entscheidet, so daß man dort und nur dort die richtige Ursache fände; sondern auffallend ist die ausgedehnte Anwendbarkeit des Problems, das also weder aus der Mathematik, noch aus der Logik, noch aus der Erotik, noch aus der Kultur u.s.w. zu holen und dort einzig-richtig zu entscheiden wäre. Das Impossibilitätstheorem ist es dann, welches hier nur symbolisch gestaltet, da man, wie bei der Deutung von Träumen, *eine* Übersetzung anwenden muß, das Ding an sich aber zwar nicht »erkennen« kann (im Sinne KANT's), aber immer symbolisch darstellen muß. Auf die Sexualität angewendet heißt das aber auch noch etwas Weiteres: Wissenschaftlich, oder wissentlich, kann man nur die Pathologie der Sexualität darstellen. Daß man die Pathologie auch künstlerisch, auch die Physiologie wissenschaftlich darzustellen versuchte, das hat schließlich eine ungeheure Verwirrung zur Folge gehabt. Es ist danach wissenschaftlich dargestellt pathologisch, bisexuell zu sein, künstlerisch oder religiös normal, bisexuell zu sein. Das gleiche gilt vom Narzißmus: Es ist wissenschaftlich anormal, religiös normal, narzißtisch zu sein.

Nachdem die Polarität in den Triebbegriff *selbst* eingeführt ist, müssen jetzt auch die Ambivalenzen, z. B. von Haß und Liebe, neu betrachtet werden. Aber es kommt auch dahin, daß an der Stelle, an der Sexualtrieb oder Libido stand, nun das Verhältnis der beiden Geschlechter zu stehen kommt, so daß anstatt des einförmigen Kraftbegriffes der Libido eben ⟨*ein*⟩ Gegensatzpaar zur Realität wird. Dann ist der Haß zwischen Mann und Weib nicht mehr das durch Verdrängung zum Verschwinden zu bringende ambivalente Widerspiel ihrer Liebe, sondern der Haß ist etwas anderes als die Liebe, ist unüberwindlich wie sie und kann nicht wegtherapiert werden. Auch ein Ausdruck wie der von der »Überschätzung des Liebesobjektes« bezeugt, daß die Libido es ist, die eine solche Überschätzung herbeiführt, während die Liebe wieder etwas anderes wäre. – Wenn ein Unterschied zwischen männlichem und weiblichem Orgasmus ist, dann ist auch die übermäßige Vermännlichung der Frau, die Verweiblichung des Mannes eine solche, wahrscheinlich libidinöse Überschätzung, die aus einer falschen Gleichsetzung stammt.

Es ist jetzt nach einem leichter verständlichen Ausgangspunkte zu suchen. Es ist der, daß es keinen Sinn hat, die Haßanteile in der Verbindung von Mann und Weib durch deren Bewußtmachung gleichsam zu denaturalisieren und so vom Intellekt her beherrschbar zu machen. Ich habe auch gefunden, daß eine Frigidität durch Bewußtmachung des narzißtischen Widerstandes, der ihr zugrunde liegt, nicht »behoben« wird. Das muß so sein, wenn Orgasmus und Zeugung »Verwirklichungen des Unmöglichen«, also nicht beherrschbar, nicht dem Intellekt unterzuordnen sind. Die Geschlechterfrage, nicht das Sexualproblem ist es, von der aus man die Abrundung und Anfang wie Abschluß der Therapie gewinnen kann. Die immanente Transzendenz ist also hier im Orgasmus und im Kinde realisiert, die beide Verwirklichung des Unmöglichen, also »Wunder« oder »Gnade« sind. Wunder und Gnade bestehen aber nicht darin, daß Orgasmus und Kindzeugung stattfinden, z. B. als Reflex oder als Tatsache, sondern darin, daß diese immanente Transzendenz erfolgt. Dazu gehört diese unmögliche Hingabe bei Selbstbehauptung, die für das Weib in der *Rolle* der Hingabe, für den Mann in der *Rolle* der Selbstbehauptung erfolgen soll.

Jetzt wird aussprechbar, welchen Sinn die Behauptung hatte, daß schon die Abscheidung und Verselbständigung der Sexualität ein Krankheitszeichen sei. Jetzt nämlich ist deutlich, daß sie einer Art von Enterotisierung entspricht, daß es sich nicht um eine Erklärung oder Theorie (libido-Theorie) dabei handelte, sondern um den Vorgang der versagten Geschlechterverbindung. Da nun eine selbständige Sexualität bei Masturbation, Prohibition (birth-control), Schwangerschaftsunterbrechung und Ehekonflikt, bei Zwang von innen und von außen also, zutage kommt, so kann man die Isolierung der Sexualität nicht als Neurose- oder Krankheitszeichen ansprechen, es sei denn so, daß alle Menschen und daß die Gesellschaft neurotisch oder krank seien. Sonst gäbe es eine abschätzige Bewertung von oben herunter: Gesund sind die Besitzenden und Mächtigen, krank die Armen und Wehrlosen. Nun wäre es gut, wenn eine, wenn auch nicht erschöpfende, so doch wenigstens nicht falsche Aussage in solchen Fällen bereitstünde.

Die Patienten (gemeint sind damit auch die Sozialkranken) wollen nämlich einfach wissen, wie es denn komme, daß nach monogamer Bindung sich so oft und geradezu gesetzmäßig eine polygame Tendenz, namentlich beim Manne, durchsetzt und so oft eine Ehe zerstört. Während nun die ältere Antwort lautet, die polygame oder überwiegend sexuelle Tendenz sei ein Naturgeschehen, die monogame Zuwendung der Ehe sei eine geistige Ordnung, müssen wir diese Erklärung heute ablehnen; sie ist überholt und als unzutreffend erkennbar. Monogame Ordnung gibt es auch im Tierreiche, polygame Tendenzen werden im Namen des Geistes verfolgt. Sondern die tiefere Erkenntnis zeigt einen anderen Gegensatz als den von Natur und Geist, nämlich den von Sünde und Tugend.

Dadurch, daß Sexus und Eros in eine zu enge Verbindung gebracht wurden, so als ob die Sexualität eine sozusagen natürlichere oder körperlichere Art des Liebens wäre, dadurch eben fällt nun auch auf die Sexualität ein gleichsam verklärender Schimmer. Aber über diesem Schimmer (Abglanz) beliebte man die andere Seite zu verdrängen: Sexualität ist Verführung, und Verführung ist Sünde; Sündigen aber ist schön. Es erscheinen Triebe; mag sein. Aber sie erscheinen durch Lockung, sind also noch einmal abhängig. Die verführende Lockung ist also das eine. Das andere ist: Auch die Gewaltübung ist schön, und Sündigen ist auch Gewaltsamkeit.

Also Sündigen ist schön, verführerisch und gewaltsam. Das sind keine besonders liebenden Haltungen, keine tugendhaften Verhaltungsweisen.

Die Sprache ist biegsam, bildhaft, dadurch zum Symbol, aber auch zur Mehrdeutigkeit geeignet. Ihre Verwandlungs- und Schauspielrolle wird deutlich, wenn wir daran denken, daß wir mit denselben Worten den Alltag, die Wissenschaft, den Traum und das Märchen, die Phantasie und die Dichtung auszudrücken fähig sind. Denkt man an ein Wort wie Herz, so wird das alles ganz klar, indem man nämlich auch der Unklarheit der Worte sich bewußt wird. Dasselbe gilt nun vom Mythos der Schlange. Die Schlange, dem männlichen Gliede ähnlich, ist nicht nur da, sondern wirksam da. Sie wirkt verführerisch, weil sie nackt, glatt, bunt und schön ist; denn Sündigen ist schön. Es hat keinen Sinn, das nur auf Neid, Protest, Vaterkomplex u.s.w. zurückzuführen, denn die Anziehung, Glorifizierung und Lust am Laster erst macht begreiflich, warum das Verbotene so reizend ist. (Die Trieblehre blieb so dunkel, weil da nichts zu erklären ist, auch weil jedes Erklären schon ein Verdrängen, ein Sichabwenden von der erlebten Lust am Bösen oder Sündhaften oder Lasterhaften ist.)

Wenn wir diese Wurzel des Schönen im Bösen begreifen können, dann verstehen wir auch die platonische Identifizierung, die christliche Verfeindung von schön und gut. Es ist ja nicht so, daß im Geschichtsprozeß das Frühere vom Späteren beseitigt, vernichtet oder überwunden würde. Sondern alles bleibt vorhanden. Ebenso, nachdem Eros, Agape, Liebe und Sexus in der Geschichte der Reihe nach gleichsam entdeckt wurden und nunmehr auch, wohl über die Erkenntnis der Sexualität, der unerotische, ungütige, lieblose und feindselige Anteil in den Zuwendungen von Mann zu Weib herausgehoben wird. Vielleicht am deutlichsten ist hier die Strukturenentwicklung in der Psychoanalyse anzuführen. Dort nämlich gilt als ausgemacht, daß dem libidinös-ödipalen Stadium ein sadistisch-praeödipales vorangegangen sei. Wenn man dann aber der Libido selbst die ambivalente (also an- und abstoßende) Struktur zuschreibt (wie z.B. in »Begegnungen und Entscheidungen«, S. 59f.), dann wird man auch bald gewahr, daß eine zeitliche Reihenfolge oder ein Primat des Destruktiven vor dem Erotischen zwar gelegentlich kasuistisch feststellbar, keineswegs darum aber verallgemeinert behauptbar ist. Ob Hunger oder Liebe älter, ob eins oder das andere stärker »sei«, das wird in einem Leben nur gelegentlich entschieden, und von einem allgemein gegebenen Verhältnis der Priorität oder der Kraft kann nicht die Rede sein.

Jetzt bekommt auch das Abtrennen und Isolieren der Sexualität von der Liebe einen anderen Aspekt. Die Frage, ob solche Ablösung selbst schon krankhaft sei, wird eigentlich sinnlos, wenn wir jetzt begreifen, daß die Sexualität weder biographisch noch wesensmäßig jemals in der Liebe enthalten war. Man kann nicht etwas absondern, was nie verbunden war. Dieser Satz ist logisch. – Freilich: Er ist nur logisch. Antilogisch oder mystisch könnte das Unverbundene und Unvereinbare doch beisammen sein. Jenseits der Zeit wäre auch jenseits des Daseins. Was aber heißt hier »jenseits«? Sicher der Bereich, in dem wir nicht »ob« *fragen*, sondern »ja« *sagen*. So kann auch ein Gleichnis wie die Schlange, aber auch das des Feuers, des Blutes, der Treppe oder der Schaukel den Doppelsinn bekommen, den wir zum Beispiel den Träumen anmerken. Hier muß auch noch des doppelten Sinnes des Wortes »Sinn« gedacht werden. Man muß dabei sowohl an Auge, Ohr, Haut denken wie auch an Bedeutung, Symbol, Wesen. Aus solcher Doppeldeutigkeit folgte dann auch das mehr biologisch gemeinte Theorem der gegenseitigen Verborgenheit im Gestaltkreis. Denn in der praktischen Anwendung dieses Theorems kann man sich dahin oder dorthin wenden und nach diesem praktischen Sich-zuwenden (Ja-sagen) auch wieder denkend fragen (Obfragen), wie sich das gegenseitig Verborgene zueinander verhalte.

Wir kommen hinsichtlich der Sexualität also zu einem Ergebnis, das hoffentlich brauchbar und nützlich ist. Das ist nämlich die Einsicht, die Sexualität selbst enthalte auch eine trennende, mithin unabweislich auch destruktive Potenz. So verschieden männlich und weiblich auch sonst sein mögen, darin ähneln sie einander. Wieder ist Ähnlichkeit hier nicht teilweise Gleichheit; wir werden uns diesem Thema der Ähnlichkeit und doch nicht Gleichheit der beiden Geschlechter nun doch noch einmal zuwenden. Diesmal soll nicht die Sprache und das Wort, sondern die Sphäre der Verführung helfen. Zunächst werde klar, daß mit der Verführung zwar auch eine Moralität, eigentlich aber eine Beschaffenheit gemeint ist. Es gibt auch geplante und mehr oder weniger absichtsvolle Verführungskünste, wie Entblößungen, Kleider, Schmuck oder make-up. Aber verführerisch ist doch auch eine Gegebenheit des Körpers oder eine Charaktereigenschaft: Haare, Muskeln, Busen, Tüchtigkeit, Verschwiegenheit, Zuverlässigkeit können hier ebenso genannt werden wie Krankheit, Spielfreudigkeit, Häßlichkeit, Schmutzigkeit, Gestank. Es sind abstoßende wie anziehende Gegebenheiten darunter, und es kann das Vorzeichen sich von Minus in Plus wandeln und umgekehrt. Das alles gilt in der Sphäre der Verführung.

Auch muß ich ein Versprechen einlösen; es sollte nämlich ein Grund angegeben werden, warum die definitorische Bestimmung der Sexualität sich dialektisch totzulaufen pflegt[1]. Gemeint ist, daß z. B. die Definition SCHOPENHAUERS, die Sexualität diene der Arterhaltung, so unbrauchbar ist, weil man ebensogut die Sexualität aus der Fortpflanzung wie die Fortpflanzung aus der Sexualität ableiten kann. Der eigentliche Grund jener Undefinierbarkeit ist aber der Unterschied von männlich und weiblich; er macht es völlig unmöglich, *die* Sexualität zu definieren, als ob es nur eine gäbe. Dazu kommt die endlose Individualitätsmenge bei beiden Geschlechtern.

Die Selbständigkeit der Sexualität und ihre relative Unabhängigkeit von der Fortpflanzung wird in Bereichen wie Verführung, Verliebtheit, Liebesmystik, Lust ganz offenkundig. Aber diese Selbständigkeit ist keine absolute, und sie kreiert weder, daß die Geschlechter sexuell gleich sind, noch, daß Sexualität und Kindzeugung ganz unabhängig voneinander wären. Wir müssen jetzt erkunden, ob der Geschlechtsunterschied und die Fortpflanzung auf die Sexualtheorie einen Einfluß haben, sowie ob diese zwei Einflüsse gleichlautend sind oder sonst zusammenhängen. Dabei bewegen wir uns bereits an der Grenze des Themas der Sexualität, da Geschlechter und Zeugung ja eine eigene Beachtung heischen. Wenn man die Rolle des Begriffes Sexualität in der jüngsten Geschichtsepoche kritisiert, so ist kein Zweifel an dem Ergebnis, daß man diesen Begriff auch benutzt hat, um die Geschlechterdifferenz und die Fortpflanzung aus dem Bewußtsein fernzuhalten.

Eine merkwürdige Divergenz hat sich in der Beurteilung der Sexualität in der Anatomie und der Psychologie ergeben. Während nämlich die anatomische Forschung zu dem Ergebnisse kam, daß es nur entweder männliche oder weibliche Geschlechtsteile gibt, die sogenannten Zwitter aber auf einer Mißbildung des einen oder des anderen Geschlechtes beruhen, ist in der Psychologie die Auffassung immer herrschender geworden, daß die Mischung männlicher und weiblicher Züge bei beiden Geschlechtern regelmäßig vorhanden sei und nur deren verschiedenes Mischungsverhältnis die Personen unterscheide. Eine solche Divergenz führt, nachdem die parallelistische Vorstellung scheitert, dazu, daß man sich im anderen Gebiete das zur Erklärung zu holen sucht, was man im einen nicht finden kann.

Der Versuch, Liebe und Sexualität zu trennen, der uns hier zuneh-

1 Vgl. S. 344.

mend beschäftigt, ist ein schwieriges und nicht ungefährliches Unternehmen. Wenn dann eine Divergenz von anatomischen und psychologischen Beobachtungen erscheint, kann auch ein Dilemma entstehen, wodurch die Forderung nach einem Ideal unterstützt wird. Solche Ideale stecken in Begriffen wie gesund, normal, natürlich, moralisch u.s.w. Abweichungen vom Ideal werden dann als ungesund, unmoralisch, widernatürlich u.s.w. verurteilt. Eine Soll-Vorstellung kann leicht die Erforschung von Wirklichem und Wesentlichem verderben, so daß man nicht mehr fragt, was hinter einer beobachteten Erscheinung steckt. Homosexualität, Transvestitentum geraten leicht in diese Mühle. Das, was man Sexualpathologie nannte, ist eine wahre Fundgrube solcher voreiliger Idealbildungen, und es wird bald interessanter, woher eigentlich solche Ideale stammen. Selbstverständlich gerät auch Forderung und Gewährung ärztlicher Behandlung in diese Mühle. Wählen wir auch diesmal ein Thema unter mehreren: Es ist das des Übergewichtes eines Geschlechtes über das andere. Patriarchat, »starkes Geschlecht« und im Gegensatz dazu Matriarchat, Magna Mater weisen auf solches Übergewicht hin, dem dann ein Gleichgewicht, wie es sich im hermaphroditischen Kult, in der androgynen Sexualphilosophie andeutet, bereits feindlich entgegensteht. Beobachtet man dann die Erscheinungen in der Medizin, in Sitte, Staat, Recht, so zeigt sich auch die Neigung von Forschern und Schriftstellern, solche Erscheinungen als sekundäre zu beurteilen, als ob es eine primäre Erkenntnis geben müßte, irgendeine Ordnung oder Unordnung auf einem primären, aber verborgenen Gebiete. Jedenfalls: Verwirrung ist hier reichlich vorhanden, wie zum Beispiel der Übergang von rationalen zu irrationalen, von vernünftigen Thesen zu magischen Kräften zeigt, ohne daß deren Verhältnis klar, deren Vereinigung als vielleicht wünschbar erörtert würde. Im Stimmengewirr lassen sich dann Interessen (z.B. »der Kaiser braucht Soldaten«), aber auch daseinsflüchtige Sehnsüchte (z.B. »die Liebe währet ewiglich«) leicht heraushören.

Wir hielten fest an dem Vorhaben, die Unterscheidung von Sexualität und Liebe ernstlich durchzuführen, aber wir haben dafür eine Anzahl triftiger Gründe anzuführen. Und diese Gründe leiten zu einer anderen Gegenüberstellung. Es ist dann nicht mehr so, daß die Sexualität ein naturwissenschaftlich nötiger Begriff wäre, den man biologisch oder physiologisch oder neurologisch oder pathologisch braucht, weil es diese Disziplin nun einmal gibt, im Unterschiede von menschlichen oder dichterischen also kulturellen oder moralischen Behandlungsarten. Uns leitet nämlich kein Interesse, diese Fächer und diese Behandlungsarten als solche in ihrem Eigenwesen zu retten. Sondern wir wollen wissen, was Sexualität eigentlich ist, und es ist uns ganz gleich, ob es jene Fächer oder diese Kulturbereiche überhaupt gibt, beziehungsweise ob wir ihnen in der Ergründung des wirklichen Wesens der Sexualität uns auszuliefern brauchen. Und dabei ergibt nun eine Erörterung, deren Methode ich die »anthropologische« nannte, daß im sexuellen Dasein und Erleben sich Dinge, Phänomene zeigen, die erweisen, daß die Sexualität mit ihren Bestandteilen und Folgen überhaupt etwas ganz anderes ist als Liebe. Die geschlechtliche Anziehung und Abstoßung von Mann und Weib, der Orgasmus, die Fortpflanzung sind also Dinge, die mit Liebe zunächst nichts zu schaffen haben, und dieses »Zunächst nichts« wird durch nichts so gut illustriert wie durch die Elemente der Verführung, durch nichts so kräftig erhärtet wie durch die Tatsachen der Fortpflanzung. Wenn nun Verführung, Fortpflanzung, Geschlechtlichkeit u.s.w. sehr selbständige Formationen sind, in denen auch das ethische Paradox »Sündigen ist schön« oder der Sprung vom Platonischen zum Christlichen wieder auftaucht – Formationen also, die erwarten lassen, daß auch der Sprung vom Christlichen zum Unchristlichen jetzt geschieht –, dann ist es nun soweit, daß wir uns nicht mehr anzustrengen brauchen, zu erweisen, daß Sexualität und Liebe verschiedene Dinge sind, sondern wo wir uns verwundert fragen, woher eigentlich es komme, daß diese beiden doch zusammenhängen. Denn dafür spricht doch so vieles, daß wir es nicht ignorieren können. Der Versuch des Sprachgebrauches, mit dem Wort Erotik eine Brücke zu schlagen, erweist ja diesen Zusammenhang, aber noch mehr eine Anerkennung dessen, daß zwischen Sexualität und Liebe eine Kluft besteht, die man also überbrücken möchte.

Und nun wenden wir uns, zuletzt, zu dieser Brücke, diesem Zusammenhang. Er wird erlebt, er wird kirchlich und staatlich sanktioniert, er wird mystisch präzisiert. Erlebt wird er, sanktioniert wird er, vom Erlebnis und vom Denken distanziert. Versuchen wir das in einem auszudrücken: Die Liebe wird in der Sexualität inkarniert. Sie wird das nicht nur, sie muß es, kann es, soll es, darf es, will es werden. Zu deutsch: Die Liebe wird Fleisch, und dies nach allen Modalitäten, in der Sprache ausgedrückt: nach den fünf Modi des pathischen Pentagrammes.

Daß nun aber die Frauen, also die volle Hälfte der Menschen, kein Metier haben als das, *keinen* Beruf zu haben, das zeigt eine Unüberwindlichkeit im Zusammenhang an. Die Frauen studieren, erfühlen, erfahren, was ein solches Objekt wie ihr Mann eigentlich ist. Und dazu brauchen sie im Grunde ein ganzes Leben für einen Mann. Das ist der Ursprung der Monogamie. Wenn damit wenigstens *eine* Art von Sonderheit des Weiblichen herausgestellt wird, so ist zu vermuten, daß sie mit anderen, vielleicht wesentlicheren, verknüpft ist. Ein Weib kann sich nur vermännlichen, ein Mann sich nur verweiblichen. Beide können sich der Fortpflanzung verweigern, aber für die Frau ist auch das Kind etwas anderes als für den Mann, und wieder zeigt sich, daß man auch durch den Hinblick aufs gemeinsame Kind die ursprünglichere Differenz der Geschlechter nicht beseitigen kann. Zumal ein Knabe wieder etwas anderes sein wird als ein Mädchen. All das kann man als theoretische Spekulation bezeichnen, aber überall zeigt sich, daß ihre Ergebnisse in keinem Widerspruch zu empirischen Beobachtungen stehen dürften.
Eine Frage bleibt doch, ob die Sexualität eigentlich auf das Verhältnis von Weib und Mann zu reduzieren ist oder ob sie erweitert werden muß etwa im Begriffe der Libido. Zunächst ist es da zum Verständnis der pathologischen Fälle sehr nützlich zu lehren, daß es nur die eine Art der Geschlechtlichkeit gibt, nämlich die zwischen Mann und Weib obwaltende. Sie ist es, welche in den »Perversion« genannten Formen sich durchzusetzen sucht; es war nützlich, diese Dinge so zu sehen, daß z.B. die Homosexualität eine getrennte, regredierende, mit Fixierungen einhergehende Bisexualität hinter oder unter sich habe. Dazu kommt dann der sexuelle Hintergrund der neurotischen Symptome, z.B. der Hysterien, Phobien und Zwangsneurosen; ferner die sexuelle oder libidinöse Besetzung der organischen Krankheiten, die Sexualisierung der nicht-genitalen Organe, dann ihrer Funktionen, dann der Handlungen, Haltungen und Gedanken; die libidinösen Hintergründe der Männerbünde, Frauenbünde, der sozialen Ideen u.s.w. – Dann aber ist zu beachten, daß bei all diesen Verschiebungen und Übertragungen das Gebiet, auf welches verschoben und übertragen wurde, seine eigene Sprache spricht, gestaltend wirkt und daß überhaupt diese Verschiebung und Übertragung als solche einen eigenen Sinn hat. Gerade ein Teil unserer Beispiele hat den Charakter der Sublimierung nicht, und alles, was man gegen Sublimierung und Idealismus vorbringen muß, ist nicht imstande, auch auf Körperkrankheiten und Neurosen ange-

wendet zu werden. Der Widerstand gegen die völlige und nur sexuelle Deutung ist mir bei der Analyse von Perversionen und Zwangsneurosen besonders aufgefallen als eine Widerstandsart, die auch ein Recht haben muß. Gerade der Zwangscharakter ist es, der eine sexuelle Ableitung nicht verträgt, wie ja auch Freud bereits nach der praeödipalen Genese (aus dem anal-sadistischen Stadium) gesucht hat und dabei in die polare Struktur von Lebens- und Todestrieb, von Ich und Es, also nicht in einen sexuellen, sondern einen asexuellen Dualismus geriet. Nun geht die Geschichte auch ohne die Genialität weiter.

Wir befinden uns also jetzt in einem neuen Dilemma. Nicht mehr wird da gefragt, was Sexualität an sich selber sei, sondern wie Sexualität sich zu Nichtsexualität verhalte, wo die Grenze sei und dergleichen. Ich bin nicht mehr so sicher, daß der Protest gegen die Psychoanalyse *nur* aus der verdrängten Sexualität der Protestierenden stammt. Ein solches Sowohl – Als auch ist zwar nie angenehm. Aber uns leitet ja nicht die Sehnsucht nach einer formalen rationalen Einheitlichkeit.

Unter den verschiedenen Lösungsmöglichkeiten greife ich eine heraus, die gerade auch die Nicht-Psychoanalytiker interessiert. Es ist das, was Kant die intellektuelle Anschauung genannt hat und was Schelling seinem Geniebegriff zugrunde legte. Wie es zu gehen pflegt, stellte sich das dem Genie Vorbehaltene dann als alltägliche Gabe der meisten oder aller Menschen, ja Lebewesen heraus. Man kann nun bei jeder sexuellen, normalen oder perversen Handlung, aber auch bei jedem nutritiven, vegetativen oder animalischen, überhaupt bei jedem biologischen Akt eine Tendenz zur Gestaltung bemerken. Natürlich kann man jeden biologischen Akt auch sexuell interpretieren; aber was ist sexuell? Wenn dann jemand die Unterscheidung von Recht und Unrecht oder die von Ehre und Unehre oder die von Liebe und Lieblosigkeit für stärker, früher, wesentlicher als den Unterschied von Mann und Weib hält und dafür Kindheitserinnerungen und andere Geschichten beibringt, dann gerät auch die Sexualtheorie der Neurosen und der andern Krankheiten ins Wanken. Die Sexualtheorie ist dann nicht mehr und nicht weniger begründet, als es eine Rechtstheorie oder eine Ehretheorie wäre; d.h., diese Erklärungstheorien stehen paritätisch neben einander. Ebenso wie in der praeödipalen Phase die Psychoanalyse das anal-sadistische Stadium findet, dessen sexueller Charakter mehr als zweifelhaft ist, ja das im Todestrieb einen richtigen Gegner des Eros gefunden hat.

Das Dilemma zwischen Sexuellem und Nichtsexuellem ist dann so zu verstehen: Sexuell kann jedes Ding werden, wenn ich mit dem Begriff der Sexualität daran herantrete, und nichtsexuell kann jedes Ding werden, wenn ich mit einem nichtsexuellen Begriffe an es herantrete. Entsprechend formen sich Wahrnehmungen, Erfahrungen. Das Resultat dieses Kapitels über Sexualität ist jetzt: Sexuell ist, was so benannt, womit so umgegangen wird. Nicht mehr, aber auch nicht weniger. Zweitens erscheint dann auch die anscheinend dem Menschen vorbehaltene Einsicht, daß die verborgene Wurzel der Sexualität die Fortpflanzung ist; wo diese verhindert ist, muß das Werk, der Geist erscheinen. Mehr vermag ich zur Zeit nicht zu sagen.

Noch ist eine Seite des sexuellen Lebens hier überhaupt nicht erwähnt worden, nämlich die Einmaligkeit. Es gibt da nämlich etwas, was unwiederholbar, oft auch unvergeßlich, jedenfalls nicht reproduzierbar ist. Gewiß kann diese Eigenheit auch ein Anlaß werden, in ihr, durch sie eine außerordentliche Werterhöhung zu begründen, obwohl das nicht selbstverständlich ist und keineswegs durchweg geschieht. Da diese Einmaligkeit in vollem Widerspruch mit allen Wiederholungen des sexuellen Aktes selbst oder seiner Begleitumstände steht, so ist auch darin eine Spannung und ein innerer Widerspruch der Sexualität auferlegt. Da die Einmaligkeit außerdem vielen anderen Sachen zukommt, z. B. dem historischen Ereignis, auch dem menschlichen Subjekt, dem künstlerischen, dem religiösen (Bekehrung!), dem wissenschaftlichen (Entdekkung!) Vorgang, so ist, wohl vermöge dieser Einmaligkeit, auch eine Verlötung mit diesen allen möglich, und das wird dann wieder zum Anlaß, auch solche künstlerischen, religiösen oder wissenschaftlichen Vorgänge sexuell zu interpretieren, wozu ein zwingender Grund sonst nicht besteht. Wer die Einmaligkeit einmal entdeckt hat, sollte nicht dazu übergehen, eine Erklärung zu suchen, die Abstraktionen verlangt; er sollte nicht die Einmaligkeit durch Gesetzmäßigkeit wieder zerstören – obwohl dies oft geschieht, aber mit Unrecht. Mehr sagen wir hierüber nicht; schon Beispiele solcher Einmaligkeit würden als Versuchung wirken, die Einmaligkeit zu ruinieren, indem sie als Kategorie hingestellt wird, für die es Beispiele gäbe. Das eben geht nicht. Daher sollte auch die Einmaligkeit nicht mit anderen Eigenschaften oder Begriffen wie Wunder, heilig oder Fluch, Tod und dergleichen ausstaffiert werden.

Diese Qualität der Einmaligkeit in der Sexualität ist wichtig. Sie verhinderte uns, die Sexualität als einen Trieb zu definieren, denn mit dieser Begriffsbestimmung wäre die Einmaligkeit ausgeschlossen: Was einmalig ist, kann kein Trieb sein.

Nur ein Wort gibt es, das dem Einmaligen ebenbürtig ist, das ist das Wort ewig. Beide Worte haben durch den sentimentalen Beiklang der Ekstase einem Hang zu demagogischem Mißbrauch Vorschub geleistet. Deshalb ist es erwünscht, wenn die Worte »einmalig« und »ewig« so selten und so nüchtern und kurz wie möglich gebraucht werden. Auch dann noch bleibt es sehr verständlich, daß besorgte Religionsstifter den Gebrauch des Wortes »Gott« kurzerhand verboten haben – ein Verbot, an das bekanntlich die Christen sich nicht hielten, und so würde auch an ein aus denselben Gründen erlassenes Verbot, die Worte »einmalig« und »ewig« auszusprechen, sich fast niemand halten. Es wäre aber zu begrüßen, wenn auch das Wort Sexualität mit der Zeit einfach aus dem Sprachgebrauch wieder verschwände; wenn für dieses Wort sich schon bald die Mahnung GOETHES wenigstens Bahn schüfe, wonach es Worte gibt, die ein Frauenzimmer zwar verstehen, aber nicht in den Mund nehmen soll.

Überblicke ich Gesagtes und hier nicht Gesagtes, so wirkt die Unsumme von Rätselhaftem und die Menge der verschiedenartigen Vorkommnisse doch überwältigend. Und gerade dafür sind wir dann wieder so dankbar; nämlich daß es soviel Überraschendes, Neues und dabei Unverständliches bei der Geschlechtlichkeit gibt. Und nicht nur sie selbst ist so mannigfaltig; es ist auch die Verstrikkung der geschichtlichen, politischen u.s.w. Sphären mit den Ereignissen zwischen den Geschlechtern, die uns fortgesetzt neu begegnen. Deswegen ist z.B. die Darstellung der Erotik in den meisten Romanen nur wegen der Nuancen wertvoll, während die Einfügung einer Liebesgeschichte ins Welttheater meistens fehlt.

Wenn es zwei Arten des Widerstandes gibt, dann auch zwei Arten der Verdrängung. Die große Bewertung der Sexualverdrängung für die Entstehung der Kultur und das Unbehagen in der Kultur, durch S. FREUD, ist eine Übertreibung und eine Einseitigkeit gewesen. Wenn jemand in seinem Leben die Sexualität verdrängt, so entsteht dadurch noch keine Kultur. Diese, ihre Schöpfungen, entstammen nicht der Verdrängung, sondern der Sublimierung oder der Transformierung der Sexualität; sie drücken diese aus. Eine Art von Wollust durchrieselt den Betrachter und läßt ihn ahnen, daß im Schöpfer des Kunstwerkes eine ähnliche Wollust stattgefunden hat, als er es schuf. Der Begriff der Verdrängung ist also entweder zu beschränkt, oder er muß mindestens gespalten werden. Der Widerstand gegen die Aufhebung der Verdrängung ist also einmal der Widerstand des allzu Beruhigten, dann wieder der des in höherer Sphäre Tätigen. Es sind die Gruppe⟨*n*⟩ der »Normalochsen« und die der »Ausnahmemenschen« unter den der Psychoanalyse Widerstehenden zu finden. Und schließlich geben wir jedem Widerstande auch sein Recht, wenn auch ein beschränktes. Dabei verweigern wir auch dem Lustprinzip ein unbegrenztes Recht. Weder ist ein Sieg des Lustprinzips mit Gesundheit verbunden, noch ist das Ziel der Therapie eine Herrschaft des Lustprinzips. Der Widerstand gegen solche Behauptungen stammt gerade aus dem Luststreben. Aus der Ambivalenz der Sexualität lernen wir gerade diese Ambivalenz des Lust-Unlust-Prinzips leicht kennen, und in dieser Hinsicht ist gerade die Sexualität ein besonders durchsichtiges Thema.

Bewußtsein

Die folgenden Bemerkungen können sich auf keine Art des körperlichen Nachweises oder des logischen Beweises stützen, und doch weiß ich nicht, wie man sich ihnen gänzlich entziehen soll. Wir müssen nämlich bemerken, daß viele Menschen unserer Zeit keine Freude an ihrem Bewußtsein haben. Es wäre sehr falsch zu behaupten, daß sie nicht mehr leben wollen; es bereitet ihnen nur kein Vergnügen, ihr Leben mit Bewußtsein zu erleben. Sie scheinen beides trennen zu wollen, dabei aber den Betrag an Bewußtsein möglichst klein zu machen, ohne auf das Leben selbst im geringsten zu verzichten.

Ein häufiger Traum ist der, daß wir mit irgend etwas nicht fertig werden können. Unsere Frauen scheinen ihre Tagesplage auch im Schlafe noch fortzusetzen. Was aber bedeutet es, daß wir im Traum oft vor einer geträumten Abreise so erfolglos geschäftig sind? Bedeutet die erstrebte »Abreise« den Tod oder vielmehr nur den Abschied vom Bewußtsein, das uns auch im Schlafe nicht in Ruhe läßt? Nach dieser zweiten Deutung, die ich vorziehe, wollen wir also leben, ohne unser Leben zu erleben.

Die Philosophie des deutschen Idealismus hat der Vernunft und dem Willen Kränze geflochten. Wir aber mißtrauen der Herrschaft der Vernunft und haben genug vom »Triumph des Willens«. Nicht

als ob wir uns von der Unvernunft und der Willenlosigkeit etwas versprächen; nur schlafen! Essen, also auch leben, nicht sterben; leben, aber ohne zu wachen, so wie unser Magen, unsere Drüsen.
Eine poetische Empfindung zu haben, war Friedrich SCHILLER enthusiastisch bemüht. Jetzt ist ein Mensch, der nichts empfindet (ob beneidet oder gehaßt), ein ganz ungeheures Faktum. Denn dem empfindungslosen Menschen fiel eine Macht zu, die erstaunen läßt. Der Mangel an Empfindung bei einem macht die andern, die Empfindenden, wie gewichtlos. Eine negative Größe ist historisch wirksam geworden.
Der geistreiche Mensch dagegen ist fast unwirksam geworden. Weil er geistreich ist, darum ist er wirkungsarm und bekommt noch den Vorwurf zu hören, er handle nicht, es gehe ihm zu gut, sein Besitz sei zwar Geist, aber darum nicht minder Besitz; also falsche Güterverteilung. Der geistlose Mensch erhielt einen Vorteil, der geistreiche geriet in Verzug. Es kann jetzt der Eindruck entstanden sein, ich wollte etwas kritisieren; aber ich bin bemüht, eine Tatsache festzuhalten. Es handelt sich sogar um eine ganze Gruppe von Tatsachen, unter denen die unbestrittensten noch kaum erwähnt wurden. Zum Beispiel leben meine Organe, Gewebe, Zellen ohne Bewußtsein, und ich bin es zufrieden. Jedenfalls leben sie ohne *mein* Bewußtsein. Ob meine Körperzellen, jede für sich, doch ihr Bewußtsein haben, läßt sich freilich nicht entscheiden; genauer: Man kann es behaupten oder bestreiten, ohne zum Entscheid gezwungen zu werden. Ähnlich steht es mit den Pflanzen, mit Einzellern; selbstverständlich auch mit der unbelebten Materie. Jedenfalls: Leben ohne Bewußtsein wird als Tatsache unterstellt; im Schlaf, im Leib, in der Natur, im Menschen. Ist sie erwünscht oder unerwünscht? Deutschland erzeugt im Jahre … kg Schlafmittel und verbraucht davon selbst … kg. Gegen diese grosse Aktion zur Einschläferung scheint die bewußtmachende Psychoanalyse wenig ausrichten zu können. Es gibt andere Weckreize, die verbreiteter sind.
Im Ungewissen, ob einige Menschen das Bewußtsein überhaupt anstreben und bis zu welchen Grenzen, wollen wir einmal das bewußtlose Leben zu befragen suchen. Audiatur et altera pars. Es sieht freilich unlogisch, unmöglich aus, ein bewußtloses Ding nach etwas zu fragen. Aber war es logischer, möglicher, ein Bewußtsein nach seinem Streben zur Bewußtlosigkeit zu fragen? Kann man überhaupt das anstreben, was man nicht weiß? Fragen kann man danach, aber die Frage ist, ob eine Antwort möglich ist. Es braucht also nicht

sinnloser zu sein, ein bewußtloses Ding nach seinem Bewußtseinsstreben zu fragen wie ein Bewußtsein nach seinem Bewußtlosigkeitsstreben. Beide Male kommt es darauf an, was hier »Streben« heißt, und dieses Wort bezeichnet jedenfalls ganz gut einen Übergangspunkt zwischen einem Bewußtsein und einem Nichtbewußtsein – sei es in der einen oder der entgegengesetzten Richtung. Fassen wir also Mut und befragen wir einen Organismus, ohne sein Bewußtsein, ohne die Ausdrucksmittel seines Bewußtseins, also Sprache oder Schrift, in Anspruch zu nehmen.

Ein Monatsrettich bildet unter der Erde die herrlichste rote Haut. Für wen? Für sich? Es sieht nicht aus, als geschehe das für Jemanden. Die Voraussetzung, dies oder jenes sei oder sei auch Für-Anderes, ist eine Setzung des Betrachters, keine Aussage des Betrachteten und auch keine Tatsache für sonst Niemanden. Aber wir kommen hier nicht weiter. Es ist doch möglich, daß der Monatsrettich sich etwas bei seinem Rotwerden gedacht oder wenigstens etwas gefühlt hat. Es ist aber auch möglich, daß das nicht der Fall war. Man sieht, daß die radikalen Entscheidungen nicht gelingen, daß die Reflexion sich in ein Entweder-oder verstricken läßt, bei dem nur das eine richtig sein kann, das andere falsch sein muß. Aber der Mensch hat längst einen Ausweg aus dem Dilemma der Reflexion gefunden: Beide Thesen sind halbrichtig, und die Lösung ist eine Teilung. Das Lebewesen bildet oder enthält auch ein Teil Bewußtsein. Wie groß mag dieser Teil verhältnismäßig sein?

Wenn ich an meinen Leib denke und einige anatomische und physiologische Kenntnisse besitze, so muß ich sagen: In meinem Bewußtsein ist davon ein winziger Teil und der nur in symbolischer oder stellvertretender Form. Es macht den Eindruck, als habe die Natur, wenn sie sich bestrebt haben sollte, im Menschen wenigstens ein Bewußtsein ihrer selbst zu erzielen, einen geradezu kläglichen Erfolg damit gehabt.

Realität

Es ist keine schlechte Regel, daß man auch in oberflächlichen und unüberlegten Behauptungen, wenn sie einer dem andern nachspricht, irgendeinen Grund suchen soll. Mit dem »Körnchen Wahrheit« darin ist es zwar meistens nichts, und das einzigartige Sandkorn aus dem Haufen herauszusuchen ist vergeblich. Aber jene

Gemeinplätze sucht die Menge auf, weil da etwas ist, was das Alleinsein ungemütlich macht. Derartige Verhältnisse dürften vorliegen, wenn wir zum Beispiel wiederholen hören, die Träume seien Schäume. Das Korrelat zu dieser Redensart ist dann das Urteil, die analytische Traumdeutung sei unwissenschaftlich, womit sich ein Seitenblick auf die ganze Psychoanalyse verbindet, die ja auf Traumdeutung aufgebaut oder jedenfalls nach deren Muster aufgeführt ist. Nun bin ich nicht willens, den Wissenschaftscharakter der Psychoanalyse zu verteidigen, ohne den Begriff Wissenschaft in diesem wie in jedem Falle mit zu diskutieren. Dabei würde sich dann zeigen, daß jedes Analysieren eines gegebenen Stoffes nicht nur im Teilen, sondern auch im Wählen besteht, so daß das Ausgewählte auch das besonders Bewertete ist. Ist man dann bei den Wertmaßstäben oder bei den Grundwert-Setzungen angelangt, dann ist die Erkenntnistheorie gewöhnlich auch am Ende ihres Lateins angelangt.
Ein Stück weiter kommt man, wenn man einsieht, daß aber der Stoff, von dem man ausgeht, in unserem Beispiel die Träume, selbst schon eine eigenartige Kraft ausübt und den Betrachter in eine Sphäre hineingezogen hat, in welcher man sich kaum anders als auf eine gewisse Art und Weise bewegen kann. Die angebliche Schaumstruktur der Träume wäre ein erster Versuch, dies zu verdeutlichen. Aber ein solches Gleichnis muß bald wieder verlassen werden, weil es selbst schon einem Versuche entspringt, dem wahren Wesen der Sache zu entgehen, ein Bild an die Stelle einer Wirklichkeit zu setzen. Was aber heißt hier wirklich? FREUD hat die Traumanalyse dadurch gefördert, daß er eben diesen Schritt vom Bild zum Abgebildeten ging, und er drückte das so aus, daß er verlangte, hinter dem manifesten Trauminhalt den latenten Traumgedanken aufzusuchen. Hier machen wir halt. Ist das Bild oder der Inhalt ein Bild und Hinweis auf einen Gedanken? Ein Gedanke denkt; wenn aber der latente (verborgene) Traumgedanke denkt, dann denkt er möglicherweise in anderer Art als der Wachende. Wir erinnern uns sogleich der Ansicht FREUD's, daß im Unbewußten der Satz des Widerspruches keine Geltung hat, die einen nachhaltigen Eindruck auf uns gemacht hat. Ein denkendes Unbewußtes, das unempfindlich gegen den Satz des Widerspruches ist, wäre selbst ein Widerspruch – und so weiter. Nun sind wir weit entfernt, im wachen Bewußtsein immer logisch zu sein, und gerade darüber vermag uns dann wieder die Feststellung zu trösten, daß die Gründe unserer logischen Mängel (Irrtümer, Lügen, Unterbrechungen, Zerfahrenheiten) zum Teil

durch das Benehmen unseres Unbewußten erklärbar sind. Die Hinzunahme des Unbewußten fördert also die logische Integration des Bewußten. Aber eine viel bessere Festigung erfährt unser Zutrauen zu unserer logischen Fähigkeit doch durch die Ansicht des Philosophen, der logisches Denken von Logik unterscheidet und der Logik einen Geltungswert zuspricht, der völlig unabhängig davon ist, ob und wie weit er das psychische Verhalten durchdringt, beherrscht oder an dieser Aufgabe scheitert. Noch mehr: Die philosophische Ontologie setzt das Logische als das Seiende selbst ein. Jetzt ist Denken das wahre Sein, der Logos das On und der Gedanke mit allem Psychischen ein Schein, schließlich ein Nichts, das Nichts.

In dieser ohne die Sprache freilich nicht mitteilbaren Entwicklung zeigt sich nun, wie unter der Hand die Wirklichkeit verschoben, gedreht, verändert oder verwandelt worden ist. Und man darf der Psychologie FREUD's unbedenklich vorwerfen, daß sie sich in Sachen des Wirklichkeitsbegriffes stets naiv oder mit naiver Blindheit verhalten hat. FREUD sprach von einem Realitätsprinzip und einem Realitätsverlust, wenn jemand, statt wahrzunehmen, träumt, halluziniert, wahnhaft oder neurotisch ist. Daraus geht sogleich hervor, wie ungerecht es wäre, ihn der Gleichgültigkeit gegen die Fragwürdigkeit des Wirklichkeitsbegriffes anzuklagen. Im Gegenteil: Was wirklich sei, ist ihm so fraglich, daß er bereit ist, jede Illusion, Phantasie, jeden Traum oder Wahn als psychische Realität, also als wirklich, und das heißt hier als psychisch für wahr geltend, anzuerkennen. Selbsttäuschungen sind immer psychische Realitäten. Wenn man jetzt folgert, hier habe überhaupt ein schrankenloser Relativismus um sich gegriffen, in dem es einen unantastbaren Begriff der Wahrheit nicht mehr gebe, dann endet man auch diesmal bei einer aussichtslosen Spaltung von Psychologie und Philosophie, aus der nichts weiteres mehr zu gewinnen ist. Es wäre zwar bequem, die Tiefenpsychologie als positivistische Geisteshaltung den philosophielosen Erkenntnisweisen zuzurechnen, aber es wäre falsch. Weder wäre zu vergessen, daß die Philosophie durch die Philosophen zu uns kam, noch daß es die Philosophen nicht ohne Philosophie gab. Scheinen wir nun mit dieser gegenseitigen Abhängigkeit uns in das alte Dilemma verfangen zu haben, ob nämlich das Ei aus dem Huhn oder das Huhn aus dem Ei stamme, so erweckt uns aus solcher Grübelei wie gewöhnlich am sichersten ein frisches Ereignis, das freilich als Schock wirkt.

Der Arzt und der Kranke
Die Vertrauensfrage

Wenn ein Arzt einmal in sich geht und seine Stellung zum Patienten prüft, dann wird ihm unangenehm auffallen, daß sein Berufsgeschäft ihn beständig in die Rolle der Autorität drängt. Das wäre im Falle des Katheders, Richterstuhls, Verwaltungsamtes kein Einwand; im ärztlichen Verhältnis aber ist diese situationsbedingte Superiorität nicht so leicht vereinbar mit der Rolle des Dienens und Helfens bei einer Notlage, die der Kranke selbst, wie er meint, nicht verschuldet, geschweige denn beansprucht hat. Noch menschlicher ist aber das Gefühl, daß bei so intimen Dingen, wie sie da zur Sprache kommen, eigentlich nur ein auf Gegenseitigkeit beruhendes Verhältnis ganz anständig wäre. Die zarten, von der Scham behüteten Bereiche ertragen es eigentlich nicht, daß sie einseitig nur enthüllt werden; geschieht es doch, so muß das Vertrauen zum Arzt, nicht dessen Superiorität oder Autorität, die Gegenseitigkeit ersetzen, die sonst nur in den Beziehungen der Liebe verwirklicht wird. Dieses Vertrauen zum Arzt ist dann der empfindliche, der heikle Punkt; ein Punkt, der nicht feststeht wie der Schnittpunkt der Koordinaten, sondern verschiebbar, verwaschen oder verloren ist.

Man sieht sofort, daß hier nicht nur soziale, politische, wissenschaftliche Probleme ins Spiel kommen, sondern daß ein sehr innerlicher Vorgang im Menschen angerührt ist, dessen gefühlsmäßige Natur von vornherein der verstandesmäßigen Analyse widerstrebt. Die körperliche wie die seelische Entkleidung bei der Untersuchung, als nur einseitig geforderte, hat dem Arzt jene falsche Superiorität aufgedrängt, die ihn mit einer Verantwortung und einem Konflikt belastet, denen er niemals mehr entrinnen wird. Es gibt nun eine unabsehbare Reihe von Regelungen, welche das einmal entstandene Mißverhältnis reparieren sollen, indem sie das Vertrauen des Kranken aufrechterhalten oder durch etwas anderes ersetzen: Die Haltung der sachlichen oder der wissenschaftlichen Objektivität; der Zustand der Notlage oder der Gefahr; der geschäftliche Ausgleich durch Bezahlung des Arztes; die Ansprüche von Gesellschaft, Staat oder Volk. Aber immer bleibt es dabei, daß ein wunder Punkt fortbesteht: Etwas, was gegenseitig sein müßte, wird wie einseitig »behandelt« – das ist im Wesen der Behandlung mitgegeben.

Schon der erste Anlauf zur Analyse des Verhältnisses von Arzt und

Krankem führt also auf ein *Miß*verhältnis, nämlich daß vom Kranken her Vertrauen, vom Arzte her dagegen Autorität erforderlich zur Behandlung ist, und daß wir nicht ohne weiteres sehen, durch was denn nun eigentlich Vertrauen und Autorität hier zu ersprießlicher Verbindung gelangen sollen. Die rührende Erwartung, daß beides zueinander oder aufeinander passen wird, ist freilich ein Kennzeichen aller satten oder schlafenden sozialen Zustände, die sich ein solches Weiterbestehen des Kinderparadieses im Traume glauben leisten zu können. Es gibt dann ein unangenehmes Erwachen und hilfloses Erstaunen über den Schwund oder Zerbruch dieses Spielzeuges.

Zum Beispiel ist bekannt, daß der einzelne Kranke sich dem Arzte gegenüber gar leicht wie das unartige Kind verhält. Jemand, der gewohnt ist, seine Schulden und Steuern pünktlich zu bezahlen, trägt kein Bedenken, die vorgeschriebenen Tabletten in der Handtasche oder im Klosett verschwinden zu lassen. Dem Arzt einen Streich zu spielen, indem man seine Anordnungen hintergeht, ist ein besonderes Vergnügen, und dieser Lustgewinn scheint daher zu stammen, daß diesmal das Mißtrauen des Patienten sich nicht als Racheakt durch Schädigung der Interessen des Arztes äußert, sondern ganz anders: Indem der Patient dem Arzt einen Schabernack spielt, verlegt er die Szene des Betrogenen aus seiner, des Patienten, Person in die Person des Arztes: Er rächt sich, indem er den Arzt in die Lage versetzt, sich rächen zu wollen für die Beleidigung seines ärztlichen Stolzes. Das ist nun besonders paradox, wenn der Patient jemand ist, der dem Arzte an Reichtum und Macht im sozialen Leben sonst weit überlegen ist. Viele Ärzte haben erfahren müssen, daß die armen Patienten ihre Arztrechnung rasch und pünktlich bezahlen, während der Großindustrielle sich mahnen läßt und den lächerlichen Betrag der inzwischen auflaufenden Zinsen offenbar mit Vergnügen stillschweigend einbehält. Dieser Fall gäbe natürlich auch Stoff ab für eine psychologische Analyse des Kapitalisten im allgemeinen; aber er ist für das Arzt-Kranken-Verhältnis lehrreich, weil sich hier etwas Neues zeigt, nämlich ein kollektives Moment dieser Beziehung zweier Individuen.

Ein reicher Patient ist nämlich nicht daran interessiert, die Sicherheitsverhältnisse in einer kapitalistischen Gesellschaftsordnung zu untergraben. Trotzdem tut er hier etwas, was in dem wirtschaftlich und sozial kleinen Mann ein Ressentiment hervorruft. Damit betreibt er eigentlich die Geschäfte des sozialen Widerstandes von

unten, also der Revolution, die ihn eines Tages umbringen wird. Derartiges unbewußtes Fördern der Gefahr durch den Gefährdeten bemerkt man nun in der Vorgeschichte aller Revolutionen; wie aber ist so etwas zu erklären? Im Falle des reichen Patienten doch durch eine spezifische Einstellung, die von der Situation des Krankseins abstammt. Der Patient ist nämlich an seinen Arzt nicht nur durch sein persönliches Vertrauen zur Person seines Helfers gebunden, sondern durch den ganz kollektiven Begriff »Medizin«. Die ganz unpersönliche Medizin hat ein Vorrecht, Macht über Gesundheit und Krankheit zu besitzen, und genau auf diesem kollektiv-unpersönlichen Geleise verläuft nun jener selbstzerstörerische Prozeß, indem der Reiche das Vertrauen untergräbt, dessen er als Reicher bedarf. Wieder ist es hier nicht das Vertrauen des Kranken zum Arzt, sondern sein bisher unerkanntes Gegenstück, ein Vertrauen des Arztes zum Kranken, welches gestört wird, und wir erfahren so, daß Vertrauen in jedem Fall eine Frage der Gegenseitigkeit ist. Sobald wir aber uns freuen wollen, daß hier nun das eingangs festgestellte Mißverhältnis sich also doch als ausgleichbar erweist, müssen wir einsehen, daß ein kollektives Element beigemischt ist, dessen Einfluß die soeben erreichte Beruhigung wieder aufzuheben geeignet ist. Denn offenbar war es nun der abstrakte Begriff »Medizin« (oder »Mediziner«), mit dessen Hilfe der reiche Patient sich über die sorgfältige Pflege seines Vertrauensverhältnisses zu seinem Arzt hinwegsetzte und eine Beute der allgemeinen Regel wurde, daß eine sozial herrschende Klasse an ihrer eigenen Erschütterung mitarbeitet und so unbewußt zu ihrem Gegner überläuft.
Etwas ganz Analoges findet nun im Arzte statt. Er nämlich beruft sich in allen Fällen gestörter Beziehung zum Kranken besonders gern auf die Wissenschaft, also wieder auf eine unpersönliche Größe. Dies ist nun ein Punkt, dessen Hauptwirkung nicht im Verhältnis zu den Ausnahmefällen der (»reichen«) Patienten eintritt, sondern zu deren Majorität, zum Beispiel zu den Kassenpatienten in Kraft tritt. Von deren Seite gilt das unterdrückte Mißtrauen der Wissenschaft und kann sich dann auf den Vertreter der Wissenschaft, auf den Mediziner und dann den einzelnen Arzt übertragen. Der Vorgang ist dann der, daß eine politische Gruppe den Kampf gegen die Ärzteschaft oder die medizinische Fakultät oder die Universität eröffnet und die öffentliche Meinung gegen diese mobilisiert. Wenn dann die so Angegriffenen sich zur Abwehr auf die Reinheit, Objektivität und Uninteressiertheit der Wissenschaft berufen, dann

versteifen sie sich gerade auf jenes kollektiv-unpersönliche Element, welches dem persönlich aussehenden Angriff als das unbewußt Gemeinte zugrunde lag. Mit der Versteifung auf den wissenschaftlichen Charakter der Medizin verstärken ihre Vertreter also gerade das verborgene Motiv ihrer Gegner, verhalten sich in dieser Art also nicht anders als oben der schlecht zahlende Großindustrielle, nämlich selbstzerstörerisch. Wenn das so einige Zeit weitergeht, dann kann es eines Tages dahin kommen, daß ein ganzer »Stand«, ein Stand der Ärzte oder der Wissenschaftler, »*Gegen*stand« einer schweren Aggression wird, und ich würde mich nicht wundern, wenn so, wie etwa die Französische Revolution die Aristokraten und die Priester umgebracht hat, nun eines Tages die Ärzte und die Professoren umgebracht würden, und zwar nicht obwohl, sondern weil sie sich auf die unpersönliche Wissenschaft versteiften. Ein Instinkt für diese Lage äußert sich darin, daß die Ärzteschaften sich prophylaktisch für die ärztliche Ethik erklären. Es ist aber bezeichnend für die abgeleitete Natur dieses Begriffes, daß er in zwei ganz entgegengesetzten Formen zutage tritt, nämlich in einer individualistischen, die das Vertrauensverhältnis zwischen Krankem und Arzt betont, und einer sozialistischen, die das Gemeinwohl in den Mittelpunkt stellt.

Das einigermaßen Neue wäre aber hier, daß die Wissenschaft um ihres kollektiven, unpersönlichen und abstrakten Charakters willen als wesentlicher Träger der Vertrauensstörung, des psychologischen Kampfes und des politischen Streites hervortritt. Die Wissenschaft ist diesmal nicht mehr die »Unberührbare«, denn sie selbst sieht sich in den Vertrauenszweifel verstrickt, den sie bisher glaubte beheben zu können, als dessen Ursache sie aber sich selbst erkennen muß. Die Eigenschaft aber der Wissenschaft, welche ihr eine so prekäre Lage verschafft hat, ist ihre Unpersönlichkeit, ihr abstrakter, kollektiver und objektiver Charakter. Wenn man also glaubt, etwas gegen dieses Übel tun zu sollen und zu können, dann müßte es gegen diese Bestimmungsmerkmale geschehen. Denn es wäre die heilsame Wirkung der Wahrheit nur zu retten, wenn sie nicht oder nicht nur auf der Objektivität und Unpersönlichkeit der Wissenschaft beruhte. Dieses Problem liegt, wenigstens scheinbar, zunächst außerhalb des Themas der Beziehung von Arzt und Krankem.

Unsere Übersicht über die Vertrauensfrage hat uns in raschen Schritten von einer ziemlich privat aussehenden Sprechstundensituation zu Verhältnissen kollektiver Art, zu einem Gesellschaftsproblem geführt. Das der individuellen Behandlungssituation sozusagen angeborene Mißverhältnis von einseitigem Vertrauen und einseitiger Superiorität wird, da es nach Ausgleich in einer Gegenseitigkeit strebt, durch Rückgriffe auf dritte, unpersönliche Instanzen zu beseitigen versucht. Und unter diesen Instanzen hat unser Interesse besonders die wissenschaftliche festzuhalten, deren objektive, besonders naturwissenschaftliche Form solche Dienste besonders gut bietet. Dabei zeigt sich aber nichts sehr Befriedigendes, denn eben weil es ein Vertrauensdefizit war, welches auszugleichen war, darum belastet sich gerade die objektive Wissenschaft mehr und mehr mit einem Mißtrauenskonto, dessen Folgen ins Unabsehbare auslaufen können. Wir werden noch eine ganze Anzahl von Umdeutungen oder Zusätzen zur Idee der Wissenschaft kennen lernen, welche diese Bedrohung der Wissenschaft (die eigentlich eine Bedrohung des Vertrauens ist) abwehren sollen. Aber daß dieser ganze Zusammenhang nicht einfach aus der Luft gegriffen ist, das zeigen uns die nun folgenden Beschreibungen einzelner Begegnungsarten zwischen Krankem und Arzt besser.

Es gibt genug Fälle, in denen mit dem Betreten des Sprech- oder Krankenzimmers zwischen Arzt und Patient sich anziehende oder abstoßende Kräfte einstellen, die sich nicht viel von jenen Sympathien und Antipathien unterscheiden, wie sie überhaupt die menschlichen Begegnungen begleiten. Ihre Beschreibung würde zusammenfallen mit einer sozialen Phänomenologie der Gefühle, auch der Interessen, und sie würde nichts dem Arztberufe Eigentümliches herausstellen. Wenn ein Arzt eine Patientin unausstehlich oder liebreizend, einen Patienten langweilig, lästig, interessant oder wertvoll findet, dann kann er sich bald zur Ordnung rufen, indem er sich mahnt, sachlich, objektiv, gleichmäßig freundlich, unpersönlich, kurzum ärztlich zu bleiben; und die sogenannte ärztliche Ethik, der vielberufene Eid des HIPPOKRATES, sie sind gewiß berufen, die gemeinsten Verstöße und die handgreiflichen Mißstände im Berufe zu bezeichnen und das Unstatthafte noch einmal rot zu unterstreichen, das uns das Gewissen von Anfang an verboten hat. Das Bedenkliche dieser Hausordnung im ärztlichen Berufe liegt nur darin, daß nun der Anschein entsteht, wenn der Arzt nur diskret sei, kein Liebesverhältnis anknüpft, keine »Euthanasie« und keine Menschenexperimente macht, kurzum »anständig« bleibe – dann sei schon alles in Ordnung. Gerade durch diese Beruhigung aber wird unser Sinn stumpf gegen eine verborgene Art der Verfehlung, die, weil sie von beiden, dem Arzte *und* dem Kranken ausgeht, gar nicht ohne weiteres in einer »ärztlichen Ethik« aufzutauchen braucht. Das Verhängnis will hier, daß beide, Kranker und Arzt, in zeitgenössischer Befangenheit einem Begriff der Medizin und Therapie huldigen, der überlebt, verlogen und wirkungslos geworden ist, und daß sie doch nicht die Einsicht und die Energie besitzen, jenen bereits historisch gewordenen Begriff durch einen neuen zu ersetzen.

Das Bedenkliche scheint mir nun heute zu sein, daß moderne Menschen die Unzulänglichkeit des Daseins nicht akzeptieren. Sie sind entrüstet über die Störung ihres Wohlbefindens und erwarten auch vom Arzt die Beseitigung der Störung. Und der Arzt erwartet von sich die Fähigkeit, die Störung zu beseitigen. So wird der Begriff der Gesundheit ein leeres Schema, eine blasse Idee, eine farblose Qualität, etwas, was man nur negativ definieren kann: *Keine* Störung von dieser Seite soll sie bedeuten. Es gibt zwar Menschen, die sich unablässig zu berichtigen versuchen; aber allzuviele suchen nicht nach einer Berichtigung ihrer selbst, sondern warten auf eine Veränderung der Verhältnisse und auf eine Besserung der Bedingungen ihres Daseins. Die Medizin wird dabei zu einer Wissenschaft von den Fehlern, die Klinik zu einer Reparaturwerkstatt, die Technik zur Störungsbeseitigung, das Ziel zu einem Idealzustand. Der Tod, später einmal unvermeidlich, wird mit Resignation betrachtet, die Geburt als ein Geschenk angesehen, die Krankheit als ein unnötiger Zwischenfall. Das alles ist falsch.

Alles hier Gerügte sieht zunächst wie eine geistige Einstellung aus, die man haben, aber auch lassen könnte. Die Vermutung aber, daß man hier zwischen der Einstellung eines Fatalismus und eines Aktivismus, zwischen Passivität und Aktivität wählen könne, diese Vermutung wird bestärkt durch Bekundungen, welche offen von führenden Politikern oder von berufenen Verkündern der Religion ausgehen. Daher ist es nicht falsch anzunehmen, daß dadurch die Einstellung vieler Menschen zur Unzulänglichkeit des Daseins im allgemeinen beeinflußt sei und sich dann auch im Sonderfall der Krankheit fortsetze. Daher soll hier auf zwei solche Bekundungen hingewiesen werden. Wir haben zum Beispiel in der hohen Politik der jüngsten Jahre vernommen, es sei politisch zu erstreben, daß den Menschen vier Arten der Freiheit erkämpft werden, die Freiheit des Glaubens, die von Gewalt, die von Not und die von Furcht. Zwar kann man sich klarzumachen suchen, daß die Spielregeln oder Wirkungsgesetze der Politik dem Politiker eine bestimmte Handhabung der Psychologie vorschreiben. Aber in der weiteren Verlängerung des politischen Arms und der von ihm geführten Instrumente treten auch neue Erscheinungen auf ⟨*in*⟩ Gebieten, die gar nicht mehr von politischer Struktur sind, und das sind hier die Erwartungsvorstellungen der Menschen. Da zeigt sich dann, daß man von jenen Freiheiten *von* Gewalt, Not und Furcht eine Beseitigung jetzt vorhandener Störung erwartet, und das ist nun ganz genau jene negative Definition der Freiheit: Freiheit ist jetzt Freiheit »von«, nicht Freiheit »zu«; es ist dieselbe negative Definition, welche die moderne Medizin der Gesundheit gibt. Wenn diese anfechtbar ist, dann wird die allgemeine Einstellung dabei also politisch verstärkt werden können.

Die zweite Bekundung ist die, daß ein Pfarrer oder die Kirche empfiehlt, fromm zu sein. Zunächst sieht dieser Fall anders aus, nämlich so, als ob mit der Frömmigkeit gerade der Fehler wegfiele, der darin besteht, dem Unzulänglichen des Daseins mit Entrüstung zu begegnen, statt es mit Demut zu akzeptieren nach dem Worte Hiobs: Der Herr hat's gegeben, der Herr hat's genommen, der Name des Herrn sei gelobt. Aber die Mahnung zur Frömmigkeit ist, wenn sie als autoritativ gegebene vernommen wird, nicht deutlich unterscheidbar von einer Empfehlung, so als ob der, welcher ihr folgt, einen Vorteil davon haben würde: Die entspannte und geduldige Haltung enthielte dann ein Heilmittel gegen das Unbehagen, die Unlust und die störenden Zustände, die uns hemmen und quälen. Jetzt ist Frömmigkeit ein Mittel zur Beseitigung der Störung geworden und befördert also dieselbe Einstellung zur Therapie der Krankheit, die wir schon bemängelt haben.

Trotzdem ist die Frömmigkeit doch, wenn sie recht verstanden und geübt wird, dem viel näher, was wir hier suchen.

Die Religion
Gibt es eine christliche Medizin?

Wenn man so leicht wüßte, wer ein Christ ist, dann wäre es auch leicht, von irgendwelchen Krankenbehandlungen von Christen und von Nichtchristen zu erzählen. Aber wer ist eigentlich ein Christ? Irgendein Franzose hat gesagt, der Mensch bestehe aus drei Teilen: dem, was er ist, dem, was er scheint und dem, was er scheinen möchte. Wenn der Mensch so ist, daß er aus diesen Teilen besteht, dann ist es von vornherein aussichtslos, Menschen zu finden, die Christen sind: Selbst wenn der Teil, der *ist*, der Christ wäre, so wäre das doch nur ein Teil dieses Menschen. Und dann kommt die weitere Frage, wer eigentlich urteilen kann, ob jemand ein Christ sei oder nicht? Ich habe nie den Mut gehabt, von mir oder einem andern zu behaupten, er sei ein Christ oder keiner.

Dagegen sieht die Sache gar nicht aussichtslos oder verschwommen aus, wenn ich als Arzt einen Kranken frage, ob er mit der Versuchung zu kämpfen habe, sich das Leben zu nehmen, und weiter frage, ob er katholisch sei. Bejaht er dies, dann darf ich mit Wahrscheinlichkeit darauf rechnen, daß seine Anwandlungen zum Selbstmord in ihm auf einen Widerstand stoßen, der aus seinem katholischen Glauben stammt. Dieser Gegensatz: die abstrakte Frage, ob jemand Christ ist, und die informatorische, ob er der katholischen Kirche angehöre, verhalten sich zueinander wie ein Problem zu einer Tatsache. Selbstverständlich gibt es auch katholische Selbstmörder, aber jetzt verschiebt sich unser Frageniveau: Problem wird, was eigentlich ein Selbstmord ist, und Tatsache bleibt, daß er Katholik war. Ich behaupte nun, dies sei eine sehr charakteristische Lage des gegenwärtigen Bewußtseins, daß wir das Christsein und die Handlung des Selbstmords nur als Probleme auffassen können, während wir die Zugehörigkeit zur Kirche und das Sterben als Tatsachen auffassen müssen. Soviel ich von der Geschichte weiß, war es etwa in frühchristlicher Zeit gerade umgekehrt, denn damals fand man es in der Ordnung, daß man jemand tötet, weil er Christ ist, und damals wußte man auch nicht, daß das Sterben ein Problem sei, sondern problematisch war, was dann kommt: Ewiges Leben oder bloß andere Menschen. Es ist bekannt, daß einige Personen sich nach einer Wiederherstellung jener frühchristlichen Mentalität sehnen, aber daß sie möglich sei, scheint eigentlich niemand recht zu glauben. Die Sache wird nur verwickelter, wenn man die Reproduktion einer historisch vergangenen Bewußtseinsverfassung betreibt; aber es ist eigentlich doch sehr einfach zuzugeben, daß wir alle uns darum bemühen, herauszubekommen, was es mit dem Sterben eigentlich auf sich habe, und dabei anerkennen, daß wir nicht wissen können, ob die Seele oder auch der Leib oder keins von beiden weiterlebt. Nicht einen einzigen meiner Patienten begreife ich, wenn ich erwarte, für ihn sei die Frage nach dem Leben nach dem Tode eine Tatsachenfrage (entschieden oder unentschieden), denn jeder von ihnen befindet sich in dem Falle, sein Sterben zu fürchten, zu wünschen, zu erwarten oder zu ignorieren. Die Behauptung aber, dies hänge davon ab, ob er ein Christ ist oder nicht, wäre nur eine Vergewaltigung, denn wir wissen ganz genau, daß er von christlichen Gedankenreihen aus jede dieser Stellungen einnehmen kann und daß uns dann nur das daran interessiert, wie sich sein Christentum hier auswirkt – nicht erwarten wir davon eine Aufklärung darüber, ob er ein Christ ist oder nicht ist.

Daraus folgt, daß der Umgang des Arztes mit dem Tode für ihn deswegen eigentlich ein Umgang mit dem Sterben ist, weil der Kranke von heute es nicht mit dem Tode, sondern mit dem Sterben zu tun hat. Es ist natürlich freigestellt, diese Einstellung bereits als die historische Folge des Christentums zu beurteilen, und dann wäre leicht festzustellen, daß wir, ob wir wollen oder nicht, in der christlichen Ära des Bewußtseins leben und in keiner andern. Aber diese Interpretation können wir den Geschichtsforschern überlassen: Es ändert sich nichts an der realistischen Auffassung eines gegenwärtigen Menschen, wenn wir ihn überdies als Repräsentanten einer historischen Konsequenz verstehen: Begreifen wird man einen gegenwärtigen Menschen nur, wenn man begreift, daß er es mit dem Sterben, nicht mit dem Tode oder dem Vergleich des Lebens vor und nach dem Tode zu tun hat. Ich bin im Augenblick nicht sicher, ob diese Feststellung sich weitgehend deckt mit der seiner religiösen Existenz, obwohl mir eine religionswissenschaftliche Richtung einleuchtet, ⟨*die vertritt*⟩, daß die Religionen hauptsächlich Auseinandersetzungen mit dem Tode oder den Toten seien. Ausreichend scheint diese Definition keinesfalls zu sein, aber sie betont sicher ein Moment, das man ohne Schaden für die Theologie nicht vernachlässigen kann.

Christliche Medizin?

Wenn jemand sagt, es gibt christliche Medizin, dann habe ich Bedenken, denn ich sehe sie nicht; wenn jemand sagt, es gibt keine christliche Medizin, dann erhebe ich Einspruch, denn es könnte sie geben, sie ist möglich. Der Ausdruck »es gibt« ist noch zweideutig geblieben, denn er enthält sowohl den Sinn, daß das wirklich vorhanden sei, und den anderen, daß das möglich, aber nicht vorhanden sei. Und dahinter die offene Frage, ob es sein sollte oder nicht sollte.

Przywara soll kürzlich gesagt haben, es gebe keine christliche Kultur. Er kann nur gemeint haben, die Kultur bringe kein Christentum, enthalte es nicht als Bestandteil oder Merkmal, könne nur im Christlichen enthalten sein, nicht umgekehrt. Es fragt sich dann, ob die Medizin ein Teil der Kultur ist, und wenn sie das ist, dann gilt für die Medizin dasselbe: Eine Medizin kann nicht in sich als Merkmal oder Bestandteil das Christliche enthalten. Aber sie kann aus ihm erfließen, sie kann eine Anwendung, besser eine Konsequenz des Christlichen sein, die durch das Christentum gefordert, ermöglicht, verwirklicht wird und ihre Kraft aus ihm erhält. Dann kann es auch eine christliche und eine unchristliche Medizin geben. Dies ist meine Meinung.

Die Es-Bildung

Die Darstellung der Es-Bildung soll hier etwas leisten, was mit der Übernahme der geläufigen Begriffe und Vorstellungen nicht zu leisten ist, was deren Geltung vielmehr einschränkt und ihren Wert als Grundlagenbegriffe und -vorstellungen vernichtet. Wenn eine Organveränderung wie bei einer Angina, oder eine Funktionsstörung wie bei einem Diabetes eintritt, dann wird in der uns geläufigen Pathologie vorausgesetzt, daß die materiellen Vorgänge etwas Wirkliches sind; man bezeichnet sie als unanfechtbare Tatsachen. Die Darstellung aber, welche nun hier folgen wird, nimmt sich die Freiheit, die Wirklichkeit jener materiellen »Tatsachen« gar nicht ernst zu nehmen, diese vielmehr bloß als eine Erscheinungsweise gelten zu lassen, hinter der etwas anderes steckt, dem wir noch auf andere Weise nahe, vielleicht viel näherkommen. Wir nehmen uns hier aber eine Freiheit, die wir im alltäglichen Leben ohne Skrupel beständig genießen: Es gibt viele Realitäten, die wir im Augenblick nicht beachten, vergessen oder nie wahrgenommen haben; wir verhalten uns also ganz so, als ob sie nicht existierten, wie etwa Menschen in China oder die Mengen von Wasserstoff oder Eisen auf irgendeinem Sterne. Aber auch innerhalb der Wissenschaft gibt es eine volle Anerkennung der Unwirklichkeit jener »Tatsachen« benannten Realität: in der philosophischen Erkenntniskritik, welche die Erscheinung vom Ding-an-sich unterscheidet.

Bei dem nun, was ich als »Es-Bildung« bezeichne und hier darzustellen suche, will ich von der Freiheit, etwas in einem Augenblick soeben noch ernst Genommenes im nächsten nicht mehr als Wirklichkeit ernst zu nehmen, vollen Gebrauch machen. Der Ausdruck »Bildung des Es« soll eben darauf vorbereiten, daß sich hier etwas bildet, im Werden ist; soeben etwas verschwindet und dafür etwas anderes kommt, also ein Realitäts-Wandel stattfindet. Es ist das noch keine besondere Zumutung, denn wie gesagt, wir verhalten uns außer und in der Wissenschaft beständig so. Es käme nur darauf an, daß wir uns dieses wandelbare Verhalten auch eingestehen. Die Schwierigkeiten der Darstellung und die Mühe, ihr Geltung zu verschaffen, beginnt meist erst, wenn man sich einem ganz bestimmten Gegenstand zuwendet. Ich beginne mit einem, der dem Philosophen viel anstößiger zu sein pflegt als dem Mediziner: Der Bildung eines Gedankens. Die Erfahrung zeigt aber, daß der unphilosophische Mediziner einen noch viel hartnäckigeren, weil unbewußteren Widerstand entgegensetzt.

Die Bildung eines Gedankens

Die Behauptung, die hier an die Spitze gestellt wird wie ein Axiom der Geometrie, ist die, daß mit jedem Gedanken sich eine materielle Realität bildet. Wenn man diesen Satz auf einen denkenden Menschen anwendet, so würde er zum Beispiel besagen, daß mit einem Gedanken sich auch eine Veränderung in seinem Gehirne bildet. Auch dieser Satz hat noch eine solche Allgemeinheit, daß er für viele Menschen unanstößig bleibt, weil er eben in einer solchen allgemeinen, unbestimmten Sphäre schwebt. Größere Schwierigkeiten entstehen erst, wenn diejenige Gehirnveränderung angegeben werden soll, welche sich mit dem Denken des pythagoreischen Lehrsatzes bildet. Welche nervösen Vorgänge gehören zum Prinzip der Kausalität, des Satzes des Widerspruchs u.s.w.? In diesem Augenblick beginnen wir zu suchen, wo etwa die physiologischen Beobachtungsmöglichkeiten zu finden wären, welche unserer Bestrebung hilfreich entgegenkämen. Die direkte Beobachtung der Gehirnvorgänge, etwa ihrer Aktionsströme, ist zu dürftig für ein solches Unternehmen. Statt dessen bieten sich andere Vorgänge, die wir als obwohl indirekt, so doch abhängig vom Gehirnprozeß anerkennen dürfen, und das sind die sichtbaren Bewegungen unserer Gliedmaßen bei dem, was man als Willkürbewegung bezeichnet.

Bei einer willkürlichen Bewegung ist es so, daß sich mit einem Gedanken eine materielle Realität bildet. In diesem Falle also wird man studieren können, welche Eigenheiten eine solche Bildung hat.

1. Der Gedanke wird dargestellt, aber er bewirkt nicht die einzelnen Stücke der Darstellung.

a) Stellt man sich einen Schritt, einen Hammerschlag als eine materielle Vollzugsreihe vor, die mit einem Gehirnvorgang beginnt und über Nervenerregungen bis zur Muskelkontraktion und schließlich mit der Bewegungsdynamik äußerer Objekte endet, dann ist im Gedankenablauf des Bewußtseins keines der Glieder dieser Kette, und auch ihrer Summe nicht vorhanden. Es ist daher auch nichts in der Beobachtung gegeben, was als Ursache einzelner dieser Stücke oder ihrer Summe anzunehmen wäre.

b) Beschränkte man sich auf die Beobachtungen, die bei einer Willkürbewegung unmittelbar dem Zuschauer sichtbar, für den wissenschaftlichen Beobachter registrierbar und meßbar sind, so ist auch diese physikalisch exakt beschriebene und analysierte Bewegung in den bewußten Gedanken der Versuchsperson nicht vorhanden. Die Wege, die Kräfte, die Geschwindigkeiten in ihrer physikalischen Präzision treten in den Gedanken des sich willkürlich Bewegenden nicht auf; sie sind eventuell in unexakter Weise repräsentiert, können aber wegen dieser Unexaktheit, wegen dieser nur symbolischen Repräsentationsweise nicht als Ursachen der als Wirkung vorgestellten sichtbaren materiellen physikalischen Leistung angenommen werden.

c) Wenn man konzediert, die prima causa (Subjekt, Wille, Gedanke) einer Willkürbewegung könne nicht unmittelbar, aber wenigstens mittelbar aus den organischen Vorgängen in Nerven und Muskeln erschlossen werden, dann bleibt die Aufgabe, die sichtbaren und meßbaren äußeren Vorgänge (z.B. des Hammerschlags) als Resultante aus der äußeren Umwelt und innerer Physiologie zu analysieren. Die Kräfte des Armes und die Widerstände der Hammerschwere, des Amboß würden als physikalisch zusammengesetztes Gebilde analysierbar gedacht, und so eine indirekte Ursachenermittlung bis zum Gedanken (Vorsatz, Entschluß u.s.w.) für möglich gehalten. – Hier nun ergab sich folgende Schwierigkeit. Der Anteil am Vorgang, den die äußeren Verhältnisse – Hammer, Amboß u.s.w. – beitragen, ist angebbar, weil diese Bedingungen durch bestimmte Naturkonstanten wie Gewicht, Härte gegeben und darstellbar sind. Für den Anteil aber, welchen der Organismus liefert, also Muskelenergie, Verteilung auf Raum und Zeit, Reflexe, Sinnesschwellen, sind solche Naturkonstanten nicht angebbar. Dieser Anteil gestaltet sich vielmehr jeweils während der willkürlichen Handlung neu, und ist also nicht auf Naturkonstanten zu beziehen, nicht unter ihrer Benutzung darstellbar. Was dann im Ganzen geschieht, muß jeweils geschehen sein, um dann beschreibbar zu werden. Das Geschehnis ist also selbst eine Bedingung seiner Darstellbarkeit, während ein rein physikalisches Geschehen in seiner Darstellbarkeit unabhängig davon ist, ob es wirklich geschehen ist. (Man kann es daher auch voraussagen, konstruieren, herbeiführen durch Vorbereitungen – Technik – und im Gedankenexperiment vollziehen.) – Aus diesem Grunde gibt es also keine feststellbare Komposition der äußeren und der organischen Kräfte, außer an einer Willkürbewegung, die bereits vollzogen ist. Sie bleibt daher immer ein einzelnes historisches Original.

Ich verstehe also unter Es-Bildung den Vorgang im Menschen, durch den in *einem* Akte eine körperliche Veränderung *und* ein Urteil, Aussage oder Gedanke entsteht. Das Es, welches gebildet wird, entsteht also doppelt oder in zweierlei Sinn: als materielles Faktum und als Objekt für ein Subjekt. Diese Lehre behauptet also, daß die Entstehung eines Objektes und die einer Objektivität nur zwei Seiten desselben Vorganges sind. Eine zeitliche Reihenfolge oder eine kausale oder bedingungsmäßige Abhängigkeit kommt also hier nicht in Frage, und zwar weder in der einen noch in der anderen Richtung. Die Lehre ist also weder Materialismus noch Idealismus; und anstatt sich nach diesen beiden Philosophien hin abzugrenzen, sucht sie sich zunächst auf dem Felde anthropologischer Medizin zu bewähren und durch solche Bewährung zu behaupten.

Die Beziehung zwischen belebten und unbelebten Körpern

Sonderbar, daß etwas so Selbstverständliches bei der gestrengen Wissenschaft solches Stirnrunzeln hervorruft. Ich wasche mich mit Wasser, tauche meinen Löffel in die Suppe, schließe mein Haus mit dem Schlüssel, schreibe mit Graphit und Tinte – wo ist das Problem dabei? Vor 50 Jahren las man in vielen wissenschaftlichen Abhandlungen, man müsse, ehe man ein Problem anfasse, die verwendeten Begriffe zunächst einmal definieren. Wer aber definiert uns die Begriffe »Beziehung«, »Körper«, »belebt«, »unbelebt«? Wer so verfährt, gerät in den Zirkel, daß er das zu Beweisende vorwegnimmt, das Resul-

tat in die Definition hineinpraktiziert, die Folgerung zur Voraussetzung macht, den Leser damit hinters Licht führt und ihm seine Autorität oktroyiert – falls dieser schwach genug ist, sich die Autorität aufdrängen zu lassen, wenn er nicht sich rächt, indem er das Gelesene als eine unter anderen möglichen Meinungen nimmt, also die Behauptung gar nicht als bewiesene Erkenntnis ernst nimmt.
Beifälliger finden wir die Wissenschaft gestimmt, wenn wir vorschlagen, statt von Alltags-Handlungen und auch statt von Definitionen von Experimenten auszugehen. Ein Experiment ist eine Handlung in wissenschaftlicher Form mit der Erwartung, auf gewisse Fragen bestimmte Antworten zu erhalten, die wir als Erfahrungen betrachten, welche sich auf Beobachtungen gründen. Diesmal sind eine ganze Menge von Begriffen eingeführt worden, und wir leugnen nicht, daß jeder von ihnen einer Kritik unterzogen werden sollte, die klären soll, ob nicht auch hier Definitionen insgeheim vorweggenommen wurden, die am Schlusse des Experimentes einfach wiedererscheinen, aber umgetauft unter dem Namen »Tatsache«. Aber wir verschieben diese Kritik auf den Schluß und nehmen uns vor, dann nicht weniger streng, ja, noch strenger kritisch zu verfahren, weil wir dann viel mehr von dem wissen werden, was hier alles vor sich gegangen ist. Die Beziehung zwischen belebten und unbelebten Körpern soll also so geschehen, daß der Umgang eines Lebewesens mit einem unbelebten Ding vorgenommen wird, und zwar experimentell. Diesen Umgang kann ich selbst pflegen oder ein anderes Lebewesen pflegen lassen und dann zusehen. Was hier »experimentell« heißt wird sich sogleich aus der Versuchsbeschreibung ergeben. Das zunächst hier Folgende stützt sich auf Experimente, in denen ganz bestimmte Dinge von einem gesunden Menschen bewegt worden sind. Weil Bewegungen beobachtet wurden, war der Gesichtspunkt der Versuche der der Mechanik. Wenn man ein Lehrbuch oder eine Vorlesung über Mechanik näher ansieht, so findet man dort eine Anzahl von einfachen Versuchen, so mit dem Hebel, Fallmaschine, Flaschenzug, Pendel, die dann als Anwendungen eines allen zugrunde liegenden Gesetzes, als einfache Darstellungen desselben interpretiert sind. Wir wollen diese Vorrichtungen kurz als Maschinen bezeichnen.

Die Willkürbewegung ist ein Umgang von Belebtem mit Unbelebtem, und sie gehört hierher, weil in solchem Umgang ein Beispiel der Es-Bildung alltäglicher Art vorliegt. Es gibt aber noch andere prominente Beispiele, die von verschiedener Art sind. Man kann die chronischen, die rhythmischen und die akut-krisenhaften unterscheiden. Beispiel chronischer Art ist das Altern, Beispiel rhythmischer Art ist Wachen und Schlafen, Beispiel akut-krisenhafter Art ist die Wollust. Wenn man so die Es-Bildung umfassend nimmt, dann hat man alles in allem auch die Beispiele von Gestaltkreis gesammelt, in denen ein Nachdruck auf der Vertretung der Bewegung durch Wahrnehmung (und umgekehrt) und deren gegenseitige Verborgenheit liegt. Dabei zeigt sich eine Spannung zwischen der Es-Bildung und dem Gestaltkreis. Während die Es-Bildung nämlich von der Gleichzeitigkeit oder untrennbaren Einheitlichkeit, gleichsam einer Identität von materiellem Vorgang und Gedankenentstehung ausgeht, ist es im Gestaltkreis doch so, daß die gegenseitige Verborgenheit der beiden nur durch einen Kreislauf integriert werden kann. Dort stellt eine Identität die Einheit her, hier eine Art von Kreislauf. Dort wird als unvermeidlich gegeben genommen, was hier erst herzustellen wäre, etwa in einem biologischen Akt. Nun soll diese Spannung erörtert werden.

Wenn wir uns die zwei Anweisungen: Aus Es soll Ich, aber auch aus Ich soll Es werden in ihrer dualistischen Gegenläufigkeit vorstellen, zum Beispiel in der ärztlichen Therapie, dann entsteht auch eine Spannung, ja eine Hemmung. Denn man kann nicht in der einen und gleichzeitig in der entgegengesetzten Richtung laufen. Wenigstens sieht es inkonsequent aus, wenn ich einem Patienten sage »Sie brauchen doch gar nicht zu schlafen« und ihm doch ein Schlafmittel verschreibe (was allerdings zuweilen geschieht). Trotzdem ist die Situation die, daß als Heilziel ein besseres Befinden vorschwebt, daß die Dankbarkeit der Kranken sich weniger auf die Hebung ihres Niveaus bezieht, etwa auf eine Sublimierung oder Spiritualisierung, sondern daß sie an irgendeinem Symptomerfolg anzuknüpfen pflegt und sie dann einen Gedanken bilden wie etwa »das hat mir geholfen« (etwa bei Calciumspritzen). In der Zunft pflege ich zu sagen: Ihr versteht mich nicht, aber ich verstehe euch. Diese meine Art der Anerkennung der Kausaltherapie macht mir nun besondere Mühe, aber ich strebe sie an, um beiden Richtungen, der aufdeckenden *und* der zudeckenden, gerecht zu werden.

Es gibt Dinge, die man nicht organisch zu behandeln sucht, und Dinge, die man zu behandeln sucht. Das Altern, die irreversible Narbe, die Sklerose sucht man nicht zu behandeln. Diese leisten auch einen unbrechbaren Widerstand, und man kann ihn als W_2 von dem brechbaren W_1 trennen. Trotzdem kann ich den Eindruck gewinnen, daß jemand mit seinem Alter falsch umgeht; er ist zu infantil oder zu senil, und das wird dann doch behandlungsfähig, aber anders, etwa durch Psychotherapie. Es gibt also eine gute und eine pathologische Art des Alterns oder Reifens, das wir als Beispiel der Es-Bildung wählten. Gibt es nun 1. richtige Es-Bildungen, 2. pathologische Es-Bildungen, 3. gar keine Es-Bildungen? Das 3., Vorgänge ohne Es-Bildung, gibt es meines Erachtens überhaupt nicht. (Das ist einmal eine feste Behauptung, an die man sich halten kann.) Viel schwieriger ist zu sagen, ob es 1. und 2. gibt. Mit der Antwort auf diese Frage ist dann auch beantwortet, ob es einen guten und einen pathologischen Gestaltkreis gibt. Wenn nämlich Gestaltkreis nur eine bestimmte Art, die Es-Bildung aufzufassen ist, dann hat er an allem teil, was die Es-Bildung betrifft.

Selbstwahrnehmung und Gestaltkreis

Wenn ich ein Haus dort stehen sehe, dann kann ich sagen, ich habe es selbst wahrgenommen, und wenn ich in meinem Fuß Schmerz spüre, dann kann ich sagen, ich selbst nehme meinen Schmerz in meinem Fuße wahr. Beides kann man als Selbstwahrnehmung, wiewohl in etwas verschiedenem Sinne, bezeichnen. Aber in beiden Fällen gibt es auch etwas, was mir dabei verborgen ist und doch dazugehört, nämlich das Innere des Hauses und die Vorgänge in meinem Fuße. Was ich wahrnehme, ist mir auch verborgen und verborgen auch, wie ich dazu komme, etwas, das nicht ich bin, wahrzunehmen. Mit der Selbstwahrnehmung ist auch eine Selbstverborgenheit verbunden. Wie die Wahrnehmung einer Zuwendung entspricht, so die Verborgenheit einer Abwendung, und das ließe sich nur verbinden, wenn man eben eine Wendung vornimmt, und nur vereinbaren, wenn man sich im Kreise dreht. Ist dann diese Kreisdrehung eine ganze, geschlossene Einheit, so entsteht eine Gestaltung aus dem widerspruchsvollen Konflikt, und das ist es, was ich als Gestaltkreis bezeichnet habe[1]. Was ist Gestaltkreis?

1 Wort und Begriff sind seit seiner Einführung von meinen Kollegen und Zunftgenossen durch Beachtung oder Benutzung nicht verwöhnt worden. Erste Begründung: (1927) Über medizinische Anthropologie. (Bd. 5). Genauere Begründung: (1933) Der Gestaltkreis, dargestellt als psychophysiologische Analyse des optischen Drehversuchs. (Bd. 4). Durchführung: (1940) Der Gestaltkreis. Theorie der Einheit von Wahrnehmen und Bewegen. ([4]1950, 1996, Bd. 4).

Nachdem dieser Begriff für das Gebiet der Sinneswahrnehmung und der Willkürbewegung, mit Einschluß von deren Pathologie, in einem früheren Buche[1] eingehend behandelt worden ist, sollen hier Untersuchungen Platz finden, die sich auf Erweiterung, Übertragung und Kritik des Begriffes beziehen. Auf diese Weise kommt auch nochmals zur Sprache, was mit ihm eigentlich gemeint ist. Nach meiner persönlichen Entwicklung wäre nicht zu unterscheiden, ob es zuerst die ärztliche Situation oder die theoretische Forschung, namentlich bei den Hautsinnen war, die einen solchen Versuch der Überwölbung von Wahrnehmungslehre und Bewegungslehre veranlaßt hat. Gerade diese Spezialisierung hat leicht das Mißverständnis zur Folge, als handle es sich um die Lösung des Zusammenhangsproblems von Körper und Seele, während doch diese dualistische Substantialisierung als solche schon eine Voraussetzung macht, der sich keine Erfahrungswissenschaft a priori zu unterwerfen braucht. Schon in jenem ersten Vortrag aber[2] wurde die Analyse des Tastvorganges nur zur Entwicklung des Begriffes benutzt, seine allgemein-biologische Bedeutung angedeutet, seine eigentliche Quelle aber in der Beziehung von Krankem und Arzt dargelegt. Und dieses Letzte ist in einer Medizinischen Anthropologie das Wesentlichste.

Gestaltkreis

Die Konzeption des Gestaltkreises stammt aus dem Bemühen, biologische Erscheinungen im Schema physiologischer Funktionen darzustellen, und sie bereitet vor auf einen Versuch, dem Umgange der Menschen eine bestimmte Form zu verleihen. Der Gestaltkreis, als Theorie des biologischen Aktes, steht also zwischen Physik und Anthropologie. Diese Zwischenstellung bedeutet, daß der Gestaltkreis nicht Mittelpunkt oder Achse eines zentrierten Systems ist, sondern Übergang, Stufe, Station. Dadurch hat er auch eine gewisse Schwebelage. Dies bestimmt auch mein Verhältnis zu Mitarbeitern, Fachgenossen und zu in anderen Sphären des geistigen Produzierens, früher oder gleichzeitig entstandenen Arbeiten, die etwa von Philosophen, Theologen, Psychologen oder Künstlern vorgelegt

1 ⟨*s. Fußnote zu S. 394: (1940)*⟩.

2 Abgedruckt in »Arzt und Kranker« 1941, S. 35-61. ⟨*s. Fußnote zu S. 394: (1927)*⟩.

wurden. Und was nach uns kommt, könnte ich auch nur als historische Prognose, also wieder nur in einer Schwebelage aussprechen, der ein Element der Ungewißheit oder Unzulänglichkeit anhaftet. Dagegen ist das theoretische *Schema* des Gestaltkreises mit ziemlicher Präzision darstellbar. Es kommt, der Zusammensetzung aus zwei Worten »Gestalt« und »Kreis« entsprechend, schon deutlich eine Spannung zum Ausdruck; das Schema enthält einen Dualismus. Die Verbindung der beiden Worte und Begriffe ist nur halb anschaulich, und so ist auch in ihrer Vereinigung eine Spannung bemerkbar. Auch ein Kreis ist zwar, als Figur genommen, eine Gestalt; und die Gestaltung, als ein Werdendes gedacht, ist auch im Vollzug einer Kreisbewegung anschaulich. Aber während ein Gestalten doch auch schließlich auf etwas in sich Abgeschlossenes und zur Ruhe Gekommenes hinweist, ist ein Kreisen ohne Anfang und Ende und drängt also von solchem eingefrorenen Abschluß weg. Diese Spannung empfindet das Sprachgefühl deutlich im Worte »Gestaltkreis«; er ist eben etwas anderes als die Kreisgestalt.
Da sich diese Theorie nicht als Revolte oder völlige Abkehr von dem allgemeinen Programm der neuzeitlichen Wissenschaften erhoben hat, so ist es auch in dieser neuen und abgekürzten Darstellung des Gestaltkreises erlaubt, die Hauptpunkte in ähnlicher Reihenfolge vorzuführen, in der sie genetisch entwickelt und in meinem Buche seinerzeit eingeführt worden sind. Allerdings ergeben sich dabei schließlich doch so wesentliche Veränderungen sowohl der Grundbegriffe wie der Behandlungsart gewisser Gegenstände, daß man doch von einer Art von revolutionärer Gesinnung sprechen kann. Also die Nötigung zu solcher Veränderung entsteht doch gleichsam unter der Hand und mit dem ständigen Bestreben, auch konservativ zu bleiben – als »konservative« Revolution. Freilich entsteht dabei der Verdacht, es sei doch von Anfang an eine Tendenz oder ein unbewußter Instinkt zur Umkehrung der Verhältnisse wirksam gewesen. Da dies aber mir selbst nie völlig klar gewesen ist, vermag ich auch jetzt über diesen Punkt keine Rechenschaft abzulegen, und ich kann auf der Maxime bestehen, daß Neuerungen sich durch ihre Nützlichkeit und Richtigkeit bewähren müssen. Die empirische Einstellung und die Gesinnung des Forschens, nicht des Wissens, habe ich immer festzuhalten versucht.
Der Gestaltkreis ist in der Forschung zwischen Physik und Anthropologie entstanden, und daraus ergeben sich auch Vorteile und Grenzen in seiner Handhabung. Ehe aber seine Rolle als Mittler und

seine ganze Zwischenreichstellung erwogen und kritisiert wird, soll zu sagen versucht werden, was er selbst ist. Wir begleiten den Aufbau des Gestaltkreis-Schemas in einzelnen Schritten.

Die *Einführung des Subjektes* in den Gegenstand ist der erste Schritt. Am meisten Präzision hat dieser Schritt bei der Bildung des Begriffs einer Selbstbewegung. Ein Ding, welches sich selbst bewegt, ist ein solcher Gegenstand mit Subjekt. Es ist nicht gesagt, daß ein jedes sich selbst bewegendes Ding lebend oder ein Lebewesen sein müsse. Unverkennbar ist aber, daß der Begriff einer Selbstbewegung bereits der physikalischen Mechanik widerspricht, indem diese jede Bewegung eines Dings als entstanden oder verursacht von außen beurteilt. Die Physik erreicht diese Trennung von Ding und Bewegung durch die Unterscheidung von Materie und Kraft; Kräfte sind es, welche die Bewegung von Dingen verursachen. (Und obwohl sie in besonderen Fällen von lebendigen Kräften spricht, so meint sie damit nicht belebte Wesen, sondern solche Kräfte, welche in einer Bewegung fortleben, nachdem sie vorher potentiell, latent und nicht durch Bewegung sichtbar vorhanden waren.) Eine von der Materie durch sich selbst und in sich selbst erzeugte Bewegung kennt die physikalische Bewegungslehre also nicht. Die Selbstbewegung ist also ein dem Begriffe der Mechanik widersprechender Begriff.

Daß ein solcher widersprechender Gegensatz überhaupt aufkommen kann, versteht man sofort, wenn man sich dem Falle zuwendet, in dem wir einem Lebewesen begegnen. Ob ein Ding lebt oder nicht, das lesen wir in vielen Fällen ganz unbefangen daran ab, ob es sich selbst bewegt oder nur von außen angestoßen worden ist. Damit haben wir das Einwohnen eines Subjektes in dem Ding bereits anerkannt; aber selbstverständlich und keines indirekten Beweises bedürftig ist dieser Fall vorzugsweise bei unserer Begegnung mit einem lebenden Menschen. In diesem letzten Falle handelt es sich eigentlich nur noch darum, daß wir das Subjekt anerkennen. Im Falle einer Pflanze, eines Mikroorganismus dagegen bedürfte es für das naturwissenschaftliche Denken oftmals einer besonderen Einführung des Subjektes in Vorstellungen, die bis dahin ohne ein Subjekt im Gegenstande auszukommen vermeinten oder gewohnt waren. Die biologische oder physiologische Forschung leistet solcher Einführung des Subjektes sogar Widerstand. Dagegen ist die philosophische und erkenntnistheoretische Untersuchung immer

von vornherein bemüht gewesen, die unzertrennliche Verbundenheit von Subjekt und Objekt nachzuweisen. Aber sie geht dabei einen anderen Weg; sie geht nämlich vom Ich des Erkennenden, vom Geist oder vom Begriff der Erkenntnis aus. Obwohl sie also mit der Einführung oder Anerkennung des Subjektes ganz einverstanden ist, so ist doch dort das Ergebnis ein anderes. Eine Biologie findet oder fordert das Subjekt draußen, im (lebenden) Ding, die Philosophie setzt es im Innen voraus und versucht den Erkennenden irgendwie zu überzeugen, daß das Objekt bereits im Subjekt schon vorgebildet, enthalten, irgendwie zugleich mit ihm gesetzt sei; daß eine spätere Trennung auf Irrtum, Täuschung, Wahn beruhe.
Eine zweite Art, der Einführung des Subjektes auch in der Natur der Dinge zur Anerkennung zu verhelfen, geht einen anderen Weg. Während das Mittel dazu vorhin die Wahrnehmung einer *Bewegung* war, die dann als Selbstbewegung anerkannt wurde, können wir jetzt auch auf die *Wahrnehmung* einer Bewegung das Augenmerk richten. Was heißt hier Wahrnehmung? Achten wir auch hier aufs Bewegen, so besteht kein Zweifel, daß ich unbefangen wahrnehmen kann, daß ich mich bewege. Diesmal ist es so, daß ich gar keiner besonderen Anstrengung bedarf, um ein Subjekt einzuführen, und keiner indirekten Argumente, um ihm zur Anerkennung zu verhelfen. Ich bewege mich, und ich unterscheide diesen Fall deutlich von dem andern, in dem ich von außen bewegt werde. Fügen wir gleich hinzu, daß ich kein Recht habe und auch keines beanspruche, daß dasselbe für meinesgleichen nicht so sei. Mindestens alle Lebewesen meinesgleichen können sich selbst bewegen. Ein Zweifel und eine Meinungsverschiedenheit entsteht erst dann, wenn es sich etwa um Bewegung meines Herzens handelt. Diesmal kann ich sagen, nicht ich bewege mein Herz, sondern mein Herz bewegt sich, und es kann jemand kommen, der sagt, dieses Herz bewege nicht sich selbst, sondern es werde bewegt, etwa durch Verbrennungsenergie des Muskels. Und doch ist dies Herz unzweifelhaft mein Herz, es gehört zu mir, und nun wird problematisch, was dies »mein« und »mir« eigentlich besagen soll. Wenn ich seine Bewegung wahrnehme, so ist nicht mehr so zweifelsfrei wie vorhin bei der willkürlichen Bewegung, daß ich mich bewege; aber es könnte sein, daß auch im Falle des Herzens ursprünglich eine in der Selbstwahrnehmung vollzogene Selbstbewegung vorliegt, daß meine Wahrnehmung meines Herzens nur eine verhüllte, abgeleitete, repräsentative ist: Das Subjekt wäre auch jetzt noch als ein selbsttätiges vorhanden.

In beiden Fällen also ist die Wahrnehmung gar nichts anderes als eine Selbstwahrnehmung, und das, was ich wahrnehme, ist gar nichts anderes als eine Bewegung, und zwar meine Selbstbewegung.
Innerhalb des bisher allein berücksichtigten Bereiches des Lebenden sind also Bewegungen und Wahrnehmungen einer besonderen Art, nämlich Selbstbewegungen und Selbstwahrnehmungen, angetroffen worden. Eine Verbindung mit der Silbe »selbst« hebt also eine besondere Klasse von Bewegungen und Wahrnehmungen heraus, und später wird natürlich die Frage entstehen, ob diese Klasse eine Sonderklasse ist, oder ob auch andere Bewegungen und Wahrnehmungen, ja sogar, ob alle anderen *eigentlich* auch nichts anderes sind, ob also eventuell alle überhaupt vorkommenden Bewegungen eigentlich Selbstbewegungen und alle Wahrnehmungen eigentlich Selbstwahrnehmungen sind. Mit einer solchen Annahme würden wir mit großen Massen von Überzeugungen und Grundbegriffen inner- und außerhalb der Wissenschaft in Konflikt geraten. – Außerdem ist bis jetzt unsere Untersuchung auf Vorgänge vom Typus der Bewegung beschränkt gewesen, und auch diese Spezialisierung braucht nicht endgültig zu bleiben. Bis jetzt jedenfalls war nur von solchen Wahrnehmungen die Rede, die sich auf Bewegungen beziehen, und die Bewegungen sind solche gewesen, die man wahrnimmt. Hier geraten also Bewegung und Wahrnehmung in eine besonders enge und ausschließliche Beziehung. Außerdem ist eine Art von Symmetrie oder Spiegelbildlichkeit zu bemerken, derzufolge Bewegung das Wahrgenommene ist und die Wahrnehmung Bewegung wahrnimmt. Indem beides aber einem Selbst zukommt, ist im Selbst doch eine einheitliche Quelle des symmetrisch Verbundenen betrachtet worden, und dies Gesamte ist das, was die Einführung und Anerkennung des Subjektes bisher mit sich bringt.

Den zweiten Schritt zum Aufbau des Gestaltkreis-Schemas tun wir, indem wir untersuchen, *was* mit dem Worte *Subjekt* eigentlich *gemeint* ist. Neben ihm ist bereits das Wort »selbst« aufgetaucht. Die Vorteile einer nüchternen Ausdrucksweise sind nicht abzuschätzen, und die Nachteile einer allzu großartigen Sprache rächen sich schneller und liegen dann klarer zutage. Jedenfalls bringt der Versuch, das Wort Subjekt mit Selbst zu verdeutschen, eine leichte Erwärmung des Begriffes mit sich, die darauf aufmerksam macht, daß in der konkreten Anwendung viel mehr, Größeres und Wirklicheres gemeint ist als nur die allgemeine Zentrierung auf einen Punkt, der innen liegt und in Beziehung zu dem alles andere außen bleibt. Auch die Worte innen und außen, Innerlichkeit und Äußerlichkeit sind gleichsam schon wärmer, als das Wort Zentrum spüren läßt.

Bis jetzt ist nur das Sprachgefühl herangezogen worden, um den Hintersinn des Ausdrucks »Subjekt« freizulegen. Sieht man sich dann nach andern Synonymen um, so zeigen sich Worte, welche so etwas wie Dinge zu meinen scheinen: *Ich, Individuum, Person, Lebewesen, Beseeltes, Psyche.* Sie alle können, als Dinge genommen, nicht subjektlos sein. Jedes von ihnen hat eine andere Beschaffenheit, und doch ist allen die Zentrierung auf ein Subjekt eigen, aber in allen ist die Subjektivität nur als Gegensatz zu anderem, zu etwas, was um das Subjektive herum liegt, mitgegeben. Jetzt zeigt sich, daß ein Subjekt von Anfang an nur ein Pol ist, der ohne seinen Gegenpol nicht wäre. Und mit dieser Zweiheit meldet sich auch schon der mögliche Zweifel, welcher der beiden Pole der eigentlich wichtige, richtige, vorzuziehende wäre; wo Anfang, Ursprung, Ende und Ziel zu suchen wäre. Die Subjektivität, als Polarität genommen, bringt unsere frühere Orientierung am Gegensatz von Innen und Außen ins Wanken. Indem wir verschiedene konkretere Bezeichnungen zuließen, sind wir auch schon in Bewegung geraten und spüren dabei deutlich, daß damit eine begriffliche Starre, die dem Worte Subjekt anhaftete, einer Beweglichkeit weicht, die größere Freiheit, aber auch größere Undeutlichkeit bringt. Das Element des Sprachlichen ist flüssiger als das des Begrifflichen. Aber die Dinge sind eben etwas Benennbares, und der Name ist das große und wunderbare Mittel, wodurch der Begriff nach dem Ding greift – mit Hilfe eben der Sprache. Es ist vielleicht nicht so, daß das nur ein Reservat des sprechenden Menschen wäre. Der stumme Mensch ist noch kein Nichtmensch oder Unmensch, weil er gerade schweigt. Eine Zeichensprache ist auch eine, und wenn wir einmal die Tiersprache anzuerkennen begonnen haben, ist nicht abzusehen, wo in der weiteren Natur der Pflanzen, Landschaften, Sterne, Moleküle u.s.w. wir mit dem Mittel der Sprache aufhören sollten. Die Sprache könnte doch ein Mittel alles in der Natur Vorhandenen sein und dann zur Grundbeschaffenheit der Welt erhoben werden. Das alles brauchte nicht die Erkenntnis einer abgehobenen Naturphilosophie als eines Spezialvergnügens einiger Denker zu bleiben, sondern für jedermann und überall unumgängliche Erkenntnis.

Damit ist wenigstens soviel erreicht, daß wir, wenn wir uns Ichen, Individuen, Personen, Lebewesen, Organismen, Molekülen, Seelen zuwenden, stets in der Anerkennung verharren, daß nicht nur wir dabei ein tätiges Subjekt haben, sondern auch in diesen Dingen einem Subjekt, und zwar einem anderen Subjekte gegenüber sind. Unsere Objekte enthalten selbst auch ein Subjekt. Es gibt also mehrere Subjekte. Ob sie gleichartig oder nicht sind, ist eine spätere Sorge.

Inzwischen will es das augenblickliche Thema dieser Untersuchung, daß der Beitrag zum Schema des Gestaltkreises eingeschätzt werde. Zuerst war es die Einführung des Subjektes, durch die seine schematische Struktur zu erläutern war. Dann konnte die Erfahrung von Selbstbewegung und deren Auffassung als Selbstwahrnehmung zeigen, was die Anerkennung des Subjektes für Folgen hat. Ferner, im Gefolge der Anwendungen der Subjektivität, sahen wir uns zur Anerkennung einer Mehrheit, Vielzahl von Subjekten genötigt. Nicht nur fordert alle Objektivität ein Subjekt, auch alle Objekte enthalten ein Subjekt. Erlaubt man sich eine Weile lang, diese subjekthaltigen Objekte als bunte Welt von Dingen zu erkennen, dann entsteht ein Bild wie ein Mückenschwarm, freilich auch ein Zweifel, wer hier der richtige Zuschauer wäre, wo sich der Mittelpunkt für einen irgendwie bevorrechteten Überblick eigentlich befände. Man kann nicht nur fragen, wer hier recht hat; man kann auch die so oft pathetisch gestellte Frage nach der Wahrheit stellen.

Das alles sieht gar nicht danach aus, daß eine Antwort mit dem Schematismus des Gestaltkreises uns zufiele wie ein Wunderrezept. Es macht jedenfalls Mühe, jetzt zu dieser Vorstellung überhaupt zurückzufinden. Aber das ist nicht so schwer, wie es scheint. In einer Welt von subjekthaltigen Objekten mich vorfindend, bin ich in Bewegung geraten. Eine *Begegnung* ist mehr als eine bloße Berührung, wenn ich nicht als ein Subjekt vielen Objekten begegne, sondern in diesen Objekten auch auf Subjekte stoße, die, wie ich, sich selbst bewegen. Die Begegnung ist jetzt nicht nur Kontakt, Verschmolzensein in Erstarrung, sondern unabsehbar in ihrer Weiterbewegung, da ja das andere Subjekt sich auf meines zubewegen, es fliehen, ihm seitwärts ausweichen könnte – ich kann es nicht wissen. Wenn wir den Kontakt erhalten wollen, aber auch, wenn wir ihn lösen wollen, müssen wir, mein Subjekt und das andere, miteinander umgehen – die Begegnung ist eine jetzt gerade sich ereignende Art des *Umgangs*. Begegnung von Subjekten, die einander gegenseitig Objekte sind, geschieht also als Um-Gang. Dieser Umgang steht nicht still, er ist selbst Begegnung, aber wenn der Umgang einer von zwei bestimmten Subjekten ist und bleibt, dann hat er damit doch dies Beharrliche, daß es dieselben sind, daß diese Dieselbigkeit einen bestimmten Weg ausgrenzt – das ist eine Gestalt – und daß er trotz der Ortsveränderung etwas Beharrliches in der Beziehung bleibt, wie eine Geschlossenheit in sich – das ist das Kreissymbol. Diese Ableitung soll zeigen, wie die Vorstellung von mehreren Subjekten in Begegnung als Umgang zu dem Schema des Gestaltkreises hinführt. Sie zeigt aber auch, daß das Schema Gestaltkreis nicht eine ganz anschauliche, sozusagen geometrische Anschaulichkeit hat. Denn die Kreisvorstellung ist hier nur noch als Symbol, nicht mehr als in der Sinnlichkeit gegeben brauchbar. Der Nachdruck liegt auf dem Begriffe der Gestalt, und was Gestalt ist, wird dann nur symbolisch erläutert durch die Anschauung einer Bewegung im Kreise, als einer in sich selbst zurücklaufenden und dadurch geschlossenen.

Wir haben uns hier vor allem mit einer Spannung des Gestaltkreis-Schemas gegenüber der sinnlichen (gleichsam geometrischen) Anschaulichkeit befaßt. Aber gegenüber der Logik besteht ebenfalls eine Spannung. Das Gegensatzpaar der Philosophie KANTS (Anschauung und Begriff oder Sinnlichkeit und Verstand oder Ästhetik und Logik) – dieses Gegensatzpaar vermag die schematische Schwierigkeit hier nicht darzustellen, nicht einzufangen. Denn zu beiden Gliedern des Paares der kritischen Philosophie steht der Gestaltkreis gleichermaßen in Spannung, und es handelt sich hier nicht nur darum, daß das Schema sowohl der Logik wie der Sinnlichkeit inadäquat ist und sie beide, als Mittler, verbinden soll. Sondern das Schema des Gestaltkreises widerspricht der Logik, und es vernichtet die Sinnlichkeit, kann zwischen ihnen auch nicht vermitteln. Da nun der Begriff des Widerspruchs selbst ein logischer ist, so kann diese Bezeichnung der Spannung als widersprechender nur vorläufig, nicht endgültig gelten. Diesem Thema wenden wir uns zuerst zu.

Da im Worte Gestaltkreis eine Struktur des Verkehrs zwischen Lebewesen festgehalten ist, so ist der Ausgang von der Logik vielleicht der allerungünstigste, um diese Struktur zu beschreiben. Da man, um Lebensbewegung zu erfassen, sich selbst lebend bewegen

muß, so haben wir hier zunächst eine Schwierigkeit, ja ein Rätsel für den Verstand vorzubringen, befinden uns also in weit schlechterer Lage als der kartesische Mensch, der eine Problemlösung ankündigt oder sogar an den Anfang stellt – wir sind, wenigstens von den Wünschen des Verstandes aus gesprochen, in »schlechterer« Lage. Dies allerdings sollte man nun nicht so hartnäckig und so kalt einem jeden Forscher und einer jeden Wissenschaft wie eine Eiserne Jungfrau umlegen, so nämlich, daß eine andere als die verstandesgesetzliche Formulierung gar nicht der Beachtung würdig, oft sogar der Feindseligkeit ausgesetzt ist. Wer so verfährt, verschweigt einfach, in wie vielen Sphären das Leben, aber auch die Wissenschaften, sich ganz anders als gemäß der Logik verhalten; und nicht nur weil Gegenstände noch nicht logisch durchdrungen sind, aber sein könnten, sondern weil der Gegenstand als nicht-logisch beschaffen gilt. Das kann Überzeugung sein oder als möglich angenommen sein. Hinzu kommt, daß man sich in dieser Frage entweder auf eine Lehre verläßt oder die Antwort lieber der Erfahrung überläßt. Und alles hängt auch davon ab, was logisch, was Logik überhaupt bedeutet.
Alle diese Sätze bezeichnen nur Fragen, Möglichkeiten, Einteilungen, und sie bringen nichts Gewisses. Wir tun dabei so, als hätten wir immer noch eine Wahlfreiheit oder seien unvoreingenommen und offen für spätere triftige Gründe oder Beweise. Aber im Umgang mit der bunten Welt ist wenig von solchem Freiheitsgebrauch und Wahlakt zu bemerken. Wir sehen allerdings oft starre Vorurteile. Zu diesen gehört zum Beispiel die Anmaßung moderner Wissenschaft, sie habe dämonischen Wesen, magischen Wirkungen, mythischen Begebenheiten den Garaus gemacht. Dieses Siegesbewußtsein stammt aus der Schlacht, die an der Wende zwischen Mittelalter und Neuzeit zwischen Wissenschaft und Volksbewußtsein geschlagen wurde. Die Partei der Wissenschaft konnte sich dabei als Verbündeter eines antiken Wissens fühlen, das solche Kämpfe ebenfalls bestanden hatte. Der Gegensatz war aber nie verschwunden, und niemand wüßte, daß er überhaupt einen Anfang in der Geschichte gehabt habe. Es gab ihn immer und auch heute. Die Beurteilung der Gegenwart – wenn so etwas möglich ist – ergibt jedenfalls, daß die Welt der Wissenschaft und die Welten des Magischen und Mythischen heute *koexistent* sind. Selbstverständlich ist weder das Wissenschaftliche noch das Magisch-Mythische immer in gleicher Form geblieben und hat auch heute seine Eigenart.
Es wäre aber auch eine vielleicht fehlerhafte Voraussetzung, daß nur

die wissenschaftliche Form des Weltbildes die logische oder rationale, die magische und mythische aber die alogische oder irrationale wäre. In beiden und weiteren Arten des Weltbildes kann Logik und Ratio mit ihren Negationen gemischt sein, obwohl die Mischung von unterschiedlicher Art und Bedeutung sein mag. Wir ziehen es deshalb vor, von bestimmten Dingen oder Ereignissen oder Erfahrungen auszugehen und dabei zu beachten, wie deren Form sich ausnimmt; die stärkere Beachtung soll zielgemäß dem logischen Charakter zukommen. Konkretes soll als Beispielsfall stehen, aus dem Allgemeineres zu lernen ist. Und das Unternehmen soll womöglich einen Beitrag liefern zum Schema des Gestaltkreises. – Dabei kann auch keine Festlegung vorweg angenommen werden, wonach als »logisch« nur eine bestimmte Art von Logik bezeichnet und annehmbar gälte. Formale, transzendentale, ontologische Logik entstehen ungleichzeitig in der Geschichte der Philosophie; Aristoteles, Thomas, Kant, Hegel, Logistik sind hier als mögliche Beispiele eines Rückgriffes gegeben; grammatische, mathematische, dialektische, dialogische Anlehnungen sind alle nur erlaubt, nicht gefordert; die positivistische, empirische, formalistische, metaphysische Haltung, auch das ästhetische, moralische, psychologische oder politische Bedürfnis können sich einmischen, ohne daß wir es gleich gewahr werden. Schließlich bleibt doch eine gewisse Zielstrebigkeit auf eben eine Anthropologie zu wirksam, ohne daß deren Methode bereits feststünde. Ich kündige aber zur Orientierung schon hier an, daß der Gegenstand, den das Schema des Gestaltkreises konstituiert, sich als ein antilogischer erweisen wird, der durch Antilogik adäquat erfaßt, mit Logik aber nicht begriffen werden kann. Das Verhältnis von Antilogik zu Logik kann aber füglich erst an letzter Stelle zur Sprache kommen.

Ein erstes Beispiel ist die Entwicklung von Organismen aus Befruchtung, Teilung, Wachstum, also die Fortpflanzung. Man sieht, wie bei der Befruchtung aus Samen- und Eizelle eine neue, einfache Zelle wird; wie diese eine sich in zwei, vier, acht u.s.w. teilt. Das Sich-Befruchten und das Sich-Teilen, das Werden in der Richtung der Reduktion und der Produktion widerspricht in gewissem Sinne dem unabänderlichen Charakter der ganzen Zahl: Aus zwei wird eins, aus eins wird zwei. Dies ist eine *numerische* Antilogik; es bleibt nicht beim Widerspruch, denn er wird durch reales Geschehen überwunden. – Das alles wiederholt sich, wenn man statt der Zellen deren Kern, ihre Chromosomen ansieht. Die Karyokinese verhält sich ebenso antilogisch. Es enthält dieser Vorgang auch das weitere, daß das aus zwei Zellen durch Verschmelzung gezeugte, das durch Teilungen und Wachstum dann entstandene Wesen immer ein- und dasselbe ist. Die erste befruchtete Zelle, die Stufen der Morula, Gastrula, der Embryo, das Kind, der Erwachsene sind ein- und dasselbe Wesen geblieben, und streckenweise besteht auch eine so große Ähnlichkeit des doch auch etwas Verschiedenen, daß man weitere Arten der Antilogik feststellen kann. Das Kind ähnelt dem Jüngling, dieser dem Mann, dieser dem Greise; sie sind derselbe und doch verschieden. Es gibt also eine genetische Antilogik, in der man die Identität über die Ähnlichkeit mit der Verschiedenheit antilogisch verbunden sieht.

Numerische, genetische, identifizierende und imitierende Antilogik sind Beispiele auch für die große Mannigfaltigkeit, in die sich das antilogische Prinzip auseinanderfalten läßt. In den bisherigen Beispielen ist Morphologie das Darstellungsmittel. Raum und Zeit sind unverkennbar als Darstellungsformen besonders herangezogen. Aber diese Art der Anschaulichkeit ist selbst wieder nur ein Unterfall unter anderen. Wenn wir die sichtbare Erscheinung als Außenseite von etwas Innerem nehmen, welches so gerade erscheint, so kommen wir offenbar viel näher an das Wesen des Antilogischen heran. Das wichtigste Beispiel ist der Ausdruck des Seelischen durch seine (leibliche oder) körperliche Erscheinung. Und zwar mit Hilfe von Funktionen drückt sich der seelische Gehalt durch die körperliche Erscheinung in vielen Weisen aus. Inwiefern enthält auch der Begriff des »Ausdrucks« eine antilogische Struktur? Insofern, als bei jeder Art von Ausdruck zwei logische Kategorien miteinander kollidieren, nämlich Sein und Bedeuten[1]. Die Kollision besteht darin, daß das, was nur etwas bedeutet, als Bedeutendes nicht selbst ist, während das Seiende auch ist.

In dem Augenblick, in dem wir den Begriff des Antilogischen an konkreten Beispielen wie Zeugung, Zellteilung, Wachstum, Ähnlichkeit, Reifen zu verdeutlichen suchen, da bewegen wir uns von der logischen Einheitlichkeit des Begriffes weg und auf die jeweils andere Eigenart der betreffenden Ereignisse zu und gleichsam strah-

1 Seit Kant Phänomenon und Noumenon unterschied, ist dieser Gegensatz den meisten akademischen Philosophen kategorial bewußt und wichtig geblieben. Beispiel: Hermann Lotze hebt den Gegensatz des Geltens gegen das Sein hervor; ihm folgen Windelband, Rickert. Erscheinen, Bedeuten, Gelten sind in diesem erkenntnistheoretischen Betracht verwandt.

lenförmig auseinander. Nun liegt in dieser Divergenz selbst schon etwas der Logik Entgegengesetztes, etwas Antilogisches. Jetzt wird deutlich, daß man den Begriff des Antilogischen nicht logisch bestimmen kann. Dies wäre ein philosophisches Unternehmen, das wir uns um des gesuchten Begriffes selbst willen versagen müssen. Wenn nun eine Klasse von Kategorien für das Seiende und eine andere Klasse von Kategorien für das Bedeuten einander gegenüber und in Kollision angetroffen werden, so besteht hier noch eine Undeutlichkeit im Gebrauche des Wortes »*Kategorie*«. Auf ihn legen wir weiter gar keinen Wert, wenn nur klar bleibt, daß der Gegensatz der von logisch und antilogisch, und die Kollision zwischen Sein und Bedeuten gemeint ist. Da ARISTOTELES unter die Kategorien auch Tun und Leiden aufnahm, so ist von hier aus eine weitere Entwicklung und Teilung der Kategorien in Seinskategorien und Kategorien des Nichtseienden, aber Geltens, Bedeutens, Wollens, Könnens u.s.w. nicht ausgeschlossen und terminologisch nicht unerlaubt[1].

Unsere Absicht aber ist, das Antilogische als Struktur im Schema des Gestaltkreises herauszustellen. Nachdem die Einführung des Subjektes, dann die Bedeutung des Subjektbegriffes im Umgang, der Gestaltkreis mithin als ein Umgang besprochen wurde, hat sich jetzt die antilogische Struktur vorgedrängt. Das Antilogische erweist sich in verschiedenen konkreten Beispielen als ein Bedeutungsartiges, Geltendes, nicht als Seiendes. Eines dieser Beispiele ist dann der Umgang von Seele mit Körper (und umgekehrt), die man nicht als zwei nebeneinanderliegende Substanzen nehmen sollte, sondern als im Umgang befindliche und füreinander geltende, etwas füreinander bedeutende Kategorien, deren Beziehung ⟨*man*⟩ also nicht als eine von Dingen, sondern eben als einen Umgang begreifen müßte. Hier zeigt sich sogleich jene Kollision, insofern ein Umgang doch auf etwas, ein Seiendes hinweist, mit dem man umgeht; es wird unverträglich fürs Denken, daß das, womit jemand umgeht, selbst der Umgang wäre. Hier entsteht für die Logik eine dialektische Situation.

1 So auch die »Existentialien« bei HEIDEGGER, die in der weiteren Präzision als »Geworfenheit«, »zum Tod hin« u.s.w. den nicht-ontischen Charakter haben.

Die großen Mächte

Was in den nächsten Kapiteln darzustellen ist, beginnt mit einer Verwirrung. Ich möchte nicht sagen, daß es aus einer Verwirrung entstehe. Die Schöpfung der geordneten Welt aus dem Chaos hat der Schöpfungsmythos Gott, dem Schöpfer, zugeschrieben. Mit ihm wollen wir nicht so gerne in Wettbewerb treten, selbst dann nicht, wenn wir uns geschmeichelt fühlen durch die weitere mythische Aussage, wir seien nach dem Bilde Gottes geschaffen, also selbst so etwas wie geschaffene Schöpfer; denn immer noch wären wir geschaffen und nicht der Schöpfer selbst. Auch könnte die Aufgabe über unsere Kräfte gehen und uns schließlich als unzulängliche Versager enthüllen, als welche wir uns nicht geschmeichelt fühlen würden.

Vielmehr ist hier von einer subjektiven Verwirrung die Rede, die allerdings darin besteht, daß wir nicht mehr wissen, ob wir in einer geordneten oder einer verwirrten Welt leben. Es gibt tatsächlich einen Zustand, in dem die Voraussetzung, die Welt sei eine geordnete, verschwindet und der Eindruck herrscht, sie sei eine verwirrte – geworden oder schon immer gewesen –, so daß wir unsere Kraft einschätzen müssen, ob wir sie in Ordnung bringen können. Diese Art von Verwirrung ist hier gemeint. Wenn wir diesen Zustand erfahren haben, dann können wir ihn nicht dadurch wegbringen, daß wir ihn als »nur vorübergehend« oder als »krankhaft« beurteilen; selbst wenn er bloß einmal war, so war er doch einmal und beansprucht ein Recht.

Es gibt nun einen Ausweg aus dieser Situation des Zweifels, ob die geordnete Welt oder die chaotische die eigentliche ist. Dieser Ausweg ist der, daß man sich sagt, die *bisher* angenommene Ordnung sei nicht die eigentliche und zutreffende, sondern eine *andere* Ordnung sei die richtige und nun zu findende. Wir müßten also mit einer Tradition brechen und einsehen, daß alles ganz anders zusammenhängt und geordnet ist, als bisher angenommen wurde. Dieser Ausweg aus der Verwirrung hat also die Farbe des Optimismus, der Hoffnung, wenn auch des Risikos. Als besonders gewagt empfinden wir, wenn jemand sagt, *alles* hinge ganz anders zusammen, denn es wäre wohl sehr überheblich, sich selbst als den zu bezeichnen, der so totalrevolutionär hervortreten dürfte. Hier würde nicht nur die Bescheidenheit fehlen, sondern fast sicher die Einsicht. Trotzdem fällt auf, daß alle Menschen mit Temperament so handeln und denken, als ob es für sie und gerade jetzt und hier etwas ganz Originelles zu entscheiden gäbe, das so doch noch nie da war. Und solches Temperament achten wir, möchten wir uns selbst nicht ganz aberkennen: Kleine Schöpfergötter möchten wir doch allemal sein und bleiben. Die große Hochschätzung, welche der Begriff der Freiheit in unserer Geisteskultur genießt, hätte jedenfalls keinen Sinn ohne die Anerkennung von solchem originellen und temperamentvollen Schöpfertum im Kleinen. Aber was im Kleinen gilt, muß damit rechnen, auch im Großen zur Verantwortung gezogen zu werden.

Der vorhin erwähnte Ausweg aus der Verwirrung: Tätiger Versuch, eine Ordnung zu ändern, führt zu einer weiteren Unternehmung, nämlich an Stelle einer überlieferten Ordnung eine neue zu setzen. Von der Verwirrung als dem ersten Zustande an gerechnet wäre also der revolutionäre Zustand der zweite und die Neuordnung der dritte. Da wir Verwirrung als den ersten Zustand gesetzt haben, können wir nun nicht den dritten einfach als Ersatz der überlieferten durch eine andere, neue Ordnung ansprechen. Sondern die schöpferische Freiheit springt vom Chaos zur Ordnung, nicht von einer Ordnung zu einer andern. Ja, es zeigt sich dabei etwas ziemlich Wichtiges: Die neue Ordnung bloß als Veränderung einer andern, alten zu definieren, würde einer Täuschung gleichen, da die bloße Veränderung oder sogar Umformung kein Schritt vom Chaos zur Ordnung, sondern einer von Ordnung zu Ordnung wäre. Das wäre doch eine begrenzte Freiheit und darum keine volle Freiheit. Wenn es sich um wirklich volle schöpferische Freiheit handelt, dann ist die bisherige Ordnung eine Fiktion, Konstruktion, Projektion gewesen, gerade so, als ob die frühere Ordnung doch wenigstens als Sprungbrett noch immer Geltung behielte und – das kommt hinzu – selbst keine Freiheit, d.h. keine volle Originalität besessen hätte. (Wir rauben mit der Transformations- oder Entwicklungstheorie sowohl uns selbst wie der Vergangenheit den Adel der eigentlichen schöpferischen Freiheit.) Also ist das Geschichtsbild einer geordneten Vergangenheit immer eine bloße Erfindung von einer gegenwärtigen oder in der Gegenwart erstrebten Ordnung aus.

Wie dem auch sei, es ist jetzt klar, daß der Ausgang von der Verwirrung alles andere als eine Bescheidenheit ist, sondern, wenn der Fortgang nicht wieder Verwirrung zeigen soll, die größte Anmaßung und Überheblichkeit einschließt, die man sich anmaßen kann.

Nun wird im Folgenden von sogenannten großen Dingen die Rede sein: Tod, Leben, Schuld, Opfer, Streit, Wahn, Gebot, Wahrheit. Wir werden von diesen groß genannten Dingen, aber nüchtern, einfach und alltäglich reden. Denn wir werden nicht von den »ewigen Dingen«, sondern geradeso wie sie uns begegnen, reden. Darin hoffen wir eine nützliche Veränderung zu vollziehen. Auch darin zeigt sich eine Beschränkung. Denn von so großen Dingen alltäglich reden beweist doch, daß wir die großen Dinge als einen Gegensatz zu kleinen Dingen ausgezeichnet haben, so als ob die kleinen nur einen Gegensatz, eben den zu den »großen« hätten. Aber sie haben natürlich viel mehr Gegensätze zu andern kleinen Dingen.

Ehe ich nun beginne, muß ich noch einen weiteren Gedanken ansprechen. Ich habe mich lange Zeit bemüht herauszufinden, von welchem festen Punkte, wie von einer Mitte aus, das Menschliche im Menschen konstruierbar und behandelbar wäre. Ist es die Liebe oder der Haß oder die Lust oder das Gute im Gegensatz zum Bösen oder die Natur oder der Geist u.s.w.? So fand sich keine solche sichere Mitte – weder von der Logik noch von der Offenbarung der Bibel aus. Sondern was sich bei solchem Suchen einstellte, war eben die Verwirrung. Man kann sagen: Es gibt »die« theoretische Physik, es gibt »die« Biologie, es gibt »die« pathologische Anatomie. Aber daß es diese alle gibt, das ist eine Fiktion, die jeden Augenblick verschwinden kann, wenn wir zum Beispiel einen Fundamentalbegriff wie etwa Raum, Reaktion oder Entzündung in Zweifel ziehen. Dies ist aber nicht der einzige Fall, in dem das Große seine Würde und seinen Wert verlieren kann.

Denn wir möchten hier vor allem gerne hören, wer oder was der Mensch sei. Es wäre gut, wenn es einige oder wenigstens einen Fall gäbe, in dem ich gewiß sein könnte, wer oder was ein Mensch ist. Es gibt aber keinen. Von jedem anderen Menschen trennt mich eine Nebelschicht, und nichts weiß ich so gewiß, wie daß ich nicht eigentlich weiß, wie, wer oder was er ist. Da ich nicht Chinesisch kann und keinen Chinesen kenne, so sind für mich nur »die Chinesen« vorhanden; ich weiß nicht, wie viele es sind, nicht, wieviel verschiedene Sprachen sie sprechen; sie sind für mich nur eine Menge oder Masse, die ich nicht einmal numerisch bestimmen, nicht im Raum und nicht in der Zeit lokalisieren kann. – Etwas besser steht es zwar mit den Franzosen. Aber in wie vielen Fällen sind nicht auch diese für mich ein Kollektiv: »die Franzosen«. (Hegel hat das witzig und schlagend in einem Zeitungsartikel »Wer denkt abstrakt« geschildert. Seine Antwort: Die Marktfrau, die sich über die Dame ärgert, welche behauptet, die Eier seien faul; woher hat die Dame eigentlich ihre seidenen Strümpfe? Seit dem Einmarsch der Franzosen in Berlin? Überhaupt »die Franzosen«! – Die Marktfrau denkt abstrakt.) – Das alles wird nicht besser, wenn ich an »die Stuttgarter« denke, unter denen ich doch aufgewachsen bin, oder an den nächsten Menschen denke, mit dem ich viele Jahre gelebt habe; und schließlich kenne ich mich selbst nicht; ich brauche zu dem berühmten »Erkenne dich selbst« Abstraktionen, denen ich jederzeit untreu zu werden bereit bin, wenn ich in eine ganz besondere, überraschende Lage komme. Ich kann nicht immer wissen, wie ich mich darin verhalten würde.

Das alles klingt vernichtend für die Aussichten einer Anthropologie, sofern diese die Aufgabe hätte, logische Aussagen über den Menschen zu machen. Denn logische können sie nur sein, wenn sie Abstraktionen machen, und abstrahieren müßten sie jedesmal von dem, was menschlich am Menschen ist und ihn mir näherbringt. Eine Anthropologie machen, anthropologisch denken, das wären Unternehmungen, die uns von jedem Menschen entfernen, statt ihn näherzubringen. Gibt es gar keinen festen Punkt? Nein, es gibt keinen, und wenn ich dies ganz und gar begriffen habe, dann habe ich nun wirklich die Methode gefunden, mit der allein es tunlich ist, sich an die Arbeit zu begeben, die großen Themen an Menschen heranzubringen. Denn es wird sich zeigen, daß wir, indem wir dies tun, sehr viel mehr Glück haben werden als mit den Fragen nach wo, wann, was und warum. Wenn wir Menschen nach Tod und Leben, Schuld und Opfer, Streit und Wahn, Gebot und Wahrheit und so weiter befragen, dann werden wir nicht mehr von Zweifel zu Zweifel getrieben werden, sondern dann werden wir wirklich etwas begreifen, dem Menschlichen der Menschen näherrücken. Freilich nicht so, daß Menschen zu Höhen emporgehoben werden, sondern so, daß hoch Scheinendes sich zu einer kleinen Gegenwart herabsenkt.

Es ist im Grunde ganz gleichgültig, womit wir beginnen. Eine Verwirrung stellt sich nur ein, wenn ich von dem Verlangen besessen bin, ich müßte dort beginnen, wo die eigentliche Grundlage ist, auf der man bauen kann, das heißt der Beginn müßte ein Anfang sein. Aber alles hat ja längst angefangen, und ich selbst bin nur Fortsetzung. Der Grund von alledem kann nie mein Gegenstand werden und für andere Menschen auch nicht. Der Beginn einer Anthropologie ist immer die Begegnung mit einem Menschen oder mit dem

Menschlichen in den Menschen. Aber auch das große Thema, das wir in die Begegnung hineinbringen, kann in diesem Augenblick nicht als das richtige oder falsche beurteilt werden, denn was es hier bedeutet, kann sich erst in der weiteren Begegnung, im Umgange herausstellen. Es rührt ja nur daher, daß ein Schreibpapier eine ebene Fläche ist, daß eine Zeile eine gerade Linie ist, daß auf eine Seite eine andere folgt, wenn so ein Buch entsteht, daß hier überhaupt eine bestimmte Reihenfolge erscheint. Aber darin liegt nichts von wesentlicher Ordnung, nichts von System oder Struktur, die verantwortet werden müßte. Es ist das auch eine Rücksicht auf den Leser, der einer bestimmten Technik unterworfen ist. Wesentlich ist immer nur, daß die Annäherung an das Menschliche im Menschen stattfindet. Ich beginne also mit dem, wozu ich gerade Lust habe.

Streit und Wahn

Ich habe eben Streit gehabt und habe Lust zu überlegen, was das eigentlich ist. Es gibt eine philosophische oder wissenschaftliche Stimmung, in der man sagen möchte, ein Kampf sei unvermeidlich, denn die Welt sei so gebaut; gegensätzliche Kräfte oder Prinzipien müßten sein, damit überhaupt irgend etwas geschehe; dagegen sei überflüssig, daß Menschen anstatt miteinander zu kämpfen, nur streiten, wobei sie sich unnötig beleidigen, kränken, anlügen und mit diesem Theater sich dem wirklichen Kampfe entziehen. – Diese Entwertung des Streites ändert aber nichts daran, daß er stattfindet. Wenn er überflüssig ist, warum ist er dann? Es ist wie beim Irrtum; wenn er bloß ein Irrtum ist, warum ist er dann? Auch das muß einen Grund haben, und so gehört auch der Irrtum zur Wirklichkeit und wird also einen Grund haben. Wir kommen so zu der Annahme, daß der Streit uranfänglich da ist, daß das Ding, welches wir Welt nennen, zunächst ein Streit ist und nicht nur etwas, was aus Kampf besteht.

Um was wird gestritten? Um Besitz, Recht und Macht. Dabei entstehen auch Kombinationen wie Besitzrechte, Machtbesitz; es ist auch möglich, daß eine ursprünglichere Einheit besteht, wie im König Macht und Recht zusammen fallen. Aber die Erfahrung zeigt, daß im Streit zwar oft hohe Güter umkämpft werden, aber niedrige Mittel unvermeidlich benutzt werden. Sobald ich im Streit mich im Rechte glaube, ist der Umweg über niedrige Mittel anstößig, aber er kann verteidigt werden, und er wird immer beschritten.

Beim Streit gibt es keinen Unparteiischen. Zwar ist es nicht nötig, daß ein Dritter auch Partei nimmt, aber damit ist er nicht unparteiisch wie ein Richter, sondern er steht abseits. Der Streit ist überhaupt ein Vorgang, der nur beigelegt, nicht entschieden werden kann. Das ist unsere Definition desselben.

Es gibt noch ein anderes Mittel, um den Streitbegriff zu erläutern. Er ist nicht auf dem Hintergrunde eines ruhenden Seins abzubilden. Denn im Streit setze ich meinen Gegner als irrend, irrsinnig, böse, hebe seine Realität also gerade ab vom ruhenden Sein, überhaupt vom Sein, das damit als Allgemein- und Alleingültiges aufgehoben ist: Es gibt noch etwas, was nicht so ist und gilt. Der Feind im Streit gilt mir als etwas Wirkliches und doch Irriges, Verrücktes oder Nichtseinsollendes. Daher zu Vernichtendes. Seine Wahrheit gilt mir als sein Wahn, was er glaubt, glaube ich nicht; aber im Streit anerkenne ich nicht, daß er etwas anderes glauben dürfe wie ich; er hat unrecht. Den Gegner im Kampf will ich unschädlich machen, nicht vernichten. Im Streit will ich das Feindliche vernichten, nicht nur entkräften. Es gibt da keine Ritterlichkeit, die den Gegner anerkennt.

Wir werfen jetzt einen Blick auf die Krankheiten. Man kann das, was sich zum Beispiel bei einer Infektion abspielt, als Kampf darstellen, und das ist auch getan worden (z. B. L. Krehl, Pathologische Physiologie). Aber wenn wir den Streit wahrgenommen haben, öffnet sich auch der Sinn für einen Streit im Kranksein. Gesundheit und Krankheit verhalten sich da nicht wie ritterliche Gegner; dies ist der Standpunkt eines Zuschauers beim Turnier. Sondern der Gesunde ist einer, für den die Krankheit ausbricht und ihn dadurch in Streit versetzt.

Es ist nun überhaupt ein Schwächezeichen, wenn man die Streitigkeiten tiefer stellt als die Kämpfe. So als ob die Streitigkeiten unnötig, die Kämpfe aber das Fruchtbare wären. Es ist eine Schwäche, die Fruchtbarkeit zu loben, die lodernde Flamme aber zu meiden. Sich nicht widersprechen zu wollen, sich gegen Widerlegung salvieren zu wollen. Die Bewunderung der Logik ist eine Schwäche, die blinde Friedfertigkeit ist eine Schwäche, die Abstraktion ist eine Art der Lüge und die Dummheit eine Abart der Bosheit.

Man kann dem Wahn nicht anders gegenüberstehen als dem Streit, nämlich leidenschaftlich. Ich nehme hier den Wahnsinnigen zum Beispiel, nicht den Wahn. Wir müssen ihn lieben und deswegen ihn totschlagen oder mit ihm gehen, und das heißt untergehen. Eine Art ihn totzuschlagen ist die wissenschaftliche Objektivierung oder die Internierung oder die Isolierung. Eine Art ihn zu lieben ist die, ihn

zu hassen. Der Streitfeind ist böse, und der Wahn ist auch böse. Die Imitatio Christi ist der Selbstmord, eine andere gibt es nicht.
Das heimtückische Mittel, die wahre Beschaffenheit von Streit und Wahn zu verbergen, war aber nicht die friedfertige Enthaltung von ihnen, sondern ihre Objektivierung. Indem man den Streit als unnötig schlechtes Benehmen anderer Leute hinstellt, indem man den Wahn als krankhafte Geistesstörung abtut, verhält man sich so, als ob das friedliche und gesunde Individuum diese beiden vor sich hinstellen könnte wie eine Blumenvase. Es ist aber der Unschuldswahn, der hier genauso, nur heimtückischer wirkt als der sichtbare Wahn, auf den man mit Fingern deuten kann. Das besagt aber, daß jeder, der einen Wahn als solchen wahrnimmt, an seiner Setzung zu gleichen Teilen beteiligt ist; er macht Halbpart mit dem Wahn, indem er sich mit ihm im Streit befindet.
Die Frage ist nur noch, ob es einen Bereich gibt, innerhalb dessen nur gesunde, vernünftige und normale Leute eine Objektivität haben, das Objektive erkennen, Objekte anerkennen können, ohne sich in Wahn und Streit zu befinden. Diesen Bereich gibt es nicht. Zwar scheint es Physiker zu geben, die mit der Zerstörung der früheren Objektivität in der Atomphysik einverstanden sind, sie aber in der klassischen Physik fortbestehen lassen wollen. Aber auch dort ist sie dann nicht mehr zu halten, sondern in Physiologie, Medizin und Moralwissenschaft ist ebenso wie in der Atomwissenschaft die Täuschung konstitutiv, und an die Stelle der unpersönlichen Objektivität der Umgang getreten. Es gibt also nur einen solidarischen Wahn oder keinen, wie es nur einen Streit miteinander oder keinen gibt.
Das Resultat davon ist nun, daß in jedem Urteil ein geistiger Akt, in jedem Akt eine Handlung, in jeder Handlung ein Streit und in jedem Streit ein Wahn steckt, auch dort, wo das alles nicht manifest ist. Ja, man muß sagen, daß dieses »Darin-Stecken« mit seiner Verborgenheit die immer vorhandene Situation ausdrückt und man sich nicht darüber erstaunen muß, daß dem so ist, sondern daß dieses so Verborgene bei Gelegenheit an den Tag kommt. Offenbar hängt dies mit der Entstehung des Logischen, der Kategorien des Wahren, Guten und Schönen zusammen als mit dem, was ich als die Logophanie bezeichne.
Eine andere Art, sich dem Streit- und Wahncharakter der stets vorhandenen Situation zu entziehen, ist der Individualismus. Man sagt nämlich, dieser Mensch müsse als Individuum verstanden und ge-

nommen werden. Man erreicht damit dasselbe wie mit dem Objektivismus, nämlich die Distanz zwischen sich selbst und dem andern, und man vermeidet so die Solidarität.

Man könnte sich dabei beruhigen, daß Individualismus und Objektivismus harmlose Vergnügungen seien, die niemandem schaden, den Frieden erhalten und durch die Verborgenheit des mit dem Wahn kommenden Streites zum allgemeinen Frieden beitrügen. Leider ist diese Begnügung trügerisch. Es wurde schon gefragt, warum es überhaupt des öftern zur Offenbarung von Wahn und Streit komme. Um dies zu begreifen, ist deren Genese zu betrachten. Ein dabei Auffallendes ist der Crescendo-Charakter des Streites. Er ist bei der Messerstecherei ebenso zu bemerken wie in der sogenannten hohen Politik. Zwar ist die Schnelligkeit, mit der sich die manifesten Streitsymptome steigern, verschieden. Auch ist da sowohl Kontinuität wie sprunghafter Fortschritt zu sehen: Beide Modi sind irgendwie am gleichen beteiligt. Aber die Tendenz, von Stimmungen zu Andeutungen, von diesen zum Wortwechsel, von diesem zur Beleidigung und von dieser zur Gewalttätigkeit weiterzugehen – diese Tendenz ist unverkennbar. Dem Crescendo kann ein Decrescendo folgen, aber die gesamte Entwicklung ist doch die Steigerung und, merkwürdig, die verhinderten Katastrophen prägen sich dem geschichtlichen Bewußtsein nicht ein: Die Friedensfürsten werden selten berühmt und niemals große Männer.

Der Crescendo-Charakter macht die erste Andeutung, warum die verborgene Spannung, der Unschuldswahn und die befriedende Wirkung von Individualismus und Objektivismus keine Dauer haben. Zur vollen Einsicht kommen wir, wenn wir überlegen, ob denn gar nichts geschehen kann, um dem Verhängnis vorzubeugen und den werdenden, zuerst manifest werdenden und dann gewalttätig werdenden Streit zu unterbrechen, zurückzubilden. Ist denn dieses Werden ein irreversibles? Und was kommt, wenn es an irgendeiner Stelle unterbrochen wird?

Streit

Die Annahme, daß es gute und böse Menschen gebe (»nicht alle Menschen sind liebenswert«), ist Voraussetzung des Streites, und sie führt zu ihm, ist eigentlich selbst schon der Anfang, ist selbst schon Streit. Der Versuch, hinter den Streit zurückzugehen, also die Ursache des Streites zu entdecken, um eventuell ihn zu vermeiden und Pazifismus zu üben, dieser Versuch will offenbar die pathische

Kategorie aus der ontischen ableiten. Es wird zu fragen sein, ob das überhaupt möglich und sinnvoll wäre.
Der Streit entsteht nun so: Zwei Menschen oder Menschengruppen haben je eine Überzeugung, einen Wunsch und ein Gefühl. Dann stellt sich heraus, daß die Strebung des Einen mit der Strebung des Andern im Ausschlußverhältnis steht, daß sie unvereinbar sind. Nun beginnt ein Kampf, der eine Technik erfordert, die man steuern kann, in der Entscheidungen möglich und nötig sind. Schließlich folgt eine Vernichtung, bei der es Sieger und Besiegte geben kann.*
Falsch wäre aber die Darstellung, daß es ursprünglich einen Guten und einen Bösen gab und daß darum Streit, Kampf und Vernichtung entstanden. Von außen oder oben her betrachtet, waren beide Gegner guten Willens, ehrlicher Überzeugung und im Gefühl im Recht. In beiden entstand zugleich böser Haß, Irrtum und Wille zur Vernichtung. Beider Schuld ist dann getilgt mit einem Untergang. Das alles ist solidarisch und doch gegenseitig. Wie man Nihilismus, Resignation und Angst beseitigen kann durch Willen, Aktion und Tapferkeit, so kann man Schuld nur tilgen durch Vernichtung und Untergang.
Dabei ist noch etwas wichtig. Der Streit dreht sich scheinbar zunächst um die Frage: Was ist richtig? Was ist Wahrheit? Das ist nur durch Kampf und Vernichtung zu entscheiden. Daraus erhellt aber, daß die Frage nicht darum ging, was wahr ist, sondern darum, was wirklich ist.
Daraus erhellt weiter, daß Erbsünde, felix culpa und Sühneprozeß nicht besagen: Der Mensch *ist* von Anbeginn schuldig, sondern: Er muß sich schuldig machen.
Auch wenn man so von einer Statik zu einer Dynamik, von einer Ontologie zu einem Aktivismus übergeht, bleibt bestehen, daß man sich, obwohl man anscheinend streitet, um zu streiten, doch um etwas ganz Bestimmtes jeweils streitet. Aber dieser Individualismus ist auch, genauer besehen, zum größten Teil Illusion. Wir sind nicht so originell, wie wir glauben. Die Monogamie ist selbst Symbol. Wir drücken uns romantisch oder klassisch oder sentimental oder »eiskalt« aus, aber jedesmal haben wir uns einer Tradition anvertraut oder einer Gruppe angeschlossen, im vergeblichen Versuche, uns originell hervorzuheben. Dieses Individualitätsstreben ist nun eine Streitwurzel.

Streit *und Kampf*

So wie sich der Schreck zur Angst verhält, so verhält sich der Streit zum Kampf. Es ist nicht so, daß deswegen, weil im Schreck eine objektive Gefahr und im Streit ein reales Objekt da wären, dann die Angst und der Kampf objektlos wären – wir erleben einen Schreck und einen Streit auch ohne wirkliche Objekte –, sondern Schreck und Streit einerseits, Angst und Kampf andererseits verhalten sich wie akute Affekte zu chronischen Stimmungen, Spannungen und Verdrängungen. Es kann sein, daß der zeitliche Unterschied von akut und chronisch nur vorläufig ist und daß noch etwas anderes wichtiger ist als die Erscheinungsweise in der Zeit, aber als erste Überwindung einer fundamentalen Geschiedenheit ist der zeitliche Unterschied in der Erscheinung brauchbar, schon weil er beobachtet werden kann.

Die nächste Frage wird dann sein, ob der Streit vermeidbar und überflüssig ist. Dies zu behaupten wird auch dann möglich sein, wenn der Kampf unüberwindlich, nötig und lebenslang unvermeidlich ist.

Es ist merkwürdig, daß die Sprache mit Streit und Kampf zwei Worte besitzt, während deren Aufhören nur mit einem Worte, nämlich dem des Friedens bezeichnet wird. In der Entgegensetzung wird die Zweideutigkeit des Wortes Frieden deutlich. Daraus folgt, daß die Befriedung eines Streites etwas anderes ist als die Befriedung eines Kampfes.

Wenn wir dann den Grund eines Streites zu ermitteln suchen, dann finden wir: Streit entstehe aus einem Kampf. Die Behauptung, man wisse nicht, wer angefangen hat, wird von den Streitenden nicht zugegeben werden, denn sie pflegen den Gegner zu bezichtigen, er sei der Anfangende. Die nächste Stufe ist dann, daß der Streit durch eine Verschiebung aus einem Kampf entstanden sei. Erst bei einem Kampf erreicht man die weitere Stufe, daß er bei beiden Gegnern gleichsam in natura rerum gelegen und auch nicht einseitig begonnen worden sei.

Versuchen wir den Unterschied von Streit und Kampf und die Ableitung des Streites nach dem Kampf an einem Beispiel zu verdeutlichen, so kann dieses Beispiel etwa an dem schon im Alten Testament mehrfach ausgesprochenen Postulat der Feindesliebe erläutert werden. Diese Liebe zum Feinde ist im Streite nicht vollziehbar, woraus sich z. B. ein Wort wie das FREUD'sche herleitet: »Nicht alle Menschen sind liebenswert!« Wenn dagegen nicht Streit, sondern

Kampf gemeint ist, so ist die Feindesliebe vollziehbar. Diese Stufe wird im Kriege von einzelnen Personen so sehr erreicht, daß sie auch wieder im Bereiche der Beobachtung erkennbar ist. Ein General z. B. sagte, nachdem er eine Hirnverletzung erlitten hatte, in einer Art Delir: »Der böse Feind tut mir leid!«. Auch in Äußerungen, daß man, um ein guter General zu sein, vorallem den Feind kennen müße, blickt derartiges durch. Noch ein drittes Beispiel: Ich habe einmal geträumt, daß ein russischer General eine Stadt in Spanien am wirksamsten so verteidigte, daß er die Operationen so lenkte, daß die Gegner nicht mit seinen Truppen kämpften, sondern auf sich selbst schossen.

Sind diese Beispiele zwar dem Kriegsleben entnommen, so ist das an ihnen Wesentliche doch nicht an Krieg als Methode gebunden. Zwar pflegen, nach bisheriger Erfahrung, Kriege aus politischen Streitigkeiten hervorzugehen, aber es verhält sich auch im politischen- oder Rechts- oder Wirtschaftsleben nicht anders. Auch hier wird der Streit dem Kampf vorangehen, aber in dem sogenannten Friedenszustand betrachtet man – mit Recht – den Weg vom Streit zum Kampf als den besseren Wert und gleichsam als Befriedungsweg.

Es ist nun so, daß auch in der Medizin der gebotene und erreichbare Weg der vom Streit zum Kampf und nicht der umgekehrte vom Kampf zum Streit vollziehbar ist. Ob auch der Kampf befriedet werden kann, bleibt dabei noch offen. (Siehe Abschnitt Kampf)

Wahn

Dieser Begriff wurde in einer ungewohnten Weise an mehreren Stellen meines Buches »Begegnungen und Entscheidungen« verwendet. Einmal so, daß der Verlauf der Geschichte der eines Wahnes sei, und daß der Versuch, die Geschichte vernünftig vorzustellen, nur durch den Wahn des Vorstellenden möglich ist oder mit ihm bezahlt würde. Andererseits wird dieser Begriff zu der Theorie benutzt, daß die Begehung von Verbrechen oftmals ohne erkennbare Gewissensregung erfolgt, so daß die Ansicht entsteht, es gebe nicht nur den positiven, sondern auch den negativen, gleichsam durch die Anwesenheit des Gewissens begrenzenden Wahn, wobei diese Theorie eine Antwort auf die Frage enthält: »Wie war es möglich?«

Wahn wird von Psychologen und Juristen oftmals als krankhafte Störung des Geisteslebens dargestellt. Diese Darstellung wird durchbrochen, wenn der Lauf der Geschichte als wahnhaft oder auch, wenn gewisse Verbrechen als negativer Wahn bezeichnet werden. Eine weitere Durchbrechung jenes psychiatrischen oder juristischen Begriffes erfolgt dann, wenn der Wahn als Bringer der Wahrheit erfaßt wird, so zum Beispiel wenn jener in »Begegnungen und Entscheidungen« referierte Fleischermeister die Bedrängnis hat, daß er so vielen unschuldigen Tieren das Leben genommen hat. In solchem Falle können wir beurteilen, daß dieser Mann eine Übertreibung von etwas Richtigem vornähme – noch eindringlicher ist dann die Paradoxie in der Religion oder Philosophie; so z.B. der Satz »Credo quia absurdum« oder die ebenbürtige Leugnung der Welt in den Aussagen des PARMENIDES und seines Schülers ZENON, daß die Wirklichkeit der Welt ein törichter Schein sei. – Auch verdient die Anführung einer Stelle von FREUD Erwähnung, in der er bekennt, daß die Deutung des Wahns des Senatspräsidenten Schreber soviel Ähnlichkeit mit der Psychoanalyse habe, daß er nicht sicher wisse, ob jener Wahn die Psychoanalyse, also auch die Psychoanalyse (die doch eine Wissenschaft sein soll) der Wahn z.B. des Senatspräsidenten Schreber sei.

Es gibt einen Ausweg, der aus dem Dilemma, daß ein Wahn die Wahrheit und die Wahrheit folglich auch ein Wahn ist, entsteht. Dieser Ausweg ist erkenntnistheoretisch nicht zu finden, aber moralisch. Der Ausweg besteht darin, daß ein Wahn ob er nun richtig oder unrichtig sei, jedenfalls etwas Böses sei. Dann sind alle Kräfte angestachelt, die gegen das Böse herbeigerufen werden. Dieser Ausweg aus dem Dilemma ist zur Zeit der einzige, der denjenigen zu Hilfe kommt, welche dem Wahn nicht verfallen wollen. Denn die objektive Wahrheit oder die Feststellungen der Tatsächlichkeit genügen nicht mehr, um den Wahn vom Nichtwahn zu unterscheiden. Wenn z.B. jemand sagt, er stehe mit beiden Beinen in der Wirklichkeit, dann wäre immer zu fragen, welche Wirklichkeit denn gemeint sei, auf der jemand mit beiden Beinen steht. Die letzte Betrachtung des Wahns geht aus vom Leben der Zellen. Die Zellen versuchen miteinander zu leben. Sie leben aber auch mit dem, was nicht Zelle ist (umspülende Flüssigkeit, z.B.) und mit dem, was außerhalb des Organismus existiert und seit von UEXKÜLL »Umwelt« genannt wird. Dieses Zusammenleben kann nun möglichst narzißtisch oder möglichst altruistisch (etwa im Sinne von Herrschaft oder Dienst) von den Zellen getan werden. Ob nun die Krankheit aus dem Narzißmus oder aus dem Altruismus stamme, ist nicht von Anfang an klar. Die Frage ist auch in der Psychologie, die sich dem organischen Leben anschließt, aufgetaucht! Wenn, z.B., als eine der wichtigsten

Ursachen der Neurosen der Inzest oder der Wunsch zum Inzest bezeichnet wurde, wobei also mit der Entfernung des Fremden das Eigene möglichst bejaht wurde. Ich glaube zwar, daß am Boden der Krankheiten diese auch homosexuelle Selbstliebe stehe, aber ich sehe keine Möglichkeit, zu beweisen oder aus der Erfahrung zu begründen, daß die Liebe zum Fremden (zum eventuell Feindlichen) gesünder sei als die Selbstbewahrung, die Selbstbehauptung.

Der Wahn läge im letzten Beispiel in der Unentschiedenheit und nicht mehr in der Bosheit. Man kann auch sagen, daß die Bosheit in der Unentschiedenheit bestehe.

In jener Besprechung des Senatspräsidenten Schreber werden von Freud, anschließend an die Beschreibungen der Psychiatrie, mehrere Wahnformen angenommen, z.B. der Größenwahn, der Eifersuchtswahn, der Verfolgungswahn. Es sieht aber so aus, daß solche Wahnarten auf eine gemeinsame Wurzel zurückzuführen sind, die Freud etwa als Entfremdung oder Flucht vor der Realität bezeichnet hätte. Ich glaube nun, daß eine solche gemeinsame Wurzel da ist und daß die Wahne in ihrer Differenzierung sekundäre Bildungen sind.

Der Wahn

Wir alle verdanken dem Wahn mehr als dem Wissen. Aber freilich verdanken wir ihm Aufregung, nicht Beruhigung. Und jetzt möchte man unterscheiden, welche Art von Aufregung hier dankenswerter ist, welche Art von Beruhigung doch vorzuziehen wäre. Alles, was ich über den Wahn zu sagen habe, wird begreiflicher, wenn wir die Fasern und Verästelungen des Wahnes auch dort erkannt haben, wo er den gesund und normal sich dünkenden Menschen durchwächst. Ja, der Wahn durchtränkt sogar wie eine Lymphe einen jeden Menschen; jeder Mensch hat den Wahn gleichsam aufgesogen wie der Schwamm das Wasser. Es gibt sogar einen Zustand, wo wir nicht mehr zu unterscheiden vermögen, was Schwamm und was Wasser ist; etwa so, wo in der viskösen Substanz man das eine so gut als das Lösungsmittel fürs andere auffassen kann wie umgekehrt.

Verliebtheit, Rausch, Begeisterung, Depression, Träume wären, wenn man sie als Ausnahmezustände auffaßt, noch nicht geeignet, diese permanente Durchtränktheit und Allgegenwart des Wahnes zu zeigen. Sie haben nur den Vorzug, daß sie auch dem Gesunden eine Ahnung davon geben, was der Wahn des Geisteskranken ungefähr sein mag. Sie stehen als Mittelglieder zwischen dem psychiatrischen Wahn und der Durchtränktheit alles Daseins mit wahnartigem Stoffe. Aber wenn jeder Mensch immer eine Art latent Verliebter oder latent Berauschter u.s.w. wäre, wenn wir diese Beschaffenheit erkennten, dann würden wir die wahnhafte Struktur alles Daseins begreifen. Ich halte das für möglich. Unser Wagnis hier besteht aber darin, in alledem so etwas wie eine übereinstimmende logische Struktur auszuarbeiten. Also nicht den Abstand der Träume vom wachen Erleben wahrzunehmen, sondern das Gemeinsame von beiden in bezug auf die Wahrheit zu formulieren.

Hier wie in allen Teilen dieses Buches spüre ich, daß alles mit allem zusammenhängt, und daß nicht die Einheitlichkeit, sondern die Abgrenzung und Unterteilung meine Schwierigkeit ist. Zum Beispiel ist der Bezug auf den Begriff der Wahrheit ein ubiquitärer; aber auch die Spannung zwischen der pathischen und der ontischen Sphäre, zwischen genetischem und statischem Prinzip verläßt uns nirgends. Logisch ist der Wahn etwas, was gilt oder nicht gilt, aber anthropologisch ist er etwas, was wächst und schwindet und also immerfort auf die Zeitform hindrängt, Form anzunehmen strebt, also mehr Drängen und Streben als Sein und Nichtsein aufweist und Geltung oder Nichtgeltung heischt. Und so melden sich fortgesetzte Assoziationen statt Explikationen. Auch wenn die Assoziationen implicite im Stichwort »Wahn« schon enthalten sind, so sind sie doch nicht das, was hier doch kritisch aus ihnen jetzt expliziert werden soll.

Offenbar besteht hier die Absicht, den Wahn nicht vom wahnfreien Denken aus, sondern das Denken vom Wahn aus zu sondieren. Auf den ersten Blick wäre das eine aber ebenso unmöglich wie das andere, beides also eine Scheinfrage und insoferne gleichgestellt. Aber der erste Blick braucht nicht das Rechte zu treffen. Wie, wenn das Denken selbst ein Wahn wäre? Dieser Zweifel ist, als Zweifel, nicht zu bezweifeln. In diesem Augenblicke reden wir anthropologisch. Der Satz »ich denke, also bin ich« ist nicht so gewiß wie der vorhergehende: ich zweifle, also zweifle ich. Die Betonung des Ich dabei ist nicht relevant, denn es läßt sich ersetzen durch andere Worte. Der Existenzbeweis des DESCARTES gelang ihm mit Hilfe des Ich, nicht des Denkens. Das läßt sich auch seiner urbanen und toleranten Sprechweise, z.B. im »Discours de la Méthode« anmerken, wo er nicht weiter geht, als anderen Menschen einen Weg zu empfehlen, der ihm selbst nützlich war. KANT hatte nicht recht, ihm Dogmatismus vorzuhalten. Trotzdem durchsetzt beide Philosophen ein unsichtbares Geäder von wahnhaftem Dogmatismus wie uns andern alle.

Versuchen wir jetzt so etwas wie eine Beschreibung der Genese des Wahns. Er entsteht nicht aus dem Zweifel, aber der Zweifel begleitet die Entstehung. Auf den Zweifel folgt die Erleuchtung, auf diese die Entscheidung, auf diese die Tat. Es gibt da also einen Weg vom Zweifel zur Tat. Als der Wendepunkt erscheint die Erleuchtung. Um diese herum ordnen sich Urteile, Wahrnehmungen, Gefühle, Gedanken, aber sie sind sekundär, so wie sie sind.

Der Staat

Zwar ist zu bemerken, daß das Thema Staat nicht zu den in der modernen Welt der Jugend übermäßig diskutierten gehört. Da dabei nicht deutlich wird, ob der Staat als eine Selbstverständlichkeit hingenommen oder als nicht mehr vorhanden verschwiegen wird. So sei der Versuch gewagt, ihn hier als ein Thema zu behandeln. Dabei wird offenbar, daß man unter Staat anscheinend z. B. in Asien etwas anderes versteht als dort, wo man vom Westen, d. h. in der Hauptsache in den angelsächsischen Ländern spricht. Diejenigen, welche eine Auseinandersetzung, sei es militärischer, sei es psychologischer Art, versuchen, müssen also diese zwei Arten von Staat zu unterscheiden – tolerant oder intolerant – suchen. Dabei werden die Mittel des Verständnisses wiederum verschieden sein können, wenn man nicht etwa in einer Psychologie oder Anthropologie eine solche Vermittelung in einer Einheit erstrebt. Dabei wird dann die Einheit oder Synthese als dritter Schritt bezeichnet, und dann wird wesentlich, ob man diesen dritten Schritt zeitig als in einer unbekannten Zukunft oder in einer Gegenwart oder in einer Vergangenheit schon getan vorstellt. Z. B. wäre dies an all denjenigen, großenteils schon in der Vergangenheit liegenden Bemühungen abzulesen, welche den Begriff des Staates zu ersetzen suchen, etwa durch den soziologischen der Gesellschaft oder des Zusammenlebens oder der geographischen Vielfalt der Erdoberfläche u.s.w. Es gibt auch schon jetzt Bemühungen, die Streitigkeiten der mit der Staatenführung beauftragten Politiker als psychologischer Art zu betrachten und damit eine psychologische Analyse solcher Streitigkeiten zu empfehlen, um unnötige Reibungen zu beseitigen. Jeder Versuch solcher Art soll willkommen geheißen werden, selbst dann, wenn er nicht oder nur für kurze Zeit ein Ergebnis haben würde.

Bereits diese Darlegungen rechnen mit der Möglichkeit, daß der Staat in der bisherigen Auffassung und Formulierung als solcher überholt und unerwünscht wäre. Die Übertreibung des staatlichen Prinzips wird dann als Etatismus bekämpft. Auch der Anarchismus ist eine solche Negierung der staatlichen Ordnung und hat in der neueren Zeit sowohl mit der Polizei der kapitalistischen oder reaktionären Staaten wie auch mit der Gegnerschaft der kommunistischen und totalitären Bewegungen zu schaffen gehabt. Namentlich letzteres scheint zu beweisen, daß diese mit einer Ordnung der Gesellschaft zu tun haben, welche durch Revolution, Gewalt oder Schulung herbeizuführen wäre. Im einzelnen sind diese Verhältnisse zu beleuchten durch den Gebrauch des Wortes »Demokratie«, dessen Gebrauch sich sowohl die westlichen wie die östlichen Regime streitig machen. Auch die Worte Nation oder Nationalismus gehen einen ähnlichen Weg, nur daß beim Nationalismus die Kluft mehr dadurch entsteht, daß man auf allen Seiten in Bewußtsein und Theorie dem Nationalismus abschwört, während man ihn in allen praktischen Handlungen so betätigt, als ob man dieses Abschwören nur mit den Lippen, aber nicht mit der Selbsterkenntnis vollzöge.
Die Summe ist, daß der Staatsbegriff zweifelhaft, seine Selbstverständlichkeit in einer Vergangenheit ⟨*liegt*⟩ und allerdings nur insoferne in der Zukunft zu bekämpfen ist. Diese Beschreibung des Staatsbegriffes ist einer der Punkte, die zeigen, daß an bestimmten Stellen, und so auch hier, eine Notwendigkeit mit einer Freiheit der Entscheidung zusammenfällt, so daß nicht deren Trennung, sondern deren Vereinigung – der Vereinigung also von Notwendigkeit und Freiheit – der Ruhmestitel der Wahrheit zukäme.

1. Staat und Demokratie

Zum Staat habe ich nicht das Verhältnis, mich getroffen zu fühlen, wenn Leute mehr Interesse und Einsatz dem Staate gegenüber verlangen, ⟨*insofern*⟩ ich zum Staate als solchem ein überwiegend ablehnendes Verhältnis habe. Ich habe zwar meine Steuern bezahlt und etwa 12 Jahre lang Uniform getragen, also meine Staatspflichten zu erfüllen gesucht, aber ich habe kein verehrendes Gefühl gegenüber dem Staat und seinen Lenkern, früher nicht und jetzt nicht. Im Laufe der Jahre ist mir dann das Übergewicht des Staates als gefährlich erschienen, allerdings auch in der Form des zu revolutionierenden Staates. Eine solche Revolution müßte ja den Staat verändern und verbessern, und in der Theorie erschien mir der Anarchismus

auf richtigerem Wege zu sein als die Revolution. Kurzum: Ich bin kein »zoon politikon«, wie Aristoteles das genannt hat.
Ich passe auch nicht gut zur Demokratie, ohne deswegen der Monarchie oder dem Führerstaat anzuhängen; zu der Form der Demokratie, welche diese als das geringste Übel betrachtet, scheine ich am besten zu passen. Dagegen glaube ich nicht an das Geltenlassen anderer Meinungen, etwa im Sinne einer Toleranz. Das hängt wohl auch damit zusammen, daß mein Glaube ist, es gäbe nur *eine* Wahrheit, und *meine* Wahrheit sei die zur Zeit beste. Liberal bin ich also nur aus Anpassung und nicht aus demokratisch-toleranter Überzeugung. Eine solche könnte man herauslesen aus dem Umstande, daß ich nicht mehr an das Dictum des Herrn von Domaczewsky glaube, welcher, wie ich früher zitiert habe, einmal zu mir sagte: »Vernunft und Liebe sind doch dasselbe!« In dem Augenblicke, in dem der Zweifel aufstieg, ob dumme oder gescheite Leute besser sind, konnte man auch die Vernunft nicht mehr im Sinne von intelligent oder gescheit halten. Und das bezweifle ich. Es könnte sein, daß die Unintelligenten nicht die Bösen, sondern die Guten sind, und von Domaczewsky wäre nur zu halten, wenn das Vernünftige überwiegend oder auch bei den Dummen oder Unintelligenten oder den »Armen im Geiste« besteht. Das alles könnte auch in eine Demokratie eingebaut werden, aber erst in Zukunft. Bis jetzt legen die Demokratien noch auf Wissenschaft, Intelligenz u.s.w. einen überwiegenden Wert.
Wahrscheinlich beruht hierin auch der eigentliche Unterschied von Westen und Osten.

2. West und Ost

Es ist wohl durch den Stalinismus in der neueren Entwicklung der Sowjets dieser Punkt großenteils verwischt worden. Trotzdem gibt es Anzeichen genug, daß Westen und Osten einander nicht verstehen können, worauf ich später zurückkommen werde. Praktisch verhalte ich mich so, daß ich mich der Reise und einem Kampfe im Osten Deutschlands nicht mehr gewachsen fühle, aber dafür wäre, daß man wenigstens miteinander spricht. Und zwar, weil ich vom Gespräche nicht nur die bewußten Worte, sondern auch die unbewußten Verbindungen erhoffe.
Anzeichen, daß im Osten eine andere Luft die Seelen imprägniere, scheinen mir in der größeren Gleichgültigkeit gegen Leben und Sterben zu liegen. Ferner scheint es, daß die Selbstbeschuldigung

und der Verrat von Angehörigen nicht nur aus rationalen Motiven, etwa zur Selbsterhaltung, geschehen und dienen, sondern etwas mit einer Glaubensfähigkeit, einer Fähigkeit zum Martyrium, zu tun hat, die man in den westlichen Völkern kaum noch antrifft. Allerdings ist das eine Vermutung, die auch nicht in jedem Falle richtig zu sein braucht, aber es genügt, wenn dort im Osten ein Kampf in diesem Sinne stattfindet.

3. Krieg

Mein Pazifismus oder wie man's nennen will beruht nicht nur darauf, daß ich mit allen übrigen Angst vor dem Kriege habe. Theoretisch pflege ich mich so auszudrücken, daß es in jeder Schlacht, in jedem Kriege ebensoviele Unterliegende wie Siegreiche gibt. Ferner so, daß die Menschen aufhörten, in dem Maße verdummungsfähig zu sein, daß sie nicht mehr fragen, wofür sie den Kopf hinhalten sollten. Das läuft auch praktisch darauf hinaus, daß man bei jemandem wie Churchill nicht billigen kann, wenn er nach ausgebrochenem Kriege nur siegen will, ohne zu überlegen, was oder wen er besiegen will. Ich halte Churchill aus diesem Grunde nicht für das, was man in der Geschichte einen »Großen Engländer« nannte. Der Krieg hat also aufgehört, ein Gottesurteil zu sein, und das ist auch der Grund für das, was ich lieber als Antipolemismus und nicht als Pazifismus bezeichne.

4. Das Ärztliche

Man sieht bei Staat, Demokratie, West und Ost und dem Kriege an vier Beispielen, daß eine Reform beabsichtigt ist. Dasselbe gilt auch vom Ärztlichen.

Recht

Solange jemand das Recht über die Gewalt stellt, indem er glaubt, *er* wisse, was Recht ist, solange übt er eben Gewalt und nicht Recht. Deshalb ist die Augenbinde der Justitia ein sehr zweischneidiges Symbol: Die künstliche Blindheit gestattet dem Recht, ungerecht angewendet zu werden. Nicht die Reinheit der Rechtsidee und des Gerechtigkeitsstrebens genügen; auch die Ursachen der Mißlichkeiten wollen erforscht sein, und so kommt es, daß dort, wo dies unterlassen wurde, die Verrechtung einer Situation soviel wie Anfang vom Ende der Liebe ist. Wenn die Gatten schon an den Kadi denken, ist die Ehe bereits so gut wie unheilbar geworden. Die Justiz sollte ebensosehr ihre zerstörende Rolle einsehen wie die Medizin und die Jurisprudenz zugeben, daß sie das Böse, doch nicht das Gute beschreibt; ebenso wie ich einsehe, daß die physiologische Wissenschaft nur die Krankheit, aber nicht das Leben analysieren kann. Ich verlange also von der Rechtswissenschaft nicht mehr als von der Medizin, aber auch nicht weniger.

Wenn ich in der Therapie so leichtfertig und kenntnislos mit dem Patienten umginge, daß ich an die Stelle eines gegenseitigen *Umganges* die *Anwendung* einer Erkenntnis setzte, dann wäre ich einfach ein Stümper. Die Rechtsanwendung ist eine Euthanasie der Rechtsfindung, ein Stadium, in dem der Jurist schon in den Klauen des Irreversiblen ist. – Andererseits ist die Überweisung einer Streitfrage an eine juristische Kommission auch ein politisches Mittel, einen toten Punkt zu überwinden, einen Fall beiseite zu schieben in der Hoffnung oder Absicht, eine ganz andere Lösung zu finden, etwas ganz anderes in den Vordergrund zu rücken und so nicht Rechtsentscheidung sondern Szenenwechsel zu ermöglichen. Beidemal aber rückt die Rechtsidee auf ein ganz tiefes Niveau herab; sowohl, wenn man sie als einen unmöglichen Weg zum Frieden erklärt, wie wenn man sie als Kaltstellungsmittel benutzt.

Macht

Wenn Winston Churchill mit gespreizten Fingern das Victory-Zeichen zur Außenseite seiner Politik macht, dann muß ich den Schluß ziehen, daß er noch nicht in diese Außenseite seiner Politik einzuführen wünscht, daß auch ein Sieg noch keine Entscheidung ist. Und daß Macht nicht immer durch Sieg, sondern auch durch Niederlage entstehen kann. Man kann das auch so ausdrücken, daß man sagt, es sei nötig, zum politischen Handeln nicht nur das Bewußtsein, sondern auch das Unbewußte der zu Beeinflussenden heranzuziehen. Es könnte zum Beispiel sein, daß in dem Unbewußten gerade das Gegenteil von dem, was im Bewußtsein stattfindet, wirksam ist, woraus sich dann mühelos erklärt, daß viele Politiker das Gegenteil von dem, was sie bewirken wollen, bewirken. So problematisch wie in diesem Falle die Wirkung ist, so ist es auch der Begriff der Macht selbst. Man kann ihn nicht erörtern, ohne z. B. die Entste-

hung der Macht durch Verführung, Hörigkeit, Ohnmacht zu berücksichtigen; wenn also Macht Macht über Menschen ist, dann ist die Beschaffenheit der Menschen zu erwägen.
Ein irriges Verhältnis entsteht hier, wenn Macht, wie es gleichfalls oft geschieht, mit Kraft verwechselt oder gleichgesetzt wird. Kraft nennt man seit GALILEI das Produkt aus Masse und Beschleunigung. Beschleunigung also ist in diesem Falle der Teil der Kraft, welcher veränderlich ist. Wenn dann auch potentielle und kinetische Energie einander gleichgesetzt werden, entsteht die Möglichkeit, das Gesetz von der Erhaltung der Kraft als Naturgesetz aufzustellen. Abgesehen davon, daß die Beschleunigung als der Ausdruck der Kraft im Verhalten der Menschen eine sozusagen ins Endlose strebende Form würde, ist auch jene Verwechslung von Macht und Kraft gebunden an ein Mode gewordenes Verhalten, welches noch mehr die Züge der Unbegrenztheit als die der ewigen Gleichartigkeit trägt. Nun ist aber ein solches Verhalten wiederum kein Naturgesetz. Vom Menschen aus gesprochen ist Macht nicht grenzenlos zu steigernde Kraft, sondern geballte oder bezähmte oder ihre eigenen Grenzen kennende Kraft. Wenn z.B. Macht über Menschen, Geschichte, Politik u.s.w. nicht nur durch Kraftsteigerung, sondern auch durch Kraftminderung und Begrenzung möglich ist, dann handelt es sich hier nicht um Unterwerfung unter ein sogenanntes Naturgesetz. – Kürzer und mit anderen Worten gesagt: Macht wird praktisch und theoretisch nicht durch Kraftentfaltung möglich. Die Verwechslung von Macht und Kraft würde dann sehr bedenklich sein, und wir haben das zuerst mit dem Gedanken des Sieges erkannt. Es ist also keine Sentimentalität, derzufolge die Niederlage eine Art von verstiegener Verherrlichung erfährt, sondern es handelt sich um eine Warnung vor unzutreffenden Begriffen. Denn es könnte sein, daß im Gebrauche falscher Begriffe auch falsches Handeln entsteht.

Lüge

Die Lüge ist, im Gegensatz zu Diebstahl, Mord, nicht in jedem Falle strafbar. Kinderlügen, Höflichkeits- oder Gesellschaftslügen, auch Notlügen sind nicht strafbar, wohl aber Urkundenfälschung, Meineid. Nun ist sowohl in der Rechtswissenschaft wie im Volksempfinden eine Tendenz merklich, möglichst vieles zu verstehen, zu mildern, auch zu exkulpieren. Diese Tendenz, die dann auch eine Gegenbewegung auslöst, will besagen, daß das Vergehen oder das Verbrechen vom Urteil und von der Strafe nicht richtig erreicht wird, eigentlich etwas anderes ist und anders entsteht. Ein Weg zur zutreffenden Erfassung wäre eine Psychologie und genauer eine verbesserte, nämlich die Tiefenpsychologie.

Am Beispiel der Lüge läßt sich dies zeigen. Eine erste Beobachtung ist die des im Augenblick des Lügens vorhandenen Bewußtseinsinhaltes. Bei mindestens einem Teil der Lügen ist feststellbar, daß eine Person eine Unwahrheit nur aussagt, indem sie im Augenblick der Aussage das falsche Ausgesagte glaubt, also sich selbst belügt. SARTRE hat diesen Zustand in seinem Buche »L'être et le néant« als »mauvaise foi« beschrieben und exemplifiziert. – Dies würde für diese Personen und diese Augenblicke, da etwas wie ein Zwang vorzuliegen scheint, besagen, daß sie gar nicht in dem Sinne lügen könnten, weil nämlich Wahres und ihm widersprechendes Falsches nicht gleichzeitig im Bewußtsein anwesend sein können. Der Fall leitet über zum Vergessen und, wenn es ein lang dauerndes ist, zum Verdrängen. Jetzt läßt sich die Unwahrheit des als wahr Gemeinten gar nicht mehr ins Bewußtsein heben. Die Bedingung, unter der dies doch noch möglich wäre, ist dann besonders zu untersuchen. Tatbeweis, Argument, Psychoanalyse wären solche Methoden.

Eine Erweiterung oder Verallgemeinerung entsteht dann, wenn man, beides zusammennehmend, die Frage aufwirft, ob überhaupt irgendein Bewußtsein jemals imstande ist, die Wahrheit auszusagen und nicht zu lügen. So ist zum Beispiel die Lehre der kritischen Philosophie, daß der Mensch nur Erscheinungen, nicht Dinge an sich erkennen könne, eine Art von Restriktion: Der Mensch könne die eigentliche oder volle Wahrheit, nämlich das Ding an sich, nicht erkennen. Auch umgekehrt wurde gesagt, nur Seiendes könne bejaht werden, etwa anknüpfend an PARMENIDES, PLATON, HEGEL. Hierin ist eine Behauptung zu erkennen, niemand könne daher lügen (statt jedermann müsse lügen). Die beiden Verhaltungsweisen der Philosophien sind dann nur psychologisch zu trennen, nämlich: Die eine, die erste, entstehe, wenn man das Unbewußte annimmt, die zweite, wenn man es ablehnt.

Nun zeigt die beobachtende Erfahrung (zu der immer auch die eigene Person den Gegenstand hergeben muß, um die Einflüsse des Interesses niederzuhalten), daß es verschiedene Grade oder Fälle, vielleicht auch Übergänge gibt. Die Zeit, während der Illusionen

oder Selbstbetrug vorhalten, kann verschieden lang sein; die Ausdehnung über die Menge der vom Lügen betroffenen Gegenstände kann verschieden groß sein; die Art der Inhalte kann verschieden sein, indem sie Sinneswahrnehmungen, Gedanken, Gefühle, Erinnerungen oder Vorhersagen betrifft. Man sieht jetzt die Wichtigkeit unseres Themas für Wissenschaft, Kunst, Jurisprudenz, Religion, Erkenntnistheorie u.s.w.
In allen diesen Fällen aber ist festzuhalten, daß es nicht mehr angeht, von einer Verfälschung oder Verfärbung des objektiven Geistes durch Psychologisierungen zu reden, weil die Einführung der psychologischen Deutung auch die geistigen Beurteilungen und Bewertungen verändert.

Ehe

Geschichtlich übersehbar scheint mir die Ehe im Christentum zu sein. Denn, soviel ich weiß, hat der Apostel Paulus die Ehelosigkeit gepriesen, die Ehe selbst aber als die für die Mehrzahl der anderen beste Lösung gelobt. In den ersten nachchristlichen Jahrhunderten sieht man dann viele Einflüsse der vor- oder außerchristlichen Gepflogenheiten, deren Einfluß immer mehr der einer gesellschaftlichen und staatlichen Institution wird. Vor und nach der Reformation entsteht dann jene Auffassung bei den souveränen Familien, derzufolge die Ehe zugleich ein Instrument der Politik wird, mit dessen Hilfe auch sonst erwünschte Länderverbindungen befestigt werden können. Als dann dieses Bild als ein Idealbild für die bürgerliche Welt wirksam wird, gibt es einen neuen Streit. In voller Blüte erscheint z.B. dieser neue Streit Ende des 17. Jahrhunderts, etwa wie Molière am Versailler Hofe zum Nachdenken und zum Lachen bestimmte Stücke schreibt, in denen der Vater einer Tochter deren Ehemann zu bestimmen sucht und dann an dem Proteste dieser Tochter scheitert, die selbst zu sagen wünscht, wen sie heiraten will. Das ist ein Vorspiel auch jener Teilung in adelige und bürgerliche Welt, die noch im Goethe-Zeitalter (Werthers Leiden) eine beträchtliche Rolle spielt. Mittlerweile haben Aufklärung und die große Französische Revolution die bürgerliche Ehe als Staatseinrichtung proklamiert und die Scheidung der Ehe ermöglicht. Später wird erkannt, daß damit die Ehe noch nicht beseitigt werden konnte, und in Österreich wird die bürgerliche und scheidbare Ehe sogar erst 1938 nach dem Einmarsch Hitlers eingeführt. Gleichzeitig wird aber eine innere Unsicherheit der Staaten erkennbar. Ein erstes Beispiel ist das kommunistische Rußland, das nach einer großen Freigabe der ehelichen Bindungen gleichsam reaktionär die Ehescheidung später wieder erschwert und, wie mir erzählt wurde, den Eintritt in die kommunistische Partei solchen verbietet, die zweimal geschieden sind. Ein zweites Beispiel, mehr vorübergehender Art, ist der Zwiespalt im nationalsozialistischen Offizierscorps, wo etwa General von Brauchitsch Ehe und Familie als die Grundlage des Staates bezeichnet und gleich nachher Himmler das uneheliche Kind empfiehlt und zu schützen sucht. Die Geschichte der Ehen scheint seit Jahrhunderten mindestens zu besagen, daß der Staat unfähig ist, das Problem der Ehe neu zu lösen und daß Scheidung, Ehebruch, Abtreibung u.s.w. nicht den Hang der Menschen zur Ehe zu beseitigen imstande sind.

Solche geschichtlichen Erfahrungen lassen sich zusammenfassen darin, daß weder das kirchliche Gebot noch die staatliche Ordnung imstande sind, das Eheproblem zu lösen. Das würde besagen, daß in geschichtlicher Zeit, wenn überhaupt, eine neue Erfindung der Ehe nötig wird.

Wenn ich vorschlage, daß auch heute, wie schon mehrfach in der Geschichte, die Ehe neu gegründet werden müßte, so ist dieser Vorschlag so gemeint, daß jeder Mensch, je nach seinen Kräften, ein Stückchen zu diesem Werk beitragen sollte; d.h. nicht, daß die zu lösende Frage in jedem Betrachte eine neue wäre. Z.B.: Erstens ist bei allen, bei den früheren und künftigen Lösungsversuchen die Zweieinigkeit eine womöglich zu beantwortende Frage. Das Wort womöglich entscheidet nicht, ob es z.B. eine in der Zeit vollendbare oder eine in der Zeit unlösbare Aufgabe enthält. Diese Ungewißheit gehört, wie ich glaube, zum Wesen der Sache. Zweitens: Deutlicher wird das Gesagte am Beispiel der sexuellen Frage. Diese kann nicht biologisch eingeengt werden. Man kann auch nicht die Ereignisse der Zwischenzeit ignorieren. Aber eine Erkenntnis muß auch ihre Grenzen wissen. Z.B. ist die Vorstellung, was Sexualität überhaupt sei, mit Unrecht und enthusiastisch als Reflex oder biologisch oder psychologisch nur vorübergehend von einigen für gelöst gehalten worden. Daß diese Erklärungsversuche ihre Grenzen überschritten haben, wurde offenbar, als man bemerkte, daß der Unterschied zwischen Mann und Weib dabei nicht nur anatomisch begriffen werden konnte. Daß auch dieser Unterschied selbst kein endgültiger sei, tritt in der frühchristlichen Formulierung, daß im Himmel nicht gefreit werde, bereits hervor, ohne daß man damals sich mit einer Wissenschaft auseinanderzusetzen brauchte. Auch diese Ansicht, daß diese Verdoppelung der Menschheit etwas mit deren Alter oder dem Lebensalter des Individuums zu tun habe, hat sich als irrig erwiesen.

So wenig also irgendeine wissenschaftliche Ansicht die Sexualität klären konnte, so wenig ist dies für die Ehe gelungen, zu der ja endlich sowohl die Sexualität, wie die von ihr aus nicht im Bewußtsein konsequente Erzeugung des Kindes und ihre Begrenzung durch den Tod ableitbar ist.

Darauf beruht die Ansicht, daß die Ehe als Aufgabe und Ordnung des Staates oder der Gesellschaft zwar vertreten wird, aber gleichzeitig als Aufgabe und nicht als lösbarer Vollzug imputiert werden kann.

Männer und Weiber

Dieses Thema verdient eine besondere Behandlung, weil wir uns, wie früher bereits ausgeführt wurde, auf europäischem Boden geistig, institutionell und seelisch in einer so überwiegend männerrechtlichen Situation bewegen. Themata wie etwa Geschlechtlichkeit, Ehe, Liebe befinden sich eben darum in einer besonderen Art der Krise. Der anatomische Unterschied ist einseitig, die Psychologie ist einseitig, die Jurisprudenz ist einseitig, und die kirchlichen Anschauungen sind einseitig, so daß es sich auf jedem dieser Gebiete um Korrekturversuche handelt, die aber männerrechtlich angelegt sind, so daß z. B. in der Jurisprudenz bis vor kurzem und auch heute noch man zwar um die Gleichberechtigung oder in der Politik um die Gleichberechtigung kämpft, ohne dabei den qualitativen Unterschied zu erkennen. Auch in den Kirchen, namentlich in der katholischen Kirche, ist die Entwicklung eine zögernde, indem zwar der Marienkult empfohlen wird oder dogmatisch die Himmelfahrt der Maria verkündet wird, ohne daß dabei eine Gleichstellung oder eine qualitative Besonderung erreicht würde.

Auch meine Bemühungen können nicht weitergelangen als bis zu den Feststellungen, die ich als Mann mache, und diese sind aus der Therapie geschöpft; ob überhaupt die Sprache auch das Mittel für Frauen wäre, ist mir zweifelhaft. Ich setze nicht voraus, daß Frauen ihre qualitative Besonderheit durch das Mittel der Sprache zum Ausdruck bringen könnten. Wenn z. B. Gedanken, wie ich vermute, in Frauen anders entstehen als in Männern, so ist damit nicht gesagt, daß diese Gedanken aussprechbar wären. In der Therapie allerdings scheint alles Wesentliche durch Sprechen zu geschehen; aber, da sie eine Beziehung ist, so nehme ich an, daß in dieser Beziehung etwas erfolgt, was nicht ausgesprochen wird.

Mit diesen einleitenden Einschränkungen bekunde ich also, daß das eigentümlich Weibliche nicht nur in dem hervorragenden Anlehnungsbedürfnis vieler Frauen bestehe, sondern auch darin, daß Frauen sich von Männern unterscheiden, indem sie das Unsagbare nicht sagen können, und in der besonderen Art des Verschweigens liegt, derzufolge die Frauen dann zwar auf das, was Männer sagen, hören, aber auch gegensätzlich zu ihnen sich stellen. Am besten läßt sich dies letztere aus ihrem Handeln erkennen, was dann als die vielberufene Unlogik der Frauen zutage treten kann. Ja sie behaupten sogar, daß die Welt langweilig wäre, wenn alles logisch wäre.

Homosexualität

Ich vermute jetzt, daß eine Homosexualität im biologischen Sinne, dem auch Platon in seinem Mythos im Symposion und an anderen Stellen Raum gegeben hat, gar nicht vorkommt. Im therapeutischen Umgang mit Homosexuellen beiderlei Geschlechts bekam ich vielmehr den Eindruck, daß in jedem Falle beklagter oder sogenannter Homosexualität es sich um eine Annäherung an ein Ideal der Geschlechtslosigkeit handelte. Damit verbindet sich dann nicht selten, daß eine Abneigung gegen das Kinderkriegen und eine Zuneigung zu geschlechtsloser Geistigkeit vorhanden sind, Pädagogie, Pädophilie. Es handelt sich also bei den sogenannten Homosexuellen nicht um eine Perversion, sondern um einen Versuch zur Asexualität, in vielen Fällen unter Zuhilfenahme von Eigenschaften des anderen oder auch desselben Geschlechtes.

Diese Bemerkungen zur Frage der Homosexualität sind nicht nur für die Therapie bedeutsam, sondern auch für das Hauptproblem, was Geschlechtlichkeit eigentlich ist. Und da würde ich sagen, sie ist zwar ein Seinsbegriff, aber auch eine Idealbildung, der nicht das andere Geschlecht gegenübersteht, sondern die Ungeschlechtlichkeit überhaupt. An diesem Punkte hängt unser Thema auch mit der

Fortpflanzung und hier dem sie umgebenden Thema des Orgasmus, sowie dem des Todes zusammen. Wenn ein Mensch diese beiden durch einen Entschluß zu beseitigen sucht, dann setzt er auch die Fortpflanzung herab; das würde sagen, daß er asketisch, keusch und unsterblich selbst zu werden wünscht. Daß dies unmöglich ist, würde nicht beweisen, nach bisheriger Erfahrung, daß es als Ziel falsch wäre. Bisher können wir nur sagen, daß alle Menschen gestorben sind und daß es keinen Menschen gegeben hat, welcher durch den Versuch zur Askese unsterblich geworden wäre. Das würde auch besagen, daß künftig Heilige unwahrscheinlich, wenngleich nicht unmöglich sind.

Verhältnis zur Philosophie

Es gibt Philosophen, das Philosophieren und die Philosophie. Wenn man von einem Arzte sagt, er sei Philosoph, dann ist Wachsamkeit geboten, ob damit nicht eine versteckte Beleidigung beabsichtigt ist, die lauten würde: Dieser Arzt ist kein richtiger Arzt, denn er ist ein Philosoph. Da nützt auch nichts die wohl etwas phantastische Etymologie SCHELLINGS, der einmal behauptete, daß σοφία sich von dem Stamme σώζειν = helfen, retten, herleite. Doch auch wenn diese Ableitung philologisch falsch ist, so ist sie geistreich und erinnert daran, daß nur eine Erkenntnis, die eine gute Wirkung hat, eine Weisheit ist und daß man das Wort Wahrheit nicht im Sinne von bloßer Richtigkeit, sondern als eine das Gute verwirklichende Erkenntnis gebrauchen sollte. Das Ergebnis ist, daß jeder Mensch, der Gutes durch Erkenntnis bewirkt, dann ein Philosoph genannt werden muß, wenn dieses gut Genannte ein wahrhaft und wirklich Gutes ist.
Nun muß aber diese Art des Hervorbringens doch etwas Besonderes sein, wenn man sie ein Philosophieren nennen darf. Was ist dieses Besondere? Das läßt sich nur aussprechen, wenn man auch sagt, was Philosophie ist. Die Philosophie ist eine Wissenschaft für sich. Ihre Geschichte ist eine Geschichte der Entdeckung besonderer Begriffe; der dafür Begabte kann diese Begriffe lernen. Das principium individuationis des LEIBNIZ, die Idee des PLATON sind Beispiele dafür. Wenn man zugibt, daß es mehrere Arten des Philosophierens gibt, und nur eine davon als die wesentlichste oder beste anerkennt, dann muß man auch angeben, welches Wort, welcher

Begriff oder Grund dies sei. Beispiele dafür wären, daß Philosophie das Sein oder den Logos oder die Wahrheit zur Hauptsache, zum Hauptthema oder zum Grunde hat oder macht. Man kann auch indirekt erschließen, gleichsam an Symptomen erraten, wohin eine Philosophie zielt. Zum Beispiel läßt sich der Versuch machen, dies abzulesen aus der Stellung, welche die Logik in einer Philosophie einnimmt oder welcher Art der Begriff der Logik in ihr ist. Noch entfernter und indirekter wäre ein solcher Versuch, wenn er ermittelt, was Zeit oder Kraft in einer Philosophie bedeutet.
Philosophieren ist nun aber nicht das Hervorbringen einer Philosophie. Würde man dies annehmen, dann wären diejenigen gar nicht berücksichtigt, welche auf dem Standpunkte stehen, daß eine Philosophie vom Menschen gar nicht hervorgebracht werden kann noch soll, sondern daß für den Menschen es nur auf Philosophieren ankommt.

Religion, Politik, Psychologie und Medizin

Es ist an der Zeit, diese Themen zu behandeln, nicht, um die Psychologie den anderen über- oder unterzuordnen, sondern um sie einzuordnen.
Es ist zu bemerken, daß sowohl auf der Seite der Theologen und Pfarrer wie auf der Seite der Psychotherapeuten eine Art von Berührungsangst sich ausbreitet. Obwohl auch ein Bewußtsein oder eine Ahnung von der Zusammengehörigkeit besteht, welche auf einer Unteilbarkeit des Menschen beruhe. Sowohl für die Anziehung wie für die Abstoßung können genug Beispiele angeführt werden. Für die Anziehung: Arbeitsgemeinschaften, Gespräche (praktisches Zusammenwirken, grundsätzliche Artikel), für die Abstoßung oft dasselbe. Seitdem wir erneut durch die Psychoanalyse Freuds und durch Bleuler sen. erfahren haben, was wir durch das schwer vollziehbare, aber darum nicht falsche Gebot der Feindesliebe schon wissen konnten, nämlich, daß Haß und Liebe nur zwei Formen der Bindung unter Menschen sind, die vermutlich immer auftreten, können wir uns besser einstellen auf die Affekte und bei deren überschauender Beherrschung fortdauernd und gleichmäßig das üben, was man Höflichkeit oder gute Manieren nennt. Dadurch wird eine Beherrschung und Erleichterung des täglichen Daseins erreicht.
Es gibt noch einen anderen Grund für die gegenseitige Angst vor

einer Vermischung von Religion und Psychologie. Wo Religion ein Erziehungsmittel und Stiftung von Lebensformen mit Hilfe von Sitten und Ritualen wurde, da wird sie zu einer eifersüchtigen Konkurrentin einer die sogenannten Manieren fördernden Psychologie und umgekehrt. Wo ferner sich die Ansicht festsetzt, daß eine Gegnerschaft unvermeidlich sei, da Religionen, wie FREUD sich einmal ausdrückte, Mittel seien, sich eine Neurose zu ersparen, da wird man sehr ängstlich sein, die Illusionen zu pflegen, deren Aufhebung die Pflicht der Therapeuten ist. Diesmal ist es die Wahrheitsfrage und nicht die Erziehungsfrage, welche die beiderseitige Haltung verstimmt. Welche Rolle bei dieser aus einer Gegensatzstellung geforderten Entscheidung der Rationalismus spielt, kann hier nicht erörtert werden.

Kann nun Religion mit Psychologie irgendwie verbunden werden? Wenn auch diese Frage erst am Schlusse behandelt wird, so sei doch jetzt schon bekundet, daß mir persönlich diese Verbindung möglich und nötig erscheint. Den Grund dafür erblicke ich nicht nur in einem senilen Alters- und Ruhebedürfnis, sondern auch in anderen Momenten. Wenn z.B. angenommen wird, daß der Glaube ans Dasein Gottes im Unbewußten wohne, so ist damit eine solche Versöhnung geschaffen.

Auch gegenüber der *Politik* besteht eine solche Spannung zwischen ihr und der Psychologie. Oftmals wünscht sich der Zeitungsleser, die Staatsmänner wären besser psychoanalytisch durchgebildet; z.B., daß eine Verhandlung oder ein Gespräch nicht nur mit den Bewußtseinsakten, sondern auch mit den unbewußten Vorgängen wie in jeder Behandlung einhergehe. Wenn wir als Beispiel die Unterhaltung von westlich und östlich eingestellten Personen betrachten, so bleibt dabei der unbewußte Teil der Beziehung unerkannt (Übertragungen, Sym- und Antipathien). Man nennt zwar Mißtrauen und Vertrauen, ohne aber zu bedenken, daß diese als Bewußtsein hinken, wenn nicht begriffen wird, daß in ihrer Bildung übermächtig der unbewußte Anteil wirksam ist, und in dem ewigen Kampfe zwischen Selbstbehauptung und Fremdbewältigung besteht, so daß dieser Anteil die Führung hat und nur im Bewußtsein als Interesse bezeichnet wird.

Ein anderer Punkt, der die Spannung zwischen Politik und Psychologie betrifft, ist dann der, daß der Krankheitsbegriff auch auf die Politiker und die sogenannte öffentliche Meinung ausgedehnt wird, indem man dabei nichts anderes tut als das, was schon im Rahmen der Psychoanalyse geschah; indem dort nicht einzelne Menschen, der Neurotiker, sondern *alle* Menschen in diesem Sinne als krank oder mit Widerstand begabt bezeichnet werden, so muß ja der Psychotherapeut die Politiker als krank und behandlungsbedürftig verstehen, ⟨*und*⟩ dann muß ja der Politiker und die öffentliche Meinung gegenüber dem Therapieversuch einen Widerstand produzieren.

Theorie des Menschen

Warum eigentlich keine Theorie des Menschen? Warum soll jemand nicht eine Theorie aufstellen, die grade jetzt unvermeidlich und nützlich ist, auch wenn sie später veraltet, kritisiert, verlassen und widerlegt wird? Wer jetzt eine Theorie des Menschen aufstellt, kann das nicht tun, ohne zu verwenden, daß Erbsünde, Widerspruch, Gespaltenheit und Schizophrenie zum wirklichen Wesen des Menschen gehören. Das gehört zu seiner bisherigen Erforschung, wie der Satz, daß $4 \times 4 = 16$ ist zur bisherigen Erforschung der Zahlen, zur Mathematik gehört. Deshalb kann ich auch nicht einsehen, daß Glauben und Wissen ewige Feinde seien; daß Romantik, Religiosität oder Unterwerfung nötig seien, um diesen Zwiespalt zu überwinden. Es *war* einmal nötig, zu sagen, credo ut intelligam, oder intelligo ut credam; aber jetzt ist das nicht mehr unvermeidlich und nicht mehr nützlich. Jetzt kann man wissen, was glaubwürdig ist, und glauben, was man weiß.

Das Kernstück meiner Theorie des Menschen ist, daß sich eine Grundregel für alle menschlichen Handlungen und Gedanken aufstellen läßt, so daß das, was in Handlungen und Gedanken verschieden ist, sich doch auf jene Grundregel zurückführen läßt. Durch diese Struktur der Theorie gelingt es, die widerspruchsvollen Gegensätze und die unüberwindlichen Unterschiede der Menschen – sowohl untereinander wie im Herzen des einzelnen – zu meistern und in ihrem Werte herabzusetzen. Indem jene Gegensätze und Unterschiede nur besondere Anwendungen der gleichen Grundregel sind, fällt ihre Erklärung den historischen, gesellschaftlichen oder politischen Situationen zur Last. Diese verschiedenen Situationen muß man dann freilich möglichst genau kennen, aber in der Theorie des Menschen treten sie nicht mehr auf.

Die Theorie des Menschen kann also nur bestehen, wenn sie den logischen Widerspruch und die Spaltung in sich aufnimmt. Ist das aber eine Feststellung oder ein Wunsch, daß der Mensch gespalten sei? Handelt es sich um ein Naturgesetz oder um ein Sittengebot? Ist die Grundregel ein Gesetz oder ein Gebot? Ist die Rationalisierung oder die Moralisierung erwünscht? Handelt es sich um eine Notwendigkeit oder um eine Freiheit? Ist zum Beispiel der Inzestwunsch der Psychoanalyse eine Realität oder ein Feind? Diese beiden gegenläufigen Tendenzen oder Strömungen möchte ich nicht als Antithetik oder, pessimistisch, als notwendige Entscheidung hinstellen, sondern optimistisch als menschliche Gabe. Wenn z. B. freudisch aus Es ein Ich werden soll, dann soll auch aus Ich ein Es werden. Denn der Nur-Weg vom Es zum Ich führt ja zur moralischen Zwangsneurose, die ganz nahe am Katholisch-werden liegt, wenn nicht die Gegenbewegung vom Ich zum Es einsetzt.

Nun soll also jene Grundregel der Theorie des Menschen ausgesprochen werden. Es soll mir recht sein, wenn man statt Anthropologie einmal später Kosmologie sagt, aber erst, nachdem das Naturbild der Physik einmal durch Aufnahme des Menschenbildes lebendig geworden sein wird.

Ebenso kann man von einer Theorie *des* Menschen erst sprechen, *nachdem* man Mann und Weib, Farbige und Weiße, Juden und Griechen, ein jegliches nach seiner Art, unterschieden hat. Der Begriff des Alters ist es dann, welcher solche Überwindungen von Unterschieden (die »Tatsachen« sind) ermöglicht. Das Alter, von ihm aus der Tod, die Erlösung und Rechtfertigung ermöglichen solches, und auch sie sind wieder Tatsachen, aber andere. Erst trennen, dann einen.

Nun bieten sich zunächst besondere Anwendungen der Grundregel an. Wir greifen davon drei heraus: 1. die Solidarität des Todes, 2. die Mitwirkung der Medizin an ihren Konsequenzen, 3. die Gegenseitigkeiten im Verhältnis von Arzt und Patient. Während sub 1 man von der *medizinischen* Anthropologie noch nichts merkt, ist bei 2 und 3 etwas von deren Besonderheit zu spüren.

1. Der Tod ist keine Erledigung. Die gestellten Fragen werden durch ihn nicht beantwortet; er ist sozusagen dumm, noch dümmer als der Teufel. Das würde sich auch nicht in einer Solidarität der Tode ändern, wenn Solidarität nichts als eine quantitative Allgemeinheit bedeutete. Das kommt zum Ausdruck in Vorstellungen von Hölle, Fegfeuer, Paradies, Jüngstem Gericht; diese sind sozusagen intellektuelle Anschauungen von der Ewigkeit des Lebens. Das Leben nach dem Tode ist deshalb eine solche Vorstellung aller Religionen. –

Ganz ebenso ist der Parallelismus von Werk und Kind zu verstehen: Beide sind Unsterblichkeits-Ersatze. Diesmal sind es nicht Vorstellungen, sondern Tatsachen.
Vielmehr ist die Solidarität der Tode eine Anwendung der Grundregel auf die Ordnungen in der Zeit. Die Zeit ist aber nur eine Projektionsebene, und wenn man sie wegnimmt, steht das Sein dem Nichts gegenüber. Das wird ein Grund sein, warum wir ⟨*uns*⟩ so schwer tun, statt der bloßen Anwendungen die Grundregel selbst auszusprechen: Wir fürchten uns vor dem Nichts.
2. Daß die Medizin an ihren Konsequenzen mitwirkt, ist ihr wohl immer nicht bewußt, aber es kommt darauf an, ihr das bewußt zu machen. Ein Beispiel ist die Wiederherstellung der Kampf- oder der Arbeitsfähigkeit. Ein anderes die Verewigung des Lebens, sei es durch Werk, sei es durch Kind. Ein drittes ist die eigentümliche Dialektik: Wenn der Arzt das Leben erhält, so bewahrt er es für den Tod. Die ganze Abtrennung des medizinischen Interesses von den Werten der Moral, der Geschichte, der Politik, der Religion u.s.w. kann nichts daran ändern, daß der besondere Geist einer Medizin an der Erzeugung politischer, kultureller usw. Zustände mitwirkt; ist der Geist der Medizin materialistisch, so betreibt sie die Sache des Materialismus u.s.w. Aber auch das Ignorieren bestimmter Werte kann, nach dem Prinzip der Schattenbildung, solche Werte wie etwa Moral, Religion evozieren, denn es müssen dann bestimmte geistige Konflikte oder Mangelerscheinungen auftreten.
3. Eine Verantwortung übernimmt der Arzt in jedem Falle für den Patienten, wie die Haftung für Kunstfehler, Haftpflichtversicherung der Ärzte und die Forderung der staatlichen Approbation beweisen. Derartige Einrichtungen und Gesetze zeigen dieselbe kluge Einschränkung aufs ziemlich Formale und auf grobe Tatbestände. Die gewöhnliche Unzufriedenheit eines Kranken mit seinem Arzte bleibt unberücksichtigt. Wie unsicher und ungeschützt aber die Grenzen der ärztlichen Handlung geworden sind, das beweist die neueste Kontroverse um Euthanasie und Menschenversuche, und zwar sowohl dort, wo sie als unzulässig angewendet wie dort, wo sie kontrovers beurteilt werden.
Dann aber, wenn wir die bisher üblichen Denkweisen als veraltet und reformbedürftig ansehen, müssen wir einen Begriff der Verantwortung entwickeln, der auf eine völlig neue Beziehung von Arzt und Krankem gestellt ist, der auf eine neue Art der Verteilung des Risikos zwischen diesen beiden hinausläuft und auf ein Ideal der

Gegenseitigkeit gerichtet ist. Wenn man nämlich das Verhältnis von Arzt und Patient, so wie es hier geschieht, als Begegnung, Umgang und Einungsbestreben menschlicher Subjekte auffaßt, dann müssen auch Verantwortlichkeit, Risiko und Gegenseitigkeit ganz neu formuliert werden. Einem solchen Reformwunsch wird oft entgegengehalten, daß er sich sofort mit einem Gesetzesvorschlag vorzustellen habe. Aber gute Gesetze müssen auch diesmal durch eine praktische Erfahrung und allmählich entstehen, und es ist nicht ratsam, mit dem zu beginnen, was am Ende stehen muß. Der Vorschlag wird sich deshalb aufs Prinzipielle beschränken, dieses aber rückhaltlos aussprechen.

Die Grundregel in einer Theorie des Menschen erfließt negativ daraus, daß der Mensch keinen nennbaren Wert hat. Empirisch ließ sich bei jedem einzelnen zeigen, daß Selbsterhaltung mit Selbstvernichtung einhergeht, daß Fremderhaltung mit Fremdzerstörung gekoppelt ist. Was Freud hier als »Trieb« bezeichnete, erhielt diesen Namen mehr infolge einer gewissen Art empirischer Psychologie und im Unterschiede zu den bewußten Gedanken. Aber es handelte sich doch um etwas Reales, das ein Pathisches ist und welches durch Willensanstrengung gelegentlich zu verdrängen, aber nicht zu beseitigen ist. Ja, die Verdrängung verleiht dem Verdrängten oft genug eine Übermacht. Wer allzusehr leben will, wird leicht zum Mörder – der Lustmord zeigt das; und wer allzusehr sterben will, erzeugt oft gerade Leben: der Nachruhm beweist das. Die so ermittelte Fragwürdigkeit der menschlichen Existenz würde zwar logisch noch nicht die Wertlosigkeit des Menschen erweisen, aber doch seinen fraglosen Wert untergraben. Die naturrechtliche Aufstellung von Menschenrechten wird zu einem historischen, zeitlichen und dem Untergang geweihten, reaktiv erforderlichen, absolut genommen aber unbegründeten Verfahrensmodus politischer oder philosophischer Art.

Trotz solcher Aussichtslosigkeit jedes Versuches, etwa vom absoluten Geiste oder von der religiösen Offenbarung her eine Anthropologie aufzubauen, kann man Richtlinien für eine künftige Rechtsphilosophie aufstellen, die aus dem Sinne der Grundregel einer Theorie des Menschen folgen. Sowohl das Straf- wie das Zivil- wie das Verwaltungsrecht entbehren die Anerkennung eines Unbewußten im Menschen. Sie scheinen davon auszugehen, daß dann, wenn ein Mensch als Quelle einer Willens- oder Tatbildung ins Gewicht fällt, sein Bewußtsein als Quelle herangezogen werden müsse; so zum Beispiel im amerikanischen Militärstrafgesetz, wo verlangt wird, daß der Täter im Augenblick seiner Tat Gut und Böse habe unterscheiden können. Wie aber, wenn kein Mensch das »glaubt«, was er sagt, oder das tut, was er »will«? Und dem ist so. Dieses Strafgesetz geht also von einem horrenden Irrtum über das Menschliche aus. Es weiß nichts von der Bestimmung des Bewußtseins durch Unbewußtes. Die erste Reform verlangt also eine Anerkennung des Unbewußten.

Eine zweite Frage taucht auf. Ist das Unbewußte verantwortlich? Seit 150 Jahren setzte sich durch, daß niemand für eine in krankhaftem Zustande begangene Tat bestraft werden dürfe. Wenn nun einer im krankhaften Zustande einer Übermacht des Unbewußten unterliegt, dann kann er nicht bestraft werden; denn das Unbewußte galt ja nicht als verantwortlich. Nun ist die Exkulpierung des Kranken die Regel und der Ausdruck höherer Rechtspflege geworden. (Sofort stellt sich auch die Forderung ein, man müsse die Gesellschaft gegen solche Übergriffe kranker Menschen schützen, also statt Strafe sei Sicherheitsverwahrung zu verfügen.)

Wenn aber das Unbewußte auch verantwortlich ist, dann muß auch der Kranke bestraft werden, freilich anders als der Verbrecher. Der Nachdruck liegt jetzt auf dem Strafvollzug, dem Strafverfahren. Jeder Nachdenkliche bemerkte schon längst, daß auch die Sicherheitsverwahrung sich ähnlich auswirkt wie eine Strafe. Um diesem paradoxen Tatbestande auszuweichen, hat man dann die strafmildernden Argumente aufgegriffen. Damit ist dann die Unklarheit des Strafbegriffes noch vermehrt worden. Man kann ja durch eine quantitative Milderung die Qualität des Strafbegriffes nicht verändern. Schließlich kommt alles auf die milde, menschliche Einsicht des Richters, wenig auf den Wortlaut des Gesetzes an. Diese Differenz zwischen Richter und Gesetz ist nicht gut. Sie würde verschwinden, wenn ein anderes, ein besseres Gesetz gälte. Das Resultat dieser Überlegung ist, daß die Exkulpierung durch Krankheit wegfallen muß.

Eine bestürzende Konsequenz ergibt sich: Alle Menschen sind gleichermaßen Verbrecher, Lügner und Betrüger. Aber auch: Alle Menschen sind gleichermaßen auch gut, wahr und fromm. Wo aber sind die Unterschiede, die Grenzen? Alle Menschen seien nicht schuldig oder krank; aber auch: Alle Menschen sind des Todes schuldig und krank. Wie im Drama der Dichter der Bösewicht und der Gute auf der gleichen Bühne zur Darstellung unentbehrlich sind, so werden

hier der Gute und der Böse vertauschbar und im Lichte der Theorie des Menschen »zum Verwechseln ähnlich«.
Wenn es demnach keinen Menschen gibt, der wertvoller ist als ein anderer, dann auch keinen, der wertloser ist als ein anderer. Das Ergebnis ist, daß in einer Theorie des Menschen es keine Werte gibt. Leben, Normalität, Individualität, Subjektivität sind keine menschlichen Werte. (Diese Lehre ist ein Gegenstück zu der von Max STIRNER). Die Menschenwerte und Menschenrechte sind jetzt völlig negiert worden. Ich habe dabei den Eindruck, Ansätze, die sich in Christus finden, fortzuführen. Auch den, daß die Versuche der Geisteskranken fortgeführt und ihnen zu ihrem Rechte verholfen werde. Das Gebot der Feindesliebe ist ein solcher Ansatz. Ebenso die Bejahung der Samariterin. Jetzt ist es soweit gekommen, daß die Grundregel die Vertauschbarkeit von Böse und Gut aus sich entläßt. Besser wäre diese Vertauschbarkeit als der Entscheid für's Gute. Immerhin nur besser, noch nicht gut. Daß z.B. Geld = Dreck ist oder daß Gesellschaft besser ist als der Einzelne – diese Wertunterschiede sind noch nicht beseitigt. Auch nicht die Frage entschieden, ob der Mann oder das Weib besser ist. Das Entscheiden (das Entweder-oder) ist nicht mit einem Sowohl-als-auch zu beseitigen. Die Grundregel besagt bis jetzt nur, daß die Haltung der Unentschiedenheit gelobt, angemahnt, vorgeschrieben wird. Sicher ist Mystik besser als Dialektik. Das heißt aber, Schweigen sei besser als Reden. Und doch rede ich. Warum? Wegen der Anderen, die auch reden. Meine Rede ist also Gegenrede. Das hängt mit dem Zustande des Lebens in einer Welt zusammen. Man kann nicht leben und schweigen.
Die Theorie des Menschen ist jetzt besonders nach »Ost« und »West« gespalten. Ein Stichwort ist dabei die Freiheit. Vom Westen hört man dann, der Osten gebe keine Freiheit; vom Osten hört man dagegen, die Freiheit im Westen sei Illusion und Schwindel. Wer hat recht? Man versteht diese Kontroverse offenbar so leicht, weil es sich um eine Unklarheit und einen Zwiespalt in jeder Brust handelt. Eine Theorie des Menschen kann, wenn sie gelingt, auch die Kontroverse zwischen Osten und Westen, zwischen Menschenrechten und Friedenswunsch beilegen. Es handelt sich dann darum, Scheinfreiheiten zu entlarven und die Unehrlichkeit des Friedenswunsches zu entlarven. Alter (Reife), Entlarvung und Gegenseitigkeit wären dann drei Methoden, um die Grundlagen der Theoretischen Anthropologie auszudrücken, nicht nur anzuwenden.
Vom reifen Alter war schon die Rede: Es überwindet die Gegensätze

von männlich und weiblich, von Rasse und Klasse. Bei der Entlarvung handelt es sich um die Überwindung der logophan entstandenen Ideologien, auf deren Boden das Interesse, der Vorteil (nicht nur des geldlichen, sondern auch jedes geistigen oder erotischen Besitzes) handelt. Die Gegenseitigkeit wird näher gebracht a) durch Angleichung, z.B. durch Altersreife, b) durch Auseinandersetzung mit dem Fremden. Dabei handelt es sich also auch um a und b in der Gegenseitigkeit. Der Widerspruch zwischen Gleichheit und Fremdheit ist sinnvoll. Die Gespaltenheit führt auf Notwendigkeit *und* Freiheit (»Wir haben nicht die Freiheit, unfrei zu sein.« J.-P. SARTRE). Nun soll der Zwiespalt nicht dialektisch-logisch erledigt werden. Also? Es handelt sich um den Gegensatz von Leben und Tod, nicht um den von Ja und Nein. Das ist – bis jetzt – die Grundregel der Theorie des Menschen. Die Grundregel ist: *Der Mensch ist Vermittlung zwischen Leben und Tod.*
So wie im reifen Alter, in der Altersreife der Gegensatz von männlich und weiblich verschwindet, so auch der von Fühlen und Denken, von Irrationalem und Rationalem. Das alles wird sekundär, nachdem es primär schien. Ob auch der Gegensatz von Ich und Es verschwindet? Zu erwarten ist es, aber wir wollen es näher untersuchen. Es kann dahin kommen, daß die Melancholie der Gedanken ganz übermäßig stark wird und dann zum Selbstmord treibt. Aber es kann auch geschehen, daß statt der Melancholie eine Geisteskrankheit oder eine körperliche Krankheit kommt und eine unbeschreibliche Erlösung ist. Auch diesmal ist eine Wertordnung nicht möglich. Das ist dann die Gleichschätzung von Ich und Es. Die Gewaltlösung würde wieder vorgreifen und eine Wertbehauptung statuieren. Sie würde das Gebot der Gegenseitigkeit mißachten. Sie würde zwischen Tod und Leben nicht vermitteln, sondern entscheiden. Also auch keine Endlösung sein.
Unter den aufgestellten Theorien des Menschen ist dann neben der Kontroverse Ost–West noch die von katholisch und nicht-katholisch wichtig. Wenn die römische Kirche für die ganze Menschheit ist, warum ergreift sie Partei? Warum betet sie nicht für alle, auch den Osten, anstatt zu urteilen? Dieser Abfall vom Gebot der Feindesliebe treibt mich zum Protestantismus; was aber auch eine Einseitigkeit, keine Gegenseitigkeit wäre. Bis 1517 war ich auch katholisch und, wenn jemand in den Himmel käme, wüßte Petrus gar nicht, was »katholisch« bedeutet.
Wenn ich das Bisherige überblicke, fällt mir seine Beschränktheit

auf. Die Theorie, der Mensch sei eine Vermittlung von Leben und Tod, ist nicht falsch, aber prima vista abstrakt und leer. Was der Mensch sei, kann man auf so viele andere Arten suchen gehen: In den Mythen, den Religionen, den Philosophien, in den Märchen, Dichtungen, Legenden, in Geschichte, Biologie, Psychologie, und ich tue es dann täglich in der ärztlichen Praxis. Eine solche Aufzählung entschließt sich für keins, holt sich bald da, bald dort einen Elan. Beruf und Gelderwerb, auch gesellschaftliche und innere Situationen greifen ein. Die ersten zwei sind zähe, die zwei letzteren sind unvorhersehbar.

Es ist klar, daß Beispiele ein große Rolle spielen, die wie Vorbilder oder Ideale wirken. Dabei übt die Ablehnung, der Widerstand der andern oft einen ungeheuren Reiz aus, und dies wird mit dem Wort »Märtyrerkrone« zu speziell und unzulänglich bezeichnet. Wenn dann ein Ideal abgelehnt oder eine Person als Ideal abgelehnt wird, dann kann z.B. ein Traum wie jemanden vorstellen, der einen Löwen wie im Tiergarten hält oder wie einen Hund mit sich führt. Beides, sowohl der Masochismus wie die Verachtung, muß ein Bestandteil der Theorie des Menschen werden. Man kann diesen flüssigen und bewegungsartigen Teil nicht als das Emotionale oder das Irrationale oder das Teleologische oder das Pathische bezeichnen und absondern, und doch ist es anders als das Logische, das Feste u.s.w. Immer stelle ich mir vor, daß auch die künftige Beschreibung des Physiologischen, die Physik des Leibes, die Biologie diese sozusagen leidenschaftlichen Elemente enthalten müßten, so daß die Reform von Physiologie und Pathologie in der Einführung etwa von Masochismus und Verachtung zu bestehen hätte. Auch diese beiden tragen sich gegenseitig.

Es ergibt sich dann überhaupt, daß in der Theorie des Menschen verschiedene Systeme auftreten, die aufeinander projizierbar sind, und daß, je nach dem Standpunkte A auf B, C ... oder auch B auf A, C ... u.s.w. bezogen werden könne. Dieser Relativismus ist das, was die Theorie als solche ausmacht. Zum Beispiel kann das psychoanalytische System (Ich, Es oder Lebens- und Todestrieb) auf ein mythisches (Moira, Kronos, Iphigenie, Amphitryon) bezogen werden und auch umgekehrt. Bei solchen Umkehrbarkeiten merkt man dann, daß bei jeder Transformation auch etwas verlorengeht, z.B. ein menschliches Gefühl, eine Nuance oder eine Einmaligkeit. Das Einnehmen eines systematischen Standpunktes jedenfalls stammt dann nicht aus der Theorie, sondern aus einem beruflichen Alltag oder aus einer mit Ehe, Familie, Kinderlosigkeit u.s.w. gegebenen Situation. Ein Wirtschaftler kann einen anderen Standpunkt haben als ein Theologe, Richter oder Arzt u.s.w.

Wenn man dann überhaupt wagt, eine Grundregel in einer Theorie des Menschen so auszusprechen, wie es hier geschah, nämlich den Menschen als Vermittler zwischen Leben und Tod zu definieren, dann darf man erwarten, auch Widerspruch, Feindseligkeit, Ablehnung zu begegnen. Irgend jemand, auch irgendein Kreis, eine Klasse, Nation wird dazu bereit sein und eventuell auftreten. Wieder wird mir die Selbstbehauptung entweder als Masochismus oder als Verachtung gegeben sein. Und wieder werde ich darin die Vermittlung von Leben und Tod zu erkennen suchen.

Anhang

Editorische Notiz

Die *Pathosophie* ist wohl in den Jahren 1948-51 geschrieben und vom Autor nicht mehr für den Druck überarbeitet worden. Die Pathosophie, die 1956 und in zweiter unveränderter Auflage 1967 als Buch bei Vandenhoeck & Ruprecht in Göttingen erschien, ist eine von Hellmut Beele für den Druck bearbeitete Fassung von Texten, die von Dr. med. Ernst Scheuerlen zusammengestellt worden sind.

Für die neue Edition der Pathosophie als Bd 10 der Gesammelten Schriften Viktor von Weizsäckers konnten ein überwiegend erhaltenes Manuskript, eine Maschinenabschrift und eine korrigierte Fassung des Typoskripts (die Beele-Druckfassung) benutzt werden.

Die Texte werden hier erstmals vollständig nach der Handschrift – soweit erhalten – und – soweit erforderlich – nach der Maschinenabschrift ediert. Die Anordnung der Texte ist für die ersten drei Teile der Pathosophie *Ontisches und Pathisches*, *Entwurf einer Allgemeinen Krankheitslehre* und *Entwurf einer Speziellen Krankheitslehre* durch die Handschrift weitgehend gesichert. Der vierte Teil *Versuch einer Enzyklopädie* wird in der Anordnung der Beele-Druckfassung ediert, da eine durchgehende, »ursprüngliche« Komposition der Enzyklopädie nicht rekonstruiert werden konnte.

Die Herausgeber haben sich entschlossen, Texte, die nicht in die Beele-Druckfassung aufgenommen worden sind, ebenfalls zu edieren. Es sind zunächst Textpassagen, die im Manuskript und in der Maschinenschrift durchgestrichen sind. Da nicht entscheidbar ist, wer die Streichungen durchgeführt hat, werden diese Texte im »Anhang« abgedruckt. Außerdem sind weitere Textpassagen im Nachlaß gefunden worden, die ebenfalls im »Anhang« abgedruckt wurden. Der Ort der in den »Anhang« aufgenommenen Passagen ist im Text jeweils mit * markiert.

Die von Beele hinzugefügten »Kapitel« und Kapitelzählungen wurden nicht übernommen: Das Inhaltsverzeichnis gibt die Überschriften und die Markierungen (A, B … a, b …) der Gliederung wieder, die Weizsäcker den Textpassagen vorangestellt hat. Im Manuskript fehlende Überschriften wurden aus der Beele-Druckfassung übernommen und kursiv gesetzt.

Korrigierte Zusätze sind durch Kursivdruck und ⟨ ⟩ gekennzeichnet. Rechtschreibung und Interpunktion wurden behutsam heute gültigen Regeln angepaßt.

Der »Anhang« enthält neben der »Literatur« erläuternde »Anmerkungen« sowie ein »Personen«- und »Sachverzeichnis«. Die Literaturangaben wurden ergänzt; Ergänzungen sind mit * gekennzeichnet.

Mehrfach aufgeführte Werkausgaben sind als WW zitiert.

Literatur und Anmerkungen
Pathosophie
Göttingen: Vandenhoeck & Ruprecht (1956, ²1967)

Literatur

*Alexander F (1950)
Psychosomatic Medicine. New York: Norton; (1951, ³1977) Psychosomatische Medizin. Grundlagen und Anwendungsgebiete. Übers v P Kühne. Berlin, New York: de Gruyter

*Aristoteles (1959ff)
Werke in deutscher Übersetzung. Begr v E Grumach, hrsg v H Flashar. Darmstadt: Wissenschaftliche Buchgesellschaft

*Aristoteles (1959)
Über die Seele. Übers v W Theiler. WW 13

*Aristoteles (1967)
Physikvorlesung. Übers v H Wagner. WW 11

*Aristoteles (1984)
Kategorien. Übers u erl v K Oehler. WW 1, Tl 1

*Aristoteles (⁹1991)
Nikomachische Ethik. Übers u erl v F Dirlmeier. WW 6

*Aristoteles (1991)
Politik. Übers u erl v E Schütrumpf. WW 9

*Aristoteles (1960)
Metaphysik. Übers v F Bassenge. Berlin: Aufbau Verlag

*Augustinus A (²1981)
De civitate Dei libri XXII. Ex rec B Dombart, A Kalb. Stuttgart: Teubner

*Barrès, M (1933)
Mes cahiers. Edition Plou. Paris: La Palatine

*Baruk H (1945, ²1950)
Psychiatrie morale expérimentale, individuelle et sociale. Haines et reactions de culpabilité. Paris: Presses Universitaires de France

*Baruk H (1976)
Des hommes comme nous: mémoires d'un neuropsychiatre. Rec par J Laborde. Paris: Laffont

Bayle P (1697)
Dictionnaire historique et critique. Rotterdam: Leers; (1702) 2. éd, rev cor et augm par l'auteur. Rotterdam: Leers; (1741-44) Peter Baylens Historisches und

critisches Wörterbuch n d neuest Aufl v 1740 übers auch m e Vorr u versch Anm vers v Johann Christoph Gottscheden. Nebst dem Leben des Herrn Bayle von Herrn Desmaizeaux. Th 1-4. Leipzig: Breitkopf

de Beauvoir S (1946)
Tous les hommes sont mortels. Paris: Gallimard; (1949) Alle Menschen sind sterblich. Aus d Franz v E Rechel-Mertens. Stuttgart, Hamburg, Baden-Baden: Rowohlt

von Bergmann G (1932, ^{2}1936)
Funktionelle Pathologie. Eine klinische Sammlung von Ergebnissen und Anschauungen einer Arbeitsrichtung. Berlin: Springer

*Bernard C (1878/79)
Leçons sur les phénomènes de la vie communs aux animaux et aux végétaux. Paris: Baillière; (1966) Avec une préface de G Canguilhem. Paris: Vrin

Bilz R (1940)
Pars pro toto. Ein Beitrag zur Pathologie menschlicher Affekte und Organfunktionen. Leipzig: Thieme

Bleuler E (1911)
Dementia praecox oder Gruppe der Schizophrenien. In: Handbuch der Psychiatrie. Hrsg G Aschaffenburg, Spez Tl, 4. Abt 1. Hälfte, 1-420. Leipzig, Wien: Deuticke

Bleuler E (1914)
Die Ambivalenz. In: Festgabe zur Einweihung der Neubauten der Universität Zürich, 93-106. Zürich: Schulthess

Bleuler, E (1916, ^{6}1937)
Lehrbuch der Psychiatrie. Berlin: Springer

Bonhoeffer K (1910)
Die symptomatischen Psychosen im Gefolge von akuten Infektionen und inneren Erkrankungen. Leipzig, Wien: Deuticke

*Brouwer LEJ (1949)
Consciousness, Philosophy and Mathematics. Library of the Xth International Congress of Philosophy. (Amsterdam, August 11-18, 1948) Vol I, 1235-49. Amsterdam: North Holland Publishing Co

*Brugsch, Th (1930/31)
Lehrbuch der Inneren Medizin in 2 Bdn. Berlin, Wien: Urban & Schwarzenberg; (^{12}1947) umgearb Aufl, Bd 1; (^{12}1948) umgearb Aufl, Bd 2; (^{14} 1950) durch e Nachtr erw Aufl. Berlin: Urban & Schwarzenberg

*Cannon WB (1932, ^{2}1939)
The wisdom of the body. London: Kegan Paul, Trench, Trubner & Co

Carlyle, Th (1841)
On Heroes, Hero-Worship and the Heroic in History. Six Lectures. Reported

with emendations and additions. London: Fraser; (1904) Heroes, Hero-worship and the Heroic in History. London: Chapman and Hall; (1913) Helden und Heldenverehrung. Übers v E Wicklein. Jena: Diederichs

*Cassirer E (1910, ²1923)
Substanzbegriff und Funktionsbegriff. Untersuchungen über die Grundlagen der Erkenntniskritik. Berlin: Cassirer; (2000) Gesammelte Werke. Hamburger Ausgabe. Hrsg v B Recki, Bd 6. Darmstadt: Wissenschaftliche Buchgesellschaft

*Charcot JM (1892)
Poliklinische Vorträge. 1. Bd. Übers v S Freud. Leipzig, Wien: Deuticke

*Christian P, Haas R, von Weizsäcker V (1948)
Über ein Farbenphänomen. (Polyphäne Farben). Pflügers Arch ges Physiol 249, 655-701

*Darwin Ch (1859, ⁹1899)
On the origin of the species by means of natural selection, or the preservation of favoured races in the struggle for live. London: Murray; (1920) Über die Entstehung der Arten durch natürliche Zuchtwahl oder die Erhaltung der begünstigten Rassen im Kampfe um's Dasein. N d letzt engl Ausg übers u wiederh durchges v JV Carus. Hrsg v GH Müller. Reprogr Nachdr Stuttgart: Schweizerbarth; (1992) Reprogr Nachdr Darmstadt: Wissenschaftliche Buchgesellschaft

*Darwin Ch (1871)
The descent of man, and selection in relation to sex. London: Murray; (²1992) Die Abstammung des Menschen. Aus d Engl übers v JV Carus. Wiesbaden: Fourier

*Darwin Ch (1988)
Reise eines Naturforschers um die Welt. Hrsg v G Giertz, Nördlingen: Greno

Descartes R (1996)
Philosophische Schriften in einem Band. M e Einf v R Specht. Hamburg: Meiner

Descartes R (1637)
Discours de la méthode pour bien conduire sa raison, et chercher la vérité dans les sciences. (1996) Von der Methode des richtigen Vernunftgebrauchs und der wissenschaftlichen Forschung. In: Philosophische Schriften, in einem Bd. Hamburg: Meiner

*Descartes R (1644)
Principia philosophiae. Amsterdam: Elzevier; (1964) Philosophische Werke. Bd II, übers u hrsg v A Buchenau. Leipzig: Meiner

*Descartes R (1662)
De homine. (1664) Traité de l'homme. (1963) Le monde et le traité de l'homme. In: René Descartes œuvres philosophiques. Tom 1, Ed F Alquié. Paris: Garnier; (1969) Über den Menschen, sowie Beschreibung des menschlichen Körpers. N d erst franz Ausg v 1664, übers u m e hist Einl u Anm vers v KE Rothschuh. Heidelberg: Schneider

*Diels H (1903, ³1912)
Die Fragmente der Vorsokratiker. Griechisch u deutsch. Hrsg v W Kranz, 3 Bde. Berlin: Weidmann

*von Ehrenfels Chr (1890)
Über »Gestalt-Qualitäten«. Vjschr wiss Philos 14, 249-92

Ellenberger H (1951)
Der Tod aus pychischen Ursachen bei Naturvölkern (»Vodoo Death«). Psyche 5, 333-44

*Erasmus von Rotterdam (1524)
Vom freien Willen (De libero arbitrio). (1985) Verdeutscht v O Schumacher. Göttingen: Vandenhoeck & Ruprecht

*Freud S (1940ff)
Gesammelte Werke. Hrsg v A Freud (eds). Frankfurt/M: Fischer

*Freud S (1892/93)
Ein Fall von hypnotischer Heilung, nebst Bemerkungen über die Entstehung hysterischer Symptome durch den »Gegenwillen«. WW I

*Freud S (1895)
Studien über Hysterie. WW I

Freud S (1900)
Die Traumdeutung. WW II/III

Freud S (1904)
Zur Psychopathologie des Alltagslebens. WW IV

*Freud S (1905)
Drei Abhandlungen zur Sexualtheorie. WW V

*Freud S (1908)
Charakter und Analerotik. WW VII

*Freud S (1909)
Bemerkungen über einen Fall von Zwangsneurose. WW VII

*Freud S (1910) Eine Kindheitserinnerung des Leonardo da Vinci. WW VIII

*Freud S (1911a)
Formulierungen über die zwei Prinzipien des psychischen Geschehens. WW VIII

Freud S (1911b)
Psychoanalytische Bemerkungen über einen autobiographisch beschriebenen Fall von Paranoia. WW VIII

*Freud S (1913)
Die Disposition zur Zwangsneurose. WW VIII

Freud S (1915a)
Zeitgemäßes über Krieg und Tod. WW X

*Freud S (1915b)
Triebe und Triebschicksale. WW X

Freud S (1915c)
Das Unbewußte. WW X

Freud (1915d)
Einige Charaktertypen aus der psychoanalytischen Arbeit. WW X

*Freud S (1917)
Vorlesungen zur Einführung in die Psychoanalyse. WW XI

*Freud S (1919)
Das Unheimliche. WW XII

*Freud S (1920)
Jenseits des Lustprinzips. WW XII

*Freud S (1923)
Das Ich und das Es. WW XIII

Freud S (1924)
Der Realitätsverlust bei Neurose und Psychose. WW XIII

*Freud S (1930)
Das Unbehagen in der Kultur. WW XIV

*Freud S (1933)
Neue Folge der Vorlesungen zur Einführung in die Psychoanalyse. WW XV

Freud S (1937/1939)
Der Mann Moses und die monotheistische Religion. WW XV

*Friedrich II. König von Preussen (1914)
Die Briefe Friedrichs des Großen in deutscher Übersetzung. 2 Bde. Hrsg v M Hein. Berlin: Hobbing

*Frobenius L (1933)
Kulturgeschichte Afrikas. Zürich: Phaidon

*von Goethe JW (1948-1960)
Werke. Hamburger Ausgabe in 14 Bdn, hrsg v E Trunz. Hamburg: Wegner; (1973) München: Beck

*von Goethe JW (1948, [16]1996)
Gedichte und Epen. WW 1

von Goethe JW (1808, 1831)
Faust. In: WW 3

von Goethe JW (1819)
Westöstlicher Divan. In: WW 2

*Griesinger W (1845, [5]1892)
Die Pathologie und Therapie der psychischen Krankheiten für Ärzte und Studierende dargestellt. Stuttgart: Krabbe

*Grote LR, Meng H (1934)
Über interne und psychotherapeutische Behandlung der endogenen Magersucht. Schweiz med Wschr 64, 137-41

*Gundolf F (1916, [5]1918)
Goethe. Berlin: Bondi

*von Haller A (1732)
De partibus corporis humani sensibilibus et irritabilibus. Commentarii societatis regiae sientiarum Gottingensis, Tom II ad annum MDCCLIII. Gottingae: Vandenhoeck; (1922) Von den empfindlichen und reizbaren Teilen des menschlichen Körpers. Dtsch hrsg u eingel v K Sudhoff, Klassiker der Medizin Bd 27. Leipzig: Barth

Harvey W (1628)
Exercitatio anatomica de motu cordis et sanguinis in animalibus. Frankfurt/M: Fitzer; (1910) Die Bewegungen des Herzens und des Blutes. Übers u erl v R von Töply, Klassiker der Medizin Bd 1. Leipzig: Barth

*Hegel GWF (1927ff, [2]1957ff)
Sämtliche Werke. Jubiläumsausgabe in 20 Bdn. Hrsg v H Glockner. Stuttgart: Frommann

Hegel GWF (1812/1816)
Wissenschaft der Logik. 2 Bde. Nürnberg: Schrag; 1.Tl: Die objektive Logik. WW IV; 2. Tl: Die subjektive Logik oder die Lehre vom Begriff. WW V

Hegel GWF (1958)
Wer denkt abstrakt? WW 20, 445-50

*Heidegger M (1927)
Sein und Zeit. Jahrbuch für Philosophie und phänomenologische Forschung, Bd 8. Halle: Niemeyer; (1927) Halle: Niemeyer; ([15]1984) Tübingen: Niemeyer

Heidegger M (1950, [4]1963)
Nietzsches Wort Gott ist tot. In: Holzwege, 193-247. Frankfurt/M: Klostermann

*von Helmholtz H (1879)
Die Thatsachen in der Wahrnehmung. Rede, gehalten zur Stiftungsfeier der Friedrich-Wilhelms-Universität zu Berlin am 3. August 1878, überarb u m Zusätzen vers. Berlin: Hirschwald; (1959) Die Tatsachen in der Wahrnehmung. Zählen und Messen erkenntnistheoretisch betrachtet. Unveränd Nachdr d Ausg Berlin 1879 u Leipzig 1887. Darmstadt: Wissenschaftliche Buchgesellschaft

*von Helmholtz H ([4]1878)
Das Denken in der Medizin. Rede, gehalten zur Feier des Stiftungstages der Militärärztlichen Bildungs-Anstalten in Berlin 1877. In: Vorträge und Reden, Bd 2, 165-93. Braunschweig: Vieweg

*Hippokrates (1934)
Die hippokratischen Lehrsätze (Aphorismoi). Die Werke des Hippokrates: Die

hippokratische Schriftensammlung in neuer deutscher Uebersetzung. Hrsg v R Kapferer unt Mitw v G Sticker ua. Tl 14. Stuttgart: Hippokrates

*Hippokrates (1955)
Der Eid des Hippokrates. In: Fünf auserlesene Schriften. Eingel u neu übertr v W Capelle, 212f. Zürich: Artemis

*Janet P (1889)
Le automatisme psychologique. Paris: Alcan

*Jaspers K (1913, [9]1973)
Allgemeine Psychopathologie. Berlin, Heidelberg, New York: Springer

*Kant I (1956ff)
Werke in sechs Bänden. Hrsg v W Weischedel. Darmstadt: Wissenschaftliche Buchgesellschaft

*Kant I (1781, [2]1787)
Kritik der reinen Vernunft. WW II

*Kant I (1788)
Kritik der praktischen Vernunft. In: WW IV

von Krehl L (1898, [12]1923)
Pathologische Physiologie. Leipzig: Vogel; ([13]1930) Entstehung, Erkennung und Behandlung innerer Krankheiten. Bd 1: Die Entstehung innerer Krankheiten: Pathologische Physiologie. Leipzig, Berlin: Vogel

*von Kries J (1923)
Allgemeine Sinnesphysiologie. Leipzig: Vogel

*Kütemeyer W (1953)
Körpergeschehen und Psychose. Stuttgart: Enke

*Leibniz GW (1996)
Philosophische Werke. In 4 Bdn, in der Zusammenstellung v E Cassirer. Hamburg: Meiner

*Leibniz GW (1702)
Betrachtungen über die Lehre von einem einigen, allumfassenden Geiste. In WW I: Hauptschriften zur Grundlegung der Philosophie 1. Übers v A Buchenau, m Einl u Anm hrsg v E Cassirer

*Leibniz GW (1704)
Nouveaux essais sur l'entendement humain. Neue Abhandlungen über den menschlichen Verstand. In WW III: Übers u m Einl u Anm hrsg v E Cassirer

*Leibniz GW (1710)
Essais de Theodicée sur la bonté de Dieu, la liberté de l'homme et l'origine du mal. Versuche in der Theodicée über die Güte Gottes, die Freiheit des Menschen und den Ursprung des Übels. WW IV: Übers u m Anm vers v A Buchenau

*Lessing GE (1867, [3]1987)
Sämtliche Schriften. Hrsg v K Lachmann. Leipzig: Göschen

*Locke J (1689)
An Essay concerning Human Understanding. In four books. (1981) Versuch über den menschlichen Verstand, in vier Büchern. Hamburg: Meiner

*Lotze, H (1874)
System der Philosophie. Bd 1: Logik. Drei Bücher vom Denken, vom Untersuchen und vom Erkennen. Leipzig: Hirzel

*Luther M (1525)
Vom unfreien Willen (De servo arbitrio). In: ([6]1967) Martin Luther. Werke in Auswahl. Unt Mitw v A Leitzmann hrsg v O Clemen, Bd 2: Schriften von 1524 – 1528. Berlin: de Gruyter

Malinowski B (1930)
The sexual Life of Savages in North-Western Melanesia. An Ethnographic Account of Courtship, Marriage and Family Life among the Natives of the Trobriand Islands, British New Guinea. London: Routledge & Kegan Paul; (1979) Das Geschlechtsleben der Wilden in Nordwest-Melanesien. Liebe, Ehe und Familienleben bei den Eingeborenen der Trobriandinseln, Britisch-Neu-Guinea. Schriften in vier Bänden, hrsg F Krämer, Bd 2. Frankfurt/M: Syndikat

*Malthus ThR (1798, [7]1872)
An essay on the principles of population, as it effects the future improvement of society. London: Johnson; ([2]1900) Versuch über das Bevölkerungsgesetz oder eine Betrachtung über seine Folgen für das menschliche Glück in der Vergangenheit und Gegenwart mit einer Untersuchung unserer Aussichten auf künftige Beseitigung oder Milderung der aus ihm entspringenden Übel. N d siebten Ausg d engl Orig übers v F Stöpel. Berlin: Prager

*Molière JB (1967)
Werke. Darmstadt: Wissenschaftliche Buchgesellschaft

*Newton I (1687)
Philosophiae naturalis principia mathematica. London; (1963) Prinzipien der Naturlehre. M Bemerk u Erl hrsg v JPh Wolfers (unveränd Nachdr d Ausg Berlin 1872). Darmstadt: Wissenschaftliche Buchgesellschaft

*Nietzsche F (1954/56)
Werke in drei Bänden. Hrsg v K Schlechta. München: Hanser

*Novalis (1798/99)
Allgemeines Brouillon. In: ([2]1981) Novalis Werke. Hrsg u komm v G Schulz. München: Beck

*Pascal B (1670)
Pensées de M. Pascal sur la religion et sur quelques autres sujets qui ont esté trouvées après sa mort parmy ses papiers. Paris; (1904, [4]1948) Pensées. Ed L Brunschwicg. Paris: Garnier; ([6]1963) Über die Religion und über einige andere Gegen-

stände (Pensées). Hrsg u übers v E Wasmuth. Heidelberg: Schneider; ([8]1978) Werke. Bd 1. Neudruck d 5. Vollst neu bearb u textl erw Aufl Heidelberg: Schneider

*Platon (1957ff)
Sämtliche Werke in 6 Bänden. N d Übers v F Schleiermacher m d Stephanus-Numerierung. Hrsg v WF Otto, E Grassi, G Plamböck. Hamburg: Rowohlt

*Ramón y Cajal S (1906)
Studien über die Hirnrinde des Menschen. H 5: Vergleichende Strukturbeschreibung und Histogenesis der Hirnrinde. Anatomisch-physiologische Betrachtungen über das Gehirn. Struktur der Nervenzellen des Gehirns. Übers v J Bresler. Leipzig: Barth

*von Reichenbach C (1854/55)
Der sensitive Mensch und sein Verhalten zum Ode. Stuttgart: Cotta

*Rilke RM (1987)
Sämtliche Werke. Hrsg v Rilke-Archiv in Verb m R Sieber-Rilke bes durch E Zinn. Frankfurt/M: Insel

*Rohde E (1893, [2]1897, [5]1910)
Psyche, Seelencult und Unsterblichkeitsglaube der Griechen. Tübingen: Mohr

Rössle R (1923)
Über die Entzündung. Verh dtsch Ges Path 19/20, 18- 69, Berlin. Springer

Sartre JP (1939)
La Nausée. Paris: Gallimard; (1949) Der Ekel. Stuttgart: Rowohlt

Sartre JP (1943)
L'être et le néant. Essai d'ontologie phénomenologique. Paris: Gallimard; (1962) Das Sein und das Nichts. Versuch einer phänomenologischen Ontologie. Übers v J Streller, KA Ott, A Wagner. Hamburg: Rowohlt (Erste vollst dtsch Ausg); (1993) Hrsg v T König, dtsch v H Schöneberg u T König. JP Sartre. Gesammelte Werke in Einzelausgaben. In Zusammenarbeit m d Autor u A Kaim-Sartre hrsg v T König, Philosophische Schriften Bd 3. Reinbek b Hamburg: Rowohlt Taschenbuch Verlag

Sartre JP (1947)
Les jeux sont faits. Paris: Nagel; (1952) Das Spiel ist aus. Übers v A Dürr. Reinbek b Hamburg: Rowohlt Taschenbuch Verlag

*Scheler M (1923)
Wesen und Formen der Sympathie. Bonn: Cohen

Schelling FWJ (1927/1956-1960)
Schellings Werke. Nach der Originalausgabe in neuer Anordnung hrsg v M Schröter. 6 Hauptbde u 6 Ergbde. München: Beck & Oldenbourg

Schiller F (1958f)
Sämtliche Werke. In 5 Bdn. Hrsg v G Fricke u HG Göpfert in Verb m H Stubenrauch. München: Hanser.

Schiller F (1958)
Gedichte. WW I

Schiller F (1787-1789)
Der Geisterseher. Aus den Papieren des Grafen**. WW V, 48–182

*Schiller F (1795)
Über die ästhetische Erziehung des Menschen in einer Reihe von Briefen. WW V, 570-669

*Schilling F (1949)
Selbstbeobachtungen im Hungerzustand. Beiträge aus der Allgemeinen Medizin, 6. H. Stuttgart: Enke

*Schopenhauer A (1819)
Die Welt als Wille und Vorstellung. Leipzig: Brockhaus; (³1859) bearb u beträchtl verm Aufl; (²1968) Arthur Schopenhauer. Sämtliche Werke. Hrsg v W Freiherr von Löhneysen, Bd 1 u 2. Darmstadt: Wissenschaftliche Buchgesellschaft

*Schultz-Hencke H (²1947, ⁶1989)
Der gehemmte Mensch. Entwurf eines Lehrbuchs der Neo-Psychoanalyse. Stuttgart: Thieme

*Schultz-Hencke H (1951, ²1970, ⁵1988)
Lehrbuch der analytischen Psychotherapie. Stuttgart: Thieme

Seidel A (1927)
Bewußtsein als Verhängnis. Aus dem Nachlasse hrsg v H Prinzhorn. Bonn: Cohen

Sherrington CS (1906)
The Integrative Action of the Nervous System. New Haven: Yale University Press; (²1947) Entirely reset with a new foreword by the author and a bibliography of his writings. Cambridge: University Press

*Sturm A (1938)
Grundbegriffe der Inneren Medizin. Jena: Fischer; (¹³1987) Stuttgart: Fischer

*Vaihinger H (1911)
Die Philosophie des Als Ob. System der theoretischen, praktischen und religiösen Fiktionen der Menschheit auf Grund eines idealistischen Positivismus. Mit einem Anhang über Kant und Nietzsche. Berlin: Reuther & Reichhard; (¹⁰1927) Leipzig: Meiner; (1986) Neudr d 9./10. Aufl Leipzig 1927. Meiner: Hamburg

*Vischer FTh (1879)
Auch Einer. Eine Reisebekanntschaft. 2 Bde. Stuttgart, Leipzig: Deutsche Verlags-Anstalt; (1987) Frankfurt/M: Insel

von Weizsäcker V (1911)
Neovitalismus. Logos 2, 113-24 (Bd 2)

von Weizsäcker V (1921)
Über Willkürbewegungen und Reflexe bei Erkrankungen des Zentralnervensy-

stems. (Elektromyographische Untersuchungen). Dtsch Z Nervenheilk 70, 115-30

von Weizsäcker V (1922)
Neuere Forschungen und Anschauungen über Reflexe und ihre physiologische Bedeutung. Klinische Wochenschrift 1, 2217-20 (Bd 3)

von Weizsäcker V (1923)
Das Antilogische. Psychologische Forschung 3, 295-318 (Bd 2)

von Weizsäcker V (1926)
Seelenbehandlung und Seelenführung. Nach ihren biologischen und metaphysischen Grundlagen betrachtet. Studien des apologetischen Seminars H 16, Gütersloh: Bertelsmann; (1955, [6]1970) Menschenführung. Nach ihren biologischen und metaphysischen Grundlagen betrachtet. Göttingen: Vandenhoeck & Ruprecht (Bd 5)

von Weizsäcker V (1926)
Der Arzt und der Kranke. Die Kreatur 1, 69-86; in: (1941) Arzt und Kranker. 62-88 (Bd 5)

von Weizsäcker V (1927)
Über medizinische Anthropologie. Philosophischer Anzeiger 2, 236-54; in: (1941) Arzt und Kranker, 35-61. Leipzig: Koehler & Amelang (Bd 5)

von Weizsäcker V (1928)
Krankengeschichte. Die Kreatur 2, 455-73; in: (1941) Arzt und Kranker, 120-48 (Bd 5)

von Weizsäcker V (1929)
Fortschritte der Physiologie und Pathologie des Herzens. In: Pathologie und Therapie der Zirkulationsstörungen. VI. Fortbildungslehrgang in Bad Nauheim, 18.-20.9.1929, Leipzig: Thieme, 24-32 (Bd 2)

von Weizsäcker V (1933)
Der Gestaltkreis, dargestellt als psychophysiologische Analyse des optischen Drehversuches. Pflügers Arch ges Physiol 231, 630-61 (Bd 4)

von Weizsäcker V (1933)
Körpergeschehen und Neurose. Analytische Studie über somatische Symptombildungen. Int Z Psychoanal 19, 16-116; (1947) Stuttgart: Klett (Bd 6)

von Weizsäcker V (1934, [2]1935)
Ärztliche Fragen. Vorlesungen über Allgemeine Therapie. Leipzig: Thieme (Bd 5)

von Weizsäcker V (1935)
Studien zur Pathogenese. Schriftenreihe zur Dtsch med Wschr H 2, Leipzig: Thieme; ([2]1946) Wiesbaden: Thieme (Bd 6)

von Weizsäcker V (1939)
Geleitwort zur nachstehenden Abhandlung von Ernst Marx. In: Marx E: Die Entwicklung der Reflexlehre seit Albrecht von Haller bis zur 2. Hälfte des 19.

Jahrhunderts. Sitzungsber Heidelberger Akad Wissensch: Mathem-naturw Kl, Jhrg 1938, 10. Abh, 3-8, Heidelberg: Weiß'sche Universitätsbuchhandlung (Bd 4)

von Weizsäcker V (1940)
Der Gestaltkreis. Theorie der Einheit von Wahrnehmen und Bewegen. Leipzig: Thieme; ([4]1950, 1986) Stuttgart: Thieme (Bd 4)

von Weizsäcker V (1941)
Arzt und Kranker. Leipzig: Koehler und Amelang

von Weizsäcker V (1941, [2]1943)
Klinische Vorstellungen. Stuttgart: Hippokrates (Bd 3)

von Weizsäcker V (1942)
Gestalt und Zeit. Die Gestalt, H 7. Halle: Niemeyer (Bd 4)

Von Weizsäcker V (1946)
Der Begriff des Lebens. Über das Erforschliche und das Unerforschliche. Die Wandlung 1, 132-43; in: (1950) Diesseits und Jenseits der Medizin, 83-96 (Bd 7)

von Weizsäcker V (1946)
Anonyma. Sammlung »Überlieferung und Auftrag«, Reihe Schriften, H 4. Bern: Francke (Bd 7)

von Weizsäcker V (1947)
Von den seelischen Ursachen der Krankheit. In: Siebeck R, von Weizsäcker V: Die Medizin in der Verantwortung. Zwei Vorträge. Schriftenreihe der Evangelischen Akademie, Reihe V, H 2, 27-44, Tübingen: Furche; in: (1950) Diesseits und Jenseits der Medizin, 115-35 (Bd 6)

von Weizsäcker V (1947)
Die Medizin im Streit der Fakultäten. In: Vom neuen Geist der Universität. Hrsg KH Bauer, Schriften der Universität Heidelberg, Bd 2, 158-170; Berlin, Heidelberg: Springer; in: (1950) Diesseits und Jenseits der Medizin, 97-114 (Bd 7)

von Weizsäcker V (1947, [2]1951)
Fälle und Probleme. Anthropologische Vorlesungen in der medizinischen Klinik. Beiträge aus der Allgemeinen Medizin, H 3. Stuttgart: Enke (Bd 9)

von Weizsäcker V (1947)
Der Begriff der Allgemeinen Medizin. Beiträge aus der Allgemeinen Medizin, H 1. Stuttgart: Enke (Bd 7)

von Weizsäcker V (1947)
»Euthanasie« und Menschenversuche. Psyche 1, 68-102 (Bd 7)

von Weizsäcker V (1947, 1948)
Klinische Vorstellungen. Psyche 1, 258-93, 560-81 (Bd 9)

von Weizsäcker V (1948)
Zum Begriffe der Arbeit. Eine Habeas Corpus-Akte der Medizin? In: Synopsis. Alfred Weber, 30.7.1868 – 30.7.1948. Hrsg E Salin, Heidelberg: Schneider, 707-61 (Bd 8)

von Weizsäcker V (1948)
Grundfragen medizinischer Anthropologie. Studiengemeinschaft der Evangelischen Akademie: Forschungen und Studien Bd 6, Tübingen: Furche; in: (1950) Diesseits und Jenseits der Medizin, 136-66 (Bd 6)

von Weizsäcker V (1948)
Der Begriff sittlicher Wissenschaft. Forum Academicum, Frankfurt/M: Schulte-Bulmke; in: (1950) Diesseits und Jenseits der Medizin, 167-91 (Bd 7)

von Weizsäcker V (1948)
Geleitwort zu E von Gadow, Irrenpflege. I Schilling, Selbstbeobachtungen im Hungerzustand. Beiträge aus der Allgemeinen Medizin, H 6. Stuttgart: Enke (Bd 6)

von Weizsäcker V (1949, [2]1951)
Begegnungen und Entscheidungen. Stuttgart: Koehler (Bd 1)

von Weizsäcker V (1949)
Der Widerstand bei der Behandlung von Organkranken. Mit Bemerkungen über Werke von Jean-Paul Sartre. Psyche 2, 481-98 (Bd 6)

von Weizsäcker V (1949)
Psychosomatische Medizin. Verh Dtsch Ges Inn Med 55, 13-24, Psyche 3, 331-41 (Bd 6)

von Weizsäcker V (1950)
Zwei Arten des Widerstandes. Psyche 4, 1-16 (Bd 6)

von Weizsäcker V (1950)
Diesseits und Jenseits der Medizin. Arzt und Kranker / Neue Folge. Stuttgart: Koehler

von Weizsäcker V (1950)
Erinnerung an Alexander von Humboldt. In: Schicksalswege deutscher Vergangenheit. Beiträge zur geschichtlichen Deutung der letzten 150 Jahre. Festschrift für Siegfried A. Kaehler. Hrsg W Hubatsch, Düsseldorf: Droste, 117-122; in: (1950) Diesseits und Jenseits der Medizin, 278-84 (Bd 1)

von Weizsäcker V (1950)
Das Antilogische. In: Diesseits und Jenseits der Medizin, 74-82 (Bd 7)

Von Weizsäcker V (1950)
Über F.W.J. Schelling. In: Diesseits und Jenseits der Medizin, 285-94 (Bd 1)

von Weizsäcker V (1951)
Medizin und Logik. Dialectica 5, 25-58 (Bd 7)

von Weizsäcker V (1951)
Das Mißliche am Schmerz. Deutsche Zeitung und Wirtschaftszeitung (Stuttgart) 20.1.1951, 4 (Bd 6)

von Weizsäcker V (1951)
Der kranke Mensch. Eine Einführung in die Medizinische Anthropologie. Stuttgart: Koehler (Bd 9)

Von Weizsäcker, V (1954, [6]1963)
Am Anfang schuf Gott Himmel und Erde. Grundfragen der Naturphilosophie. Göttingen: Vandenhoeck & Ruprecht (Bd 2)

von Weizsäcker V (1954)
Natur und Geist. Erinnerungen eines Arztes. Göttingen: Vandenhoeck & Ruprecht (Bd 1)

*Wolf HJ (1942)
Einführung in die Innere Medizin. Leipzig: Thieme; ([9]1967) Stuttgart: Thieme

11 *quaestio juris ... quaestio facti*
A 84ff, B 116ff in: Kant I (1781, [2]1787) Kritik der reinen Vernunft. WW II.

13 *in der wir zu leben haben*
Danach folgen zwei Abschnitte, die durchgestrichen sind:
Wenn aber der Streit ein Problem ist, dann darum, weil Unfriede mit Friede im Streit liegt. Das Streiten-an-sich wäre ungefähr wie die Sünde nur eine negative Bestimmung, eigentlich etwas wie Abwesenheit Gottes oder so. Das logische Betroffensein dieser Frage fesselt durch die Betroffenheit der Leidenschaft von der Logik. Die Logik gräbt wie eine Schaufel die Leidenschaft aus, die Leidenschaft führt leidenschaftlich in die Logik hinein. Die Analyse als solche hilft hier klären durch trennen; zur Synthese verwendet schafft sie unaufrichtig, »mystisch« etwas von Einheit und Harmonie vorspiegelnd, was durch Synthesis gar nicht entsteht, sondern, wie die Virtú des Quattrocento ist, Gnade ist.
Das Problem des Streits versetzt also sowohl in die aktuelle Gegenwart wie in die Kontinuität der Überlieferung und eignet sich so zur Einleitung. Dann folgt ein Hinweis über die Art der Darstellung und damit die Einteilung und die Systemfrage. Den Hauptteil muss das Darstellen selbst: Anatomie, Physiologie u.s.w. ausmachen.

15 *Gesunde Zeiten sind Fortsetzung dieses Krieges mit anderen Mitteln*
Anspielung auf den Satz von Carl von Clausewitz (1780-1831): »Der Krieg ist eine blosse Fortsetzung der Politik mit anderen Mitteln«. In: (1832) Vom Kriege. (1980) Berlin: Ullstein, S 34.

16 *Ansturm der Fakultäten*
Anspielung auf: Kant I (1798) Der Streit der Fakultäten. In: WW VI.
Vgl auch: von Weizsäcker V (1947) Die Medizin im Streit der Fakultäten. (Bd 7).

17 *alle Gedanken nur verhinderte Handlungen*
Freud (1911) sagt (WW VIII, S 233), das Denken ist ein Probehandeln. Analog sagt Weizsäcker S 121 in: (1950) Diesseits und Jenseits der Medizin (Bd 6, S 404), Gedanken sind Taten, die man nicht tut.

»Empfindsamkeit«
Nach der Übersetzung »empfindsam« für »sentimental« in Laurence Sternes »Sentimental Journey ...« geprägte und eingeführte Bezeichnung für die gefühlsbetonten Strömungen zwischen 1730 und 1800.
Sterne L (1786) A Sentimental Journey through France and Italy, by Mr. Yorick; (1963) Eine empfindsame Reise durch Frankreich und Italien, unter Zugrundelegung der Übertragung von JJ Bode (1786) übers v S Schmitz. München: Winkler.

18 *Schmerz ... fast eine Art von Urphänomen*
Weizsäcker rückt auch an anderer Stelle die medizinische Anthropologie (»nämlich kranker Mensch, der eine Not hat, der Hilfe bedarf und dafür den Arzt ruft«)

in die Nähe des Goethischen Grundbegriffes *Urphänomen*. S 73 in: (1926) Der Arzt und der Kranke. (Bd 5, S 13). von Goethe JW: Maximen und Reflexionen. WW 12, S 366f (vgl S 710, Anm 15-20).

20 *Je suis athée, mais naturellement je suis catholique*
Folgende Stellen von Maurice Barrès (1862-1923) aus »Mes Cahiers« (1933) geben das Zitat sinngemäss wieder:
Suis-je croyant? Suis-je athée? Voilà de bien grands problèmes que j'ai mal médités, que je n'ai pas jugés, tranchés mais j'ai un mouvement de vénération et si j'avais une crise religieuse, ce qu'on appelle un mouvement de la Grâce, je voudrais qu'il fût catholique. (M.C. 5, p.44).
Ma religion. – Sur le mot catholique-athée. – Toutes les hypothèses sur l'origine des choses sont également absurdes. *Ignoramus et ignorabimus*. Cependant sur un point de notre planète, en France, le catholicisme a présidé à notre formation. Je respire seulement dans cette atmosphère catholique. (M.C. 14, p.294).

simplex sigillum veri
Das Einfache ist das Siegel des Wahren.

25 *Unbefangen gegen Überraschung und … gegen zu Erwartendes*
Zum »biologischen Kern der Begriffe Erwartung und Überraschung« s S 138ff in: von Weizsäcker V (1940) Der Gestaltkreis. (Bd 4, S 261 ff).

eine Erkenntnistheorie fand sich willig
Gemeint ist die Philosophie des Neukantianismus, die sich wesentlich als Erkenntnistheorie verhalte, die den Inhalt der Naturwissenschaft nicht antaste, vielmehr nur ihre Form anerkennen und feststellen wolle, unter welchen logischen Voraussetzungen sie zustande komme. Damit begebe sie sich »des Rechtes, die Wissenschaft zu sein, des Rechtes, die Welt als Ganzes selbst und mit eigenen Mitteln anzuschauen«. S 7 in: von Weizsäcker V ([6]1963) Am Anfang schuf Gott Himmel und Erde. Grundfragen der Naturphilosophie. (Bd 2, S 267).

26 *Kragenknöpfchen*
»Zuerst springen an drei Hemden die Knöpfchen ab, da ich sie anziehen will«. Das tückische Objekt jedoch, das sich unter dem Leuchterfuß versteckt hatte, war ein Schlüssel. S 24 in: Vischer Th (1987) Auch Einer.

Tierquälerei
S 37ff in: Vischer Th (1987) Auch Einer.

als er … Vischer nicht unerwähnt liess
s Fussnote auf S 155 im Zusammenhang mit dem Verlegen von Dingen: Freud S (1904) Zur Psychopathologie des Alltagslebens: »Für vielerlei Zufälligkeiten, die man seit Th. *Vischer* der ›Tücke des Objekts‹ zuschreibt, möchte ich ähnliche Erklärungen vorschlagen«.

27 *»grade hier« und »grade jetzt«*
Die Frage nach der Symptomwahl und des zeitlichen Zusammentreffens von Krankheiten und Lebenskrisen wird öfter unter diesen Stichworten thematisiert, so z.B. in einem Fall von Gastritis und Ikterus, in dessen Epikrise Weizsäcker

sagt: »Wir werden also nicht so leicht loskommen von der Erkenntnis, die Krankheitsentstehung organischer Leiden sei doch tief verbunden mit seelischen Ereignissen. Aber wir werden auch darüber allmählich uns klar: Welche besondere Art seelischer Vorgänge so wirksam ist, diese Frage ist noch ebenso verborgen wie die umgekehrte, welche besondere Bedeutung jedes Organ, etwa Herz, Gehirn, Leber für die Bewegung des seelischen Ganzen besitze«. S 23 ff in: ([2]1951) Fälle und Probleme. (Bd 9, S 45 ff). S auch S 21 ff u 234 ff in: (1951) Der kranke Mensch. (Bd 9, S 326 ff und 519 ff), wie auch S 90 in diesem Band. Weitere diesbezügliche Stellen im Stichwortverzeichnis von Bd 9 unter »Krankheit(en)«.

in effigie
Im Bilde, i e hängen oder verbrennen, im Sinne der Vollstreckung der Strafe am Bild des entflohenen Verbrechers.

30 *Wahn der Materie*
Unter der Überschrift steht im Manuskript durchgestrichen:
»Ich habe wahnsinnige Schmerzen«. Wer oder was ist hier eigentlich wahnsinnig?

31 *vom göttlichen Wahnsinn*
s Phaidros 244a-245c in: Platon WW IV.

32 *transzendentale Affinität*
A 122 ff in Kant I (1781) Kritik der reinen Vernunft. WW II. – Vgl dazu S 120 ff in: von Weizsäcker V (1911) Neovitalismus. (Bd 2, S 218 ff u Anm).

regulativer Gebrauch der Vernunftideen
A 642 ff, B 670 ff in: Kant I (1781, [2]1787) Kritik der reinen Vernunft. WW II.

33 *»psychologisches Analogon«*
In allen von E Bleuler verfassten und redigierten Auflagen – zuletzt [6]1937, S 50 – steht: »physiologisches Analogon«: »Die Wahnideen haben somit ihr physiologisches Analogon nicht im Irrtum, sondern im Glauben ...«

35 *Platons Mut*
Zu Platons Kritik an der Kunst s vor allem das 10. Buch der Politeia, insbesondere 605c – 608b in: Platon. WW III.

Anfall von labyrinthärem Drehschwindel
Ein vom Labyrinth (den der Erhaltung des Gleichgewichts dienenden Bogengängen im Innenohr) ausgehender Anfall von Drehschwindel, den man in Begleitung von Übelkeit, Schweißausbruch und Hörminderung als Menièreschen Anfall bezeichnet. Bei wiederholten Anfällen, ständigen Ohrgeräuschen und zunehmender Schwerhörigkeit spricht man von der Menièreschen Krankheit.
V von Weizsäcker hat »einmal einen Anfall von Menièreschem Schwindel selbst gehabt«, wie er im Abschnitt »Schwindel« erwähnt (in diesem Band S 335). Im Zusammenhang mit der Erörterung der von JP Sartre in »La Nausée« beschriebenen Zustände erwähnt er, daß er »selbst zwei Menièreanfälle gehabt« habe. In: von Weizsäcker V (1949) Der Widerstand bei der Behandlung von Organkranken. Mit Bemerkungen über Werke von Jean-Paul Sartre. (Bd 6, S 438 u Anm).

auch keine »existentielle« Frage
s dazu als den von Weizsäcker herangezogenen konkreten Fall der »Entstehung von Begriffen aus dem Zustande eines Menschen« (S 433) die aus Sartres »La Nausée« abgeleitete »Entstehung des Existenzbegriffes aus einer kleinen Psychose, die aus einem Ekel hervorgeht«. S 489 in: von Weizsäcker V (1949) Der Widerstand bei der Behandlung von Organkranken. Mit Bemerkungen über Werke von Jean-Paul Sartre. (Bd 6, S 437).

36 *frühere Arbeiten*
s besonders die die Gestaltkreislehre experimentell fundierenden Untersuchungen von Paul Vogel, auf die in den beiden Publikationen V von Weizsäckers zum Gestaltkreis (1933 und 1940) Bezug genommen wird (Bd 4): Vogel P (1931) Über die Bedingungen des optokinetischen Schwindels. Pflügers Arch ges Physiol 228, 510-30. – Vogel P (1931) Über optokinetische Reaktionsbewegungen. Pflügers Arch ges Physiol 228, 631-43. – Vogel P (1932) Beiträge zur Physiologie des vestibulären Systems beim Menschen. Pflügers Arch ges Physiol 230, 516-32. – Vogel P (1933) Studien über den Schwindel. Sitzungsber Heidelberger Akad Wiss Math-naturw Kl, Jhrg 1933, 5. Abh. Berlin und Leipzig: de Gruyter.

37 *»Verführung der Jugend«*
Anspielung auf die Anklage gegen Sokrates in dem Prozess wegen Gotteslästerung, er »frevle, indem er die Jugend verderbe und die Götter, welche der Staat annimmt, nicht annehme, sondern Anderes, Neues, Daimonisches«. Plato: Des Sokrates Verteidigung. WW 1, 23e-24d.

Vitalismus der Biologie
Weizsäcker bezeichnet andern Orts (Bd 2, S 222 u Bd 4, S 67) den Vitalismus als »ignava ratio«, die faule Vernunft der biologischen Wissenschaft.

38 *psychomotorische Ganglienzelle (Cajal)*
Weizsäcker führt den Begriff auf Ramón y Cajal zurück. Die Begriffe »psychische Zelle« bzw. »psychisches Neuron«: S 1 f, 39f, 80 in: Ramón y Cajal S (1906) Studien über die Hirnrinde des Menschen.

nervöser Empfinder (von Kries)
S 3, 88f in: von Kries J (1923).

Unterscheidung von Erklären und Verstehen
Zur Unterscheidung von verstehender und erklärender Psychologie vgl 2. u 3. Teil von Jaspers K ([9]1973). Zur Wirkungsgeschichte der Unterscheidung von verstehender und erklärender Psychologie in der Psychiatrie s dort auch die Anm 1 auf S 250f.
Vgl auch den Kommentar zur Unterscheidung von Verstehen und Erklären S 3f in: von Weizsäcker V (1948) Geleitwort zu E von Gadow, Irrenpflege. I Schilling, Selbstbeobachtungen im Hungerzustand. (Bd 6, S 421).
S ebenso S 249ff: »Erkenntnistheoretischer Exkurs über Erklären, Verstehen und Begreifen« in: (1951) Der kranke Mensch. (Bd 9, S 531ff).

39 *Kant … Descartes … Parmenides*
Zu Kants »Amphibolie der Reflexionsbegriffe« s A 260 ff, B 316 ff in: Kant I (1781, [2]1787) Kritik der reinen Vernunft. WW II. – Amphibolie nennt Kant die »Verwechslung der reinen Verstandesobjekte mit der Erscheinung« (A 270, B 326), zB hinsichtlich »Materie« des Urteils (Urteile die »Materie« der Schlüsse) und Materie in physischer, d h empirischer Bedeutung, als Gegenstand der Erfahrung.
Kants Polemik gegen das Cogito ergo sum in den Paralogismen der reinen Vernunft ist Kritik an der rationalen Psychologie (A 341 ff, B 399), insbesondere B 422 Anm.
Zu Descartes: s (1641) Meditationes de prima philosophia. Insbesondere Meditatio II: »Über die Natur des menschlichen Geistes …«.
Zu Parmenides s Fr 5 in ([3]1912) Die Fragmente der Vorsokratiker. Bd I hrsg von H Diels.

Paralogismen der reinen Vernunft
Transzendentale Dialektik. 2. Buch: »Von den dialektischen Schlüssen der reinen Vernunft«, 1. Hauptstück »Von den Paralogismen der reinen Vernunft«, A 362 ff, B 341 ff in: Kant I (1781, [2]1787) Kritik der reinen Vernunft. WW II.

41 *vis a tergo*
Eine vom Rücken her wirkende Kraft.

41/42 *die Ratio … die Passionen selbst verspeist hat*
Vielleicht Anspielung auf den Kronos-Mythos der griechischen Sage. Kronos, der seine Schwester Rhea geheiratet hatte, sprachen die Titanen die Oberherrschaft über die Erde zu. Doch wurde ihm von Mutter Erde und von seinem sterbenden Vater Uranus vorausgesagt, daß ihn einer seiner Söhne entthronen würde. Daher verschlang er alljährlich die Kinder, die Rhea ihm gebar.

42 *You can't have your cake and eat it*
Eine nach dem »Oxford Dictionary of Proverbs« in England geläufige pädagogische Figur für die Schulweisheit des gegenseitigen Ausschlusses von Bewahren und Verbrauchen: »Du kannst nicht (zugleich) Deinen Kuchen behalten und essen«.

43 *Phoronomie*
Phoronomie definiert Bewegung als Grösse, dh mathematisch; sie ist reine Größenlehre der Bewegung im Unterschied zur dynamischen und mechanischen Definition der Bewegung, dh der physischen Bewegungslehre (Newtons Gravitationsgesetz und die drei Gesetze der Mechanik). Vgl hierzu I Kant: (1786) Metaphysische Anfangsgründe der Naturwissenschaft. WW V.

Krankheiten leidenschaftliche Bewegungen
»Krankheiten entstehen nicht nach Art irgendeines Zufalls, sondern aus einer leidenschaftlichen Lebensbewegung. Ein Begreifen ihres Werdens hängt davon ab, ob man dieser Bewegung der Leidenschaften zu folgen vermag.«
S 11 in: von Weizsäcker V (1935) Studien zur Pathogenese. (Band 6, S 259).

Morbus sacer

Heilige Krankheit. Ἱερός und sacer gehören zu den Urworten, die einen Doppelsinn enthalten (vgl Freud 1910), der ebenso heilig wie verflucht oder beides in Einem bedeuten konnte. Die früheste, Hippokrates (460-370 v Chr) zugeschriebene Monographie über Epilepsie spricht daher von der sogenannten heiligen Krankheit. Sie ist eine von einem Arzt zur Aufklärung von Laien verfaßte Schrift, in der die Ansicht von einem göttlichen Ursprung als Aberglauben gebrandmarkt wird (O Temkin, 1945).
S 219 in: Freud S (1910) Über den Gegensinn der Urworte. WW VIII.
S 4 in: Temkin O (1945, ²1971) The Falling Sickness. A History of Epilepsy from the Greeks to the Beginning of Modern Neurology. Baltimore and London: The Johns Hopkins University Press.

Coitus mit ihm verglichen

»The epileptic attack was compared to the sexual act, and both Hippocrates and Democritus were credited with the saying that ›coitus is a slight epileptic attack‹.«
S 32 in: Temkin O (1945, ²1971) aaO.

»attitudes passionelles«

Charcot, bemüht um eine sorgfältige Unterscheidung von epileptischen und hysterischen Anfällen, beschrieb bei grossen hysterischen Anfällen 4 Phasen: 1. die epileptische Phase, 2. die Phase der grossen Bewegungen (Clownismen), 3. die der Halluzinationen mit den leidenschaftlichen Gebärden und Stellungen (der »attitudes passionelles«) und 4. des abschliessenden Deliriums. »Aus der Verkürzung und Verlängerung, dem Ausfall und der Isolierung lässt Charcot alle jene Formen des hysterischen Anfalls hervorgehen, die man tatsächlich häufiger als die vollständige grande attaque beobachtet«. Freud und Breuers »Erklärungsversuch knüpft an die dritte Phase, die der attitudes passionelles an. Wo diesselbe ausgeprägt ist, liegt in ihr die halluzinatorische Reproduktion einer Erinnerung bloss, welche für den Ausbruch der Hysterie bedeutsam war, ...«. S 93 in: Freud S (1895) Studien zur Hysterie. WW I.
s auch S 106 u Anm S 107 in: Charcot JM (1892) Poliklinische Vorträge.
s auch: Abb 81-83 u Übersichtstafel des »gesamten und regelmässigen grossen hysterischen Anfalls« mit typischen und »variierten« Stellungen, S 152 f in: Charcot JM, Richer P (1988) Die Besessenen in der Kunst. Hrsg v M Schneider, übers W Hendrichs. Göttingen: Steidl.

44 *Existenzphilosophie.*

Es geht dann im Absatz fort:
Soviel ich sie beurteilen kann, ist sie ein Abkömmling der transzendental-philosophischen und der ontologischen, hat also gewissermassen ein Elternpaar. Statt der anschaulichen und sinnlichen Erfahrung wird deren Möglichkeit, genauer: die Bedingung ihrer Möglichkeit untersucht, aber das zu erfahrende Objekt ist nicht (wie für Kant) die Natur, sondern die menschliche Existenz, das Dasein, nicht das Sein des Daseins.–

45 *philosophischen Gottesbeweisen*

Vgl hierzu § 85 »Von der Physikotheologie«, § 87 »Von dem moralischen Beweise des Daseins Gottes« und die »Allgemeine Anmerkung zur Teleologie« der Kritik der Urteilskraft (1790) in: Kant I, WW V.

46 *Kant gegen den ontologischen Gottesbeweis*

»Von der Unmöglichkeit eines ontologischen Beweises vom Dasein Gottes.« (A 592, B 620 ff) in: Kant I (1781, ^{2}1787) Kritik der reinen Vernunft. WW II, S 529 ff.

vier Antinomien

»Die Antinomie der reinen Vernunft« (A 405 ff, B 432 ff, insbesondere A 426 ff, B 454 ff) in: Kant I (1781, ^{2}1787) Kritik der reinen Vernunft. WW II.

Petitio principii

Beanspruchung des Beweisgrundes, nämlich des erst noch zu beweisenden Satzes als Beweisgrund. S auch die auf S 41 gegebene Definition.

47 *Mit transzendentaler Methode*

Von Kant so genannte philosophische Methode, nach den Bedingungen der Möglichkeit von Erkenntnis zu fragen; die transzendentalen Hauptfragen lauten:

– Wie ist reine Mathematik möglich?
– Wie ist reine Naturwissenschaft möglich?
– Wie ist Metaphysik als Wissenschaft möglich?

Vgl hierzu Kant I (1783) Prolegomena zu einer jeden künftigen Metaphysik, die als Wissenschaft wird auftreten können. WW III.

49 *Sublimierung*

Freud (1923) hat diesen Begriff terminologisch erläutert in: »Psychoanalyse« und »Libidotheorie« WW XIII, S 230 f.

Gesetz von der Erhaltung der Bewegungssumme

Vgl V von Weizsäckers Äußerungen zur Geschichte der Physik in Bd 2, S 302 ff. Descartes formulierte den Erhaltungssatz als Erhaltung der Bewegungssumme: 2. Tl »Über die Prinzipien der körperlichen Dinge« Abschn 36, in: Descartes R (1644) Principia philosophiae.
(S auch die Anm auf S 500 in Bd 2 zu *Kant und andere*).

Energiesätze

JR Mayer (1845) berechnete 1842 erstmals das mechanische Wärmeäquivalent. Von Helmholtz (1847) formulierte den Satz von der Erhaltung der Kraft (Energie) unabhängig von Mayer, würdigte aber dessen Priorität (1883).
Mayer JR (1845) Die organische Bewegung in ihrem Zusammenhang mit dem Stoffwechsel. Ein Beitrag zur Naturkunde. Heilbronn: Drechsler.
von Helmholtz H (1847) Über die Erhaltung der Kraft. Eine physikalische Abhandlung, vorgetragen in der Physikalischen Gesellschaft zu Berlin am 23. Juli 1847. Berlin: Reimer; (1889) Klassiker der exakten Wissenschaften Bd I, Leipzig: Engelmann; (1883) Robert Mayers Priorität. In: (^{5}1903) Vorträge und Reden Bd I, Braunschweig: Vieweg. (1966) Reprint. Brüssel: Culture et Civilisation.

50 *Goethe zur Maxime erhöht*
In Maximen und Reflexionen. WW 12.

51 *divide et impera*
entzweie und gebiete – politische Maxime, die erst seit der Renaissance nachweisbar ist.

52 *früher an mehreren Stellen*
So zB S 2219 in: (1922) Neuere Forschungen und Anschauungen über Reflexe und ihre physiologische Bedeutung. (Bd 3, S 186). Oder S 5 in: (1939) Geleitwort zur nachstehenden Abhandlung von Ernst Marx. (Bd 4, S 73). Oder S 3 in: (1940) Der Gestaltkreis. (Bd 4, S 103 ff). Oder zusammenfassend S 82 in: (1954) Natur und Geist. (Bd 1, S 69): »Der Begriff des Reflexes und der Willkürbewegung sind eben im Sinne der klassischen Physiologie unvereinbar, und will man Willkürbewegungen wissenschaftlich untersuchen, so wird man eine Zerstörung der Herrschaft des Reflexbegriffs auf sich nehmen müssen.«

53 *Die pathische Aussage*
Vgl S 67 ff.

54 *antilogisch*
Vgl V von Weizsäcker (1923) Das Antilogische. (Bd 2); V von Weizsäcker (1950) Das Antilogische. (Bd 7).

55 *in jüngster Zeit suchen Physiker*
In »Der Begriff des Lebens. Über das Erforschliche und das Unerforschliche« (1946) S 86 ff in: (1950) Diesseits und Jenseits der Medizin (Bd 7, S 31 ff) gibt Weizsäcker Beispiele für »eine gegenseitige Annäherung von Physik und Biologie«, sowohl im Sinne eines »Physikalismus der Biologie« wie eines hier gemeinten »versuchsweise« so genannten »Biologismus der Physik«.

im Bilde des Zauberlehrlings
Herr, die Not ist gross!
Die ich rief, die Geister,
Werd ich nun nicht los.
Aus dem gleichnamigen Gedicht von Goethe in: WW 1, S 246 ff.

Die Begriffe des Aristoteles
Vgl hierzu Weizsäckers Anmerkung: »Aristoteles (z.B. Psychologie, 412a, 414a), auf den die Unterscheidung von Stoff und Form hauptsächlich zurückgeht, beeinflusst das wissenschaftliche Denken bis heute. Aber es ist eine Begriffs- und Bezeichnungskreuzung eingetreten, insofern Aristoteles lehrt: Der Stoff ist das Mögliche, die Form das Wirkliche. Im modernen Naturbegriff wurde es annähernd umgekehrt«. Anm 29 zu: Die krankhaften Störungen im Nervensystem. S 194 in: von Weizsäcker V (1940) Der Gestaltkreis. Theorie der Einheit von Wahrnehmen und Bewegen. (Bd 4, 326 f).

56 *Homers Ilias … Wert eines Mädchens*
Doch dem Besiegten stellt' er ein blühendes Weib in den Kampfkreis,

klug in mancherlei Kunst und geschätzt vier Rinder an Werte.
Ilias 23, 704 f.

»Arbeitskraft« eines Menschen
Zum Wertcharakter von Arbeit und Arbeitsfähigkeit, ihre physikalische, physiologische und psychophysische Begriffsbestimmung s S 707-61 in: von Weizsäcker V (1948) Zum Begriff der Arbeit. Eine Habeas Corpus-Akte der Medizin? (Bd 8, S 222-267).

57 *Leo Frobenius*
Nicht gefunden.

58 *Unterscheidung der primären und sekundären Qualitäten*
Locke J (1981) Versuch über den menschlichen Verstand.

Merkwelt der Tiere
Nach Jakob von Uexküll »wird alles, was ein Subjekt merkt, zu seiner *Merkwelt*, und alles, was es wirkt zu seiner *Wirkwelt*. Merkwelt und Wirkwelt bilden gemeinsam eine geschlossene Einheit, die *Umwelt*«.
Von Uexküll J (1933) Vorwort. S 22 in: von Uexküll J, Kriszat G (1956) Streifzüge durch die Umwelten von Tieren und Menschen. Hamburg: Rowohlt.

59 *Schwindel ... Doppelsinn*
s S 338 u Anm zu S 35 (in diesem Band).

logische Formulierung ... Verlogenheit
Etymologisch besteht kein Zusammenhang.

60 *Pseudologia phantastica*
Selbstgeglaubtes und mit entsprechenden konsequenten Handlungen verbundenes phantastisches Lügen.

Cagliostro
Alexander Graf von Cagliostro (1743-1795) (eigentlich Giuseppe Balsamo) wußte auf seinen weiten Reisen durch Spiritismus, Zaubertränke und Goldmacherei oft großen Eindruck zu machen, bis ihn die Aufdeckung seiner Betrügereien jeweils zum Ortswechsel zwang.

61 *Briefwechsel zwischen d'Alembert und Friedrich dem Grossen*
Am 9. März 1770 hatte d'Alembert den König gefragt, ob das Volk in religiöser Beziehung getäuscht werden dürfe; er selbst verneinte diese Frage und meinte, die Aufklärung würde durchdringen, wenn man Geduld hätte und langsam vorginge.
Der König antwortet am 3. April 1770: »Alle, die mit einem grossen Menschenhaufen zutun haben, den sie nach einem Ziel leiten müssen, sind bisweilen gezwungen, ihre Zuflucht zum Betruge zu nehmen, und ich halte sie aus den eben genannten Gründen nicht für verdammenswert, wenn sie der Welt ihren Willen aufzwingen.«
In: Friedrich II., König von Preussen. Briefe (1914) Bd 2, S 181 f.